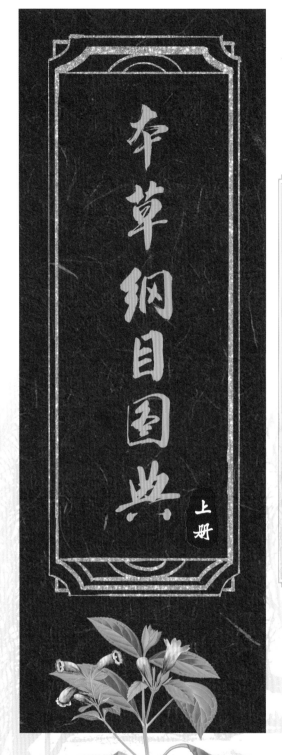

本草纲目图典 上册

【明】李时珍 著
张瑞贤 主审
郭君双 主编

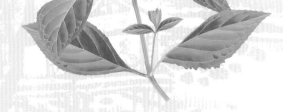

青岛出版集团 | 青岛出版社

图书在版编目（CIP）数据

本草纲目图典 / 郭君双主编 ;（明）李时珍著 ; 央美阳光绘 . -- 青岛 : 青岛出版社 , 2023.8
ISBN 978-7-5552-9678-2

Ⅰ . ①本… Ⅱ . ①郭… ②李… ③央… Ⅲ . ①《本草纲目》—图解 Ⅳ . ① R281.3-64

中国版本图书馆 CIP 数据核字 (2022) 第 178459 号

《本草纲目图典》编委会

主　　审	张瑞贤
主　　编	郭君双
编　　委	孙雪松　王秀彤　邱　实　李佳兴　崔　颖　康翠苹　姜　茵　张　钰　逄　曦

BENCAO GANGMU TUDIAN

书　　名	本草纲目图典
著　　者	［明］李时珍
主　　审	张瑞贤
主　　编	郭君双
出版发行	青岛出版社
社　　址	青岛市海尔路 182 号 （266061）
本社网址	http://www.qdpub.com
邮购电话	0532-68068091
策划编辑	张化新
责任编辑	王秀辉　袁　贞
特约编辑	张　钰　逄　旭
书名题字	秦　工
绘　　图	央美阳光
印　　刷	深圳市国际彩印有限公司
出版日期	2023 年 8 月第 1 版　2023 年 8 月第 1 次印刷
开　　本	16 开（889 毫米 ×1194 毫米）
印　　张	40
字　　数	800 千
图　　数	671 幅
书　　号	ISBN 978-7-5552-9678-2
定　　价	298.00 元（全两册）

编校印装质量、盗版监督服务电话：4006532017　0532-68068050

前　言

　　《本草纲目图典》是一部中医药科普读物，作者在明代医家李时珍《本草纲目》52卷本的基础上，重新整理编排，精选当前常用药物670多种，并根据李时珍的黑白线描手绘草药图及中药实物，重新精绘写实的彩色中药图。

　　明代李时珍的《本草纲目》全书约190万字，分为52卷，16部，60类，收载药物1892种，附方11000余首，附图1100余幅。其取得的成就已为世人瞩目。虽说是一部药物学专著，内容却广泛涉及医学、植物学、动物学、矿物学、农林牧渔等诸多领域。18世纪到20世纪期间，《本草纲目》被全译或节译成英、法、德、俄、韩等多种语言文字，在世界广泛流传。在中国，《本草纲目》的影响也是广泛而深远的。

　　但是《本草纲目》毕竟问世已经400多年了，非专业读者在阅读时会因为文字、典故、时代、体例等各种古今差异造成困难。因此，本书作者对原书的文字进行了适当的删减、注解，突出了纲目条理，畅通了阅读障碍，彰显了趣味性和实用性。可以帮助读者认知身边的植物、动物、矿石等的特性和医药价值，了解中医药传统文化。

　　本书分为上、下两册，依照《本草纲目》部、类归属系统，文字介绍包括药物的释名、集解、修治，以及气味、主治、发明、附方等。主治项内容一直是国家中医病证名研究的大课题，涉及古今字应用，以及对病名内涵认知不统一等问题。因此，本着能解释就解释、不好解释不强解释的原则处理。书中文字图片若有疏漏或错误之处，敬请读者批评指正。

纪称望龙光知古剑，觇宝气辨明珠。故萍实商羊，非天明莫洞。厥后博物称华，辨字称康，析宝玉称倚顿，亦仅仅晨星耳。

楚蕲阳李君东璧，一日过予弇山园谒予，留饮数日。予窥其人，睟然貌也，癯然身也，津津然谈议也，真北斗以南一人。解其装，无长物，有《本草纲目》数十卷。谓予曰：时珍，荆楚鄙人也。幼多羸疾，质成钝椎，长耽典籍，若啖蔗饴。遂渔猎群书，搜罗百氏。凡子、史、经、传、声韵、农圃、医卜、星相、乐府诸家，稍有得处，辄著数言。古有《本草》一书，自炎黄及汉、梁、唐、宋，下迨国朝，注解群氏旧矣。第其中舛谬、差讹、遗漏，不可枚数。乃敢奋编摩之志，僭纂述之权。岁历三十稔，书考八百余家，稿凡三易。复者芟之，阙者缉之，讹者绳之。旧本一千五百一十八种，今增药三百七十四种，分为一十六部，著成五十二卷。虽非集成，亦粗大备，僭名曰《本草纲目》。愿乞一言，以托不朽。

予开卷细玩，每药标正名为纲，附释名为目，正始也。次以集解、辨疑、正误，详其土产形状也；次以气味、主治、附方，著其体用也。上自坟典，下及传奇，凡有相关，靡不备采。如入金谷之园，种色夺目；如登龙君之宫，宝藏悉陈；如对冰壶玉鉴，毛发可指数也。博而不繁，详而有要，综核究竟，直窥渊海。兹岂仅以医书觏哉，实性理之精微，格物之通典，帝王之秘箓，臣民之重宝也。李君用心加惠何勤哉。噫！碔玉莫剖，朱紫相倾，弊也久矣。故辨专车之骨，必俟鲁儒。博支机之石，必访卖卜。予方著《弇州卮言》，恚博古如《丹铅卮言》后乏人也，何幸睹兹集哉！兹集也，藏之深山石室无当，盍锲之，以共天下后世味《太玄》如子云者。

时万历岁庚寅春上元日，弇州山人凤洲王世贞拜撰。

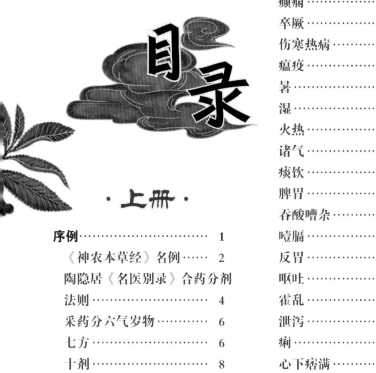

目录

·上册·

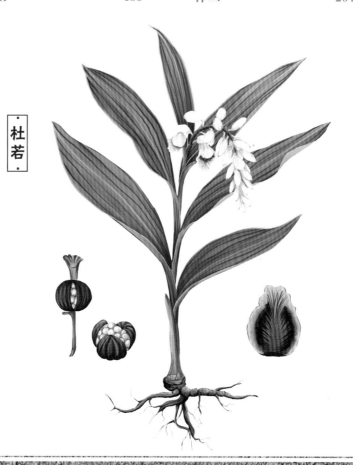

·杜若·

·龙眼·

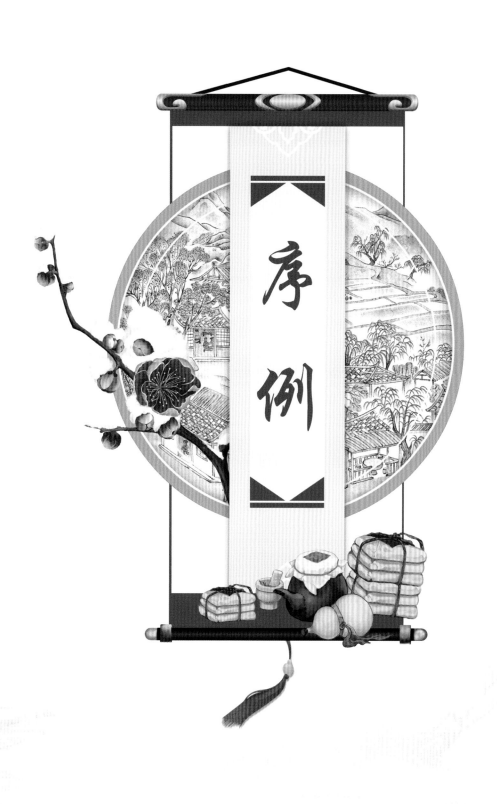

序例

《神农本草经》名例

上药一百二十种为君，主养命以应天，无毒，多服久服不伤人。欲轻身益气，不老延年者本上经。

中药一百二十种为臣，主养性以应人，无毒有毒，斟酌其宜。欲遏病补虚羸者本中经。

下药一百二十五种为佐使，主治病以应地，多毒，不可久服。欲除寒热邪气，破积聚愈疾者本下经。

三品合三百六十五种，法三百六十五度，一度应一日，以成一岁。倍其数，合七百三十名也。

李时珍：今则通合古今诸家之药，析为十六部。当分者分，当并者并，当移者移，当增者增。不分三品，惟逐各部。物以类从，目随纲举。每药标一总名，正大纲也。大书气味、主治，正小纲也。分注释名、集解、发明，详其目也。而辨疑、正误、附录附之，备其体也。单方又附于其末，详其用也。大纲之下，明注本草及三品，所以原始也。小纲之下，明注各家之名，所以注实也。分注则各书人名，一则古今之出处不没，一则各家之是非有归，虽旧章似乎剖析，而支脉更觉分明。非敢僭越。

药有君臣佐使，以相宣摄。合和宜：一君、二臣、三佐、五使。又可一君、三臣、九佐使也。药有阴阳配合，子母兄弟，根茎花实苗皮骨肉。

有单行者，有相须者，有相使者，有相畏者，有相恶者，有相反者，有相杀者。凡此七情，合而视之。当用相须相使者良，勿用相恶相反者。若有毒宜制，可用相畏相杀者。不尔，勿合用也。

李时珍：药有七情：独行者，单方不用辅也。相须者，同类不可离也，如人参、甘草，黄柏、知母之类。相使者，我之佐使也。相恶者，夺我之能也。相畏者，受彼之制也。相反者，两不相合也。相杀者，制彼之毒也。古方多有用相恶相反者。盖相须相使同用者，帝道也。相畏相杀同用者，王道也。相恶相反同用者，霸道也。有经有权，在用者识悟尔。

药有酸、咸、甘、苦、辛五味，又有寒、热、温、凉四气，

寇宗奭：凡称气者，是香臭之气。寒、热、温、凉是药之性。

李时珍：寇氏言寒、热、温、凉是性，香、臭、腥、臊是气，其说与《礼记》文合。

王好古：味有五，气有四。五味之中，各有四气。本草五味不言淡，四气不言凉，只言温、大温、热、大热、寒、大寒、微寒、平、小毒、大毒、有毒、无毒，何也？淡附于甘，微寒即凉也。

及有毒无毒。

岐伯：病有久新，方有大小，有毒无毒，固宜常制。大毒治病，十去其六；常毒治病，十去其七；小毒治病，十去其八；无毒治病，十去其九。谷、肉、果、菜，食养尽之，无使过之，伤其正也。又曰：耐毒者以厚药，不胜毒者以薄药。

王冰：药气有偏胜，则脏气有偏绝，故十分去其六、七、八、九而止也。

阴干暴干，采造时月生熟。

陶弘景：凡采药时月，皆是建寅岁首，则从汉太初后所记也。其根物多以二月、八月采者，谓春初津润始萌，未充枝叶，势力淳浓也。至秋枝叶干枯，津润归流于下也。大抵春宁宜早，秋宁宜晚，花、实、茎、叶，各随其成熟尔。岁月亦有早晏，不必都依本文也。所谓阴干者，就六甲阴中干之也。又依遁甲法，甲子旬阴中在癸酉，以药著酉地也。实不必然，但露暴于阴影处干之尔。若可两用，益当为善。

孙思邈：古之医者，自解采取，阴干暴干皆如法，用药必依土地，所以治病十愈八九。今之医者，不知采取时节，至于出产土地，新、陈、虚、实，所以治病十不得五也。

李时珍：生产有南北，节气有早迟，根苗异收采，制造异法度。故市之地黄以锅煮熟，大黄用火焙干，松黄和蒲黄，樟脑杂龙脑，皆失制作伪者也。孔志约云：动植形生，因地舜性；春秋节变，感气殊功，离其本土，则质同而效异，乖于采取，则物是而时非。名实既虚，寒温多谬，

施于君父，逆莫大焉。

土地所出，真伪陈新，并各有法。

陶弘景：诸药所生，皆的有境界，秦、汉以前，当言列国。今郡县之名，后人所增尔。江东以来，小小杂药，多出近道，气力性理，不及本邦。假令荆、益不通，则全用历阳当归，钱塘三建，岂得相似。所以疗病不及往人，亦当缘此。又且医不识药，惟听市人，市人又不辨究，皆委采送之家，传习造作，真伪好恶，并皆莫测。所以钟乳醋煮令白，细辛水渍使直，黄芪蜜蒸为甜，当归酒洒取润，蜈蚣朱足令赤，螵蛸胶于桑枝，以砒床当蘼芜，以荠苨乱人参。此等既非事实，合药不量剥除。只如远志、牡丹，才不收半；地黄、门冬，三分耗一。凡去皮除心之属，分两不应，不知取足。王公贵胜合药之日，群下窃换好药，终不能觉。以此疗病，固难责效。

药性有宜丸者，宜散者，宜水煮者，宜酒渍者，宜膏煎者，亦有一物兼宜者，亦有不可入汤酒者，并随药性，不得违越。

陶弘景：按病有宜服丸、服散、服汤、服酒、服膏煎者，亦兼参用，察病之源，以为其制。

李杲：汤者荡也，去大病用之。散者散也，去急病用之。丸者缓也，舒缓而治之也。㕮咀者，古制也。古无铁刃，以口咬细，煎汁饮之，则易升易散而行经络也。凡治至高之病，加酒煎。去湿以生姜，补元气以大枣，发散风寒以葱白，去膈上痰以蜜。细末者，不循经络，止去胃中及脏腑之积。气味厚者，白汤调；气味薄者，煎之和滓服。去下部之疾，其丸极大而光且圆。治中焦者次之，治上焦者极小。稠面糊取其迟化，直至中下。或酒或醋，取其收散之意也。

欲疗病先察其原，先候病机。五脏未虚，六腑未竭，血脉未乱，精神未散，服药必活。若病已成，可得半愈。病势已过，命将难全。

李时珍：《素问》云：上古作汤液，故为而弗服；中古道德稍衰，邪气时至，服之万全；当今之世，必齐毒药攻其中，镵石针艾治其外。又曰：中古治病，至而治之汤液，十日不已，

治以草苏荄枝，本末为助，标本已得，邪气乃服。暮世治病，不本四时，不知日月，不审逆从，病形已成，以为可攻，故病未已，新病复起。

寇宗奭：病有六失：失于不审，失于不信，失于过时，失于不择医，失于不识病，失于不知药。六失有一，即为难治。又有八要：一曰虚，二曰实，三曰冷，四曰热，五曰邪，六曰正，七曰内，八曰外也。《素问》言：凡治病，察其形气色泽，观人勇怯、骨肉、皮肤，能知其情，以为诊法。若患人脉病不相应，既不得见其形，医止据脉供药，其可得乎。今豪富之家，妇人居帷幔之内，复以帛蒙手臂，既无望色之神，听声之圣，又不能尽切脉之巧，未免详问。病家厌繁，以为术疏，往往得药不服。是四诊之术，不得其一矣，可谓难也。

若用毒药疗病，先起如黍粟，病去即止，不去倍之，不去十之，取去为度。

陶弘景：今药中单行一两种有毒，只如巴豆、甘遂、将军，不可便令尽剂，如经所云：一物一毒，服一丸如细麻；二物一毒，服二丸如大麻；三物一毒，服三丸如胡豆；四物一毒，服四丸如小豆；五物一毒，服五丸如大豆；六物一毒，服六丸如梧子；从此至十，皆以梧子为数。其中又有轻重，且如狼毒、钩吻，岂如附子、芫花辈耶。此类皆须量宜。

寇宗奭：虽有此例，更合论人老少虚实，病之新久，药之多毒少毒，斟量之，不可执为定法。

疗寒以热药，疗热以寒药，饮食不消以吐下药，鬼疰蛊毒以毒药，痈肿疮瘤以疮药，风湿以风湿药，各随其所宜。

李时珍：气味有厚薄，性用有躁静，治体有多少，力化有浅深。正者正治，反者反治。用热远热，用寒远寒，用凉远凉，用温远温。发表不远热，攻里不远寒。不远热则热病至，不远寒则寒病至。治热以寒，温而行之；治寒以热，凉而行之；治温以清，冷而行之；治清以温，热而行之。木郁达之，火郁发之，土郁夺之，金郁泄之，水郁折之。气之胜也，微者

随之，甚者制之；气之复也，和者平之，暴者夺之。高者抑之，下者举之，有余折之，不足补之，坚者削之，客者除之，劳者温之，结者散之，留者行之，燥者濡之，急者缓之，散者收之，损者益之，逸者行之，惊者平之，吐之、汗之、下之、补之、泻之，久新同法。又曰：逆者正治，从者反治。反治者，热因寒用，寒因热用，塞因塞用，通因通用。必伏其所主，而先其所因。其始则同，其终则异。可使破积，可使溃坚，可使气和，可使必已。又曰：诸寒之而热者取之阴，热之而寒者取之阳，所谓求其属以衰之也。此皆约取《素问》之精要。

病在胸膈以上者，先食后服药；病在心腹以下者，先服药而后食。病在四肢血脉者，宜空腹而在旦；病在骨髓者，宜饱满而在夜。

陶弘景：今方家先食后食，盖此义也。又有须酒服者，饮服者，冷服者，热服者。服汤则有疏有数，煮汤则有生有熟。各有法用，并宜详审。

李杲：古人服药活法：病在上者，不厌频而少；病在下者，不厌顿而多。少服则滋荣于上，多服则峻补于下。凡云分再服、三服者，要令势力相及，并视人之强弱，病之轻重，以为进退增减，不必泥法。

夫大病之主，有中风伤寒，寒热温疟，中恶霍乱，大腹水肿，肠澼下痢，大小便不通，奔豚上气，咳逆呕吐，黄疸消渴，留饮癖食，坚积癥瘕，癫邪惊痫鬼疰，喉痹齿痛，耳聋目盲，金疮踒折，痈肿恶疮，痔瘘瘿瘤；男子五劳七伤，虚乏羸瘦；女子带下崩中，血闭阴蚀；虫蛇蛊毒所伤。此大略宗兆，其间变动枝叶，各宜依端绪以取之。

陶弘景：药之所主，止说病之一名，假令中风，乃有数十种，伤寒证候亦有二十余条。病之变状，不可一概言之。所以医方千卷，犹未尽其理。惟张仲景一部，最为众方之祖，又悉依本草。

寇宗奭：人有贵贱少长，病当别论；病有新久虚实，理当别药。盖人心如面，各各不同，惟其心不同，脏腑亦异，欲以一药通治众人之病，可得到的机会少。何况贵豪之家，有形乐志苦者，衣食足则形乐而外实，思虑多则志苦而内虚。故病生于脉，与贫下异，当因人而治。后世医者，委此不行，所失甚矣。又凡人少长老，其气血有盛壮衰三等。故岐伯曰少火之气壮，壮火之气衰。盖少火生气，壮火散气，况衰火乎。故治法亦当分三等。其少日服饵之药，于壮老之时，皆须别处，决不可忽视。

陶隐居《名医别录》
合药分剂法则

古秤惟有铢两而无分名。今则以十黍为一铢，六铢为一分，四分成一两，十六两为一斤。虽有子谷秬黍之制，从来均之已久，依此用之。

苏恭：古秤皆复，今南秤是也。后汉以来，分一斤为二斤，一两为二两。古方惟张仲景而已涉今秤，若用古秤，则水为殊少矣。

李时珍：四字曰钱，十分也。六铢曰一分（去声），二钱半也。四分曰两，二十四铢也。八两曰锱，二锱曰斤。二十四两曰镒，一斤半也，准官秤十二两。三十斤曰钧。四钧曰石，一百二十斤也。今古异制，古之一两，今用一钱可也。

今方家云等分者，非分两之分，谓诸药斤两多少皆同尔，多是丸散用之。

凡散云刀圭者，十分方寸匕之一，准如梧桐子大也。方寸匕者，作匕正方一寸，抄散取不落为度。钱五匕者，即今五铢钱边五字者抄之，不落为度。一撮者，四刀圭也。

药以升合分者，谓药有虚实轻重，不得用斤两，则以升平之。十撮为一勺，十勺为一合，十合为一升。升方作上径一寸，下径六分，深八分。内散药，勿按抑之，正尔微动令平尔。

李时珍：古之一升，即今之二合半也。量之所起为圭，四圭为撮，十撮为勺，十勺为合，十合为升，十升为斗，五斗曰斛，二斛曰石。

凡汤酒膏药云㕮咀者，谓秤毕捣之如大豆，又吹去细末。药有易碎难碎，多末少末，今皆细切如㕮咀也。

寇宗奭：㕮咀有含味之意，如人以齿咀啮，虽破而不尘。

李杲：㕮咀，古制也。古无铁刀，以口咬细，令如麻豆煎之。今人以刀锉细。

凡丸药云如细麻者，即胡麻也，不必扁扁，略相称尔，黍粟亦然。云如大麻子者，准三细麻也。如胡豆者，即今青斑豆也，以二大麻准之。如小豆者，今赤小豆也，以三大麻准之。如大豆者，以二小豆准之。如梧子者，以二大豆准之。如弹丸及鸡子黄者，以四十梧子准之。

寇宗奭：今人用古方多不效者何也？不知古人之意尔。如仲景治胸痹，心中痞坚，逆气抢心，用治中汤。人参、术、干姜、甘草四物，共一十二两，水八升，煮取三升，每服一升，日三服，以知为度。或作丸，须鸡子黄大，皆奇效。今人以一丸如杨梅许服之，病既不去，乃曰药不神。非药之罪，用药者之罪也。

凡方云巴豆若干枚者，粒有大小，当去心皮秤之，以一分准十六枚。附子、乌头若干枚者，去皮毕，以半两准一枚。枳实若干枚者，去瓤毕，以一分准二枚。橘皮一分准三枚。枣大小三枚准一两。干姜一累者，以一两为正。

凡方云半夏一升者，洗毕秤五两为正。蜀椒一升，三两为正。吴茱萸一升，五两为正。菟丝子一升，九两为正。庵䕡子一升，四两为正。蛇床子一升，三两半为正。地肤子一升，四两为正。其子各有虚实轻重不可秤准者，取平升为正。

凡方云用桂一尺者，削去皮重半两为正。甘草一尺者，二两为正。云某草一束者，三两为正。云一把者，二两为正。

凡方云蜜一斤者，有七合。猪膏一斤者，有一升二合也。

凡丸散药，亦先切细暴燥乃捣之。有各捣者，有合捣者，并随方。其润湿药，如天门冬、地黄辈，皆先增分两切暴。独捣碎更暴。若逢阴雨，微火烘之，既燥，停冷捣之。

李时珍：凡诸草木药及滋补药，并忌铁器，金性克木之生发之气，肝肾受伤也。惟宜铜刀、竹刀修治乃佳。亦有忌铜器者，并宜如法。丸散须用青石碾、石磨、石臼，其砂石者不良。

凡筛丸散，用重密绢，各筛毕，更合于臼中，捣数百遍，色理和同，乃佳也。巴豆、杏仁、胡麻，诸膏腻药，皆先熬黄，捣合如膏，指莫结切。视泯泯，乃稍稍入散中，合研捣散，以轻疏绢筛度之，再合捣匀。

凡煮汤，欲微火令小沸。其水依方，大略二十两药，用水一斗，煮取四升，以此为准。然利汤欲生，少水而多取汁；补汤欲熟，多水而少取汁。不得令水多少。用新布，两人以尺木绞之，澄去垽浊，纸覆令密。温汤勿用铁器。服汤宁小沸，热则易下，冷则呕涌。

徐之才：汤中用酒，须临熟乃下之。

李时珍：陶氏所说，乃古法也。今之小小汤剂，每一两用水二瓯为准，多则加，少则减之。如剂多水少，则药味不出；剂少水多，又煎耗药力也。凡煎药并忌铜铁器，宜用银器瓦罐，洗净封固，令小心者看守，须识火候，不可太过不及。火用木炭、芦苇为佳。其水须新汲味甘者，流水、井水、沸汤等，各依方，详见水部。若发汗药，必用紧火，热服。攻下药，亦用紧火煎熟，下消、黄再煎，温服。补中药，宜慢火，温服。阴寒急病，亦宜紧火急煎服之。又有阴寒烦躁及暑月伏阴在内者，宜水中沉冷服。

凡渍药酒，皆须细切，生绢袋盛，入酒密封，随寒暑日数漉出。滓可暴燥，微捣更渍，亦可为散服。

李时珍：别有酿酒者，或以药煮汁和饭，或以药袋安置酒中，或煮物和饭同酿，皆随方法。又有煮酒者，以生绢袋药入坛密封，置大锅中，水煮一日，埋土中七日，出火毒乃饮。

凡建中、肾沥诸补汤，滓合两剂，加水煮竭饮之，亦敌一剂，皆先暴燥。

陈藏器：凡汤中用麝香、牛黄、犀角、羚羊角、蒲黄、丹砂、芒消、阿胶辈，须细末如粉，临时纳汤中，搅和服之。

凡合膏，初以苦酒渍令淹浃，不用多汁，密覆勿泄。云晬时者，周时也，从今旦至明旦。亦有止一宿者。煮膏当三上三下，以泄其热势，令药味得出。上之使匝匝沸，乃下之，使沸静良久乃止。中有薤白者，以两头微焦黄为候。有白芷、附子者，以小黄色为度。以新布绞去滓，滓亦可酒煮饮之。摩膏滓可傅病上。膏中有雄黄、朱砂、麝香辈，皆别捣如面，绞膏毕乃投中，疾搅勿使沉聚在下。有水银、胡粉者，于凝膏中研令消散。

李时珍：凡熬贴痈、疽、风、湿诸病膏者，先以药浸油中三日乃煎之，煎至药枯，以绢滤净，煎热下黄丹或胡粉或密陀僧，三上三下，煎至滴水成珠不散，倾入器中，以水浸三日，去火毒用。若用松脂者，煎至成丝，倾入水中，拔扯数百遍乃止。俱宜谨守火候，勿令太过不及也。其有朱砂、雄黄、龙脑、麝香、血竭、乳香、没药等料者，并待膏成时投之。黄丹、胡粉、密陀僧并须水飞瓦炒过。松脂须炼数遍乃良。

凡丸中用蜡，皆烊投少蜜中搅调以和药。

李杲：丸药用蜡，取其固护药之气味势力，以过关膈而作效也。若投以蜜，下咽亦易散化，如何得到脏中。若有毒药，反又害之，非用蜡之本意也。

凡用蜜，皆先火煎，掠去其沫，令色微黄，则丸药经久不坏。

雷敩：凡炼蜜，每一斤止得十二两半是数，火少火过，并不得用也。修合丸药，用蜜只用蜜，用饧只用饧，用糖只用糖，勿交杂用，必泻人也。

采药分六气岁物

岐伯曰：厥阴司天为风化，在泉为酸化，清毒不生。少阴司天为热化，在泉为苦化，寒毒不生。太阴司天为湿化，在泉为甘化，燥毒不生。少阳司天为火化，在泉为苦化，寒毒不生。阳明司天为燥化，在泉为辛化，湿毒不生。太阳司天为寒化，在泉为咸化，热毒不生。治病者，必明六化分治。五味所生，五脏所宜，乃可言盈虚病生之绪。本乎天者天之气，本乎地者地之气。谨候气宜，无失病机。司岁备物，则无遗主矣。岁物者，天地之专精也。非司岁物则气散，质同而异等也。气味有厚薄，性用有躁静，治保有多少，力化有浅深。上淫于下，所胜平之；外淫于内，所胜治之。

王冰：化于天者为天气，化于地者为地气。五毒皆五行之气所为，故所胜者不生，惟司天在泉之所生者其味正。故药工专司岁气，所收药物，则所主无遗略矣。五运有余，则专精之气，药物肥浓，使用当其正气味也。不足则药不专精而气散，物不纯，形质虽同，力用则异关。故天气淫于下，地气淫于内者，皆以所胜平治之。如风胜湿、酸胜甘之类是也。

七方

岐伯曰：气有多少，形有盛衰，治有缓急，方有大小。又曰：病有远近，证有中外，治有轻重。近者奇之，远者偶之。汗不以奇，下不以偶。补上治上制以缓，补下治下制以急。近而奇偶，制小其服；远而奇偶，制大其服。大则数少，小则数多。多则九之，少则一之。奇之不去则偶之，偶之不去则反佐以取之，所谓寒热温凉，反从其病也。

王冰：脏位有高下，腑气有远近，病证有表里，药用有轻重。单方为奇，复方为偶。心肺为近，肝肾为远，脾胃居中。肠膲胞胆，亦有远近。识见高远，权以合宜。方奇而分两偶，方偶而分两奇。近而偶制，多数服之；远而奇制，少数服之。则肺服九，心服七，脾服五，肝服三，肾服一，为常制也。方与其重也宁轻，与其毒也宁善，与其大也宁小。是以奇方不去，偶方主之；偶方不去，则反佐以同病之气而取之。夫微小之热，折之以寒；微小之冷，消之以热。甚大寒热，则必能与异气相格。声不同不相应，气不同不相合。是以反其佐以同其气，复令寒热参合，使其始同终异也。

李时珍：逆者正治，从者反治。反佐，即从治也。谓热在下而上有寒邪拒格，则寒药中入热药为佐，下膈之后，热气既散，寒性随发也。寒在下而上有浮火拒格，则热药中入寒药为佐，下膈之后，寒气既消，热性随发也。此寒因热用，热因寒用之妙也。温凉仿此。

大方 岐伯曰：君一臣二佐九，制之大也。君一臣三佐五，制之中也。君一臣二，制之小也。又曰：远而奇偶，制大其服，近而奇偶，制小其服。大则数少，小则数多。多则九之，少则二之。

张从正：大方有二：有君一臣三佐九之大方，病有兼证而邪不一，不可以一二味治者宜之；有分两大而顿服之大方，肝肾及下部之病道远者宜之。王太仆以心肺为近，肾肝为远，脾胃为中。刘河间以身表为远，身里为近。以予观之，身半以上其气三，天之分也。身半以下其气三，地之分也。中脘，人之分也。

小方 张从正：小方有二：有君一臣二之小方，病无兼证，邪气专一，可一二味治者宜之；有分两少而频服之小方，心肺及在上之病者宜之，徐徐细呷是也。

刘完素：肝肾位远，数多则其气缓，不能速达于下，必大剂而数少，取其迅急下走也。心肺位近，数少则其气急下走，不能升发于上，必小剂而数多，取其易散而上行也。王氏所谓肺服九、心服七、脾服五、肝服三、肾服一，乃五脏生成之数也。

缓方 岐伯曰：补上治上制以缓，补下治下制以急，急则气味厚，缓则气味薄，适其病所，远而中道气味之者，食而过之，无越其制度也。

王冰：假如病在肾而心气不足，服药宜急过之，不以气味饲心，肾药凌心，心复益衰矣。余上下远近例同。

张从正：缓方有五：有甘以缓之之方，甘草、糖、蜜之属是也，病在胸膈，取其留恋也。有丸以缓之之方，比之汤散，其行迟慢也。有

品件众多之缓方，药众则递相拘制，不得各骋其性也。有无毒治病之缓方，无毒则性纯功缓也。有气味俱薄之缓方，气味薄则长于补上治上，比至其下，药力已衰矣。

急方 王好古：治主宜缓，缓则治其本也；治客宜急，急则治其标也。表里汗下，皆有所当缓、所当急。

张从正：急方有四：有急病急攻之急方，中风关格之病是也。有汤散荡涤之急方，下咽易散而行速也。有毒药之急方，毒性能上涌下泄以夺病势也。有气味俱厚之急方，气味俱厚，直趋于下而力不衰也。

奇方 王冰：单方也。

张从正：奇方有二：有独用一物之奇方，病在上而近者宜之。有药合阳数一、三、五、七、九之奇方，宜下不宜汗。

偶方 张从正：偶方有三：有两味相配之偶方；有古之二方相合之偶方，古谓之复方，皆病在下而远者宜之；有药合阴数二、四、六、八、十之偶方，宜汗不宜下。王太仆言汗药不以偶，则气不足以外发。下药不以奇，则药毒攻而致过。意者下本易行，故单行则力孤而微，汗或难出，故并行则力齐而大。而仲景制方，桂枝汗药，反以五味为奇。大承气下药，反以四味为偶，临事制宜。

复方 岐伯曰：奇之不去则偶之，是谓重方。

王好古：奇之不去复以偶，偶之不去复以奇，故曰复。复者，再也，重也。所谓十补一泄，数泄一补也。又伤寒见风脉，伤风得寒脉，为脉证不相应，宜以复方主之。

张从正：复方有三：有二方、三方及数方相合之复方。有本方之外别加余药，有分两均齐之复方。王太仆以偶为复方，今七方有偶又有复，岂非偶乃二方相合，复乃数方相合之谓也。

十剂

徐之材：药有宣、通、补、泄、轻、重、涩、滑、燥、湿十种，是药之大体，而本经不言，后人未述。凡用药者，审而详之，则靡所遗失矣。

宣剂 徐之才：宣可去壅，生姜、橘皮之属是也。

李时珍：壅者，塞也；宣者，布也，散也。郁塞之病，不升不降，传化失常。或郁久生病，或病久生郁。必药以宣布敷散之，如承流宣化之意，不独涌越为宣也。是以气郁有余，则香附、抚芎之属以开之，不足则补中益气以运。火郁微则山栀、青黛以散之，甚则升阳解肌以发之。湿郁则苍术、白芷之属以燥之，甚则风药以胜之。痰郁微则南星、橘皮之属以化之，甚则瓜蒂、藜芦之属以涌之。血郁微则桃仁、红花以行之，甚则或吐或利以逐之。食郁微则山楂、神曲以消之，甚则上涌下利以去之，皆宣剂也。

通剂 徐之才：通可去滞，通草、防己之属是也。

刘完素：留而不行，必通以行之。如水病为痰澼之类，以木通、防己之属攻其内，则留者行也。滑石、茯苓、芫花、甘遂、大戟、牵牛之类是也。

李时珍：滞，留滞也。湿热之邪留于气分，而为痛痹癃闭者，宜淡味之药上助肺气下降，通其小便，而泄气中之滞，木通、猪苓之类是也。湿热之邪留于血分，而为痹痛肿注、二便不通者，宜苦寒之药下引，通其前后，而泄血中之滞，防己之类是也。经曰：味薄者通。故淡味之药谓之通剂。

补剂 徐之才：补可去弱，人参、羊肉之属是也。

李杲：人参甘温，能补气虚；羊肉甘热，能补血虚。羊肉补形，人参补气，凡气味与二药同者皆是也。

李时珍：经云：不足者补之。又云：虚则补其母。生姜之辛补肝，炒盐之咸补心，甘草之甘补脾，五味子之酸补肺，黄柏之苦补肾。又如茯神之补心气，生地黄之补心血；人参之补脾气，白芍药之补脾血；黄芪之补肺气，阿胶之补肺血；杜仲之补肾气，熟地黄之补肾血；芎䓖之补肝气，当归之补肝血之类，皆补剂。不特人参、羊肉为补也。

泄剂 徐之才：泄能去闭，葶苈、大黄之属是也。

张从正：实则泻之。诸痛为实，痛随利减。芒消、大黄、牵牛、甘遂、巴豆之属，皆泻剂也。其催生下乳，磨积逐水，破经泄气，凡下行者，皆下法也。

李时珍："去闭"当作"去实"。经云：实者泻之，实则泻其子，是矣。五脏五味皆有泻，不独葶苈、大黄也。肝实泻以芍药之酸，心实泻以甘草之甘，脾实泻以黄连之苦，肺实泻以石膏之辛，肾实泻以泽泻之咸，是矣。

轻剂 徐之才：轻可去实，麻黄、葛根之属是也。

李时珍：当作"轻可去闭"。有表闭、里闭、上闭、下闭。表闭者，风寒伤营，腠理闭密，阳气怫郁，不能外出，而为发热、恶寒、头痛、脊强诸病，宜轻扬之剂发其汗，而表自解也。里闭者，火热郁抑，津液不行，皮肤干闭，而为肌热、烦热、头痛、目肿、昏瞀、疮疡诸病，宜轻扬之剂以解其肌，而火自散也。上闭有二：一则外寒内热，上焦气闭，发为咽喉闭痛之证，宜辛凉之剂以扬散之，则闭自开。一则饮食寒冷抑遏阳气在下，发为胸膈痞满闭塞之证，宜扬其清而抑其浊，则痞自泰也。下闭亦有二：有阳气陷下，发为里急后重，数至圊而不行之证，但升其阳而大便自顺，所谓下者举之也。有燥热伤肺，金气膹郁，窍闭于上，而膀胱闭于下，为小便不利之证，以升麻之类探而吐之，上窍通而小便自利矣，所谓病在下取之上也。

重剂 徐之才；重可去怯，磁石、铁粉之属是也。

张从正：重者，镇缒之谓也。怯则气浮，如丧神守，而惊悸气上，朱砂、水银、沉香、黄丹、寒水石之伦，皆体重也。久病咳嗽，涎潮于上，形羸不可攻者，以此缒之。经云：重者，因而减之。贵其渐也。

李时珍：重剂凡四：有惊则气乱，而魂气飞扬，如丧神守者；有怒则气逆，而肝火激烈，病狂善怒者，并铁粉、雄黄之类以平其肝。有神不守舍，而多惊健忘，迷惑不宁者，宜朱砂、紫石英之类以镇其心。有恐则气下，精志失守而畏，如人将捕者，宜磁石、沉香之类以安其肾。大抵重剂压浮火而坠痰涎，不独治怯也。故诸风掉眩及惊痫痰喘之病，吐逆不止及反胃之病，皆浮火痰涎为害，俱宜重剂以坠之。

滑剂 徐之才：滑可去着，冬葵子、榆白皮之属是也。

刘完素：涩则气着，必滑剂以利之。滑能养窍，故润利也。

李时珍：着者，有形之邪，留着于经络脏腑之间也。便尿浊带、痰涎、胞胎、痈肿之类是矣。皆宜滑药以引去其留着之物。此与木通、猪苓，通以去滞相类而不同。木通、猪苓，淡泄之物，去湿热无形之邪；葵子、榆皮，甘滑之类，去湿热有形之邪。故彼曰滞，此曰着也。大便涩者，菠棱、牵牛之属；小便涩者，车前、榆皮之属；精窍涩者，黄柏、葵花之属；胞胎涩者，黄葵子、王不留行之属；引痰涎自小便去者，则半夏、茯苓之属；引疮毒自小便去者，则五叶藤、萱草根之属，皆滑剂也。半夏、南星皆辛而涩滑，能泄湿气、通大便。盖辛能润，能走气，能化液也。或以为燥物，谬矣。湿去则土燥，非二物性燥也。

涩剂 徐之才：涩可去脱，牡蛎、龙骨之属是也。

刘完素：滑则气脱。如开肠洞泄、便溺遗失之类，必涩剂以收敛之。

李时珍：脱者，气脱也、血脱也、精脱也、神脱也。脱则散而不收，故用酸涩温平之药，以敛其耗散。汗出亡阳，精滑不禁，泄痢不止，大便不固，小便自遗，久嗽亡津，皆气脱也。下血不已，崩中暴下，诸大亡血，皆血脱也。牡蛎、龙骨、海螵蛸、五倍子、五味子、乌梅、榴皮、诃黎勒、罂粟壳、莲房、棕灰、赤石脂、麻黄根之类，皆涩药也。气脱兼以气药，血脱兼以血药及兼气药，气者血之帅也。脱阳者见鬼，脱阴者目盲，此神脱也，非涩药所能收也。

燥剂 徐之才：燥可去湿，桑白皮、赤小豆之属是也。

刘完素：湿气淫胜，肿满脾湿，必燥剂以除之，桑皮之属。湿胜于上，以苦吐之，以淡渗之是也。

王好古：湿有在上、在中、在下、在经、在皮、在里。

李时珍：湿有外感，有内伤。外感之湿，雨露岚雾地气水湿，袭于皮肉筋骨经络之间；内伤之湿，生于水饮酒食及脾弱肾强，固不可一例言也。故风药可以胜湿，燥药可以除湿，淡药可以渗湿，泄小便可以引湿，利大便可以逐湿，吐痰涎可以祛湿。湿而有热，苦寒之剂燥之；湿而有寒，辛热之剂燥之，不独桑皮、小豆为燥剂也。湿去则燥，故谓之燥。

湿剂 徐之才：湿可去枯，白石英、紫石英之属是也。

张从正：湿者，润湿也。虽与滑类少有不同。经云：辛以润之。辛能走气，能化液故也。盐消味虽咸，属真阴之水，诚濡枯之上药也。人有枯涸皴揭之病，非独金化，盖有火以乘之，故非湿剂不能愈。

李时珍：湿剂当作润剂。枯者燥也。阳明燥金之化，秋令也，风热怫甚，则血液枯涸而为燥病。上燥则渴，下燥则结，筋燥则强，皮燥则揭，肉燥则裂，骨燥则枯，肺燥则痿，肾燥则消。凡麻仁、阿胶膏润之属，皆润剂也。养血则当归、地黄之属，生津则麦门冬、栝蒌根之属，益精则苁蓉、枸杞之属。若但以石英为润药则偏矣，古人以服石为滋补故尔。

气味阴阳

《阴阳应象论》：积阳为天，积阴为地。阴静阳躁，阳生阴长，阳杀阴藏。阳化气，阴成形。阳为气，阴为味。味归形，形归气，气归精，精归化。精食气，形食味，化生精，气生形。味伤形，气伤精。精化为气，气伤于味。阴味出下窍，阳气出上窍。清阳发腠理，浊阴走五脏；清阳实四肢，浊阴归六腑。味厚者为阴，薄者为阴中之阳。气厚者为阳，薄者为阳中之阴。味厚则泄，薄则通；气薄则发泄，厚则发热。辛甘发散为阳，酸苦涌泄为阴；咸味涌泄为阴，淡味渗泄为阳。六者或收或散，或缓或急，或润或燥，或软或坚，以所利而行之，调其气，使之平也。

张元素：清之清者发腠理，清之浊者实四肢；浊之浊者归六腑，浊之清者走五脏。附子气厚，为阳中之阳；大黄味厚，为阴中之阴。茯苓气薄，为阳中之阴，所以利小便，入手太阳，不离阳之体也；麻黄味薄，为阴中之阳，所以发汗，入手太阴，不离阴之体也。凡同气之物必有诸味，同味之物必有诸气。气味各有厚薄，故性用不等。

寇宗奭：天地既判，生万物者五气耳。五气定位，则五味生。故曰生物者气也，成之者味也。以奇生则成而偶，以偶生则成而奇。寒气坚，故其味可用以软；热气软，故其味可用以坚；风气散，故其味可用以收；燥气收，故其味可用以散。土者冲气之所生，冲气则无所不和，故其味可用以缓。气坚则壮，故苦可以养气。脉软则和，故咸可以养脉。骨收则强，故酸可以养骨。筋散则不挛，故辛可以养筋。肉缓则不壅，故甘可以养肉。坚之而后可以软，收之而后可以散。欲缓则用甘，不欲则弗用，用之不可太过，太过亦病矣。古之养生治疾者，必先通乎此，否则能已人之疾者盖寡矣。

五味宜忌

岐伯：木生酸，火生苦，土生甘，金生辛，水生咸。辛散，酸收，甘缓，苦坚，咸软。毒药攻邪，五谷为养，五果为助，五畜为益，五菜为充，气味合而服之，以补精益气。此五味各有所利，四时五脏，病随所宜也。又曰：阴之所生，本在五味；阴之五宫，伤在五味。骨正筋柔，气血以流，腠理以密，骨气以精，长有天命。又曰：圣人春夏养阳，秋冬养阴，以从其根，二气常存。

五欲：肝欲酸，心欲苦，脾欲甘，肺欲辛，肾欲咸，此五味合五脏之气也。

五宜：青色宜酸，肝病宜食麻、犬、李、韭。赤色宜苦，心病宜食麦、羊、杏、薤。黄色宜甘，脾病宜食粳、牛、枣、葵。白色宜辛，肺病宜食黄黍、鸡、桃、葱。黑色宜咸，肾病宜食大豆黄卷、猪、栗、藿。

五禁：肝病禁辛，宜食甘，粳、牛、枣、葵。心病禁咸，宜食酸，麻、犬、李、韭。脾病禁酸，宜食咸，大豆、豕、栗、藿。肺病禁苦，宜食麦、羊、杏、薤。肾病禁甘，宜食辛，黄黍、鸡、桃、葱。

孙思邈：春宜省酸增甘以养脾，夏宜省苦增辛以养肺，秋宜省辛增酸以养肝，冬宜省咸增苦以养心，四季宜省甘增咸以养肾。

李时珍：五欲者，五味入胃，喜归本脏，有余之病，宜本味以通之。五禁者，五脏不足之病，畏其所胜，而宜其所不胜也。

五走：酸走筋，筋病毋多食酸；苦走骨，骨病毋多食苦；甘走肉，肉病毋多食甘；辛走气，气病毋多食辛；咸走血，血病毋多食咸。又《九针论》作：咸走骨，骨病毋多食咸。苦走血，血病毋多食苦。

五伤：酸伤筋，辛胜酸。苦伤气，咸胜苦。甘伤肉，酸胜甘。辛伤皮毛，苦胜辛。咸伤血，甘胜咸。

五过：味过于酸，肝气以津，脾气乃绝，肉

眠皱而唇揭；味过于苦，脾气不濡，胃气乃厚，皮槁而毛拔；味过于甘，心气喘满，色黑，肾气不平，骨痛而发落；味过于辛，筋脉沮绝，精神乃失，筋急而爪枯；味过于咸，大骨气劳，短肌，心气抑，脉凝涩而变色。

李时珍：五走五伤者，本脏之味自伤也。即阴之五宫，伤在五味也。五过者，本脏之味，伐其所胜也，即脏气偏胜也。

五味偏胜

岐伯：五味入胃，各归所喜。酸先入肝，苦先入心，甘先入脾，辛先入肺，咸先入肾。久而增气，物化之常；气增而久，夭之由也。

王冰：入肝为温，入心为热，入肺为清，入肾为寒，入脾为至阴而四气兼之，皆为增味而益其气。故各从本脏之气，久则从化。故久服黄连、苦参反热，从苦化也。余味仿此。气增不已，则脏气偏胜，必有偏绝；脏有偏绝，必有暴夭。是以药不具五味，不备四气，而久服之，虽暂获胜，久必致夭。故绝粒服饵者不暴亡，无五味资助也。

标本阴阳

李杲：夫治病者，当知标本。以身论之，外为标，内为本；阳为标，阴为本。故六腑属阳为标，五脏属阴为本；脏腑在内为本，十二经络在外为标。而脏腑阴阳气血经络又各有标本焉。以病论之，先受为本，后传为标。故百病必先治其本，后治其标。否则邪气滋甚，其病益蓄。纵先生轻病，后生重病，亦先治其轻，后治其重，则邪气乃伏。有中满及病大小便不利，则无问先后标本，必先治满及大小便，为其急也。故曰缓则治其本，急则治其标。又从前来者为实邪，后来者为虚邪。实则泻其子，虚则补其母。假如肝受心火，为前来实邪，当于肝经刺荥穴以泻心火，为先治其本；于心经刺荥穴以泻心火，为后治其标。用药则入肝之药为引，用泻心之药为君。经云：本而标之，先治其本，后治其标是也。又如肝受肾水为虚邪，当于肾经刺井穴以补肝木，为先治其标；后于肝经刺合穴以泻肾水，为后治其本。用药则入肾之药为引，补肝之药为君。经云：标而本之，先治其标，后治其本是也。

升降浮沉

李杲：药有升降浮沉化，生长收藏成，以配四时，春升夏浮，秋收冬藏，土居中化。是以味薄者升而生，气薄者降而收，气厚者浮而长，味厚者沉而藏，气味平者化而成。但言补之以辛、甘、温、热及气味之薄者，即助春夏之升浮，便是泻秋冬收藏之药也。在人之身，肝心是矣。但言补之以酸、苦、咸、寒及气味之厚者，即助秋冬之降沉，便是泻春夏生长之药也。在人之身，肺肾是矣。淡味之药，渗即为升，泄即为降，佐使诸药者也。用药者，循此则生，逆此则死，纵令不死，亦危困矣。

王好古：升而使之降，须知抑也；沉而使之浮，须知载也。辛散也，而行之也横；甘发也，而行之也上；苦泄也，而行之也下；酸收也，其性缩；咸软也，其性舒，其不同如此。鼓掌成声，沃火成沸，二物相合，象在其间矣。五味相制，四气相和，其变可轻用哉。本草不言淡味、凉气，亦缺文也。

味薄者升：甘平、辛平、辛微温、微苦平之药是也。

气薄者降：甘寒、甘凉、甘淡寒凉、酸温、酸平、咸平之药是也。

气厚者浮：甘热、辛热之药是也。

味厚者沉：苦寒、咸寒之药是也。

气味平者，兼四气四味：甘平、甘温、甘凉、甘辛平、甘微苦平之药是也。

李时珍：酸咸无升，甘辛无降，寒无浮，热无沉，其性然也。而升者引之以咸寒，则沉而直达下焦；沉者引之以酒，则浮而上至颠顶。此非窥天地之奥而达造化之权者，不能至此。

一物之中，有根升梢降，生升熟降，是升降在物亦在人也。

四时用药例

李时珍：经云：必先岁气，毋伐天和。又曰：升降浮沉则顺之，寒热温凉则逆之。故春月宜加辛温之药，薄荷、荆芥之类，以顺春升之气；夏月宜加辛热之药，香薷、生姜之类，以顺夏浮之气；长夏宜加甘苦辛温之药，人参、白术、苍术、黄柏之类，以顺化成之气；秋月宜加酸温之药，芍药、乌梅之类，以顺秋降之气；冬月宜加苦寒之药，黄芩、知母之类，以顺冬沉之气，所谓顺时气而养天和也。

王好古：四时总以芍药为脾剂，苍术为胃剂，柴胡为时剂，十一脏皆取决于少阳，为发生之始故也。凡用纯寒纯热之药，及寒热相杂，并宜用甘草以调和之，惟中满者禁用甘尔。

五运六淫用药式

厥阴司天（巳亥年），风淫所胜。平以辛凉，佐以苦甘，以甘缓之，以酸泻之。清反胜之，治以酸温，佐以甘苦。

少阴司天（子午年），热淫所胜，平以咸寒，佐以苦甘，以酸收之。寒反胜之，治以甘温，佐以苦酸辛。

太阴司天（丑未年），湿淫所胜，平以苦热，佐以酸辛，以苦燥之，以淡泄之。湿上甚而热，治以苦温，佐以甘辛，以汗为故。热反胜之，治以苦寒，佐以苦酸。

少阳司天（寅申年），火淫所胜，平以酸冷，佐以苦甘，以酸收之，以苦发之，以酸复之。寒反胜之，治以甘热，佐以苦辛。

阳明司天（卯酉年），燥淫所胜，平以苦温，佐以酸辛，以苦下之。热反胜之，治以辛寒，佐以苦甘。

太阳司天（辰戌年），寒淫所胜，平以辛热，佐以苦甘，以咸泻之。热反胜之，治以咸冷，佐以苦辛。

佐以苦辛。

厥阴在泉（寅申年），风淫于内，治以辛凉，佐以苦，以甘缓之，以辛散之。清反胜之，治以酸温，佐以苦甘，以辛平之。

少阴在泉（卯酉年），热淫于内，治以咸寒，佐以甘苦，以酸收之，以苦发之。寒反胜之，治以甘热，佐以苦辛，以咸平之。

太阴在泉（辰戌年），湿淫于内，治以苦热，佐以酸淡，以苦燥之，以淡泄之。热反胜之，治以苦冷，佐以咸甘，以苦平之。

少阳在泉（巳亥年），火淫于内，治以咸冷，佐以苦辛，以酸收之，以苦发之。寒反胜之，治以甘热，佐以苦辛，以咸平之。

阳明在泉（子午年），燥淫于内，治以苦温，佐以甘辛，以苦下之。热反胜之，治以平寒，佐以苦甘，以酸平之，以和为利。

太阳在泉（丑未年），寒淫于内，治以甘热，佐以苦辛，以咸泻之，以辛润之，以苦坚之。热反胜之，治以咸冷，佐以甘辛，以苦平之。

李时珍：司天主上半年，天气司之，故六淫谓之所胜，上淫于下也，故曰平之。在泉主下半年，地气司之，故六淫谓之于内，外淫于内也，故曰治之。当其时而反得胜己之气者，谓之反胜。六气之胜，何以征之？燥甚则地干，暑胜则地热，风胜则地动，湿胜则地泥，寒胜则地裂，火胜则地涸是也。其六气胜复主客、证治、病机甚详。见《素问·至真要大论》，文多不载。

六腑六脏五味补泻

肝胆　在温补凉泻，辛补酸泻。

心小肠　热补寒泻，咸补甘泻。

肺大肠　凉补温泻，酸补辛泻。

肾膀胱　寒补热泻，苦补咸泻。

脾胃　温热补，寒凉泻，各从其宜，甘补苦泻。

三焦命门　同心。

张元素曰：五脏更相平也。一脏不平，所

胜平之。故云：安谷则昌，绝谷则亡。水去则营散，谷消则卫亡，神无所居。故血不可不养，卫不可不温。血温气和，营卫乃行，常有天命。

五脏五味补泻

肝 苦急，急食甘以缓之（甘草），以酸泻之（赤芍药），实则泻子（甘草）。

　欲散，急食辛以散之（川芎），以辛补之（细辛），虚则补母（地黄、黄柏）。

心 苦缓，急食酸以收之（五味子），以甘泻之（甘草、参、芪），实则泻子（甘草）。

　欲软，急食咸以软之（芒消），以咸补之（泽泻），虚则补母（生姜）。

脾 苦湿，急食苦以燥之（白术），以苦泻之（黄连），实则泻子（桑白皮）。

　欲缓，急食甘以缓之（炙甘草），以甘补之（人参），虚则补母（炒盐）。

肺 苦气逆，急食苦以泄之（诃子），以辛泻之（桑白皮），实则泻子（泽泻）。

　欲收，急食酸以收之（白芍药），以酸补之（五味子），虚则补母（五味子）。

肾 苦燥，急食辛以润之（黄柏、知母），以咸泻之（泽泻），实则泻子（芍药）。

　欲坚，急食苦以坚之（知母），以苦补之（黄柏），虚则补母（五味子）。

引经报使

手少阴心经　黄连、细辛。

手太阳小肠经　藁本、黄柏。

足少阴肾经　独活、桂、知母、细辛。

足太阳膀胱经　羌活。

手太阴肺经　桔梗、升麻、葱白、白芷。

手阳明大肠经　白芷、升麻、石膏。

足太阴脾经　升麻、苍术、葛根、白芍。

足阳明胃经　白芷、升麻、石膏、葛根。

手厥阴心包经　柴胡、牡丹皮。

手少阳三焦经　连翘、柴胡、上地骨皮、中青皮、下附子。

足厥阴肝经　青皮、吴茱萸、川芎、柴胡。

足少阳胆经　柴胡、青皮。

相须相使相畏相恶诸药

草部

甘草 与术、苦参、干漆**相使**。与远志**相恶**。忌猪肉。

桔梗 与节皮**相使**。与白及、龙胆、龙眼**相畏**。忌猪肉。伏砒。

知母 与黄柏及酒**相须**。伏蓬砂、盐。

巴戟天 与覆盆子**相使**。与雷丸、丹参、朝生**相恶**。

丹参 与咸水**相畏**。

紫参 与辛夷**相畏**。

白头翁 与蠡实**相使**，得酒良。

黄连 与黄芩、龙骨、理石**相使**。与牛膝、款冬**相畏**。与冷水、菊花、玄参、白僵蚕、白鲜、芫花**相恶**。忌猪肉。

秦艽 与菖蒲**相使**。与牛乳**相畏**。

柴胡 与半夏**相使**。与皂荚**相恶**。与女菀、藜芦**相畏**。

羌独活 与蠡实**相使**。

苦参 与玄参**相使**。与贝母、漏卢、菟丝子**相恶**。伏汞、雌黄、焰消。

白鲜 与桔梗、茯苓、萆薢、螵蛸**相恶**。

贝母 与厚朴、白微**相使**。与桃花**相恶**。与秦艽、莽草、礜石**相畏**。

龙胆 与贯众、赤小豆**相使**。与地黄、防葵**相恶**。

细辛 与曾青、枣根**相使**。与黄芪、狼毒、山茱萸**相恶**。与滑石、消石**相畏**。忌生菜、狸肉。

当归 与蔄茹、湿面**相恶**。与菖蒲、生姜、海藻、牡蒙**相畏**。

芎䓖 与白芷**相使**。与黄连**相畏**。伏雌黄。

蛇床 与牡丹、贝母、巴豆**相恶**。

白芷 与当归**相使**。与旋覆花**相恶**。制雄黄、硫黄。

牡丹 与菟丝子、贝母、大黄**相畏**。忌蒜、胡荽。伏砒。

芍药 与须丸、乌药、没药**相使**。与石斛、芒消相恶。与消石、鳖甲、小蓟相畏。

杜若 与辛夷、细辛相须。与柴胡、前胡相恶。

补骨脂 与胡桃、胡麻相须。与甘草相恶。忌诸血、芸薹。

缩砂蔤 与白檀香、豆蔻、人参、益智、黄柏、茯苓、赤白石脂相使。与诃子、鳖甲、白芜荑相须。

香附子 与芎䓖、苍术、醋、童子小便相须。

零陵香 伏三黄、朱砂。

泽兰 与防己相使。

积雪草 伏硫黄。

香薷 忌白山桃。

菊花 与术、枸杞根、桑根白皮、青葙叶相使。

艾叶 与苦酒、香附相使。

芜蔚 制三黄、砒石。

薇衔 与秦皮相须。

夏枯草 与土瓜相使。伏汞、砂。

红蓝花 与酒相须。

续断 与地黄相使。与雷丸相恶。

漏卢 与连翘相使。

飞廉 与乌头相须。与麻黄相恶。

地黄 与酒、麦门冬、姜汁、缩砂相须。与贝母、芜荑相恶。忌葱、蒜、萝卜、诸血。

牛膝 与萤火、龟甲、陆英相恶。与白前相畏。忌牛肉。

紫菀 与款冬相使。与天雄、藁本、雷丸、远志、瞿麦相恶。与茵陈相畏。

麦门冬 与地黄、车前相使。与款冬、苦芺、苦瓠相恶。与苦参、青蘘、木耳相畏。伏石钟乳。

款冬花 与杏仁相使。与紫菀相须。与玄参、皂荚、消石相恶。与贝母、麻黄、辛夷、黄芩、黄芪、黄连、青葙相畏。

佛耳草 与款冬相使。

决明子 与蓍实相使。与大麻子相恶。

瞿麦 与牡丹、襄草相使。与螵蛸相恶。伏丹砂。

葶苈 与榆皮相使。与酒、大枣相须。与白僵蚕、石龙芮相恶。

车前子 与常山相使。

女青 与蛇衔相使。

荩草 与鼠负相畏。

蒺藜 与乌头相使。

大黄 与黄芩相使。与干漆相恶。忌冷水。

商陆 与大蒜相须。忌犬肉。伏砒砂、砒石、雌黄。

狼毒 与大豆相使。与麦句姜相恶。与醋、占斯、密陀僧相畏。

狼牙 与芜荑相使。与地榆、枣肌相恶。

大戟 与小豆相使。与枣相须。与薯蓣相恶。与菖蒲、芦苇、鼠屎相畏。

泽漆 与小豆相使。与薯蓣相恶。

甘遂 与瓜蒂相使。与远志相恶。

蓖麻 忌炒豆。伏丹砂、粉霜。

常山 与玉札相畏。忌葱、菘菜。伏砒石。

藜芦 与黄连相使。与大黄相恶。与葱白相畏。

附子 与地胆相使。与蜀椒、食盐相须。与蜈蚣、豉汁相恶。与防风、黑豆、甘草、人参、黄芪、绿豆、乌韭、童溲、犀角相畏。

天雄 与远志相使。与腐婢、豉汁相恶。

白附子 与火相须。

蜀漆 与栝楼、桔梗相使。与贯众相恶。与橐吾相畏。

乌头 与远志、莽草相使。与藜芦、豉汁相恶。与饴糖、黑豆、冷水相畏。伏丹砂、砒石。

天南星 与蜀漆相使。与火、牛胆相须。与莽草相恶。与附子、干姜、防风、生姜相畏。伏雌黄、丹砂、焰消。

半夏 与射干、柴胡相使。与皂荚相恶。与生姜、干姜、秦皮、龟甲、雄黄相畏。忌海藻、饴糖、羊血。

羊踯躅 与栀子相畏。与诸石、面相恶。伏丹砂、砒砂、雌黄。

芫花 与决明相使。与醋相须。

莽草 与黑豆、紫河车相畏。

石龙芮 与巴戟相使。与蛇蜕皮、吴茱萸相畏。

钩吻 与半夏相使。与黄芩相恶。

菟丝子 与薯蓣、松脂相使。与酒相须。与雚菌相恶。

五味子 与苁蓉相使。与葳蕤相恶。胜乌头。

牵牛子 与干姜、青木香相须。

栝楼根 与枸杞相使。与干姜相恶。与牛膝、干漆相畏。

天门冬 与地黄、贝母、垣衣相使。与曾青、浮萍相畏。忌鲤鱼。制雄黄、硇砂。

何首乌 与茯苓相使。忌葱、蒜、萝卜、诸血、无鳞鱼。

萆薢 与薏苡相使。与前胡、柴胡、牡蛎、大黄、葵根相畏。

白敛 与代赭相使。

威灵仙 忌茶、面汤。

茜根 与鼠姑相畏。制雄黄。

防己 与殷蘖相使。与细辛相恶。与萆薢、女菀、卤咸相畏。杀雄黄、消石毒。

络石 与杜仲、牡丹相使。与铁落、铁精相恶。与贝母、菖蒲相畏。杀殷蘖毒。

木部

柏叶 柏实 与瓜子、桂心、牡蛎相使。与菊花、羊蹄、诸石及面曲相畏。

桂 与人参、甘草、麦门冬、大黄、黄芩，调中益气。与柴胡、紫石英、干地黄疗喘逆。与生葱、石脂相畏。

辛夷 与芎劳相使。与五石脂相恶。与菖蒲、黄连、蒲黄、石膏、黄环相畏。

沉香 檀香 忌见火。

麒麟竭 与密陀僧相须。

丁香 与郁金相畏。忌火。

黄柏木 与干漆相恶。伏硫黄。

厚朴 与干姜相使。与泽泻、消石、寒水石相恶。忌豆。

杜仲 与玄参、蛇蜕皮相恶。

干漆 与半夏相使。与鸡子、紫苏、杉木、漆姑草、蟹相畏。忌猪脂。

桐油 与酒相畏。忌烟。

楝实 与茴香相使。

秦皮 与大戟相使。与吴茱萸、苦瓠、防葵相恶。

皂荚 与柏实相使。与麦门冬相恶。与人参、苦参、空青相畏。伏丹砂、粉霜、硫黄、硇砂。

巴豆 与芫花相使。与火相须。与蘘草、牵牛相恶。与大黄、藜芦、黄连、芦笋、菰笋、酱豉、豆汁、冷水相畏。

栾华 与决明相使。

桑根白皮 与桂心、续断、麻子相使。

酸枣 与防己相恶。

山茱萸 与蓼实相使。与桔梗、防风、防己相恶。

五加皮 与远志相使。与玄参、蛇皮相畏。

溲疏 与漏卢相使。

牡荆实 与防风相使。与石膏相恶。

蔓荆子 与乌头、石膏相恶。

石南 与五加皮相使。与小蓟相恶。

栾荆子 与决明相使。与石膏相恶。

果部

杏仁 与火相须。与黄芩、黄芪、葛根相恶。与蘘草相畏。

桃仁 与香附相使。

樃实壳 与绿豆相反，杀人。

秦椒 与栝楼、防葵相恶。与雌黄相畏。

蜀椒 与杏仁相使。与盐相须。与款冬花、防风、附子、雄黄、冷水、麻仁相畏。

吴茱萸 与蓼实相使。与丹参、消石、白垩相恶。与紫石英相畏。

石莲子 与茯苓、山药、白术、枸杞子相须。

莲蕊须 忌地黄、葱、蒜。

荷叶 与桐油相畏。

谷部

麻仁 与伏苓相恶。与牡蛎、白微相畏。

小麦面 与汉椒、萝卜相畏。

大麦 与石蜜相使。

罂粟壳 与醋、乌梅、橘皮相须。

大豆 与前胡、杏仁、牡蛎、乌喙、诸胆汁相须。与五参、龙胆、猪肉相恶。

大豆黄卷 与前胡、杏子、牡蛎、天雄、乌喙、鼠屎、石蜜相须。与海藻、龙胆相恶。

菜部

生姜 与秦椒、秦艽相使。与黄芩、黄连、天鼠粪相恶。解半夏、南星、莨菪毒。

荠苨子 与荆实、细辛相须。与干姜、苦参相恶。

薯蓣 与紫芝相使，与甘遂相恶。

藋菌 与酒相须。与鸡子相畏。

六芝 与薯蓣相使。与发相须。与麻子仁、牡桂、白瓜子,益人。与扁青、茵陈蒿相畏。与常山相恶。

金石部

金 与锡相恶。与水银、翡翠石、余甘子、驴马脂相畏。

朱砂银 与石亭脂、磁石、铁相畏。忌诸血。

生银 与锡相恶。与石亭脂、磁石、荷叶、藁灰、羚羊角、乌贼骨、黄连、甘草、飞廉、鼠尾、龟甲、生姜、地黄、羊脂、苏子油相畏。与羊血、马目毒公相恶。

赤铜 与苍术、巴豆、乳香、胡桃、慈姑、牛脂相畏。

黑铅 与紫背天葵相畏。

胡粉 与雌黄相恶。

锡 与五灵脂、伏龙肝、殺羊角、马鞭草、地黄、巴豆、蓖麻、姜汁、砒石、硇砂相畏。

玉泉 与款冬花、青竹相畏。

青琅玕 与水银相须。杀锡毒。与鸡骨相畏。

白石英 与马目毒公相恶。

紫石英 与长石相使。与茯苓、人参、芍药主心中结气。与天雄、菖蒲主霍乱。与鲅甲、黄连、麦句姜相恶。与扁青、附子及酒相畏。

云母 与泽泻相使。与徐长卿相恶。与鲅甲、矾石、东流水、百草上露、茅屋漏水相畏。制汞。伏丹砂。忌羊血。

丹砂 与磁石相恶。与咸水、车前、石韦、皂荚、决明、瞿麦、南星、乌头、地榆、桑椹、紫河车、地丁、马鞭草、地骨皮、阴地厥、白附子相畏。忌诸血。

水银 与磁石、砒石、黑铅、硫黄、大枣、蜀椒、紫河车、松脂、松叶、荷叶、谷精草、金星草、萱草、夏枯草、莨菪子、雁来红、马蹄香、独脚莲、水慈姑、瓦松、忍冬相畏。

汞粉 与磁石、石黄、黑铅、铁浆、陈酱、黄连、土茯苓相畏。忌一切血。

粉霜 与硫黄、荞麦杆灰相畏。

雄黄 与南星、地黄、莴苣、地榆、黄芩、白芷、当归、地锦、苦参、五加皮、紫河车、五叶藤、鹅肠草、鸡肠草、鹅不食草、圆桑叶、猬脂相畏。

雌黄 与黑铅、胡粉、芍药、地黄、独帚、益母、羊不食草、地榆、瓦松、五加皮、冬瓜汁相畏。

石膏 与鸡子相使。与铁相畏。与莽草、巴豆、马目毒公相恶。

理石 与滑石相使。与麻黄相恶。

虫部

蜜蜡 与芫花、齐蛤相恶。

蜂子 与黄芩、芍药、白前、牡蛎、紫苏、生姜、冬瓜、苦荬相畏。

露蜂房 与干姜、丹参、黄芩、芍药、牡蛎相恶。

桑螵蛸 与龙骨,止泄精。与旋覆花、戴椹相畏。

白僵蚕 与桔梗、茯苓、茯神、草薢、桑螵蛸相恶。

晚蚕沙 制砒砂、焰消、粉霜。

斑蝥 与马刀相使。与糯米、小麻子相须。与曾青、豆花、甘草相恶。与巴豆、丹参、空青、黄连、黑豆、靛汁、葱、茶、醋相畏。

芫青 地胆 葛上亭长 并同斑蝥。

蜘蛛 与蔓菁、雄黄相畏。

水蛭 与石灰、食盐相畏。

蛴螬 与蜚蠊相使。与附子相恶。

蝼蛄 与石膏、羊角、羊肉相畏。

鳞部

龙骨、龙齿 与人参、牛黄、黑豆相须。与石膏、铁器相畏。忌鱼。

龙角 与蜀椒、理石、干漆相畏。

鼍甲 与蜀漆相使。与芫花、甘遂、狗胆相畏。

蜥蜴 与硫黄、斑蝥、芫荑相恶。

蛇蜕 与火相须。与磁石及酒相畏。

河豚鱼 与橄榄、甘蔗、芦根、粪汁、鱼茗木、乌蔹草根相畏。

介部

牡蛎 与贝母相使。与甘草、牛膝、远志、蛇床子相须。与麻黄、吴茱萸、辛夷相恶。伏砒砂。

蚌粉 制石亭脂、硫黄。

马刀 与火相须。

海蛤 与蜀漆相使。与狗胆、甘遂、芫花相畏。

禽部

伏翼 与苋实、云实相使。

夜明沙 与白敛、白微相恶。

五灵脂 与人参相恶。

16

兽部

羖羊角 与菟丝子相使。

羊胫骨 伏硇砂。

羖羊屎 制粉霜。

牛乳 制秦艽、不灰木。

马脂、驼脂 柔五金。

阿胶 与火相须。与薯蓣相使。与大黄相畏。

牛黄 与人参相使。与牡丹、菖蒲，利耳目。与龙骨、龙胆、地黄、常山、蜚蠊相恶。与牛膝、干漆相畏。

犀角 与松脂、升麻相使。与雷丸、藋菌、乌头、乌喙相恶。

熊胆 与防己、地黄相恶。

鹿茸 与麻勃相使。

鹿角 与杜仲相使。

鹿角胶 与火相须。与大黄相畏。

麋脂 与大黄相畏。忌桃、李。

麝香 忌大蒜。

猬皮 与酒相须。与桔梗、麦门冬相畏。

猬脂 制五金、八石。伏雄黄。

相反诸药

甘草 反大戟、芫花、甘遂、海藻。

大戟 反芫花、海藻。

乌头 反贝母、栝楼、半夏、白敛、白及。

藜芦 反人参、丹参、沙参、玄参、苦参、细辛、芍药、狸肉。

河豚 反煤炲、荆芥、防风、菊花、桔梗、甘草、乌头、附子。

蜜 反生葱。

柿 反蟹。

服药食忌

甘草 忌猪肉、菘菜、海菜。

黄连、胡黄连 忌猪肉、冷水。

苍耳 忌猪肉、马肉、米泔。

桔梗、乌梅 忌猪肉。

仙茅 忌牛肉、牛乳。

半夏、菖蒲 忌羊肉、羊血、饴糖。

牛膝 忌牛肉。

阳起石、云母、钟乳、硇砂、礜石 皆忌羊血。

商陆 忌犬肉。

丹砂、空青、轻粉 均忌一切血。

吴茱萸 忌猪心、猪肉。

地黄、何首乌 忌一切血、葱、蒜、萝卜。

补骨脂 忌猪血、芸薹。

细辛、藜芦 忌狸肉、生菜。

荆芥 忌驴肉。反河豚、一切无鳞鱼、蟹。

紫苏、天门冬、丹砂、龙骨 忌鲤鱼。

巴豆 忌野猪肉、菰笋、芦笋、酱、豉、冷水。

苍术、白术 忌雀肉、青鱼、菘菜、桃、李。

薄荷 忌鳖肉。

麦门冬 忌鲫鱼。

常山 忌生葱、生菜。

附子、乌头、天雄 忌豉汁、稷米。

牡丹 忌蒜、胡荽。

厚朴、蓖麻 忌炒豆。

鳖甲 忌苋菜。

威灵仙、土茯苓 忌面汤、茶。

当归 忌湿面。

丹参、茯苓、茯神 忌醋及一切酸。

凡服药，不要杂食肥猪犬肉、油腻羹鲙、腥臊陈臭诸物。

凡服药，不要多食生蒜、胡荽、生葱、诸果、诸滑滞之物。

妊娠禁忌

乌头 附子 天雄 乌喙 侧子 野葛 羊踯躅 桂 南星 半夏 巴豆 大戟 芫花 藜芦 薏苡仁 薇衔 牛膝 皂荚 牵牛 厚朴 槐子 桃仁 牡丹皮 樚根 茜根 茅根 干漆 瞿麦 蔄茹 赤箭 草三棱 莴草 鬼箭 通草 红花 苏木 麦蘖 葵子 代赭石 常山 水银 锡粉 硇砂 砒石 芒消 硫黄 石蚕 雄黄 水蛭 虻虫 芫青 斑蝥 地胆 蜘蛛 蝼蛄 葛上亭长 蜈蚣 衣鱼 蛇蜕 蜥蜴 飞生 蟅虫 樗鸡 蚱蝉 蛴螬 猬皮 牛黄 麝香 雌黄 兔

肉 蟹爪甲 犬肉 马肉 驴肉 羊肝 鲤鱼 蛤蟆 鳅鳝
龟鳖 蟹 生姜 小蒜 雀肉 马刀

饮食禁忌

猪肉 忌生姜、荞麦、葵菜、胡荽、梅子、炒豆、
牛肉、马肉、羊肝、麋鹿、龟鳖、鹌鹑、驴肉。

猪肝 忌鱼鲙、鹌鹑、鲤鱼肠子。

猪心肺 忌饴、白花菜、吴茱萸。

羊肉 忌梅子、小豆、豆酱、荞麦、鱼鲙、猪肉、
醋、酪、鲊。

羊心肝 忌梅、小豆、生椒、苦笋。

白狗血 忌羊、鸡。

犬肉 忌菱角、蒜、牛肠、鲤鱼、鳝鱼。

驴肉 忌凫茈、荆芥茶、猪肉。

牛肉 忌黍米、韭薤、生姜、猪肉、犬肉、栗子。

牛肝 忌鲇鱼。

牛乳 忌生鱼、酸物。

马肉 忌仓米、生姜、苍耳、粳米、猪肉、鹿肉。

兔肉 忌生姜、橘皮、芥末、鸡肉、鹿肉、獭肉。

獐肉 忌梅、李、生菜、鹄、虾。

麋鹿 忌生菜、菰蒲、鸡、鲍鱼、雉、虾。

鸡肉 忌胡蒜、芥末、生葱、糯米、李子、鱼汁、
犬肉、鲤鱼、兔肉、獭肉、鳖肉、野鸡。

鸡子 忌同鸡。

雉肉 忌荞麦、木耳、蘑菇、胡桃、鲫鱼、猪肝、
鲇鱼、鹿肉。

野鸭 忌胡桃、木耳。

鸭子 忌李子、鳖肉。

鹌鹑 忌菌子、木耳。

雀肉 忌李子、酱、各种动物肝。

鲤鱼 忌猪肝、葵菜、犬肉、鸡肉。

鲫鱼 忌芥菜、蒜、糖、猪肝、鸡雉、鹿肉、猴肉。

青鱼 忌豆藿。

鱼鲊 忌豆藿、麦酱、蒜、葵、绿豆。

黄鱼 忌荞麦。

鲈鱼 忌乳酪。

鲟鱼 忌干笋。

鮰鱼 忌野猪、野鸡。

鲇鱼 忌牛肝、鹿肉、野猪。

鳅鳝 忌犬肉、桑紫煮。

鳖肉 忌苋菜、薄荷、芥菜、桃子、鸡子、鸭肉、
猪肉、兔肉。

螃蟹 忌荆芥、柿子、橘子、软枣。

虾子 忌猪肉、鸡肉。

李子 忌蜜、浆水、鸭、雀肉、鸡、獐。

橙橘 忌槟榔、獭肉。

桃子 忌鳖肉。

枣子 忌葱、鱼。

枇杷 忌热面。

杨梅 忌生葱。

银杏 忌鳗鲡。

慈姑 忌茱萸。

诸瓜 忌油饼。

砂糖 忌鲫鱼、笋、葵菜。

荞麦 忌猪肉、羊肉、雉肉、黄鱼。

黍米 忌葵菜、蜜、牛肉。

炒豆 忌猪肉。

生葱 忌蜜、鸡、枣、犬肉、杨梅。

韭薤 忌蜜、牛肉。

胡荽 忌猪肉。

胡蒜 忌鱼鳝、鱼鲊、鲫鱼、犬肉、鸡。

苋菜 忌蕨、鳖。

白花菜 忌猪心肺。

梅子 忌猪肉、羊肉、獐肉。

凫茈 忌驴肉。

生姜 忌猪肉、牛肉、马肉、兔肉。

芥末 忌鲫鱼、兔肉、鸡肉、鳖。

干笋 忌砂糖、鲟鱼、羊心肝。

木耳 忌雉肉、野鸭、鹌鹑。

胡桃 忌野鸭、酒、雉。

栗子 忌牛肉。

李东垣随证用药凡例

风中六腑 手足不遂，先发其表，羌活、防风为
　　　　　君，随证加药。然后行经养血，当归、
　　　　　秦艽、独活之类，随经用之。

风中五脏　耳聋目瞀，先疏其里，三化汤。然后行经，独活、防风、柴胡、白芷、川芎，随经用之。

破伤中风　脉浮在表，汗之；脉沉在里，下之。背搐，羌活、防风；前搐，升麻、白芷；两旁搐，柴胡、防风；右搐，加白芷。

伤风恶风　防风为君，麻黄、甘草佐之。

伤寒恶寒　麻黄为君，防风、甘草佐之。

六经头痛　须用川芎，加引经药。太阳，蔓荆；阳明，白芷；太阴，半夏；少阴，细辛；厥阴，吴茱萸；巅顶，藁本。

眉棱骨痛　羌活、白芷、黄芩。

风湿身痛　羌活。

嗌痛颔肿　黄芩、鼠黏子、甘草、桔梗。

肢节肿痛　羌活。

眼暴赤肿　防风、芩、连、泻火，当归佐酒煎服。

眼久昏暗　熟地、当归为君，羌、防为臣，甘草、甘菊之类佐之。

风热牙疼　喜冷恶热，生地、当归、升麻、黄连、牡丹皮、防风。

肾虚牙疼　桔梗、升麻、细辛、吴茱萸。

风湿诸病　须用羌活、白术。

风冷诸病　须用川乌。

一切痰饮　须用半夏。风加南星，热加黄芩，湿加白术、陈皮，寒加干姜。

风热诸病　须用荆芥、薄荷。

诸咳嗽病　五味为君，痰用半夏，喘加阿胶佐之。不拘有热无热，少加黄芩。春加川芎、芍药，夏加栀子、知母，秋加防风，冬加麻黄、桂枝之类。

诸嗽有痰　半夏、白术、五味、防风、枳壳、甘草。

咳嗽无痰　五味、杏仁、贝母、生姜、防风。

有声有痰　半夏、白术、五味、防风。

寒喘痰急　麻黄、杏仁。

热喘咳嗽　桑白皮、黄芩、诃子。

水饮湿喘　白矾、皂荚、葶苈。

热喘燥喘　阿胶、五味、麦门冬。

气短虚喘　人参、黄芪、五味。

诸疟寒热　柴胡为君。

脾胃困倦　参、芪、苍术。

不思饮食　木香、藿香。

脾胃有湿　嗜卧有痰，白术、苍术、茯苓、猪苓、半夏、防风。

上焦湿热　黄芩泻肺火。

中焦湿热　黄连泻心火。

下焦湿热　酒洗黄柏、知母、防己。

下焦湿肿　酒洗汉防己、龙胆草为君，甘草、黄柏为佐。

腹中胀满　须用姜制厚朴、木香。

腹中窄狭　须用苍术。

腹中实热　大黄、芒消。

过伤饮食热物　大黄为君。冷物，巴豆为丸散。

宿食不消　须用黄连、枳实。

胸中烦热　须用栀子仁、茯苓。

胸中痞塞　实用厚朴、枳实；虚用芍药、陈皮；痰热用黄连、半夏；寒用附子、干姜。

六郁痞满　香附、抚芎。湿加苍术，痰加陈皮，热加栀子，食加神曲，血加桃仁。

诸气刺痛　枳壳、香附，加引经药。

诸血刺痛　须加当归，详上下用根梢。

胁痛寒热　须用柴胡。

胃脘寒痛　须加草豆蔻、吴茱萸。

少腹疝痛　须加青皮、川楝子。

脐腹疼痛　加熟苄、乌药。

诸痢腹痛　下后当归、白芍、甘草为君，当归、白术佐之。先痢后便，黄柏为君，地榆佐之。先便后痢，黄芩为君，当归佐之。里急，消、黄下之。后重，加木香、藿香、槟榔和之。腹痛用芍药，恶寒加桂，恶热加黄芩，不痛芍药减半。

水泻不止　须用白术、茯苓为君，芍药、甘草佐之。谷不化，加防风。

小便黄涩　黄柏、泽泻。

小便不利　黄柏、知母为君，茯苓、泽泻为使。

心烦口渴　干姜、茯苓、天花粉、乌梅。禁半夏、葛根。

小便余沥　黄柏、杜仲。

序例

茎中刺痛 生甘草梢。

肌热有痰 须用黄芩。

虚热有汗 须用黄芪、地骨皮、知母。

虚热无汗 用牡丹皮、地骨皮。

潮热有时 黄芩。午加黄连，未加石膏，申加柴胡，酉加升麻，辰、戌加羌活，夜加当归。

自汗盗汗 用黄芪、麻黄根。

惊悸恍惚 须用茯神。

一切气痛 调胃，香附、木香。破滞气，青皮、枳壳。泄气，牵牛、萝卜子。助气，木香、藿香。补气，人参、黄芪。冷气，草蔻、丁香。

一切血痛 活血补血，当归、阿胶、川芎、甘草。凉血，生地黄。破血，桃仁、红花、苏木、茜根、玄胡索、郁李仁。止血，发灰、棕灰。

上部见血 须用防风、牡丹皮、剪草、景天、麦门冬为使。

中部见血 须用黄连、芍药为使。

下部见血 须用地榆为之使。

新血红色 生地黄、炒栀子。

陈血瘀色 熟地黄。

诸疮痛甚 苦寒为君，黄芩、黄连。佐以甘草，详上下用根梢及引经药。十二经皆用连翘。知母、生地黄酒洗为用。参、芪、甘草、当归，泻心火，助元气，止痛。解结，用连翘、当归、藁本。活血去血，用苏木、红花、牡丹皮。脉沉病在里，宜加大黄利之。脉浮为表，宜行经，芩、连、当归、人参、木香、槟榔、黄柏、泽泻。自腰以上至头者，加枳壳引至疮所。加鼠粘子，出毒消肿。加肉桂，入心引血化脓。坚不溃者，加王瓜根、黄药子、三棱、莪术、昆布。

上身有疮 须用黄芩、防风、羌活、桔梗。上截黄连，下身黄柏、知母、防风，用酒水各半煎。引药入疮，用皂角针。

下部痔漏 苍术、防风为君，甘草佐之。详证加减。

妇人胎前 有病，以黄芩、白术安胎，然后用治病药。发热及肌热者，芩、连、参、芪。腹痛者，白芍、甘草。

产后诸病 忌柴胡、黄连、芍药。渴去半夏加白茯苓，喘嗽去人参，腹胀去甘草，血痛加当归、桃仁。

小儿惊搐 与破伤风同。

心热 摇头咬牙额黄，黄连、甘草、导赤散。

肝热 目眩，柴胡、防风、甘草、泻青丸。

脾热 鼻上红，泻黄散。

肺热 右腮红，泻白散。

肾热 额上红，知母、黄柏、甘草。

陈藏器诸虚用药凡例

夫众病积聚，皆起于虚也，虚生百病。积者，五脏之所积，聚者，六腑之所聚。如斯等疾，多从旧方，不假增损。虚而劳者，其弊万端，宜应随病增减。古之善为医者，皆自采药，审其体性所主，取其时节早晚。早则药势未成，晚则盛势已歇。今之为医，不自采药，且不委节气早晚，又不知冷热消息分两多少，徒有疗病之名，永无必愈之效，此实浮惑。聊复审其冷热，记增损之主尔。

虚劳头痛复热，加枸杞、葳蕤。

虚而欲吐，加人参。

虚而不安，亦加人参。

虚而多梦纷纭，加龙骨。

虚而多热，加地黄、牡蛎、地肤子、甘草。

虚而冷，加当归、芎䓖、干姜。

虚而损，加钟乳、棘刺、苁蓉、巴戟天。

虚而大热，加黄芩、天门冬。

虚而多忘，加茯神、远志。

虚而口干，加麦门冬、知母。

虚而吸吸，加胡麻、覆盆子、柏子仁。

虚而多气兼微咳，加五味子、大枣。

虚而惊悸不安，加龙齿、沙参、紫石英、小草。

若冷则用紫石英、小草；若客热，即用沙参、龙齿；不冷不热，皆可用之。

虚而身强，腰中不利，加磁石、杜仲。

虚而多冷，加桂心、吴茱萸、附子、乌头。

虚而劳，小便赤，加黄芩。

虚而客热，加地骨皮、白水黄芪（白水，地名）。

虚而冷，加陇西黄芪。

虚而痰复有气，加生姜、半夏、枳实。

虚而小肠利，加桑螵蛸、龙骨、鸡肶胵。

虚而小肠不利，加茯苓、泽泻。

虚而损，小便白浊，加厚朴。

髓竭不足，加生地黄、当归。

肺气不足，加天门冬、麦门冬、五味子。

心气不足，加上党人参、茯神、菖蒲。

肝气不足，加天麻、川芎䓖。

脾气不足，加白术、白芍药、益智。

肾气不足，加熟地黄、远志、牡丹皮。

胆气不足，加细辛、酸枣仁、地榆。

神昏不足，加朱砂、预知子、茯神。

张子和汗吐下三法

人身不过表里，气血不过虚实。良工先治其实，后治其虚。粗工或治实，或治虚。谬工则实实虚虚。惟庸工能补其虚，不敢治其实。举世不省其误，此余所以著三法也。夫病，非人身素有之物，或自外入，或自内生，皆邪气也。邪气中人，去之可也，揽而留之可乎？留之轻则久而自尽，甚则久而不已，更甚则暴死矣。若不去邪而先以补剂，是盗未出门而先修室宇，真气未胜而邪已横骛矣。惟脉脱下虚，无邪无积之人，始可议补尔。他病惟先用三法，攻去邪气，而元气自复也。

《素问》一书，言辛甘发散、淡渗泄为阳，酸、苦、咸涌泄为阴。发散归于汗，涌归于吐，泄归于下。渗为解表同于汗，泄为利小便同于下，殊不言补。所谓补者，辛补肝，咸补心，甘补肾，酸补脾，苦补肺，更相君臣佐使，皆以发腠理、致津液、通气血而已，非今人所用温燥邪僻之补也。盖草木皆以治病，病去则五谷、果、菜、

肉皆补物也，犹当辨其五脏所宜，毋使偏倾可也。若以药为补，虽甘草、苦参，久服必有偏胜增气而夭之虑，况大毒有毒乎。是故三法犹刑罚也，粱肉犹德教也。治乱用刑，治治用德，理也。余用三法，常兼众法，有按有跷，有揃有导，有减增，有续止。医者不得余法而反诬之，哀哉！如引涎漉涎，取嚏追泪，凡上行者，皆吐法也。熏蒸、渫洗、熨烙、针刺、砭射、导引、按摩，凡解表者，皆汗法也。催生、下乳，磨积、逐水，破经、泄气，凡下行者，皆下法也。

天之六气，风、寒、暑、湿、燥、火，发病多在上；地之六气，雾、露、雨、雪、水、泥，发病多在乎下；人之六味，酸、苦、甘、辛、咸、淡，发病多在乎中，发病者三，出病者亦三。风寒之邪，结搏于皮肤之间，滞于经络之内，留而不去，或发痛注麻痹，肿痒拘挛，皆可汗而出之。痰饮宿食在胸膈为诸病，皆可涌而出之。寒湿固冷火热客下焦发为诸病，皆可泄而出之。吐中有汗，下中有补。经云：知其要者，一言而终。是之谓也。

吐法：凡病在胸膈中脘已上者，皆宜吐之。考之本草，吐药之苦寒者，瓜蒂、栀子、茶末、豆豉、黄连、苦参、大黄、黄芩。辛苦而寒者，常山、藜芦、郁金。甘而寒者，桐油。甘而温者，牛肉。甘苦而寒者，地黄、人参芦。苦而温者，青木香、桔梗芦、远志、厚朴。辛苦而温者，薄荷、芫花、菘萝。辛而温者，萝卜子、谷精草、葱根须、杜衡、皂荚。辛而寒者，胆矾、石绿、石青。辛而温者，蝎梢、乌梅、乌头、附子尖、轻粉。酸而寒者，晋矾、绿矾、齑汁。酸而平者，铜绿。甘酸而平者，赤小豆。酸而温者，饭浆。咸而寒者，青盐、沧盐、白米饮。甘而寒者，牙消。辛而热者，砒石。诸药惟常山、胆矾、瓜蒂有小毒，藜芦、芫花、乌、附、砒石有大毒，他皆吐药之无毒者。凡用法，先宜少服，不涌渐加，仍以鸡羽撩之；不出，以齑投之，不吐再投，且投且探，无不吐者。吐至瞑眩，慎勿惊疑，但饮冰水、新水立解。强者可一吐而安，

弱者作三次吐之。吐之次日，有顿快者，有转甚者，引之未尽也，俟数日再吐之。吐后不禁物，惟忌饱食酸咸硬物干物油肥之物。吐后心火既降，阴道必强，大禁房室悲忧，病人既不自责，必归罪于吐法也。不可吐者有八：性刚暴好怒喜淫者，病势已危老弱气衰者，自吐不止者，阳败血虚者，吐血、咯血、衄血、嗽血、崩血、溺血者，病人粗知医书不辨邪正者，病人无正性反复不定者，左右多嘈杂之言者，皆不可吐，吐则转生他病，反起谤端，虽恳切求之，不可强从也。

汗法：风寒暑湿之邪，入于皮肤之间而未深，欲速去之，莫如发汗，所以开玄府而逐邪气也。然有数法：有温热发汗，寒凉发汗，熏渍发汗，导引发汗，皆所以开玄府而逐邪气也。以本草校之，荆芥、薄荷、白芷、陈皮、半夏、细辛、苍术、天麻、生姜、葱白，皆辛而温者也。蜀椒、胡椒、茱萸、大蒜，皆辛而热者也。青皮、防己、秦艽，其辛而平者乎。麻黄、人参、大枣，其甘而温者乎。葛根、赤茯苓，其甘而平者乎。桑白皮，其甘而寒者乎。防风、当归，其甘辛而温者乎。官桂、桂枝，其甘辛而大热者乎。厚朴、桔梗，其苦而温者乎。黄芩、知母、枳实、苦参、地骨皮、柴胡、前胡，其苦而寒者乎。羌活、独活，其苦辛而微温者乎。升麻，其苦甘且平者乎。芍药，其酸而微寒者乎。浮萍，其辛酸而寒者乎。凡此皆发散之属也。善择者，当热而热，当寒而寒，不善择者反此，则病有变也。发汗中病则止，不必尽剂。凡破伤风、小儿惊风、飧泄不止、酒病火病，皆宜汗之，所谓火郁则发之也。

下法：积聚陈莝于中，留结寒热于内，必用下之。陈莝去而肠胃洁，癥瘕尽而营卫通。下之者，所以补之也。庸工妄投，当寒反热，当热反寒，故谓下为害也。考以《本草》，下之寒者，戎盐之咸，犀角之酸咸，沧盐、泽泻之甘咸，枳实之苦酸，腻粉之辛，泽漆之苦辛，杏仁之苦甘。下之微寒者，猪胆之苦。下之大寒者，牙消之甘，大黄、牵牛、瓜蒂、苦瓠、牛胆、蓝汁、羊蹄根苗之苦，大戟、甘遂之苦甘，朴消、芒消之苦咸。下之温者，槟榔之辛，芫花之苦辛，石蜜之甘，皂角之辛咸。下之热者，巴豆之辛，下之凉者，猪羊血之咸。下之平者，郁李仁之酸，桃花之苦。皆下药也。惟巴豆性热，非寒积不可轻用，妄下则使人津液涸竭，留毒不去，胸热口燥，转生他病也。其不可下者凡四：洞泄寒中者，表里俱虚者，厥而唇青手足冷者，小儿病后慢惊者，误下必致杀人。其余大积大聚、大痞大秘、大燥大坚，非下不可，但须寒热积气用之，中病则止，不必尽剂也。

药对岁物药品

立冬之日，菊、卷柏先生，为阳起石、桑螵蛸使，凡十物使，主二百草为之长。立春之日，木兰、射干先生，为柴胡、半夏使，主头痛四十五节。立夏之日，蜚蠊先生，为人参、茯苓使，主腹中七节，保神守中。夏至之日，豕首、茱萸先生，为牡蛎、乌喙使，主四肢三十二节。立秋之日，白芷、防风先生，为细辛、蜀漆使，主胸背二十四节。

掌禹锡：五条出《药对》中，义旨渊深，非俗所究，而是主统之本，故载之。

李时珍：此亦《素问》岁物之意，出上古雷公《药对》中，而义不传尔。按杨慎《卮言》云：白字本草，相传出自《神农》。今观其中，如肠鸣幽幽，劳极洒洒，发髮仍自还神化，及此五条，文近《素问》决非后世医所能为也。此文以立冬日为始，则上古以建子为正也。

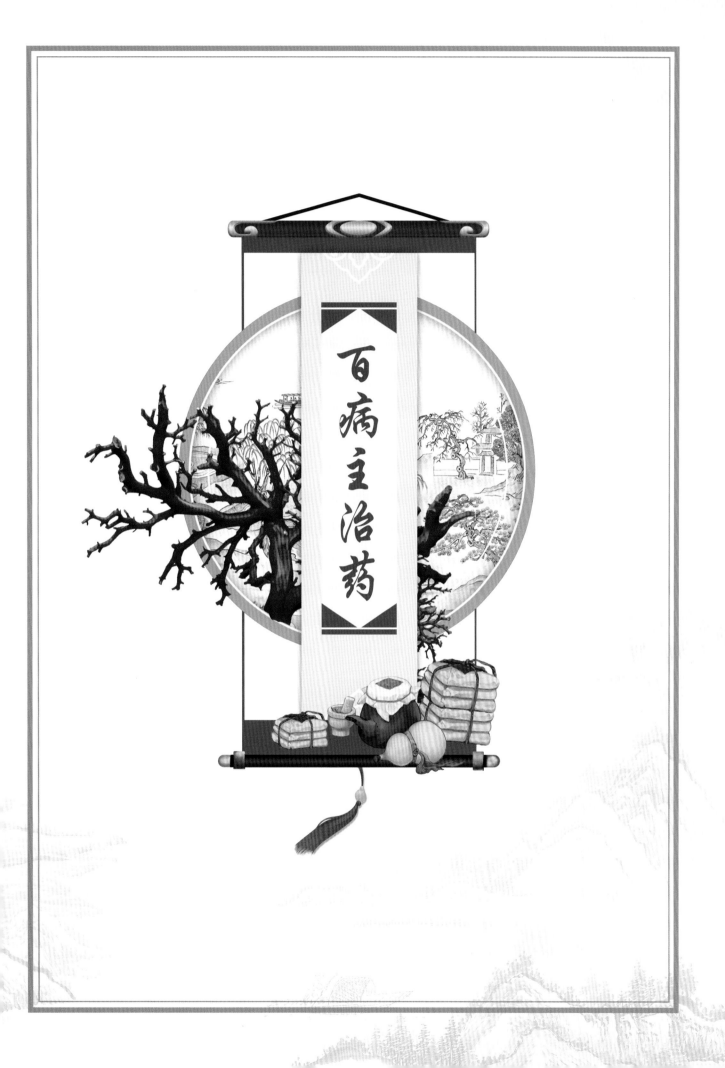

百病主治药

诸风

【释名】有中脏、中腑、中经、中气、痰厥、痛风、破伤风、麻痹。

【吹鼻】皂荚末、细辛末、半夏末、梁上尘。葱茎插鼻耳。

【熏鼻】巴豆烟、蓖麻烟、黄芪汤。

【擦牙】白梅肉、南星末、蜈蚣末、苏合丸、白矾、盐、龙脑、南星。

【吐痰】藜芦，或煎或散。皂荚末，用酒服。食盐，煎汤。人参芦，煎剂或散剂。瓜蒂、赤小豆，斋汁调服。莱菔子，擂汁。桐油，可以羽毛扫入咽部。桔梗芦，研末，汤服二钱。牙皂、莱菔子，水服。附子尖，为末，茶服。牛蒡子末，羌活，与酒服。常山末，水煎。醋和蜜，一起服用。胆矾末，醋调灌。大虾，煮熟，食肉喝汤，探吐。石绿，醋糊为丸，每次化一丸服。砒霜，研末，汤服少许。地松，捣汁。离鬲草，汁。芭蕉油，汁。苏方木，煎酒调乳香末二钱服。治男女中风口噤，可以当即吐出恶物。橘红，一斤，熬逆流水一碗服，是吐痰的圣药。

【贴口眼㖞】南星末，姜汁调贴。蓖麻仁，捣贴。炒石灰，醋调贴。鸡冠血、蜗牛，捣贴。生鹿肉，薄切外贴。鲇鱼尾，薄切外贴。皂荚末，醋调贴。伏龙肝，与鳖血调贴。鳝鱼血、蛞蝓，捣碎外贴。寒食面，和醋外贴。桂末，水调贴。马膏、桂酒、大麦面，与栝楼汁调外贴。蟹膏，贴。衣鱼，摩涂。蜘蛛，向火摩之。牛角䚡，炙熨。水牛鼻，火炙熨之。大蒜膏，外贴合谷穴。

【各经主治】藁本，手太阳。羌活，足太阳。白芷，手阳明。葛根，足阳明。黄芪，手少阳。柴胡，足少阳。防风，手太阴。升麻，足太阴。细辛，手少阴。独活，足少阴。芎藭，手足厥阴。

【发散】麻黄，发散贼风、风寒、风热、风湿，身热麻痹不仁。熬成膏服，可治风病取汗。荆芥，散风热，祛表邪，清头目，行瘀血。主贼风、顽痹、㖞斜。与薄荷一同熬膏服用，治偏风。研成末与童尿、酒服，治产后中风，神效。薄荷，治贼风，散风热风寒，利关节，发毒汗。是小儿风涎要药。葛根，发散肌表风寒风热，止渴。白芷，解利阳明及肺经风寒风热，皮肤风痹瘙痒，利九窍。表汗不能缺之。升麻，发散阳明风邪。生姜，散风寒风湿。桂枝，治疗各种风冷风湿，骨节挛痛，解肌开腠理，抑肝气，扶脾土，熨阴痹。黄荆根，治肢体诸风、心风、头风，解肌发汗。铁线草，治男女诸风、产后风，发出黏汗。

【风寒风湿】羌活，治一切风寒风湿，不问久新，透关利节，是太阳厥阴少阴要药。防风，三十六般风，去上焦风邪，头目滞气，经络留湿，一身骨节痛，是除风祛湿的奇药。藁本，一百六十种恶风，头面身体风湿，手足弹曳。石菖蒲，用浸酒服，治三十六种风，十二种痹，主骨痿。制丸服，治中风湿痹和不能屈伸。牛蒡根，风毒缓弱，浸酒服。老人中风，口目瞤动，风湿久痹，筋挛骨痛，一二十年的风疾。车前子、水蓼、陆英、飞廉、忍冬、坐拿草、蒴藋、伏牛花、石南藤、百灵藤、青藤，酒。附子、乌头、天雄，并主风湿痰气麻痹，拘挛不遂，通经络，开气道，燥湿痰。大豆，炒焦后放在酒中饮，主风痹瘫缓，口噤口㖞，破伤中风，产后风痉头风。煮食，治湿痹膝痛。醋蒸卧，治四肢挛缩。麻勃，治一百二十种恶风，黑色遍身苦痹挛。茄子，腰脚风血积冷，筋挛痛，煎汁熬膏，入粟粉、麝香、朱砂，制丸服。秦椒，治风湿痹。吴茱萸，煎酒，治顽风痹痒。与姜、豉煎酒，冷服取汗，治贼风口㖞不语。柏叶，酿酒。栾荆子，治大风诸风不遂。蚕沙，治风缓顽痹不随，炒浸酒服，亦蒸熨。蝎，治半身不遂，抽掣，口目㖞斜，研入麝香，酒服。竹虱，治疗半身不遂，与麝香浸酒服，出汗。守宫，治中风瘫缓，同诸药煎服。蚺蛇，酒。并主贼风，顽痹痛痒，大风，疮癣有虫。羊脂，贼风痿痛肿痛，彻毒气，引药入内。雄黄，除人体内百节中的大风，可逐搜肝气。

【风热湿热】甘草，泻火，利九窍百脉。黄芩、黄连、菊花、秦艽，并治风热，湿热。玄参、大青、苦参、白鲜皮、白头翁、白英、青葙子、败酱、桔梗，并治风热。大黄，荡涤湿热，下一切风热。胡麻，久食不生风热，风疾的人宜食之。白皮，治中风，皮肤不仁，身直不能屈伸，煎酒及水服。栀子，能去热毒风，除烦闷。竹叶，治痰热，中风不语，烦热。犀角，治大热风毒，尫羸烦闷，中风失音。铁华粉，可平肝，除风热。

【痰气】天南星，中风中气痰厥，不省人事者，同木香煎服。诸风口噤，同苏叶、生姜煎服。木香，中气不省人事，研末服之，行肝气，调诸气。苏子，治腰脚中湿风结气，治风顺气化痰，利膈宽肠。煮粥食，治风寒湿痹，四肢挛急，不能下地。牵牛子，可除风毒，下一切壅滞。杏仁，头面风气，往来烦热，散风降气化痰。每天生食，治偏风不遂，失音不语，肺中风热。麝香，入骨，治风在骨髓。中风不省者，可灌入香油二钱。矾石，除风消痰。

【血滞】当归、芎藭，并治一切风证、一切气证和一切虚证。破恶血，养新血。制蜜丸服，治风痰，行气解郁。丹参，治风邪留热，骨节痛，四肢不遂。破宿血，生新血。浸酒饮，治风毒足软，亦名奔马草。芍药，治风证，除血痹，泻肝，安脾肺。风毒在骨髓痛，同虎骨浸酒饮。麻仁，中风汗出，下气，逐一切风，利血脉。桃仁，血滞风痹，大便结。酒浸做丸，治偏风。蜜蜡，暴风身冷如瘫，融化后贴之并裹手足。阿胶，男女一切风病，骨节痛不随。

【风虚】天麻，主肝气不足，风虚内作，头晕目眩，麻痹不仁，语言不遂，为定风神药。人参，补元气，定魂魄，止烦躁，生津液，消痰。仙茅，治一切风气，腰脚风冷，挛痹不能行，九蒸九晒，浸酒服。覆盆子，治劳损风虚，补肝明目。薯蓣，除冷风，头面游风，强筋骨，壮脾胃。松子，治诸风，骨节风。杜仲、海桐皮、山茱萸、枸杞子，并治风虚，腰脚痛。乌鸡，治中风舌强，烦热麻痹，酒煮食。

痓风

【释名】即痉病。属于太阳、督脉二经。其证：发热口噤如痫，身体强直，角弓反张，甚则搐搦。伤风有汗者，为柔痓。伤寒湿无汗者，为刚痓。金疮折伤，痈疽产后，俱有破伤风湿发痓之证。

【风寒风湿】荆芥，散风湿风热。治产后中风口噤，四肢强直，角弓反张，研末豆淋酒服。若入童尿尤妙。防风，主治金疮中风湿内痓。薇衔，可治小儿破伤风口噤，与白附子末、薄荷，酒服一字。草乌，破伤风病者，同白芷、葱白煎酒，取汗。大蒜，产后中风，角弓反张不语，煎酒服，取汗。煎水服亦可。黑大豆，破伤风湿，炒半熟，研蒸，以酒淋汁服，取汗，仍敷疮上。同朱砂末酒服亦可。雄黄，破伤中风，同白芷煎酒服，取汗。土虺蛇，破伤中风，口噤目斜，同地龙、南星丸服，取汗。蜜蜡，破伤风湿如疟，用热酒化一块服下，与玉真散对用，立效。野鸽屎，破伤风病传入里，炒研，同江鳔、白僵蚕、雄黄末，蒸饼丸服。黄明胶，破伤风，烧研，酒服，取汗。狐目，破伤风，烧研，酒服，取汗。神效。

【风热湿热】铁落，炒热，淬酒饮，主贼风痓。黄连，破伤风，煎酒入黄蜡融化服。地黄，产后风痓，取汗同姜汁交浸焙研，酒服。槐胶、桑沥，破伤中风，和酒饮至醉。苏方木，破伤中风，产后中风，研末，酒服三钱，即刻见效。蝉蜕，破伤风病发热，炒研，酒服一钱，仍以葱涎调涂，去恶汗。小儿脐风口禁，入全蝎、轻粉。羚羊角，子痫痓疾。

【外敷】贝母、茅花，并治金疮伤风。刘寄奴、麦面，同烧盐。胡粉，主治疮入水湿肿痛，同炭灰敷。猪肉，乘热贴，连换三次，病症立消。

【洗浸】鸡肠草，手足疮伤水。自己尿，金疮中风，日洗数次。

百病主治药

【熨炙】商陆，疮伤水湿，捣炙，熨之，冷即易。黍瓤、青布、牛屎、白马通、骡屎，并主诸疮，伤风及水，肿痛欲死者，单烧熏，使水尽出即愈。

癫痫

【释名】有风热、惊邪，皆兼虚与痰。

【吐痰】瓜蒂、藜芦、乌头尖、附子尖、石胆、石绿，并吐癫痫暗风痰涎。芭蕉油，暗风痫疾，眩晕仆倒，饮之取吐。白梅，擦牙追涎。亦可加入白矾。皂荚，水浸，挼汁熬成膏，加入麝摊晒，每次取一片化成浆水，灌鼻取涎。

【风热惊痰】百合、鸭跖草，并主癫邪，狂叫身热。茛菪子，癫狂风痫，浸酒煎丸剂服用。甘遂，心风癫痫，痰迷心窍，猪心煮食。茯神、琥珀、雷丸、莽草、蔓荆子、木兰皮，并主风癫惊邪狂走。芦荟，小儿癫痫。蓖麻仁，治五种风痫，用黄连、石膏煮食。紫葳花根叶，久近风痫，酒服三钱，然后梳发漱水四十九口，即愈。密陀僧、金屑、银屑、生银、生铁、铁粉、铁落、铁精、铁华粉、铁浆、古镜、珊瑚、紫石英、菩萨石、雄黄，同丹砂研末，丸服。蜂房、雀瓮、蚯蚓、全蝎、蜈蚣、蟋蟀、白僵蚕，并可治癫痫发搐。蚱蝉，癫病寒热，小儿痫绝不能说话。衣鱼，小儿痫，同竹沥煎酒服。白花蛇、乌蛇，可定痫搐。蛇蜕，蛇痫，癫疾瘈疭，摇头弄舌。雁毛，小儿随身佩带可以辟痫。乌鸦，暗风痫疾，煅研入朱砂服，不超过十日可愈。又煅研，同苍耳子、胡桃服。凤凰台，鸡痫，癫痫发狂，水磨服。羚羊角，治风痫，烧灰酒服。驴乳，治心热气痫。羚羊角、犀角、牦牛角、象牙、牛黄、鲊荅、野猪黄及胆、熊胆，并可治风热癫痫。

【风虚】石菖蒲，开心孔，通九窍，出音声。研末，制猪心汤日服，治癫痫风疾。天麻，治小儿风痫，善惊失志。补肝定风。当归、芎藭、地黄，并养血。萆薢，关节老血，头旋风痫。

酸石榴，小儿痫，酿蝎五枚，泥煅研，乳服五分。柏实，可定痫养血。蜂蜜、鸡子，并痫痉。白雄鸡及脑，治癫邪狂妄。

卒厥

【释名】有尸厥、气厥、火厥、痰厥、血厥、中恶、魇死、惊死。

【外治】半夏、菖蒲、皂角、雄黄、梁上尘，并治卒死、尸厥、魇死，客忤中恶，研末吹鼻。醋，灌少许入鼻，可治鬼击猝死。乳香、安息香、樟木，并烧烟煎之。牛黄、麝香，水服。

【内治】女青，治各种猝死，捣末酒灌，立活。菖蒲汁、蠡实根汁，并灌之。常山，小儿惊忤，中恶卒死，同牡蛎煎服吐痰。食盐，卒鬼击，水灌并噀之。白鸭血、白犬血、猪心血、尾血，并灌服。狐胆，人卒暴亡，立刻用温水融化，灌，入喉即活，错过此时无效。

伤寒热病

【释名】寒是标，热为本。春为温，夏为热，秋为瘅，冬为寒，四时天行为疫疠。

【发表】麻黄、羌活，太阳、少阴。葛根、升麻、白芷，阳明、太阴。细辛，少阴。苍术，太阴。荆芥、薄荷、紫苏，皆可发四时伤寒不正之汗。香薷，四时伤寒不正之气，研成末，与热酒服，取汗。豆豉，可治数种伤寒，与葱白，发汗通关节。汗后不解，同盐吐之。胡麻，煎酒，发汗。杏仁，同酢煎，发时行温病汗。桃叶，蒸卧，发伤寒汗。胡桃，与葱、姜擂茶服，发汗。百沸汤，多喝发汗。代赭石，治伤寒无汗，与干姜末和热醋一起调和，涂于掌心合定，暖卧取汗。

【攻里】大黄，阳明、太阴、少阴、厥阴。治燥热满痢的各种症状。甘遂，寒实结胸。大戟、芫花，治胁下水饮。荛花，行水。千里及，主天下疫气，煮汁吐利。桃仁，下瘀血。巴豆，治寒热结胸。

【和解】柴胡，治少阳寒热诸证。也可同甘草煎服，治伤寒余热。白术、葳蕤、白薇、白鲜皮、防风、防己，并主风温、风湿。黄连、大青、黄药、白药、莽茛、船底苔、陟厘，皆主天行热毒狂烦。前胡、恶实、射干、桔梗，并主痰热咽痛。龙胆草，伤寒发狂，为末服二钱。青蒿苗，捣汁服，大治温疟。蛇莓，治伤寒大热，捣汁服。赤小豆，除湿热。薏苡仁，治风湿痛。粳米，治烦热。甜菜汁，解时行壮热。大枣，和营卫。杏仁，利肺气。桃仁，行血。阿胶，治热毒下痢。

【温经】附子，治三阴经证，及阴毒伤寒，阴阳易病。草乌头，治阴毒，插入谷道中。韭根，阴阳易病。吴茱萸，阴毒，酒拌蒸熨足心。消石、石硫黄，阴毒，二味为末，服三钱，取汗。硫黄同巴豆丸服，治阴阳二毒。豚卵，治阴阳易病，小腹急痛，热酒吞二枚。

【食复劳复】麦门冬，伤寒后小劳，复作发热。同甘草、竹叶、粳米煎服。橘皮，食复，水煎服。凝水石，解伤寒劳复。鳖甲，治食复劳复，烧研水服。

瘟疫

【辟禳】升麻，可吐瘟疫时气毒疠。木香、辟虺雷、徐长卿、鬼督邮、藁本、女青、山柰、菝葜、茟草，并辟毒疫瘟鬼邪气。沉香、蜜香、檀香、降真香、苏合香、安息香、詹糖香、樟脑、返魂香、兜木香、皂荚、古厕木，并烧之，可辟疫。乌药、预知子、阿魏、乳香，腊月二十四日五更，取初汲井水浸至元旦五更，一人嚼一块，饮水三呷，一年无疫。椒柏酒、屠苏酒，于元旦饮之，可辟瘟疠。穄米，为末，水服，不染瘟疫。蒜，时气温病，捣汁服。立春元旦，做五辛盘食，辟瘟疫。石燕肉，炒浸酒饮，辟瘟疫岚瘴。獭肉，煮食，主疫气温病及牛马疫。

【瘴疠】升麻，吐。钗子股，吐。金丝草、锦地罗、千金藤、伏鸡子根、解毒子、含水藤、千里及、肉豆蔻、苍术、葱、茖葱、蒜、白蕨、苦茄、豉、红曲、烧酒、茶、盐麸子、槟榔、乌梅、大腹皮、安息香、苏合香、阿魏、相思子，吐。海鹞鱼，烧服。猪血、猪屎、羖羊角、山羊肉、羚羊角、犀角、麝香、果然肉、猴头骨及肉。

暑

【释名】有受暑中暍，受凉中暑。

【中暍】水蓼，煮汁灌。胡麻，炒黑，与井水擂灌。瓜蒂，吐之即省。热汤，用布蘸之，熨心即苏，仍徐徐灌之。

【中暑】香薷，解暑利小便，有彻上彻下之功。是夏月解表之药，能发越阳气，消散畜水。木瓜、枇杷叶、赤茯苓、厚朴、猪苓，并主伤暑有湿热诸病。桂心，大解暑毒，同茯苓丸服。同蜜做解渴水饮。雄黄，暑毒在脾，湿气连脚，或吐或痛，或痢或疟，炼过丸服。玄精石，消积解暑。

【泻火益元】黄芪，伤暑自汗，喘促肌热。人参，暑伤元气，大汗痿躄，同麦门冬、五味子煎服。大泻阴火，补元气，助金水。甘草，生泻火，熟补火。与参、芪同为泻火益气之药。虎杖，与甘草同煎饮，压一切暑毒烦渴，利小便。苦茗，同姜煎饮，或与醋同饮，主伤暑泄痢。乌梅，生津止渴。

湿

【释名】有风湿、寒湿、湿热。

【风湿】羌独活、防风、细辛、麻黄、木贼、浮萍、藁本、芎劳、蛇床子、黄芪、黄精、葳蕤、秦艽、菖蒲、漏卢、菊花、马先蒿、白蒿、旋覆、苍耳、薇衔、蒴藋、石龙芮、茵蔯、防己、茜根、忍冬、苏子、南星、土茯苓、龙常、葱白、薏苡、胡麻、大豆、秦椒、蔓椒、蜀椒红、柏实、松叶、沉香、龙脑、蔓荆、皂荚、枸杞、五加皮、桂枝、伏牛花、厚朴，与苍术和橘皮同除湿病。蝎，治风淫湿痹，炒研入麝香，酒服。**鳝鱼**，治湿风恶气，做臛食之。

【寒湿】苍术，除上中下三焦湿，发汗利小便，逐水功最大。湿气身重作痛，熬膏服。**附子、乌头、芫花、王孙、狗脊、牛膝、山柰、红豆蔻、草果、蠡实、艾叶、木香、杜若、山姜、廉姜、葡萄酒、烧酒、豆黄、生姜、干姜、芥子、蒜、吴茱萸、胡椒、莲实、桂心、丁香、樟脑、乌药、山茱萸**。

【湿热】山茵陈、黄芩、黄连、防己、连翘、白术、柴胡、苦参、龙胆草、车前、木通、泽泻、通草、白鲜、荭草、半夏、海金沙、地黄、甘遂、大戟、萱草、牵牛，气分。**大黄**，血分。**营实根、夏枯草、赤小豆、大豆黄卷、薏苡仁、旱芹**，制丸服。**干姜、生姜、椿白皮、茯苓、猪苓、酸枣、柳叶、木槿、榆皮、蚬子**，可下湿热气。**滑石、石膏、矾石、绿矾**。

火热

【释名】有郁火、实火、虚火。气分热、血分热、五脏热、十二经热。

【升散】柴胡，平肝胆、三焦、包络相火，除肌热潮热，寒热往来，小儿骨热疳热，妇人产前产后热。治虚劳发热，同人参煎服。**升麻**，解肌肉热，散郁火。**葛根**，解阳明烦热，止渴散郁火。**薄荷汁**，治骨蒸劳热。**水萍**，暴热身痒，能发汗。

【泻火】黄连，泻肝胆心脾火，退客热。**黄芩**，泻肺及大肠火，肌肉骨蒸诸热。肺热如火燎，烦躁咳嗽引饮，一味煎服。**沙参、桔梗**，均清肺热。**连翘**，泻少阳、阳明、三焦，气分之火。**青蒿**，热在骨间。**恶实**，食前吞三枚，散诸结节筋骨烦热毒。**积雪草**，暴热，小儿热。**景天**，身热，小儿惊热。**屋游**，热在皮肤。**栀子**，心肺胃小肠火，解郁利小便。**桑白皮**，虚劳肺火。**竹叶、竹茹、竹沥**，并主烦热有痰。**雪水、**

冰水、井水，并除大热。**食盐、卤碱**，可除大热。**犀角**，泻肝，凉心，清胃，解大热诸毒气。**牛胆、猪胆、熊胆**，并除肝火。

【缓火】甘草，生用，泻三焦、五脏六腑火。**黄芪**，泻阴火，补元气，去虚热。无汗则发，有汗则止。**人参**，与黄芪、甘草三味药是益气泻火、除肌热躁热的圣药，甘温除大热也。**葳蕤**，五劳七伤虚热。煎服，治发热口干小便少。**茅根、地筋**，客热在肠胃。**山药**，除烦热，凉而补。**小麦**，客热烦渴，凉心。**柿**，凉肺，压胃热。**乌梅**，下气除热。**甘蔗**，解热。**鸭肉、鸽肉**，均解热。

【滋阴】生地黄，诸经血热，滋阴退阳。蜜丸服，治女人发热成劳。蜜煎服，治小儿壮热，烦渴昏沉。**熟地黄**，血虚劳热，产后虚热，老人虚燥。同生地黄为末，姜汁糊丸，治妇人劳热。**当归**，血虚发热，困渴引饮，目赤面红，日夜不退，脉洪如白虎证者，同黄芪煎服。**牡丹**，治少阴厥阴血分伏火，退无汗之骨蒸。**黄柏**，下焦湿热，滋阴降火。

【各经火药】肝，气，柴胡；血，黄芩。**心**，气，麦门冬；血，黄连。**脾**，气，白芍药；血，生地黄。**肺**，气，石膏；血，栀子。**肾**，气，知母；血，黄柏。**胆**，气，连翘；血，柴胡。**小肠**，气，赤茯苓；血，木通。**大肠**，气，黄芩；血，大黄。**膀胱**，气，滑石；血，黄柏。**胃**，气，葛根；血，大黄。**三焦**，气，连翘；血，地骨。**包络**，气，麦门冬；血，牡丹皮。

【各经发热药】肝，气，柴胡；血，当归。**心**，气，黄连；血，生地黄。**脾**，气，芍药；血，木瓜。**肺**，气，石膏；血，桑白皮。**肾**，气，知母；血，地黄。**胆**，气，柴胡；血，栝楼。**小肠**，气，赤茯苓；血，木通。**大肠**，气，芒消；血，大黄。**膀胱**，气，滑石；血，泽泻。**胃**，气，石膏；血，芒消。**三焦**，气，石膏；血，竹叶。**包络**，气，麦门冬；血，牡丹皮。

诸气

【释名】怒则气逆，喜则气散，悲则气消，恐则气下，惊则气乱，劳则气耗，思则气结，炅则气泄，寒则气收。

【郁气】香附，治心腹膀胱连胁下气妨，常日忧愁。总解一切气郁，行十二经气分。有补有泻，有升有降。木香，解心腹一切滞气。调和胃气，泄肺气，行肝气。凡气郁而不舒者，宜用之。冲脉为病，逆气里急。同补药则补，同泻药则泻。中气，竹沥、姜汁调灌。气胀，同诃子丸服。一切走注，酒磨服。藿香，快气。鸡苏、紫苏，顺气。薄荷，去愤气。莱菔子，练五脏恶气，化积滞。莴苣、白苣，开胸膈拥气。黄瓜菜，通结气。青橘皮，疏肝散滞，同茴香、甘草末服。榆荚仁，消，心腹恶气，令人能食。铁落，胸膈热气，食不下。

【痰气】桔梗、前胡、白前、苏子，并主消痰，一切逆气。贝母，散心胸郁结之气，消痰。威灵仙，宣通五脏，去心腹冷滞，推陈致新。男妇气痛，同韭根、乌药、鸡子煮酒服。荞麦，可消气宽肠。柚皮，消痰下气，及愤懑之痰，酒煮蜜拌服。橙皮，消痰下气，同生姜、檀香、甘草做饼服。山楂，行结气。枳实、枳壳、茯苓，破结气，逐痰水。担罗，同昆布做羹食之，消结气。

【血气】当归、蓬莪茂，为气中之血。芎䓖、姜黄、三棱，为血中之气。玄胡索、乳香、没药、麒麟竭、安息香，并活血散气。

【冷气】乌头，一切冷气，浸童尿，做丸服。肉豆蔻、草豆蔻、红豆蔻、高良姜、益智子、荜茇、毕勃没、缩砂、补骨脂、胡芦巴、蒟酱，并破冷气。白芥子，去腹中冷气，微炒，为丸服。秦椒、胡椒、荜澄茄、吴茱萸、食茱萸、桂、沉香、丁香、丁皮、檀香、乌药、樟脑、苏合香、阿魏、龙脑树子，并破冷气，下恶气。金屑，破冷气。铜器，灸熨冷气痛。灵砂，治冷气。升降阴阳，既济水火。鳢鱼，下一切气，同胡椒、大蒜、小豆、葱，水煮食。

痰饮

【释名】痰有六：湿、热、风、寒、食、气也。饮有五：支、留、伏、溢、悬也。皆生于湿。

【风寒湿郁】半夏，可行湿下气，湿去则涎燥，气下则痰降，乃痰饮主药。法制半夏可咀嚼。胸膈痰壅，可与姜汁做饼煎服。停痰冷饮，与橘皮煎服。中焦痰涎，同枯矾丸服。结痰不出，与桂心、草乌头丸服。支饮作呕，同生姜、茯苓煎服。风痰湿痰，清壶丸。风痰，辰砂化痰丸。气痰，三仙丸。惊痰，辰砂半夏丸。老人风痰，半夏消石丸。小儿痰热，同南星入牛胆阴干丸服。威灵仙，心膈痰水，宿脓久积，停痰宿饮，喘咳呕逆，同半夏、皂角水丸。天南星，除痰燥湿。壮人风痰，同木香、生姜煎服。痰迷心窍，寿星丸。小儿风痰，抱龙丸。旋覆花，胸上痰结，唾如胶漆，及膀胱留饮，焙研蜜丸服。薄荷，是小儿风涎要药。佛耳草，除痰压时气。草豆蔻、高良姜、廉姜、荜茇、红豆蔻、蒟酱、狼毒、干姜，并主冷痰，燥湿温中。芥及子、白芥子，痰在胁下及皮里膜外，非此莫除。同白术丸服。同苏子、莱菔子丸，下痰。米醋、烧酒、木瓜、楂子、榅桲、橙皮、柚皮，并祛湿痰水唾。槐胶，去一切风涎。矾石，痰涎饮澼。

【湿热火郁】栝楼，降火清金，涤痰结。清痰利膈，同半夏熬膏服。胸痹痰嗽，取子同薤白煎服。饮酒痰澼，胁胀呕吐腹鸣，同神曲末服。前胡、柴胡、黄芩、桔梗、知母、白前、紫菀、麦门冬、灯笼草、鸭跖草、悬钩子、解毒子、辟虺雷、草犀、泽泻、舵菜、山药、竹笋、乌梅、林檎、白柿、盐麸子、甘蔗汁、梨汁、藕汁、茗、皋芦叶、蕤核、枳实、枳壳，并治胸膈痰澼，停水痞胀，为末服。竹沥，去烦热，清痰养血。痰在经络四肢，及皮里膜外，非此不达不行。木槿花，风痰壅逆，研末汤服。诃黎勒，降火消痰。叶亦下气消痰。

铅、铅霜、铅丹、胡粉、铁华粉，并降风热惊痰。**密陀僧**，痰结胸中不散，醋、水煮过，为末，每酒水煎二钱饮。**水银**，小儿惊热风涎。**五倍子**，并化顽痰，解热毒。

【气滞食积】香附子，散气郁，消饮食痰饮，利胸膈。停痰宿饮，同半夏、白矾、皂角水，丸服。**仙人杖菜**，去冷气痰癖。**桑耳**，癖饮积聚。留饮宿食，同巴豆蒸过丸服。**杏仁、雄黄、粉霜、轻粉、金星石、青礞石、硇砂、绿矾**，并消痰涎积癖。**马刀、牡蛎**，魁蛤，痰积。**蚌粉**，痰涎结于胸膈，心腹痛日夜不止，或干呕，以巴豆炒赤，去豆，醋糊丸服。

【宣吐】人参芦、桔梗芦、藜芦、三白草，汁。附子尖、土瓜根、及己、苦参、地松、豨莶、羊踯躅、紫河车、虎耳草、芭蕉油、萝卜子、苦瓠、瓜蒂、苦茗、乌梅、酸榴皮、梨汁、桐油、皂荚、栀子、相思子、松萝、热汤、齑水、盐卤水、石绿、石青、石胆、白青、砒石、密陀僧、矾石、大盐、虾汁。

【荡涤】甘遂，直达水气所结之处。芫花，胸中痰水，胁下饮澼。**大黄、射干、桃花**，宿水痰饮积滞，为末水服，或做饼食，取利。**巴豆**，寒澼宿食，大便闭，酒煮三日夜，煎丸水下。风痰湿病，安掌心取汗。

脾胃

【释名】有劳倦内伤，有饮食内伤，有湿热，有虚寒。

【劳倦】甘草，可补脾胃，除邪热，益三焦元气，养阴血。**人参**，治劳倦内伤，补中气，泻邪火。煎膏合姜、蜜服。**黄芪**，益脾胃，实皮毛，去肌热，止自汗。**白术**，熬膏服良。**芍药**，泻肝，安脾肺，收胃气。木香、甘松香、藿香、缩砂密、白豆蔻、紫苏、罗勒、莳萝、马芹，并理元气。**茴香**，同生姜炒黄丸服，开胃进食。茼蒿、荠菜、苜蓿、蒸菜、仙人杖草、草豉、胡萝卜、芋、山药、石耳、蘑菇、五芝、胡麻、

小麦、大麦、糯、粳、籼、稷、黍、蜀秫、粱、粟、秫穇子、稗子、粮、东墙、雕胡、蓬子、水粟、薏苡、罂子粟、黑大豆、赤小豆、绿豆、白豆、豌豆、蚕豆、豇豆、扁豆、刀豆、豆豉、豆腐、豆黄，皆可壮气润肌。以猪脂和丸，每服百丸，即易肥健，甚验。脾弱不食，同麻子熬香研，日服。仲思枣、木瓜、奈、白柿、橘皮、钩栗、橡子、榛子、龙眼、橄榄、榧子、槟榔、大腹皮、桄榔面、波罗蜜、无花果、摩厨子、芡实、莲实、藕、甘蔗、砂糖、凫茈、清明柳枝，脾弱食不化，似翻胃者，煎汤煮小米，滚面晒收，每用烹食。潦水、甘澜水、立春清明水、太一余粮、白石脂、石面、代赭石。蜂蜜、蚕蛹、乳虫。龙齿、鳟、鲻、鲸、鲈、鳜、鲳、鲨、白鲞、鲚残鱼、比目鱼、虾、鳖、淡菜、海蛇。鸡、雉、英鸡、凫、猪脾舌、狗肉、羊肉、牛肉、虎肉、兔肉。

【虚寒】草豆蔻、高良姜、山姜、廉姜、益智子、荜茇、肉豆蔻。胡椒、荜澄茄、秦椒、蜀椒、吴茱萸、食茱萸、丁香、桂。

【食滞】大黄，荡涤宿食，推陈致新。香附、三棱、莪茂、木香、柴胡，消谷。大麦、荞麦、豆黄、蒸饼、女曲、黄蒸、曲、神曲，与苍术丸服。**杏仁**，停食，用巴豆炒过，末服。柑皮、橙皮、柚皮、木瓜、山楂，消肉。**齑水**，吐。百草霜、梁上尘、朴消，食饮热结。**青礞石**，食积宿滞，同巴豆等丸服。鳖甲、淡菜、海月、白鲞，并消宿食。

【酒毒】葛花、葛根汁、白茅根汁、水萍、菰笋、秦艽、苦参、地榆、菊花，酒醉不语者，研末酒服。麦苗汁、丹黍米，饮酒不醉。水芹、苦苣、白苣、苦竹笋、酸笋、越瓜、甜瓜，干屑服之，止呕吐酒。乌梅、榔梅、梨、楂子、银杏、橄榄、槟榔、波罗蜜、都桷子、枳椇子、盐麸子、醋林子、甘蔗、砂糖、石蜜、藕、芰、西瓜、丁香、长寿仙人柳，酒病，为末酒服。**食盐**，擦牙漱咽，解酒毒。先食一匙，饮酒不醉。五倍子、鳝鱼、黄颡鱼、蚌、蛎

黄、蛤蜊、车螯、田螺、蜗螺、海月、鸡内金，消酒积，同豆粉丸服。**猪肾**，酒积，掺葛粉炙食。

吞酸嘈杂

【释名】有痰食热证，有阳气下陷虚证。

【痰食】苍术、香附、黄连、蓬莪茂、缩砂仁、半夏、鸡苏，生食。**萝卜**，食物作酸，生食即止。**米醋**，破结气，心中酸水痰饮。**胡桃**，食物醋心，以干姜同嚼下，立止。**厚朴**，吐酸水，温胃气。**蚬壳**，吞酸心痛，烧服。

【阳陷】人参，消胸中痰变酸水。妊娠吐水，心酸痛，不能饮食，同干姜丸服。**荜茇**，胃冷口酸流清水，心连脐痛，同厚朴末、鲫鱼肉丸服。**吴茱萸**，醋心甚者，煎服。有人服之，二十年不发也。**鱼鲙**，心下酸水。

噎膈

【释名】噎病在咽嗌，主于气，有痰有积。膈病在膈，主于血。有挟积、挟饮癖、挟瘀血及虫者。

【利气化痰】山豆根，为末，橘皮汤下。天南星、前胡、桔梗、贝母、香附子、紫苏子、木香、藿香、泽泻、缩砂、茴香、高良姜、红豆蔻、草果、白豆蔻、生姜，咽中有物，吞吐不出，含之一月可愈。青橘皮、厚朴、茯苓、沉香，膈气，同木香、乌药、枳壳为末，盐汤下。檀香、苏合香、丁香、枳壳、枳实。

【开结消积】郁金，破恶血，止痛。**凤仙子**，噎食不下，酒浸晒研，酒丸服。**紫金牛**，治噎膈。**杵头糠**，膈气噎塞，蜜丸嚼咽。卒噎，嚼之咽汁，或煎饮。**乌芋**，主五噎膈气。**乌梅、杏仁、山楂、桃仁、桑霜**，消噎食积块。**粮罂中水**，饮之，主噎疾杀虫。**硇砂**，噎膈吐食，有积癥，用之神效。荞面包煅，同槟榔、丁香末，烧酒服。同人言、黄丹各升打过，

同桑霜末，烧酒服。同平胃散末，点服三钱，服后应当吐出黑色物如石。**壁虎**，噎膈反胃，炒焦入药用。**五灵脂**，噎膈痰涎夹血。**狗宝**，噎食病，每用一分，以威灵仙、食盐浸水服，日三服，三日愈。

反胃

【释名】主于虚。有兼气、兼血、兼火、兼寒、兼痰、兼积者。病在中下二焦。食不能入，是有火。食入反出，是无火。

【温中开结】附子，温中破积。反胃不下食，以石灰泡热，姜汁淬三次，同丁香、粟米煎服。或为末舐，或为丸噙，或包丁香，以姜汁煮焙丸服。**白芷**，血风反胃，猪血蘸食。**荜茇、草豆蔻、红豆蔻、高良姜、肉豆蔻、藿香、抚芎、苏子、前胡、香附、半夏**，并可温中消食止吐。**干饧糟**，与姜捣饼，焙研，入甘草、食盐服。**紫芥子、大蒜、干姜、兰香**，做饼食。**枇杷叶**，同人参、丁香煎服。**桂心、沉香、檀香、茯苓、厚朴、枳实**，同甘草丸服。**铅灰**，醋熬，蒸饼丸服。**灵砂**，是治反胃的灵丹妙药。**鲫鱼**，酿绿矾煅研服。**五灵脂**，狗胆汁丸，热姜酒磨服。或加沉香、木香、阿魏。**猫衣**，煅研，入朱砂噙。

【和胃润燥】人参，止反胃吐食，煎饮或煮粥食。或同半夏、生姜、蜜煎服。**茅根**，反胃上气，除客热在胃，同芦根煎汁饮。**山药，粟米**，做丸，醋煮吞。**杏仁、桃仁、梨**，插丁香十五粒煨食，止反胃。**干柿**，连蒂捣酒服，止反胃，开胃化痰。**螺蛳泥**，每火酒服一钱，止反胃。**牛涎**，噎膈反胃，以水服二匙。或入蜜，或入麝香，或和糯米粉做丸，煮食。

呕吐

【释名】有痰热，有虚寒，有积滞。

【痰热】葛根，大热呕吐，小儿呕吐，荡粉食。**芦根**，可治呕逆不食，除膈间客热，水

煮服。或入童尿。**赤小豆、豌豆**，可止呕逆。**茯苓、猪苓、栀子、楸白皮、梓白皮**，皆止呕逆，下气。**胡粉、水银、铅、滑石**，暴得吐逆，汤服二钱。**蝉蜕**，胃热吐食，同滑石末，水服。**人乳**，小儿初生吐乳，同籧篨篾、盐少许，煎汁入牛黄服。

【虚寒】细辛，虚寒呕吐，同丁香柿蒂汤服。**白术**，产后呕哕。同生姜煎服。**白豆蔻**，止胃冷忽恶心，嚼数枚酒下。**烧酒、白扁豆、豇豆、干姜**，止干呕。**橘皮**，除湿消痰止呕。凡吐清水，去白研末，时舐之。**荜澄茄、吴茱萸、食茱萸**，并止寒呕。

【积滞】香附子，止呕吐，下气消食。**牵牛、神曲、麦糵、巴豆、五灵脂**，治呕吐汤药不能下者，狗胆丸服。

霍乱

【释名】有湿热、寒湿，并七情内伤，六气外感。

【湿热】香薷，霍乱转筋腹痛，水煮汁服。**蓼子**，霍乱烦渴，同香薷煎服。**薄荷、鸡苏、扁竹**，霍乱吐利，入豉煮羹服。**豇豆、大豆**，霍乱腹胀痛，生研水服。**绿豆叶**，绞汁入醋服。**木瓜**，霍乱大吐下，转筋不止，水煎或酒煎服。核及枝、叶、皮、根，均可用。**莲薏**，可止霍乱。**山岩泉水**，多饮令饱，名洗肠。**水银**，不拘冷热吐泻霍乱，同硫黄，研末服。丸服亦可。**滑石**，伏暑吐泻，同藿香、丁香末。**牛涎**，治小儿霍乱，加少许盐服之。

【寒湿】藿香，霍乱腹痛垂死，同橘皮煎服。暑月，可同丁香、滑石末服。**缩砂蔤、荜茇、蒟酱、山姜、杜若、山柰、刘寄奴、撷车香**，并温中下气消食，止霍乱。**蓬莪茂**，霍乱冷气。**糯米**，止霍乱后吐逆不止，水研汁服。**醋**，霍乱吐利，或不得吐利，煎服。转筋，绵蘸拓之。**莳萝、茴香、橘皮**，除湿痰霍乱，但有一点胃气者，服之回生，同藿香煎服，不

省人事者灌之。**乳香、安息香、苏合香、樟脑、樟材、楠材、钓樟**，磨汁。**阳起石、不灰木**，治霍乱厥逆，同阳起石、阿魏、巴豆丸服。

【积滞】大黄，同巴豆、郁金丸服，治霍乱。**樟木**，干霍乱，不吐不利，煎服取吐。**食盐**，吐干霍乱。**雄雀粪**，干霍乱胀闷欲死，取三七枚研，酒服。

泄泻

【释名】有湿热、寒湿、风暑、积滞、惊痰、虚陷。

【湿热】白术，除湿热，健脾胃。湿泄，同车前子末服。虚泄，同肉豆蔻、白芍药丸服。久泄，同茯苓、糯米丸服。小儿久泄，同半夏、丁香丸服。老人脾泄，同苍术、茯苓丸服。老小滑泄，同山药丸服。**车前子**，暑月暴泄，炒研服。**黄连**，湿热脾泄，同生姜末服。食积脾泄，同大蒜丸服。**青粱米、丹黍米、山药**，湿泄，同苍术丸服。**茯苓、猪苓、石膏**，治水泻，腹鸣如雷，煅研饭丸服二十丸，不二服，愈。

【虚寒】甘草、人参、黄芪、白芍药，平肝补脾，同白术丸服。**火枕草**，风气行于肠胃，泄泻，醋糊丸服。**补骨脂**，水泻日久，同粟壳丸服；脾胃虚泄，同豆蔻丸服。**肉豆蔻**，温中消食，固肠止泄。热泄，同滑石丸服。冷泄，同附子丸服。滑泄，同粟壳丸服。久泄，同木香丸服。老人虚泄，同乳香丸服。**草乌头**，水泻寒利，半生半炒丸服。**糯米粉**，与山药、砂糖同食，止久痢泄。**神曲、白扁豆、薏苡仁、干姜**，中寒水泻，炮研饮服。**橡斗子、大枣、木瓜、都桷、楮子、诃黎勒**，皆止泄实肠。久泄，煨研入粥食。同肉豆蔻末服。长服方：同厚朴、橘皮丸服。**硫黄**，元脏冷泻，黄蜡丸服。久泄加青盐。脾虚下白涕，同炒面丸服。气虚暴泄，同枯矾丸服。伏暑伤冷，同滑石末服。或同胡椒丸服。**鹿茸**，饮酒即泄，同苁蓉丸服。

【积滞】神曲、麦蘖、荞麦粉，脾积泄，砂糖水服三钱。巴豆，积滞泄泻，可以通肠，可以止泄。夏月水泻，及小儿吐泄下痢，灯上烧，蜡丸水服。

【外治】田螺，敷脐。蛇床子，同熟艾各一两，木鳖子四个，研匀，绵包安脐上，熨斗熨之。大蒜，贴两足心，亦可贴脐。

痢

【释名】有积滞、湿热、暑毒、虚滑、冷积、蛊毒。

【积滞】巴豆，治积痢，同杏仁丸服。小儿用百草霜，同化蜡丸服。紫苋、马苋，同蜜食，治产后痢。山楂，煮服，止痢。百草霜，消食积。同黄连末服，止热痢。

【湿热】黄连，热毒赤痢，水煎露一夜，热服。小儿入蜜，或炒焦，同当归末、麝香、米汤服。下痢腹痛，酒煎服。伤寒痢，同艾水煎服。暴痢，同黄芩煎服。气痢后重，同干姜末服。赤白日久，同盐梅烧末服。鸡子白丸服。诸痢脾泄，入猪肠煮丸。湿痢，同吴茱萸炒丸服。香连丸加减，通治诸痢。四治黄连丸，治五疳八痢。白头翁，可治一切毒痢，水煎服。赤痢咽肿，同黄连、木香，煎服。赤痢下重，同黄连、黄柏、秦皮煎服。龙牙草，治热痢，同陈茶煎服。根为末，以米饮服。风延母、甘藤、陟厘、水藻，皆治热痢。桔梗、白及、蒲黄、昨叶何草、绿豆，火麻汁煮。皮蒸食，二三年赤痢。小豆花，热痢，入豉汁做羹食。痢后，气满不能食，煮食一顿即愈。冬瓜叶，积热痢，拖面食。柿，止小儿秋痢、血痢。樗白皮，可除湿热杀虫。血痢，醋糊丸服。脏毒下痢，为末服。水谷痢、小儿疳痢，并水和做馄饨煮食。休息痢，同木香为丸，或加诃子、丁香。雄黄，暑毒泄痢，蒸过丸服。白鸭血，小儿白痢如鱼冻，酒泡服。猪胆，盛黑豆吞之。犬胆、牛胆俱同。

【虚寒】芍药，补脾散血，止腹痛后重。当

归，止腹痛，里急后重，生血养血。久痢，吴茱萸炒过，蜜丸服。乌头，久痢，烧研蜡丸服。独用将军，酒服，治噤口痢。火麻叶，冷痢白冻，为末，冷水服。山药，半生半炒，末服，治噤口痢。桃胶，产痢疗痛后重，同沉香、蒲黄末服。丁香，噤口痢，同莲肉末，米饮服。钟乳粉，冷滑不止，同肉豆蔻、枣肉丸服。鳝头，烧之。黄雌鸡，煮汁，止噤口痢。牛乳，冷气痢，同荜茇煎服。猪肝，休息痢，同杏仁、童尿煮食。

【止涩】赤白花鼠尾草，赤白诸痢，浓煮做丸。或末，或煎服。五味子、罂粟，同壳炙，蜜丸服。阿芙蓉、苦茶，热毒痢，末服。或同醋，或同姜煎服。同白梅丸服。荔枝壳，同橡斗、榴皮、甘草煎服。金樱子，久痢，同粟壳丸服。花、叶、子、根并可用。矾石，醋糊丸服。冷劳痢，加羊肝。蚌粉、海蛤、魁蛤、烂蚬壳、牡蛎、甲香，水服一丸。牛角䚡，冷痢、小儿痢，饮服。

【外治】芥子，与生姜，捣膏封脐。蓖麻，同硫黄捣，填脐。

心下痞满

【释名】痛者为结胸、胸痹。不痛者为痞满。有因下而结者，从虚及阳气下陷。有不因下而痞结者，从土虚及痰饮、食郁、湿热治之。

【湿热气郁】桔梗，胸胁痛刺，同枳壳煎。贝母，治胸胁逆气，散心胸郁结之气，姜汁炒丸。香附子，利三焦，解六郁，消饮食痰饮。治一切气疾，同砂仁、甘草末服。同乌药末，点服。同茯神丸服。一味浸酒服之。枳实，除胸膈痰澼，逐停水，破结实，消胀满，心下急，痞痛逆气，解伤寒结胸，胃中湿热。卒胸痹痛，为末，日服。胸痹结胸，同厚朴、栝楼、薤白煎服。同白术丸服。茯苓，胸胁气逆胀满，同人参煎服。

【痰食】旋覆花，汗下后，心下痞满，噫

气不止。**牵牛**，胸膈食积，为末一两，同巴豆霜，水丸服。**生姜**，心下坚痞，同半夏煮服。**青橘皮**，胸膈气滞，同茴香、甘草、白盐制末，点服。四制为末，煎服，名快膈汤。**槟榔**，消水谷，下痰气。伤寒痞满不痛者，同枳实研末，黄连汤下。结胸痛者，酒煎二两服。**密陀僧**，胸中痰结，醋水煎干为末，酒水煎服，取吐。

【脾虚】**人参**，主胸胁逆满，消胸中痰，消食变酸水，泻心肺脾胃火邪。心下结硬，按之无，常觉痞满，多食则吐，气引前后，噫呃不除，由思虑郁结，同橘皮去白丸服。**苍术**，除心下急满，解郁燥湿。**羊肉**，老人膈痞不下食，同橘皮、姜、面做臛食。

胀满

【释名】有湿热，寒湿，气积，食积，血积。

【湿热】**术**，除湿热，益气和中。脾胃不和，冷气客之为胀满，同陈皮丸服。**桔梗**，腹满肠鸣，伤寒腹胀，同半夏、橘皮煎服。**薄荷、防风、车前、泽泻、木通、白芍药**，去脏腑壅气，利小便，于土中泻木而补脾。**牵牛**，除气分湿热，三焦壅结。湿气中满，足胫微肿，小便不利，气急咳嗽，同厚朴末服。水蛊胀满，白、黑牵牛末各二钱，大麦面四两，做饼食。小儿腹胀，水气流肿，小便赤少，生研一钱，青皮汤下。**厚朴**，消痰下气，除胀满，破宿血，化水谷，治积年冷气雷鸣。腹胀脉数，同枳实、大黄煎服。腹痛胀满，加甘草、桂、姜、枣。男女气胀，冷热相攻，久不愈，姜汁炙研，米饮日服。**茯苓**，主心腹胀满，渗湿热。**野鸡**，心腹胀满，同茴香、马芹诸料，入蒸饼做馄饨食。**猪血**，中满腹胀，且食不能暮食，晒研酒服，取利。**蛤蟆**，鼓气，煅研酒服。青蛙，入猪肚内煮食。

【寒湿】**草豆蔻**，除寒燥湿，开郁破气。**缩砂密**，治脾胃结滞不散，补肺醒脾。**附子**，

胃寒气满，不能传化，饥不能食，同人参、生姜末，煎服。**丁香**，小儿腹胀，同鸡屎白，丸服。

【气虚】**人参**，治心腹鼓痛，泻心肺脾中火邪。**青木香**，主心腹一切气，散滞气，调诸气。**莱菔子**，气胀、气蛊，取汁浸缩砂，炒七次，为末服。**马芹子**，主心腹胀满，开胃下气。**百合**，除浮肿，胪胀痞满。**全蝎**，病转下后，腹胀如鼓，烧灰，入麝，米汤饮服。

【积滞】**蓬莪茂**，治积聚诸气胀。**马鞭草**，行血活血。鼓胀烦渴，身干黑瘦，锉曝，水煮服。**葫蒜**，下气，消谷化肉。**车脂**，少小腹胀，和轮下土服。**黑盐**，腹胀气满，酒服六铢。酒肉过多，胀满不快，用盐擦牙，温水漱下，二三次即消。**猪项肉**，酒积，面黄腹胀，同甘遂捣丸服。取下酒布袋也。

诸肿

【释名】有风肿，热肿，水肿，湿肿，气肿，虚肿，积肿，血肿。

【开鬼门】**麻黄**，主祛风肿、水肿，一身面目浮肿，脉浮，小便不利，同甘草煮汤服，取汗。水肿脉沉，浮者为风，虚肿者为气，皆非水也。麻黄、甘草、附子煮汤服。**羌活**，疗风用独活，疗水用羌活。风水浮肿，及妊娠浮肿，以萝卜子炒过研末，酒服二钱，日二。**浮萍**，祛风湿，下水气，治肿，利小便，为末，酒服方寸匕。**鼠粘子**，除肤风，利小便。风水身肿欲裂，炒末，每服二钱，日三。风热浮肿，半炒研末酒服。水蛊腹大，面糊丸服。根、茎亦可祛风肿，逐水效。**天仙藤**，妊娠浮肿，谓之子气，乃素有风气，勿作水治。同香附、陈皮、甘草、乌药、紫苏煎服。**黍穰、葱白根、杏叶**，并洗足肿。**楠材**，肿自足起，同桐木煎洗，并少饮之。**桐叶**，手足浮肿，同小豆煮汁渍洗，并少饮之。**柳枝及根皮**，洗风肿。

【洁净府】**泽泻**，逐三焦停水，去旧水，养

新水，消肿胀，渗湿热。水湿肿胀，同白术末服。**苍耳子**，大腹水肿，烧灰，同葶苈末服。**香薷**，散水肿，利小便。大叶者，浓煎汁熬，丸服。治水甚捷，肺金清而热自降也。暴水、风水、气水，加白术末丸，至小便利为效。**蜀葵子**，利小便，消水肿。**葶苈**，利水道，下膀胱水。皮间邪水上出，面目浮肿，大降气，与辛酸同用，以导肿气。通身肿满，为末，枣肉丸服，神验。或用雄鸡头捣丸。阳水暴肿，喘渴尿涩，同防己末，以绿头鸭血，和丸服之效。**旋覆花**，除水肿大腹，下气。**薏苡仁**，水肿喘急，以郁李仁绞汁煮粥食。**绿豆**，煮食，消肿下气。十种水气，同附子逐日煮食。**胡葱**，去浮肿，同小豆、消石煮食。**冬瓜**，治小腹水胀，利小便。酿赤小豆煨熟，丸服。瓜瓢淡煮汁饮，止水肿烦渴。**杏核仁**，浮肿喘急，小便少，炒研入粥食。头面风肿，同鸡子黄，涂帛上贴之，七八次愈。**败荷叶**，阳水浮肿，烧研水服。足肿，同藁本煎洗。**榆皮叶**，皆消水肿，利小便。皮末，同米煮粥，食之。**桑椹**，利水气，消肿。水肿胀满，以桑白皮煎水煮椹，同糯米酿酒饮。**楮白皮**，逐水肿气满，利小便。煮汁酿酒，治水肿入腹，短气咳嗽，及妇人新产，风入脏内，肿胀短气。风水肿浮，同木通、猪苓、桑白皮、陈皮煎服。膀胱石水，肢削，小腹胀，取根皮同桑白皮、白术，黑大豆煎汁，入酒服之效。**白石英**，石水，腹坚胀满，煮酒服。**青蛙**，消水肿，同胡黄连末，入猪肚内，煮食。水蛊，腹大有声，皮黑，酥炙，同蝼蛄、苦瓠末服。**蛤粉**，清热利湿，消浮肿，利小便。气虚浮肿，同大蒜丸服。**青头鸭**，大腹水肿垂死者，煮汁服取汗，亦做粥食。

【逐陈莝】商陆，主水肿胀满，疏五脏水气，泻十种水病，利大小肠。切根，同赤小豆、粳米煮饭，日食，甚效。或同粟米煮粥食。或取汁，和酒饮，利水为妙。或同羊肉煮食。**泽漆**，去大腹水气，四肢面目浮肿。十肿水气，取汁熬膏，酒服。**芫花**，主五水，在五脏皮肤及饮澼。水蛊胀满，同枳壳醋煮丸服。**羊桃根**，可

去五脏五水，大腹，利小便，可做浴汤。水气鼓，大小便涩，同桑白皮、木通、大戟煎汁熬稠服之，取利。**接骨木根**，下水肿。

【调脾胃】白术，逐皮间风水结肿，脾胃湿热。四肢肿满，每用半两，同枣煎服。**藿香**，风水毒肿。**葳蕤**，小儿痫后，气血尚虚，热在皮肤，身面俱肿，同葵子、龙胆、茯苓、前胡煎服。**萝卜**，酒肿及脾虚足肿，同皂荚煮熟，去皂荚，入蒸饼，捣丸服。**沙棠果**，食之却水病。**猪肝**，肝虚浮肿，同葱、豉、蒜、醋炙食。脊肉亦可。**羊肉**，去身面浮肿，同当陆煮臛食。

【血肿】红蓝花，捣汁服，不过三服就见效。**泽兰**，产后血虚浮肿，同防己末，醋汤服。

黄疸

【释名】有五，皆属热湿。有瘀热，脾虚，食积，瘀血，阴黄。

【湿热】茵陈，治通身黄疸，小便不利。阳黄，与大黄同用。阴黄，与附子同用。湿热黄疸，五苓散加之。酒疸，与栀子、田螺捣烂，酒服。痫黄如金，同白鲜皮煎服。同生姜，擦诸黄病。**秦艽**，与牛乳煎服，利大小便，疗酒黄黄疸，解酒毒，治胃热。以一两酒浸饮汁，治五疸。**栝楼根**，除肠胃痼热，八疸，身面黄。黑疸危疾，捣汁服，小儿加蜜。酒疸黄疸，青栝楼焙研煎服，取利。时疾发黄，黄栝楼绞汁，入芒消服。**山慈姑**，同苍耳捣酒服，治黄疸。**龙胆**，除胃中伏热，时疾热黄，去目中黄，退肝经邪热。谷疸因食得，劳疸，因劳得，用一两，同苦参末二两，牛胆汁丸服亦效。**丽春草**，疗时患变成痫黄疸，采花末服。根杵汁服，取利。**大戟**，除天行黄病。**木通**，主脾疸，常欲眠，心烦，利小便。**胡麻**，杀五黄，下三焦热毒气。伤寒发黄，乌麻油和水，搅鸡子白服之。**蔓荆子**，利小便，煮汁服。黄疸如金者，生研水服。急黄便结，生捣，水绞汁服，当鼻中出水及下诸物，则愈。

乌芋，消疸。**滑石**，化食毒，除热黄疸。**牛脂**，走精黄，面目俱黄，舌紫面裂，同豉煎热，裹绵贴于舌上。

【脾胃】**黄芪**，除酒疸，心下懊痛，胫肿发斑，由大醉当风入水所致。同木兰皮末，酒服。**当归**，面黄，色枯舌缩，同白术煎服。**老茄**，妇人血黄，竹刀切，阴干为末，每服二钱，酒下。**白石英、五色石脂、黄雌鸡**，时行黄疾，煮食饮汁。**鸡子**，三十六黄，用一个连壳烧研，醋一合，温服，鼻中虫出为效，甚者不过三次，神效。时行发黄，以酒、醋浸鸡子一夜，吞白数枚。

【食积】**神曲、麦蘖、黄蒸**，食黄黄汗，每夜水浸，平旦绞汁温服。**丝瓜**，食黄，连子烧研，随所伤物煎汤，服二钱。**绿矾**，消积燥湿，化痰除胀。脾病黄肿，同百草霜、当归丸服。同百草霜、五倍子、木香丸服。同平胃散，丸服。酒黄，同平胃散、顺气散，丸服。食劳黄，枣肉丸服。血证黄肿，同百草霜、炒面丸服，或同小麦、枣肉丸服。

脚气

【释名】有风湿，寒湿，湿热，食积。

【风寒湿气】**牛蒡**，脚气风毒，浸酒饮。**木鳖子**，麸炒去油，同桂末，热酒服，取汗。**苏子**，风湿脚气，同高良姜、橘皮丸服。**胡芦巴**，寒湿脚气，酒浸，同破故纸末，入木瓜蒸熟，丸服。**麻黄、羌活、细辛、苍术、白术、天麻、牡蒙、夏枯草、附子、侧子、艾叶、秦艽、白蒿、庵茴、薇衔、马先蒿、水苏、紫苏、漏卢、飞廉、青葙、苍耳、茵芋、马蔺子、茜根、菊花、旋覆、菖蒲、水萍、萆薢、青藤**，酒。**豉**，患脚人，常渍酒饮，以滓敷之。**杏仁、秦椒、蜀椒、蔓椒、大腹皮**，并治风寒湿脚气。**槟榔**，风湿脚气冲心，不识人，为末，童尿服。沙牛尿亦可。老人弱人脚气胀满，以豉汁服。**松节**，风虚脚痹痛，酿酒饮。**磁石、玄精石、白石英、晚蚕沙**，浸

酒。**青鱼、鳢鱼、鳗鲡、秦龟甲。乌雄鸡、牛酥、羊脂、麋脂、熊肉**，皆主风湿脚气。

【湿热流注】**木通、防己、泽泻、香薷、荆芥、豨莶、龙常草、车前子、海金沙、海藻、大黄、商陆**，合小豆、绿豆煮饭食。**威灵仙**，脚气入腹，胀闷喘急，为末，酒服二钱，或为丸服，痛减药亦减。**巴戟天**，饮酒人的脚气，炒过后同大黄炒研，蜜丸服。**大麻仁**，脚气腹痹，浸酒服。肿渴，研汁，煮小豆食。**百合、竹笋**，风热脚气。**桃仁**，脚气腰痛，为末酒服，一夜就可消。**桑叶及枝**，脚气水气，浓煎汁服，利大小肠。**猪肝、肾、肚**，生食，治老人脚气。

【洗漤】**水蓼、水荭、毛蓼、甘松、水英、陆英、曼陀罗花、螺厣草、大戟、猫儿眼睛草、苦参、落雁木、黍瓤**，同椒目。

【敷贴】**天雄、草乌头**，用姜汁调，或加大黄、木鳖子末。**乌桕皮**，脚生疮有虫，末敷追涎。**羊角**，烧研，酒调敷之，取汗。永不复发。**木瓜**，袋盛踏之。**樟脑、柳华、治乌巢、萝卜花**，并藉鞋靴。

【熨熏】**麦麸**，用醋蒸热熨。**蓖麻叶**，蒸裹，频易。**针砂**，与川乌末炒，包熨。**食盐**，蒸热踏之，或擦腿膝，后洗之，并良。

痿

【释名】有湿热、湿痰、瘀血、血虚属肝肾，气虚属脾肺。

【湿热】**黄芩**，除脾肺湿热，养阴退阳。**知母**，泻阴火，滋肾水。**生地黄、黄连、连翘、泽泻、威灵仙、防己、木通**，并除湿热。**升麻、柴胡**，引经。**黄柏**，祛湿热，滋肾水。益气药中加之，使膝中气力涌出，痿软即去，为痿病要药。**五加皮**，主痿躄，贼风伤人，软脚。

【痰湿】**苍术**，祛湿，消痰，健脾，治筋骨软弱，为治痿要药。**白术、神曲、香附子、半夏**，并除湿消痰。**附子、天雄**，风痰冷痹，软脚毒风，为引经药。**松节**，酿酒，主脚弱，

能燥血中之湿。**桂**，引经。酒调，涂足躄筋急。

【虚燥】**黄芪**，益元气，泻阴火，逐恶血，止自汗，壮筋骨，利阴气，补脾肺。**山药**，补虚羸，强筋骨，助肺胃。**石斛**，脚膝冷疼痹弱，逐皮肌风，壮筋骨，益气力。**菟丝子**，益精髓，坚筋骨，腰疼膝冷，同牛膝丸服。**芎䓖、芍药、当归、地黄、天门冬、紫菀、紫葳**，并主痿躄，养血润燥。**山茱萸、枸杞子、杜仲、白胶、鹿茸、鹿角、麋角、膃肭脐**，皆可强阴气，益精血，补肝肾，润燥养筋，治痿弱。

转筋

【释名】有风寒外束，血热，湿热吐泻。

【内治】**木香**，木瓜汁，入酒调服。**桔梗、前胡、艾叶、紫苏、香薷、半夏、附子、五味子、菖蒲、缩砂、高良姜、葱白、薤白、生姜、干姜、木瓜**，利筋脉，主转筋、筋挛诸病。枝、叶、皮、根并同。**棠梨枝和叶、楂子、榠楂、吴茱萸**，炒煎酒服，得下利则安。叶，同艾、醋罨之。**松节**，转筋挛急，同乳香炒焦为末，木瓜酒服。**桂**，霍乱转筋。足躄筋急，同酒涂之。**沉香**，可止转筋。**厚朴、栀子、厕筹**，并祸乱转筋。

【外治】**蓼**，洗。**蒜**，加盐捣敷脐，灸七壮。擦足心，并食一瓣。**楠木**，洗。**竹叶**，熨。**蜜蜡**，脚上转筋，销化贴之。

喘逆

【释名】古名咳逆上气。有风寒，火郁，痰气，水湿，气虚，阴虚，脚气，骭骹。

【风寒】**麻黄**，风寒，咳逆上气。**羌活**，诸风湿冷，奔喘逆气。**苏叶**，散风寒，行气，消痰，利肺。感寒上气，同橘皮煎服。**款冬花**，咳逆上气，喘息呼吸，除烦消痰。**松子仁**，治小儿寒嗽壅喘，同麻黄、百部、杏仁丸服。**皂荚**，咳逆上气不得卧，炙研蜜丸，服一丸。风痰，同半夏煎服。痰喘咳嗽，以三挺分夹

杏仁、巴豆、半夏，以姜汁、香油、蜜分炙为末，舐之。**鲤鱼**，烧末，发汗定喘。咳嗽，入粥中食。

【痰气】**半夏**，痰喘，同皂荚煎服。失血喘急，姜汁和面煨研，丸服。**白前**，下胸胁逆气，呼吸欲绝。久咳上气不能卧，同紫菀、半夏、大戟渍水饮。嗄呷作声不得眠，焙末，酒服。**葶苈子**，积年上气咳嗽，用羊肺蘸其末服。**泽漆**，肺咳上气，煮汁，煎半夏诸药服。**贝母、荏子、射干、芫花、莞花、黄环、前胡、蒟酱、荞麦粉**，咳逆上气，同茶末、生蜜水服，下气不止，即愈。**莱菔子**，老人气喘，蜜丸服。痰气喘，同皂荚炭，和蜜丸服。久嗽痰喘，同杏仁丸服。**橘皮、杏仁**，咳逆上气喘促，炒研蜜和，含之。上气喘息，同桃仁丸服，取利。久患喘急，以童尿浸换橘皮半月，焙研，每以枣汁，同薄荷、蜜煎服，甚效。浮肿喘急，煮粥食。**椒目**，诸喘不止，炒后研末，汤服二钱劫之。若不见效，乃用他药。**银杏**，可降痰，定喘，温肺，煨食。**青礞石**，并泻肺气，消痰定喘。**海蛤、文蛤、蛤粉、白僵蚕、蝙蝠**，久咳上气烧末饮服。**阿胶**，肺风喘促，涎潮目窜，同紫苏、乌梅煎服。

【火郁】**知母**，治久嗽气急，同杏仁煎服，次以杏仁、萝卜子丸服。**蓝叶**，上气咳嗽，呀呷有声，捣汁服，后食杏仁粥。**大黄**，病人忽喘急闷绝，涎出吐逆，齿动，名伤寒并热霍乱，同人参煎服。**天门冬、麦门冬、黄芩、沙参、前胡、茺草、蕳草、丹黍根**，煮服，并主肺热喘息。**生山药**，痰喘气急，捣烂，入蔗汁热服。**桃皮**，肺热喘急欲死者，客热往来，同芫花煎汤，薄胸口，数刻即止。**石膏**，痰热喘急，同寒水石末，人参汤服下。或同甘草末服。

【虚促】**人参**，阳虚喘息，自汗，头晕欲绝，为末用汤服。重者，加熟附子同煎。治产后发喘，血入肺窍，此属危证，苏木汤调服五钱。**黄芪、紫菀、女菀、款冬花、韭汁**，喘息欲绝，饮一升。**大枣**，上气咳嗽，酥煎含咽。**胡桃**，虚寒喘嗽，润燥化痰，同生姜嚼咽。老

人喘嗽，同杏仁、生姜，蜜丸服。产后气喘，同人参煎服。**蒲颓叶**，肺虚喘咳甚者，焙研，米饮服。三十年者亦愈。**太乙余粮、蛤蚧**，虚喘面浮，同人参蜡丸，入糯粥呷之。**鸡卵白、阿胶**，虚劳喘急，久嗽经年，同人参末，日服。**羊肺、青羊角**，吐血喘急，同桂末服。

【齁䶎】**石胡荽**，治寒齁，擂酒服。**醉鱼草花**，寒齁，同米粉做果炙食。**苎根**，痰齁，烧煅研末，用豆腐蘸食。**木鳖子**，小儿咸齁，磨水饮用，即吐出痰。重者，服三次即见效。**银杏**，同麻黄、甘草煎服。定喘汤：加半夏、苏子、杏仁、黄芩、桑白皮、款冬花。**苦丁香、皂荚**，酥炙，蜜丸服，取利。

咳嗽

【释名】有风寒，痰湿，火热，燥郁。

【风寒】**白前**，风寒上气，能保定肺气，多以温药佐使。久咳唾血，同桔梗、桑白皮、甘草煎服。**百部**，止暴嗽，浸酒服。治三十年咳嗽，煎膏服。小儿寒嗽，同麻黄、杏仁丸服。**佛耳草**，除寒嗽。同款冬花、地黄，烧烟吸入，治久近咳嗽。**干姜、蜀椒、桂心**，并治寒嗽。**蜂房**，小儿咳嗽，烧灰服之。**羊胰**，远年咳嗽，同大枣浸酒服。

【痰湿】**半夏**，湿痰咳嗽，同南星、白术丸服。气痰咳嗽，同南星、官桂丸服。热痰咳嗽，同南星、黄芩丸服。肺热痰嗽，同栝楼仁丸服。**莨菪子**，久嗽不止，煮炒研末，同酥煮枣食。三十年呷嗽，同木香、熏黄烧烟吸之。**旋覆花、白药子、千金藤、黄环、莞花、大戟、甘遂、草犀、苏子、荏子、白芥子、蔓菁子**，并主痰气咳嗽。**丝瓜**，化痰止嗽，烧研，枣肉丸服。**白果、榧子、海枣、樱子、都念子、盐麸子**，并主痰嗽。**橘皮**，痰嗽，同甘草丸服。经年久气喘咳嗽，同神曲、生姜，蒸饼丸服。**皂荚**，咳嗽囊结。卒寒嗽，烧研，豉汤服。咳嗽上气，蜜炙丸服。又同桂心、干姜丸服。**矾石**，化痰止嗽，醋糊丸服，或加人参，或加建茶。或同炒栀子丸服。**雌黄**，久嗽，煅过丸服。**鲨鱼壳**，积年久咳，同贝母、桔梗、牙皂丸服。**海蛤、白僵蚕**，治酒后痰嗽，焙研茶服。

【痰火】**黄芩、桔梗、荠苨、前胡、百合、天门冬、山豆根、白鲜皮、马兜铃**，皆可清肺热，除痰咳。**麦门冬**，心肺虚热，火嗽，嚼食甚妙。寒多人禁服。**百部**，热咳上气，火炙，酒浸服。暴咳嗽，同姜汁煎服。三十年嗽，汁和蜜炼服。小儿寒嗽，同麻黄、杏仁丸服。**灯笼草**，肺热咳嗽喉痛，为末汤服，仍敷喉外。**石苇**，气热嗽，同槟榔，姜汤服。**百合**，肺热咳嗽，蜜蒸含之。**枇杷叶**，并止热咳。**巴旦杏、梨汁**，消痰降火，食之良。卒咳，以一碗入椒四十粒，煎沸入黑饧一块，细服。又以一枚刺孔，纳椒煨食。又切片酥煎冷食。又汁和酥、蜜、地黄汁熬稠含。**不灰木**，肺热，同玄精石诸药末服。**五倍子**，敛肺降火，止嗽。**百药煎**，清肺化痰，敛肺劫嗽，同诃子、荆芥丸含。化痰，同黄芩、橘皮、甘草丸咽。

【虚劳】**人参**，补肺气。肺虚久嗽，同鹿角胶末煎服。化痰止嗽，同明矾丸服。喘嗽有血，鸡子清，五更调服。小儿喘嗽，发热自汗，有血，同天花粉服。**款冬花**，肺热劳咳，连连不绝，涕唾稠黏，为温肺治嗽之最。痰嗽带血，同百合丸服。以三两烧烟，筒吸之。**仙灵脾**，劳气，三焦咳嗽，腹满不食，同五味子、覆盆子丸服。**阿芙蓉**，久劳咳，同牛黄、乌梅诸药丸服。同粟壳末服。**胡桃**，润燥化痰。久咳不止，同人参、杏仁丸服。**诃黎勒**，敛肺降火，下气消痰。久咳，含之咽汁。**蜜蜡**，虚咳，发热声嘶，浆水煮，丸服。**猪肾**，同椒煮食。卒嗽，同干姜煮食，取汗。

【外治】**榆皮**，久嗽欲死，以尺许出入喉中，吐脓血愈。**熏黄**，三十呷嗽，同木通、莨菪子烧烟，筒熏之。

肺痿肺痈

【释名】有火郁。分气虚、血虚。

【排逐】鸡苏，肺痿吐血咳嗽，研末米饮服。桔梗，肺痈，排脓养血，补内漏。仲景治胸满振寒，咽干吐浊唾，久久吐脓血，同甘草煎服，吐尽脓血愈。甘草，去肺痿病之脓血。久咳肺痿，寒热烦闷，多唾，每以童尿调服一钱。肺痿吐涎沫，头眩，小便数而不咳，此为肺中寒冷，同干姜煎服。升麻、紫菀、贝母、败酱，并主肺痈，排脓破血。橘叶，肺痈，捣汁一盏服，吐出脓血愈。栀黄，肺痈不问已成未成，以一两，同百草霜二钱，糊丸，米饮服三十丸，甚捷。

【补益】天门冬，肺痿，咳涎不渴，捣汁入饴、酒、紫菀末丸含。款冬花，劳咳肺痿，同百合末服。白柿，并润肺止咳。鲫鱼，肺痿咳血，同羊肉、莱菔煮服。羊肺，久咳肺病，同杏仁、柿霜、豆粉、真酥、白蜜炙后食。鹿血，酒服。阿胶、醍醐、鹿角胶、黄明胶，肺痿唾血，同花桑叶末服。

椹丸服。枸杞虫，起阳益精，同地黄丸服。蚕蛹，炒食，治劳瘦，杀虫。鲫鱼、鲥鱼、嘉鱼、石首鱼、鳜鱼、鳖肉、淡菜、海蛇、鸡肉、白鹭，炙食。

【血虚】地黄，男子五劳七伤，女子伤中失血。同人参、茯苓熬，琼玉膏。酿酒、煮粥皆良。面炒研末酒服，治男女诸虚积冷。同菟丝子丸服。当归、芎劳、白芍药、丹参、玄参、丹皮、续断、牛膝、杜仲、牡丹皮、龟版、绿毛龟、鳖甲、阿胶、醍醐、酥酪、驼脂、牛骨髓、牛乳、羊乳，并补一切虚，一切血。

【精虚】肉苁蓉，五劳七伤，茎中寒热痛，强阴益精髓。同羊肉煮食。覆盆子，益精强阴，补肝明目。每日水服三钱，益男子精，女人有子。巴戟天、车前子、远志、蓬蔂、百脉根、决明子、蒺藜子、五味子、旋花根、萆薢、菝葜、土茯苓、杜仲皮、石钟乳、阳起石、石脑、石髓，并补益精气，五劳七伤。石硫黄、桑螵蛸、青蚨、九香虫、牡蛎、羊脊髓、猪脊髓，皆补虚劳，益精气。

虚损

【释名】有气虚、血虚，精虚，五脏虚，虚热，虚寒。

【气虚】甘草，五劳七伤，一切虚损，补益五脏。大人羸瘦，童尿煮服。小儿羸瘦，炙焦蜜丸服。黄芪，五劳羸瘦，寒热自汗，补气实表。骨碎补，五劳六极，手足不收，上热下寒，肾虚。补骨脂，五劳七伤，通命门，暖丹田。脂麻炒过，丸服。同茯苓、没药丸服，补肾养心养血。柴胡、秦艽、薄荷，并解五劳七伤虚热。天门冬、沙参、葳蕤、白茅根、白英、地肤子、黄连、术、薰草、石蕊、玉柏、千岁蔂、五芝、石耳、韭白、薤白、山药、甘薯，皆可补中益气。莲实，补虚损，交心肾，固精气，利耳目，厚肠胃，酒浸入猪肚，煮丸服。或蒸熟蜜丸服，此乃仙方也。女贞实，虚损百病，同旱莲、桑

邪祟

【释名】邪气乘虚，有痰、血、火、郁。

【除辟】升麻，杀百精老物，殃鬼邪气。中恶腹痛，如鬼附啼泣。女青、赤箭、天麻、野葛、海根、雷丸、蓝实、败芒箔、卷柏、桔梗、知母、小草、远志、甘松、藁本、迷迭香、白薇、人参、苦参、沙参、紫菀、狼毒、草犀、白茅香、茅香、白及、商陆、木香、缩砂、藿香、瓶香、藒车香、兰草、山柰、山姜、蒟酱、蕙草、姜黄、莪茂、郁金香、鸡苏、菖蒲、艾叶、苦耽、云实、蓖麻、蜀漆、艾纳香、射罔、射干、鸢尾、芫花、荛花、水堇、钩吻、羊踯躅、海藻、蘼芜、青蒿、石长生、独行根、白兔藿、续随子、蜘蛛香、屋四角茅、赤车使者、豌豆，煮汁。大蒜，杀鬼去痛，同香墨、酱汁服。鬼毒风气，同杏仁、雄黄服。胡荽、罗勒、旱芹、桃枭、桃花、

桃白皮、桃胶、桃毛，并主邪恶鬼疰精气。安息香，心腹恶气，鬼疰，魍魉，鬼胎，中恶魇寐。常烧之，去鬼来神。妇人夜梦鬼交，烧熏永断。羚羊角及鼻、犀角、鹿角及茸、鹿头、麋头骨、猴头骨、狐头、尾，及屎烧灰，辟邪恶。五脏，主狐魅及人见鬼，做羹食。

寒热

【释名】有外感，内伤，火郁，虚劳，疟，疮，瘰疬。

【和解】知母，肾劳，畏寒烦热。柴胡，寒热邪气，推陈致新，去早晨潮热，寒热往来，妇人热入血室。旋覆花，去五脏间寒热。乌韭、龙胆，除骨间寒热。荆芥、积雪草、紫草、夏枯草、蠡实、芦根、云实、木通、蒲黄、吴蓝、连翘、蛇含、鸭跖草、凌霄花、土瓜根、冬瓜，泡汁饮。茄子、马齿苋、芡实、薤白、杏花，治女子伤中寒热痹。石青、石胆、食盐、朴消、矾石、雀瓮、龟甲，骨中寒热，或肌体寒热欲死，做汤良。蛤蜊，老癖为寒热。

【补中清肺】灯笼草、麦门冬、紫菀、旋花根、黄环、天门冬、白英、忍冬、豌豆、绿豆、赤小豆、秫、百合、山药、吴茱萸、椒红、桂，利肝肺气，心腹寒热。辛夷，去五脏身体寒热。熊脂、鹿角、麋脂。

血汗

【释名】即肌衄，又名脉溢。血自毛孔出。心主血，又主汗，极虚有火也。

【内治】人参，气散血虚，红汗污衣，同归、芪诸药煎服。又建中汤、辰砂炒香散皆宜。抓伤血络，血出不止，以一两煎服。黄芩，灸疮血出不止，酒炒末下。郁李仁，鹅梨汁调末服，止血汗。水银，毛孔出血，同朱砂、麝香服。

【外治】旱莲，敷灸疮血出不止。五灵脂，掺抓痣血出不止。

咳嗽血

【释名】咳血出于肺，嗽血出于脾，咯血出于心，唾血出于肾。有火郁，有虚劳。

【火郁】麦门冬、片黄芩、桔梗、生地黄、金丝草、茅根、贝母、姜黄、牡丹皮、芎藭、白芍药、大青、香附子、茜根、丹参、知母、荷叶，为末。藕汁、桃仁、柿霜、干柿，入脾肺，消宿血、咯血、痰涎血。蒲黄、桑白皮、茯神、柳絮，末服。生姜，蘸百草霜。

【虚劳】人参、地黄、百合、紫菀、白及、黄芪、五味子、阿胶、白胶、酥酪、黄明胶，治肺损嗽血，炙研汤服。猪肺，肺虚咳血，蘸薏苡仁末食之。乌贼骨，女子血枯伤肝唾血。

诸汗

【释名】有气虚，血虚，风热，湿热。

【气虚】黄芪，可泄邪火，益元气，实皮毛。人参，治一切虚汗。同当归、猪肾煮食，止怔忡自汗。艾叶，盗汗，同茯神、乌梅煎服。何首乌，贴脐。糯米，同麦麸炒，末服。酸枣仁，睡中汗出，同参、苓末服。杜仲，产后虚汗，同牡蛎服。牡蛎粉，治气虚盗汗，同杜仲酒服。虚劳盗汗，同黄芪、麻黄根煎服。产后盗汗，麸炒研，猪肉汁服。阴汗，同蛇床子、干姜、麻黄根扑之。

【血虚】当归、地黄、白芍药、猪膏，产后虚汗，同姜汁、蜜、酒煎服。猪心，心虚自汗，同参、归煮食。

【风热】防风，止盗汗，同人参、芎藭末服。自汗，为末，麦汤服。龙胆，男女小儿及伤寒一切盗汗，为末酒服，或加防风。麦门冬、小麦、浮麦、麦面，盗汗，做丸煮食。胡瓜，小儿出汗，同黄连、胡黄连、黄柏、大黄诸药，丸服。桃枭，止盗汗，同霜梅、葱白、灯心等，煎服。经霜桑叶，除寒热盗汗，末服。

怔忡

【释名】血虚，有火，有痰。

【养血清神】人参，同当归末，猪肾煮食。当归、地黄、黄芪、远志、黄芩、黄连，泻心火，去心窍恶血。巴戟天，益气，去心痰。香附，忧愁心忪，少气疲瘦。牡丹皮，主神不足，泻包络火。麦门冬、茯神、茯苓、酸枣、柏实，安魂定魄，益智宁神。

健忘

【释名】心虚，兼痰，兼火。

【补虚】远志，定心肾气，益智慧不忘，为末，酒服。石菖蒲，开心孔，通九窍，久服不忘不惑，为末，酒下。丹参、当归、地黄，皆养血安神定志。麻勃，主健忘。七夕日收一升，同人参二两为末，蒸熟，每卧服一刀圭，能尽知四方事。龙眼，安志强魂，主思虑伤脾，健忘怔忡，自汗惊悸，归脾汤用之。茯神、茯苓、柏实、酸枣、白龙骨，健忘，同远志末，汤服。

【痰热】黄连，降心火，令人不忘。玄参，补肾止忘。麦门冬、牡丹皮、柴胡、木通，通利诸经脉壅寒热之气，令人不忘。桃枝，做枕及刻人佩之，主健忘。铁华粉、金箔、银箔、银膏、朱砂、空青、白石英，心脏风热，惊悸善忘，化痰安神，同朱砂为末服。

惊悸

【释名】有火，有痰，兼虚。

【清镇】麦门冬、远志、丹参、牡丹皮、玄参、知母，皆可定心，安魂魄，止惊悸。天南星，心胆被惊，神不守舍，恍惚健忘，妄言妄见，与朱砂、琥珀丸服。人参、黄芪、白及、胡麻、山药、淡竹沥、黄柏、柏实、茯神、茯苓、乳香、没药、血竭、酸枣仁、厚朴、震烧木，治火惊失志，煮汁服。金屑、银屑、生银、朱砂银、朱砂银膏、自然铜、铅霜、黄丹、铁精、铁粉、紫石英，煮汁。龙骨、龙齿、夜明沙、鼍甲、牛黄、羚羊角，虎睛、骨、胆，羖羊角、象牙、麝脐香、犀角、醍醐，并镇心平肝，除惊悸。

狂惑

【释名】有火，有痰，及畜血。

【清镇】黄连、蓝汁、麦门冬、荠苨、茵陈、海金沙，并主伤寒发狂。白鲜皮，腹中大热饮水，欲走发狂。撒法即（即番红花），水浸服，主伤寒发狂。麦门冬、芍药、景天、鸭跖草，并主热狂。郁金，治失心癫狂，同明矾丸服。麦苗，汁，主时疾狂热。百合，癫邪狂叫涕泣。苦枣、桃花、楝实、淡竹叶，并主热狂。栾花，诸风狂痉。朱砂，癫痫狂乱，猪心煮过，同茯神丸服。产后败血入心，狂癫如见鬼祟，为末，地龙滚过，酒服。贝子、玳瑁，并主伤寒热狂。白雄鸡，癫邪狂妄，自贤自圣，做羹粥食。惊愤邪僻，志气错越，入珍珠、薤白煮食。驴肉，风狂忧愁不乐，安心止烦，煮食，或做粥食之。紫河车，煮食，主失心风。

烦躁

【释名】肺主烦，肾主躁。有痰，有火，有虫厥。

【清镇】黄连、黄芩、麦门冬、知母、贝母、车前子、丹参、玄参、甘草、柴胡、甘蕉根、白前、葳蕤、龙胆草、防风、蠡实、芍药、地黄、五味子、酸浆、青黛、栝楼子、葛根、菖蒲、菰笋、萱根、土瓜根、王不留行，并主热烦。海苔，研饮，止烦闷。小麦、糯米泔、淅二泔、赤小豆、豉、蘖米、酱汁、米醋、芋、堇、水芹菜、白蘵菜、淡竹笋、壶卢、冬瓜、越瓜、西瓜、甜瓜、乌梅及核仁、李根白皮、杏仁、大枣、榅桲、椑柿、荔枝、巴旦杏、橄榄、波罗蜜、梨汁、枳椇、葡萄、甘蔗、刺蜜、都咸子、都桷子、藕、荷叶、芰茎、猴桃、竹沥、竹叶、淡竹叶、楝实、厚朴、黄栌、芦荟、栀子、荆沥、猪苓、酸枣仁、胡桐泪、茯神、茯苓、槐子，大热心烦，烧研酒服。五色石脂、朱砂、理石、凝水石、石膏、玄明粉、石碱、甜消、龙骨、文蛤、珍珠，合知母服。

不眠

【释名】有心虚，胆虚，兼火。

【清热】灯心草，夜不合眼，煎汤代茶。半夏，阳盛阴虚，目不得瞑，同秫米，煎以千里流水，炊以苇火，饮之即得卧。秫米、大豆，日夜不眠，以新布火炙熨目，并蒸豆枕之。苦竹笋、睡菜、蕨菜、马蕲子、乌梅、椰榆，并令人得睡。酸枣，胆虚烦心不得眠，炒熟为末，竹叶汤下。或加人参、茯苓、白术、甘草，煎服。或加人参、辰砂、乳香，丸服。大枣，烦闷不眠，同葱白煎服。木槿叶，炒煎饮服，令人得眠。郁李仁，因悸不得眠，为末酒服。茯神、知母、牡丹皮、生银、紫石英、朱砂、蜂蜜、白鸭，煮汁。

多眠

【释名】脾虚，兼湿热，风热。

【脾湿】木通，脾病，常欲眠。术、葳蕤、黄芪、人参、沙参、茯苓、荆沥、南烛，并主好睡之症。

【风热】苦参、营实，并除有热好眠。龙葵、酸浆，可令人少睡。当归、地黄，并主脾气痿躄嗜睡。茶，治风热昏愦，多睡不醒。皋卢，去烦消痰，令人不睡。枣叶，生煎饮。

消渴

【释名】上消少食，中消多食，下消小便如膏油。

【生津润燥】栝楼根，是消渴要药。煎汤、做粉、熬膏皆良。白芍药，与甘草同煎服，每

日三次。渴十年者也可治愈。牛蒡子、葵根，治消渴，小便不利，煎服。消中尿多，亦煎服。沤麻汁、波棱根，与鸡内金末，米饮日服，治日饮水一石者。蔓菁根、竹笋、生姜，鲫鱼胆和丸服。乌梅，可止渴生津，微研水煎，入豉，再煎服。百药煎、海蛤、魁蛤、蛤蜊、珍珠、牡蛎，煅研，鲫鱼汤服。两到三服即可。酥酪、牛羊乳、驴马乳。

【降火清金】天门冬、黄连，可治三消，或酒煮，或猪肚蒸，或冬瓜汁浸，为丸服。小便如油者，与栝楼根丸服。凌霄花，水煎。泽泻、白药、贝母、白英、沙参、荠苨、茅根，煎水。茅针、芦根、菰根、凫葵、水萍、水莼、水藻、陟厘、菰草、灯心草、芒根、苦杖、紫菀、荭草、白芷，皆治风邪久渴。小麦，做粥饭食。乌豆，置牛胆百日，吞之。冬瓜，利小便，止消渴，杵汁饮。干瓢煎汁。苗、叶、子俱良。林檎、芰实、西瓜、甘蔗、乌芋、黄柏，均止消渴，尿多能食，煮汁服。竹叶、茯苓，上盛下虚，火炎水涸，消渴，同黄连等分，天花粉糊丸服。凝水石、卤碱、汤瓶碱，粟米和丸，人参汤，每服二十丸。同葛根、水萍煎服。同菠葵、乌梅末煎服。缲丝汤、雪蚕、蜗牛，浸水饮，亦可生研汁。

【补虚滋阴】地黄、知母、葳蕤，止烦渴，煎汁饮。人参，生津液，止消渴，为末，鸡子清调服。同栝楼根，丸服。同粉草、猪胆汁，丸服。同葛粉、蜜，熬膏服。糯米粉，做粥糜一斗食，或绞汁和蜜服。藕汁、椰子浆、栗壳，煮汁服。雄猪肚，煮汁饮。仲景方：黄连、知母、麦门冬、栝楼根、粱米同蒸，丸服。羊肺、羊肉，同瓠子、姜汁、白面，煮食。

【杀虫】苦楝根皮，消渴有虫，煎水入麝香服，人所不知。研末，同茴香末服。水银，主消渴烦热，同铅结砂，入酥炙皂角、麝香，末服。鲫鱼胆、鸡肠、鸡内金，膈消饮水，同栝楼根炒为末，糊丸服。

遗精梦泄

【释名】有心虚，肾虚，湿热，脱精。

【心虚】远志、小草、益智、石菖蒲、柏子仁、人参、菟丝子，皆可治思虑伤心，遗沥梦遗，同茯苓、石莲丸服。又主茎寒精自出，溺有余沥。石莲肉，同龙骨、益智等分，末服。酒浸，猪肚丸，名水芝丹。厚朴，心脾不调，遗沥，同茯苓，酒、水煎服。朱砂，心虚遗精，入猪心煮食。

【肾虚】肉苁蓉，茎中寒热痛，泄精遗沥。山药，益肾气，止泄精，为末酒服。葳蕤、蒺藜、狗脊，可固精强骨，益男子。同远志、茯神、当归丸服。覆盆子、韭子，宜肾壮阳，止泄精，为末酒服。止虚劳梦泄，亦醋煮丸服。胡桃，房劳伤肾，口渴，精溢自出，大便燥，小便或赤或利，同附子、茯苓丸服。樱桃、金樱子，可固精，熬膏服。或加芡实丸，或加缩砂丸服。杜仲、枸杞子、山茱萸、石硫黄、五石脂、赤石脂，治小便精出，大便寒滑，干姜、胡椒丸服。晚蚕蛾，止遗精白浊，焙研丸服。鹿茸，可治男子腰肾虚冷，夜梦鬼交，精溢自出，空心酒服方寸匕。亦可煮酒饮。

【湿热】半夏，肾气闭，精无管摄妄遗，与下虚不同，用猪苓炒过，同牡蛎丸服。续断、漏卢、泽泻、苏子，梦中失精，炒研服。牡蛎粉，梦遗便溏，醋糊丸服。蛤蜊粉、烂砚壳、田螺壳、珍珠，皆可止遗精。

小便血

【释名】不痛者为尿血，主虚。痛者为血淋，主热。

【尿血】益母草，汁。旱莲，同车前取汁服。白芷，与当归末服。升麻，治小儿尿血，煎服。郁金，可破恶血，血淋尿血，葱白煎。狼牙草，与蚌粉、槐花、百药煎，末服。地榆、菟丝子、肉苁蓉、蒺藜、续断、漏卢、泽泻、苦荬，酒、水各半，煎服。水芹汁，日服。韭子、葱汁、葱白，水煎。荷叶，用水煎。棕榈，半烧半炒，水服。槐花，同郁金末，淡豉汤服。蚕茧，治大小便血，同蚕连、蚕砂、僵蚕为末，入麝香服。白胶，水煮服。

【血淋】生地黄，同车前汁温服。又同生姜汁服。小蓟、葵根，同车前子煎服。山箬叶，烧，入麝香服。茄叶，为末，盐、酒服二钱。青粱米，同车前子煮粥，治老人血淋。桃胶，与木通、石膏，水煎服。琥珀，为末服。百药煎，同黄连、车前、滑石、木香，末服。海螵蛸，与生地黄汁调服。又同地黄、赤茯苓，末服。

诸虫

【释名】有蛔、白、蛲、伏、肉、肺、胃、弱、赤九种。又有尸虫、劳虫、疳虫、瘕虫。

【杀虫】蓝叶，杀虫蛊。可医应声虫及鳖瘕，并服药汁。鹤虱，杀蛔、蛲及五脏虫，肉汁服末。心痛，以醋服之。狼毒、狼牙、藜芦，均杀腹脏一切虫。杜衡、贯众、藒芜、紫河车、云实、白菖、百部、天门冬、赭魁、石长生，皆杀蛔、蛲、寸白诸虫。黄连、苦参、苍耳、飞廉、天名精、蜀羊泉、蒺藜、干苔、酸草、骨碎补、羊蹄根、赤藤、牵牛、蛇含、营实根，并杀小虫、疳虫。石龙刍、漏卢、肉豆蔻、蒟酱、马鞭草，熬膏。薏苡根，下三虫，止蛔痛，一升煎服，虫尽死。白米，米藏嗜米，同鸡屎白炒服，取吐。生姜，杀长虫。天花蕈、藜、灰藋、马齿苋、苦瓠、败瓢、柿，并杀虫。桃仁、桃叶，可杀尸虫。阿勃勒、酸榴东行根、樱桃东行根、林檎东行根，并杀三虫，煎水服。藕，与蜜同食，令人腹脏肥，不生诸虫。柏叶，杀五脏虫，益人。不生各种虫积。阿魏、芦荟、黄柏、樗白皮、合欢皮、皂荚及刺、木皮、大风子、苦竹叶、石南，杀小虫、疳虫。雷丸、厚朴、梓白皮、楸白皮、桐木皮、山茱萸、丁香、檀香、苏合香、安息香、龙脑香、樟脑香，并杀三虫。胡粉，入葱汁丸服，治女人虫心疼，下寸白虫。**食盐**，可杀一切虫。**白蜡、白僵蚕、蚺蛇胆及肉、蝮蛇**，并杀三虫。**皂**，能杀三虫及腹脏一切虫。

肠鸣

【释名】有虚气，水饮，虫积。

【用药】**丹参、桔梗、海藻**，并主心腹邪气上下，雷鸣幽幽如走水。**昆布、女菀、女萎**，并主肠鸣游气，上下无常处。**半夏、石香薷、荜茇、红豆蔻、越王余算**，并主虚冷肠鸣。**大戟**，痰饮，腹内雷鸣。**黄芩**，主水火击搏有声。**橘皮、杏仁**，并主肠鸣。**厚朴**，可治积年冷气，腹内雷鸣。**鳝鱼**，治冷气肠鸣。

心腹痛

【释名】有寒气，热气，火郁，食积，死血，痰癖，虫物，虚劳，中恶，阴毒。

【温中散郁】**木香**，治心腹一切冷痛、气痛，九种心痛，妇人血气刺痛，并磨酒服。心气刺痛，同皂角末丸服。内钓腹痛，同乳、没丸服。**香附子**，可治一切气，心腹痛，利三焦，解六郁，同缩砂仁、甘草末点服。心脾气痛，同高良姜末服。血气痛，同荔枝烧研，酒服。**芎䓖**，开郁行气。诸冷痛中恶，为末，烧酒服。**高良姜**，腹内暴冷久冷痛，煮饮。心脾痛，同干姜丸服。又四制丸服。**姜黄**，冷气痛，同桂末，醋服。小儿胎寒，腹痛吐乳，同乳香、没药、木香丸服。**石菖蒲、紫苏、藿香、甘松香、山奈、廉姜、山姜、白豆蔻、草豆蔻、缩砂、蒟酱、白茅香、蕙草、益智子、荜茇、胡椒粥、茱萸粥、葱豉酒、姜酒、茴香**，并主一切冷气，心痛、腹痛、心腹痛。**神曲**，食积心腹痛，烧红淬酒服。**葱白**，主心腹冷气痛，虫痛，疝痛，大人阴毒，小儿盘肠内钓痛。卒心痛，牙关紧急欲死，捣膏，麻油送下，虫物皆化黄水出。阴毒痛，炒熨脐下，并擂酒灌之。盘肠痛，炒贴脐上，并浴腹，

良久尿出，愈。**小蒜**，十年五年心痛，醋煮，饱食即愈。**葫**，冷痛，同乳香丸服；醋浸煮食之；鬼注心腹痛，同墨及酱汁服；吐血心痛，服汁。**莸香、蓴菜、菥蓂子、秦荻藜、蔓菁、芥、杏仁**，并主心腹冷痛。**大枣**，治急心疼，同杏仁、乌梅丸服；陈枣核仁，止腹痛。**椰子皮**，治卒心痛，烧研，水服。**茱萸**，心腹冷痛，及中恶心腹痛，擂酒服。叶亦可。**桂**，秋冬冷气腹痛，非此不除。九种心疼，及寒疝心痛，为末酒服。心腹胀痛，水煎服。产后心痛，狗胆丸服。**乳香**，冷心痛，同胡椒、姜、酒服。同茶末、鹿血丸服。**天竺桂、沉香、檀香、苏合香、必栗香、龙脑香、樟脑香、樟材、杉材、楠材、阿魏、皂荚、白棘、枸杞子、厚朴、铁华粉**，并主冷气心腹痛。**猪心**，急心痛经年，入胡椒十粒煮食。心血，蜀椒丸服。

【活血流气】**当归**，和血，行气，止疼。心下刺疼，酒服方寸匕。女人血气，同干漆丸服；产后痛，同白蜜煎服。**芍药**，止痛散血，治上中腹痛。腹中虚痛，以二钱同甘草一钱煎服。恶寒加桂；恶热加黄芩。**蓬莪茂**，破气，心腹痛，妇人血气，丈夫奔豚。一切冷气及小肠气，发即欲死，酒、醋和水煎服。一加木香末，醋汤服。女人血气，同干漆末服。小儿盘肠，同阿魏研末服。**大黄**，干血气，醋熬膏服；冷热不调，高良姜丸服。**丹参、牡丹、三棱、败酱、米醋**，并主血气冷气心腹诸痛。**红曲**，女人血气，同香附、乳香末，酒服。**桑耳**，女人心腹痛，烧研酒服。**乳香、麒麟竭、降真香、紫荆皮**，铜青、赤铜屑，并主血气心痛。

【痰饮】**狼毒**，九种心痛，同吴茱萸、巴豆、人参、附子、干姜丸服。心腹冷痰胀痛，同附子、旋覆花丸服。**草乌头**，治冷痰成包，心腹疼痛。**百合、椒目**，去留饮腹痛，同巴豆丸服。**牡荆子**，炒研服。**矾石**，除各种心痛，以醋煎一皂子服。同半夏丸服。同朱砂、金箔丸服。**牡蛎粉**，烦满心脾痛，煅研酒服。**白螺壳**，湿痰心痛及膈气痛，烧研酒服。

【火郁】黄连，卒热，心腹烦痛，水煎服。黄芩，小腹绞痛，小儿腹痛。得厚朴、黄连，止腹痛。青黛，心口热痛，姜汁服一钱。沙参、玄参、生麻油，卒热心痛，饮一合。荞麦粉，绞肠痧痛，炒黄，水烹服。茶，十年、五年心痛，和醋服。槐花、乌桕根、石瓜，并主热心痛。茯苓、琥珀、戎盐、食盐，吐，去心腹胀痛。驴乳，卒心痛连腰脐，热饮二升。阿胶，丈夫少腹痛。

【中恶】桔梗、升麻、木香，磨汁。藿香、郁金香、茅香、兰草、蕙草、山柰、山姜、缩砂、蘼芜、蜘蛛香、蒟酱、丹参、苦参，可煎酒。姜黄、郁金香、莪茂、肉豆蔻、菖蒲、鸡苏、甘松、忍冬，水煎。鬼督邮、草犀、狼毒、海根、藁本、射干、鸢尾、鬼臼、续随子，浸酒。蜀椒、茱萸、蜜香、沉香、檀香、安息香，化酒。乳香、丁香、阿魏、樟材、鬼箭、鬼齿，水煎。琥珀、苏合香，化酒。白雄鸡，煮汁，入醋、麝、珍珠服。肝同。鹳骨、犀角、鹿茸及角、麋角、麝香、灵猫阴、猫肉及头骨、狸肉及骨、腽肭脐、熊胆，并主中恶，心腹绞痛。

胁痛

【释名】有肝胆火，肺气，郁，死血，痰癖，食积，气虚。

【木实】黄连，猪胆炒，大泻肝胆之火。肝火胁痛，姜汁炒丸。左金丸：同茱萸炒，丸服。黄芩、龙胆、青黛，皆泻肝胆之火。芍药、抚芎，并搜肝气。木香，散肝经滞气，升降诸气。栀子、芦荟、桂枝。

【痰气】芫花，心下痞满，痛引两胁，干呕汗出，同甘遂、大戟为散，枣汤服。香薷，心烦胁痛，连胸欲死，捣汁饮。半夏、天南星、桔梗、苏梗、细辛、杜若、白前、贝母、生姜，并主胸胁逆气。薏苡根，胸胁卒痛，煮服即定。橘皮、槟榔、枳壳，心腹结气痰水，两胁胀痛。因惊伤肝，胁骨痛，同桂末服。

【血积】当归、芎劳、姜黄、玄胡索、牡丹皮、红蓝花、神曲、红曲，并主死血食积作痛。韭菜，瘀血，两胁刺痛。桃仁、苏木、白棘刺，腹胁刺痛者，同槟榔煎酒服。

【虚陷】黄芪、人参、苍术、柴胡、升麻，均主气虚下陷，两胁支痛。茴香，胁下刺痛者，同枳壳末，盐、酒服。

【外治】食盐、生姜、葱白、韭菜、艾叶，皆炒熨。大黄，同石灰、桂心熬醋贴。同大蒜、朴消捣贴。

腰痛

【释名】有肾虚，湿热，痰气，瘀血，闪肭，风寒。

【虚损】补骨脂，骨髓伤败，腰膝冷。肾虚腰痛者，为末酒服，或与杜仲、胡桃，丸服。妊娠腰痛者，为末，胡桃、酒下。蒺藜，可补肾，治腰痛及奔豚肾气，蜜丸服。狗脊、菝葜、牛膝、肉苁蓉、天麻、蛇床子、石斛、山药，并主男子腰膝强痛，补肾益精。茴香，治肾虚腰痛，猪肾煨食。腰痛如刺者，角茴末，盐汤服，或加杜仲、木香，外以糯米炒熨。阿月浑子、莲实、芡实、沉香、乳香，并补腰膝命门。羊头、蹄、脊骨，同蒜、薤煮食。加肉苁蓉、草果煮食。鹿茸，与菟丝子、茴香丸服。同山药煮酒服。

【湿热】威灵仙，宿脓恶水，腰膝冷疼，酒服一钱取利，或丸服。地肤子，积年腰痛时发，为末，酒服，一日可五至六次。牵牛子，祛湿热气滞，腰痛下冷脓，半生半炒，同硫黄末、白面做丸，煮食。桃花，湿气腰痛，酒服一钱，一宿即可消。或酿酒服。郁李仁，宣腰胯冷脓。海蛤、牛黄，治妊娠腰痛，烧末酒服。

【风寒】羌活、麻黄，治太阳病腰脊痛。藁本，去一百六十种恶风鬼注，流入腰痛。

【血滞】甘草、细辛、当归、白芷、芍药、牡丹、泽兰、鹿藿，皆可治女人血沥腰痛。莳萝，闪挫，酒服二钱。西瓜皮，闪挫，干研酒服。**鳖肉**，妇人血瘕腰痛。

【外治】**白檀香**，肾气腰痛，磨水涂。**天麻**，与半夏、细辛同煮，熨于病处。**爵床、葡萄根**，并浴腰脊痛。

疝癀

【释名】腹病曰疝，丸病曰癀。有寒气，湿热，痰积，血滞，虚冷。男子奔豚，女子瘕肠，小儿木肾。

【寒气】**附子、乌头**，寒疝厥逆，脉弦紧，煎水入蜜服，或蜜煮为丸；寒疝滑泄，同玄胡索、木香煎服。**胡芦巴**，同附子、硫黄丸服，治肾虚冷痛。得茴香、桃仁，治膀胱气。炒末，茴香酒下，治小肠气。同茴香、面丸服，治冷气疝癀。同沉香、木香、茴香，丸服，治阴癀肿痛。**荔枝核**，烧酒服，或加茴香、青皮，治小肠疝气。同硫黄丸服，治阴癀。**栗根**，煎酒服，治偏气。**杜父鱼**，小儿差颓，核有大小，以鱼咬之七下即消。

【湿热】**黄芩**，小腹绞痛，小便如淋，同木通、甘草煎服。**柴胡**，平肝胆三焦之火，疝气寒热。**沙参、玄参**，皆主卒得疝气，小腹阴中相引痛欲死，各酒服二钱。**马鞭草**，妇人疝气，酒煎热服，仍浴身取汗。**藁本、蛇床子、白鲜皮**，并主妇人疝癀。**莴苣子**，为末煎服治阴癀肿痛。**丝瓜**，小肠气痛连心，烧研酒服。**栀子**，湿热，因寒气郁抑，劫药，以栀子降湿热，乌头祛寒郁，引入下焦，不留胃中，有效。**杏仁、甘李根皮、桐木皮、诃黎勒、甘烂水**，并主奔豚气。

【痰积】**牵牛**，肾气作痛，同川椒、茴香，入猪肾煨食，取下恶物。**蒲黄**，与五灵脂同服，治诸疝痛。**蓬莪茂**，破痃癖，妇人血气，丈夫奔豚。一切气痛、疝痛，煨研葱、酒服。**商陆、天南星、贝母、芫花、防葵、巴豆、干漆、五加皮、鼠李、山楂**，核同。

【挟虚】**苍术**，疝多湿热，有挟虚者，先

疏涤而后用参、术，佐以疏导。虚损偏坠，四制苍术丸。**赤箭、当归、芎䓖、芍药**，皆主疝瘕，搜肝止痛。**山茱萸、巴戟、远志、牡丹皮**，并主奔豚及冷气。

【阴癀】**地肤子、野苏、槐白皮**，并煎汤洗。**白头翁**，捣涂，一夜成疮，二十日愈。**木芙蓉**，与黄柏末，以木鳖子磨醋和涂。**茱萸**，冷气，内外肾钓痛，同盐研罨。

痛风

【释名】属风、寒、湿、热、挟痰及血虚、污血。

【风寒风湿】**羌活**，风湿相搏，全身尽痛之症，只有羌活才能祛除。同松节，煮酒，每日饮用。**苍术**，可散风，除湿，燥痰，解郁，发汗，通治上、中、下湿气。湿气身痛者，熬汁做膏，点服。**防风**，主治周身骨节尽痛，乃是治风祛湿的灵丹妙药。**羊踯躅**，风湿痹痛走注，同糯米、黑豆，酒、水煎服，取吐利。风痰注痛，同生南星捣饼，蒸四五次收之，临时焙丸，用温酒服三丸，静卧避风。**草乌头**，风湿痰涎，历节走痛不止，入豆腐中煮过，晒研，每次服五分，仍外敷痛处。**薏苡仁**，治风湿久痹，筋急不可屈伸。风湿身痛，日晡甚者，同麻黄、杏仁、甘草煎服。**桂枝**，引诸药横行手臂。同椒、姜浸酒，絮熨阴痹。**守宫**，可通经络，入血分。治历节风痛，与地龙、草乌头诸药制成丸，服之。**水龟**，治风湿拘挛，筋骨疼痛，同天花粉、枸杞子、雄黄、麝香、槐花煎服。**龟板**，亦可入阴虚骨痛方。

【风痰湿热】**半夏、天南星**，并治风痰、湿痰、热痰凝滞，历节走注。右臂湿痰作痛，南星、苍术煎服。**威灵仙**，治风湿痰饮，为痛风要药，上下皆宜。腰膝积年冷病诸痛者，为末酒下，或制丸服，以微利为效。**橘皮**，可下滞气，化湿痰。风痰麻木，或手麻木，或十指麻木，皆是湿痰死血。以一斤去白，逆流水五碗，煮烂

百病主治药

去滓至一碗,顿服取吐,乃吐痰之圣药也。**茯苓**,渗利湿热。

【**补虚**】当归、芎䓖、芍药、地黄、丹参,皆可调养新血,破宿血,止痛。**石斛**,脚膝冷痛痹弱者,酒浸酥蒸,服满一镒,永不骨痛。**天麻**,诸风湿痹不仁,补肝虚,利腰膝。治腰脚痛,同半夏、细辛袋盛,蒸热互熨,汗出则痊愈。**罂粟壳**,可收敛固气,能入肾,治骨痛特别适宜。**没药**,可逐经络滞血,定痛。治历节诸风痛不止,同虎胫骨末,酒服。

【**外治**】**白花菜**,外敷可治风湿痛。**蓖麻油**,入膏,可拔出风邪。**羊脂**,加入膏药,引药气入体内,拔风邪出外。**牛皮胶**,同姜汁融化,贴在骨节疼痛之处。

头痛

【**释名**】有外感,气虚,血虚,风热,湿热,寒湿,痰厥,肾厥,真痛,偏痛。右属风虚,左属痰热。

【**引经**】太阳,麻黄、藁本、羌活、蔓荆。阳明,白芷、葛根、升麻、石膏。少阳,柴胡、芎䓖。太阴,苍术、半夏。少阴,细辛。厥阴,吴茱萸、芎䓖。

【**湿热痰湿**】**荆芥**,散风热,清头目。做枕,去头项风。祛风热头痛,可与石膏末同服。**菊花**,可治头目风热肿痛,同石膏、芎䓖末服。**香附子**,可治气郁头痛,同川芎末,常服。同乌头、甘草,丸服,可治偏头风。**木通、青黛、大青、白鲜皮、茵陈、白蒿、泽兰、沙参、丹参、知母、吴蓝、景天**,并主天行头痛。**东风菜、鹿藿、苦茗**,并治风热头痛。可清上止痛,同葱白煎服。**巴豆**烟熏过服,止气虚头痛。**枸杞**,治寒热头痛。**竹叶、竹沥、荆沥**,均治痰热头痛。**黄柏、栀子、茯苓、白垩土**,并治湿热头痛。合王瓜为末服,止疼。

【**风寒湿厥**】**天南星**,风痰头痛,同荆芥

丸服。痰气,同茴香丸服。妇人头风,研末用酒服。**芎䓖**,是风入脑户头痛,行气开郁的必用之药。风热及气虚,可研末茶服。偏头风,浸酒服;卒厥,同乌药末服。**白附子**,偏正头风,同牙皂研末服之。痰厥痛,同半夏、南星丸服。**杜若**,可治风入脑户,痛肿涕泪。**杏仁**,时行头痛,解肌。风虚痛欲破,研汁入粥食,得大汗即解。**乌药**,气厥头痛,及产后头痛,同川芎末,茶服。**辛夷、伏牛花、空青、曾青**,皆可治风眩头痛。**蜂子、全蝎、白僵蚕**,用葱汤服。或加入高良姜,或以蒜制为末服,治痰厥、肾厥痛。

【**外治**】**谷精草**,为末嗜鼻,调糊贴在脑上,烧烟熏鼻。**瓜蒂、藜芦、细辛、苍耳子、大黄、远志、荜茇、高良姜、牵牛**,与砂仁、杨梅研末。**荞麦面**,可做大饼,更互合头,出汗。亦可做成小饼,贴四个眼角,灸之。**桐木皮、冬青叶、石南叶、牡荆根、穗子皮、莽草、藁茇、豉汁、驴头汁**,皆治头风。**桂木**,在阴雨天气发作的头痛,酒调,涂顶额。

眩晕

【**释名**】眩是目黑,晕是头旋。皆是气虚挟痰,挟火,挟风,或挟血虚,或兼外感四气。

【**风虚**】**天麻**,目黑头旋,风虚内作,只有天麻能根除,其为治风神药,又名定风草。同川芎做蜜丸服用,可治首风眩晕,消痰定风。**苍耳子**,治诸风头晕,做蜜丸服。女人血风头旋,闷绝不省,可研末用酒服,能通顶门。**蒴藋根**,治头风眩晕,同独活、石膏煎酒服。治产后血晕,煎服。**附子、乌头、薄荷、细辛、木香、紫苏、水苏、白蒿、飞廉、卷柏、蘼芜、羌活、藁本、地黄、人参、黄芪、升麻、柴胡、山药**,并治风虚眩晕。**伏牛花、丁香、茯神、茯苓、山茱萸、地骨皮、全蝎、白花蛇、乌蛇**,皆治头风眩晕。

【**痰热**】**半夏**,痰厥昏晕,同甘草、防风

煎服。风痰眩晕，研末水沉粉，入朱砂丸服。金花丸：南星、寒水石、天麻、雄黄、白面，煮丸服。**天南星**，风痰眩晕吐逆，同半夏、天麻、白面煮丸。**旋覆花、天花粉、前胡、桔梗、黄芩、黄连、泽泻、白芥子**，治热痰烦晕，同黑芥子、大戟、甘遂、芒消、朱砂做丸服。**橘皮、荆沥、竹沥**，治头风眩晕目眩，心头漾漾欲吐。**石胆**，女人头晕，天地转动，名曰心眩，非血风也。以胡饼剂和，切小块焙干，每次服一块，竹茹汤送下。

【外治】**甘蕉油**，治吐痰。**茶子**，治头中鸣响，为末嗜鼻。

眼目

【释名】有赤目传变，内障昏盲，外障翳膜，物伤眯目。

【赤肿】**黄连**，可消目赤肿，泻肝胆心火，不可长久服用。赤目痛痒，出泪羞明，可浸鸡子白点眼。蒸人乳点。同冬青煎点。同干姜、杏仁煎点。水调贴足心。烂弦风赤，同人乳、槐花、轻粉蒸熨。风热盲翳，羊肝丸服。**白牵牛**，治风热赤目，同葱白煮丸。**龙胆**，治赤肿瘀肉高起，痛不可忍，可除肝胆邪热，去目中黄，佐柴胡，为治疗眼疾的必用之药。暑月目涩，同黄连汁点眼。治漏脓，同当归末服。**香附子**，肝虚睛痛羞明，同夏枯草末、砂糖水服。头风睛痛，同川芎末，茶服。**地黄**，血热，睡起目赤，可煮粥食。暴赤痛，小儿蓐内目赤，并贴之。**赤芍药、白及、防风、羌活、白鲜皮、柴胡、泽兰、麻黄**，并主风热赤目肿痛。**野狐丝草汁、积雪草汁、瞿麦汁、车前草汁**，并可点眼治目赤。其叶也可贴于患处。**黑豆**，用袋盛泡热，互熨数十次。**干姜**，治目睛久赤，及冷泪作痒，泡汤洗之。取粉点之，尤妙。或姜末贴于足心。**西瓜**，日干，研成末服。**甘蔗汁**，同黄连煎汤，点眼治暴赤肿痛。**秦皮**，洗赤目肿。同黄连、苦竹叶煎服，治暴肿。**冬青叶**，与黄连熬膏，点一切赤眼。冬青子汁，亦可同朴消点眼。**诃黎勒**，磨蜜，点风眼。**炉甘石**，用火煅，童尿淬研，点治风湿烂眼。与朴消同泡，洗治风眼。**穿山甲**，治倒睫，羊肾脂炙嗜鼻。治火眼，烧烟熏之。

【昏盲】**苍术**，补肝明目，同熟地黄做丸服。同茯苓丸服。治青盲、雀目，与猪肝或羊肝，粟米汤一同煮食。治目昏干涩，同木贼研末服。治小儿目涩不开，与猪胆同煮做丸服。**青蒿子**，治目涩，为末每日服用，久则目明。**决明子**，除肝胆风热，淫肤赤白膜，青盲。益肾明目，每天吞一匙。百天后夜晚可见物光。补肝明目，同蔓菁酒煮研末，日服。治积年失明，青盲雀目，研末，米饮服。或加地肤子丸服。**车前子**，明目，去肝中风热毒冲眼，赤痛障翳，脑痛泪出。治风热目暗，与黄连末服。治目昏障翳，补肝肾，同地黄、菟丝子丸服，取名驻景丸。**菊花**，治风热，目疼欲脱，泪出，养目去盲，做枕明目。叶同。**蔓菁子**，主明目益气，使人视力清晰洞视。水煮三遍，去苦味，晒干研末，水服。亦可用醋煮，或醋蒸三遍，研末服，可治青盲，十人九愈。或加决明子，用酒煮。或加黄精，九蒸九晒。花，为末服，治虚劳目暗。**椒目**，眼生黑花年久者，可同苍术丸服。**蜀椒、秦椒、桂、辛夷、枳实、山茱萸**，均可明目。**蕤核**，与龙脑，点眼，可治一切风热昏暗黑花。**蜂蜜**，治目肤赤胀。肝虚雀目同蛤粉、猪肝煮食。**青羊肝**，补肝风虚热，目暗赤痛，及热病后失明，做生食，并水浸贴之。治青盲，同黄连、地黄丸服。小儿雀目，同白牵牛末煮食，或同谷精草煮食。治赤目失明，同决明子、蓼子末服。风热昏暗生翳，生捣末，黄连丸服。不能远视者，同葱子末，煮粥食。目病眈眈，可煮热熏之。

【翳膜】**白菊花**，病后生翳，同蝉花为末服。癍豆生翳，同绿豆皮、谷精草末，煮干柿食。**景天花汁、仙人草汁、苦瓠汁**，并点翳。小葫芦吸翳。**贝母**，研末点翳。同胡椒研末，可止泪。与真丹点眼治胬肉，或同丁香。**楮**

百病主治药

实，治肝热生翳膜，研末日服。与荆芥丸服，治目昏。楮叶研末和白皮灰，入麝香，点一切翳膜。

【诸物眯目】珍珠、珊瑚、宝石、豹皮，并拭尘沙入目。**食盐**，尘物入目，洗之。**大麦**，煮汁，并洗麦稻芒屑入目。

耳

【释名】耳鸣、耳聋，有肾虚，有气虚，有郁火，有风热。耳痛是风热。聤耳是湿热。

【补虚】熟地黄、当归、肉苁蓉、菟丝子、枸杞子，肾虚耳聋，诸补阳药皆可通用。黄芪、白术、人参，气虚聋鸣，诸补中药皆可通用。柘白皮，酿酒，主风虚耳聋。茯苓，与黄蜡同嚼，可治卒聋。鹿肾、鹿茸角，并补虚治聋。

【解郁】柴胡，去少阳郁火，耳鸣、耳聋。连翘，耳鸣辉辉焯焯，除少阳三焦火。黄芩、黄连、龙胆、芦荟、抚芎、芍药、木通、半夏、石菖蒲、薄荷、防风，治风热郁火引起的耳鸣，诸流气解郁，消风降火药，皆可以用。

【外治】菖蒲，同巴豆一起塞耳。地黄、骨碎补，并煨，塞耳内治耳聋。细辛、狼毒、龙脑、槐胶、松脂，同巴豆。并塞治耳聋。杏仁，蒸油滴耳中。磁石，入少量麝香，淘洗干净，用鹅油调和塞耳。同穿山甲塞耳时，要口含生铁。

【耳痛】连翘、柴胡、黄芩、龙胆、鼠粘子、商陆，塞耳。木鳖子，治耳道热肿，与小豆、大黄，用油调和外涂。茱萸，同大黄、乌头末，贴于足心，引热下行，可止耳鸣耳痛。蛇蜕，耳忽大痛，如虫在里走，或流血水，或干痛，烧灰吹入耳中，痛立止。

【聤耳】青黛，同香附、黄柏研末。败酱、狼牙、蒲黄、桃仁，炒。青皮灰、楠材灰、槟榔、故绵，烧灰。硫黄，与蜡做挺塞耳。五倍子、桑螵蛸、蝉蜕灰、蜘蛛、全蝎、龙骨、穿山甲、海螵蛸、鸠屎，并同麝香吹入耳中。

【虫物入耳】苍耳汁、葱汁、韭汁、桃叶汁、姜汁、酱汁、蜀椒、石胆、水银、古钱，煎猪脂。羊乳、牛乳、牛酪、驴乳、猫尿，并滴蚰蜒入耳。薄荷汁，水入耳中，滴之。

面

【释名】面肿是风热。面紫赤是血热。疱是风热，即谷嘴。皶是血热，即酒皶。䵟黵是风邪客于皮肤，痰饮渍于腑脏，即雀卵斑。女人名粉滓斑。

【风热】白芷香、白附子、薄荷叶、荆芥穗、零陵香、黄芩、藁本香、升麻、羌活、葛根、麻黄、海藻、防风、远志、白术、苍术，并治阳明风热。牛蒡根，治汗出中风面肿，或连头项，或连手足。研烂，酒煎成膏贴，并内服三匙。菟丝子，浸酒服。辛夷、黄柏、楮叶，煮粥食用。

【皶疱䵟黵】升麻、白芷、防风、葛根、黄芪、人参、苍术、藁本，皆可达阳明阳气，去面黑。女菀，可治面黑，同铅丹研末酒服。男女二十日，黑从大便出。天门冬，同蜜捣成丸，日用洗脸，去黑。续随子茎汁，洗䵟黵，效果如同换了皮肤。蒺藜、苦参、白及、零陵香、茅香，并洗面黑，去䵟黵。白附子，能祛面部诸风百病。疵皯，用酒调和贴脸上，自落。旋花、水萍、卷柏、紫参、紫草、凌霄花、细辛、藿香、乌头、白头翁、白薇、商陆、胡麻油，并涂面䵟黵、皶疱、粉刺，游风入面。胡豆、毕豆、绿豆、大豆，并做澡豆，去䵟黵。冬瓜仁、叶、瓤，并可去䵟黵，悦泽白皙。仁，为丸服，面白如玉。服汁，去面热。落葵子、李花、梨花、木瓜花、杏花、樱桃花，并入面脂，去黑䵟皱皮，容颜美丽。柑核、蜀椒、海红豆、无患子，并入面药，去皯。皂荚、肥皂荚、蔓荆子、楸木皮、辛夷、樟脑，并入面脂。密陀僧，可去瘢皯，乳煎之涂于面部，可使皮肤光滑。与白附子、白鸡屎末，人乳涂。珍珠，和乳敷面，可以滋润肌肤，去䵟黵。

【瘢痕】大麦麨，用酥油调和敷脸。秋冬季可用小麦米。禹余粮，同半夏、鸡子黄涂面。一个月即可痊愈。羊髓、獭髓、牛髓、牛酥，皆可消瘢痕。

【面疮】紫草、紫菀、艾叶，用醋煎汤擦脸。妇人面疮，烧烟熏于患处，并用定粉擦脸。凌霄花，治两颊浸淫，连及两耳，可煎汤日洗。黄粱米，治小儿面疮如火，烧研，和蜜涂。丝瓜，同牙皂同烧，擦面疮。鸡内金，治金腮疮，初起如米豆大小，久则穿蚀，同郁金敷。

鼻

【释名】鼻渊，流浊涕，是脑受风热。鼻鼽，流清涕，是脑受风寒，包热在内。脑崩臭秽，是下虚。鼻窒，是阳明湿热，生息肉。鼻齇，是阳明热，及血热，或脏中有虫。鼻痛，是阳明风热。

【渊鼽】内治：羌活、藁本、白芷、鸡苏、荆芥、甘草、甘松、黄芩、半夏、南星、菊花、菖蒲、苦参、蒺藜、细辛、升麻、芍药，并祛风热痰湿。川芎，与石膏、香附、龙脑，研末内服。蜀椒、辛夷，辛走气，能助清阳上行通于天，治鼻病而利九窍。头风清涕，同枇杷花末，酒服之。石膏、全蝎、贝子，鼻渊流脓血，烧研，酒服。

外治：艾叶，同细辛、苍术、川芎同为细末，隔着手帕放在头顶，熨之。白芷，治鼻渊流涕臭，同硫黄、黄丹研细末，吹入鼻内。

【窒齆】内治：麻黄、白芷、羌活、防风、升麻、葛根、辛夷、川芎、菊花、地黄、白术、薄荷、荆芥、前胡、黄芩、甘草、桔梗、木通、水芹、干姜、干柿，同粳米煮粥食。天南星，风邪入脑，鼻塞结硬，流浊涕，每次取二钱，同甘草、姜、枣，煎服。山茱萸、釜墨，水服。

【窒齆】外治：瓜蒂，吹之。或加白矾，或同细辛、麝香，或同狗头灰。桂心、丁香、蕤核、藜芦、石胡荽、薰草，均可塞鼻。蓖麻子，

同枣塞入鼻中。一个月即可闻出香臭。

【鼻干】黄米粉，治小儿鼻干无涕，脑热也。同矾末，贴于囟门。

【鼻痛】石硫赤，用冷水调搽鼻子，一月愈。

【鼻毛】硇砂，治鼻中生毛，一昼夜可长一、二尺，渐变粗如绳，痛不可忍，同乳香丸服十粒，自落。

【赤齇】内治：使君子，酒齇鼻和面疮，以香油浸润，卧时嚼三五个。长期服用，可自落。大黄、紫参、桔梗、生地黄、薄荷、防风、苦参、地骨皮、桦皮、石膏、蝉蜕、乌蛇。栀子，治鼻齇面疱，炒研，黄蜡丸服。同枇杷叶为末，酒服。

【赤齇】外治：槲若，齇疱脓血，烧灰纳疮中。先用泔水煮槲叶，取其汁冲洗。牵牛，用鸡子白调和，晚上涂，白天洗掉。雄黄，与硫黄、水粉，乳汁调好外敷，不超过三五次就可治好。或同黄丹共用。

【鼻疮】杏仁，和乳汁调和。玄参、大黄，同杏仁。芦荟、紫荆花，贴鼻疮。

唇

【释名】脾热则唇赤或肿，寒则唇青或噤，燥则唇干或裂，风则唇动或㖞，虚则唇白无色，湿热则唇渖湿烂，风热则唇生核。狐则上唇有疮，惑则下唇有疮。

【唇渖】赤苋、马齿苋、蓝汁，并洗患处。葵根，紧唇湿烂，乍瘥乍发，长久不愈者亦名唇渖。烧灰和油脂调涂于患处。桃仁、青橘皮，烧之。

【唇裂】麻油、桃仁、橄榄仁、青布灰、屠几垢、蜂蜜、猪脂、猪胰、酥。黄连，泻火。当归，生血。

【唇肿】大黄、黄连、连翘、防风、薄荷、荆芥、蓖麻仁、桑汁、石膏、芒消，并涂。猪脂，唇肿黑，痛痒不可忍者，以瓷刀去血，以古钱磨猪脂，涂之。

【唇动】薏苡仁，风湿入脾，口唇瞤动痛揭。同防己、赤小豆、甘草煎服。

【唇青】青葙子、决明，并主唇口青。

【唇嚔】荆芥、防风、秦艽、羌活、芥子，先醋煎，后敷舌。天南星，擦牙，煎服。竹沥、荆沥、皂荚、乳香、伏龙肝，澄水服。

【吻疮】青皮、竹沥，和黄连、黄丹、黄柏涂患处。蓝汁，可洗患处。鸡舌香、梓白皮、青布，烧涂。

口舌

【释名】舌苦是胆热，甘是脾热，酸是湿热，涩是风热，辛是燥热，咸是脾湿，淡是胃虚，麻是血虚。生苔是脾热闭，出血是心火郁，肿胀为心脾火毒，疮裂为上焦热，木强是风痰湿热，短缩是风热。舌伸出口数寸有伤寒、产后、中毒、大惊数种。口糜是膀胱移热于小肠。口臭是胃火食郁。喉腥是肺火痰滞。

【舌胀】蓖麻油，点燃熏口。甘草，治木强肿胀塞口，不治能将人憋死，浓煎噙漱。青黛，同朴消、龙脑共用。龙脑香，治伤寒舌出数寸，掺之随消。皂荚刺灰，煎汁，并漱重舌。芒消，同蒲黄掺。中仙茅毒，舌胀出口者，以消石、黄柏下之。治小儿舌胀塞口腔，加紫雪、竹沥多服用。玄参、连翘、黄连、薄荷、升麻、防风、桔梗、赤芍药、大青、生地黄、黄芩、牛蒡子、牡丹皮、黄柏、木通、半夏、茯苓、芒消、石膏。

【舌苔】生姜，治诸病反应在舌苔上的情况，先用青布蘸井水涂抹，然后时常用生姜擦之。薄荷，舌苔语涩，取汁，同姜、蜜擦。

【舌衄】蒲黄，同青黛水服，并外敷。同乌贼骨共敷。生地黄，同阿胶末，米饮服。汁和童尿，酒服。茜根、黄芩、大黄、升麻、玄参、麦门冬、艾叶、飞罗面，水服。栀子、百草霜，同蚌粉服。与醋调涂于患处。

【强痹】乌药，固气舌麻。雄黄，治中风舌强，同荆芥为末，豆淋酒服。人参，主气虚舌短。

【口糜】内治：麦门冬、玄参、赤芍药、连翘、秦艽、薄荷、升麻、黄连、黄芩、生地黄、知母、牡丹、木通、甘草、石斛、射干、附子，治口疮，久服凉药不愈，用理中汤加附子反治，口含官桂。黄柏、茯苓、猪苓、朴消、硼砂、石膏、滑石、青钱，治口内生热疮，烧淬用酒饮。

【噙漱】天门冬，治口疮连年，同麦门冬、玄参丸噙。贝母，治小儿口生白疮，如鹅口疮，为末，入蜜抹之，每日五六次。凫茈灰、梧桐子灰、没石子，同甘草。并掺口疮。冬青叶汁、黄竹沥、小檗汁，皆可含漱。

【口臭】香薷、鸡苏、藿香、益智、缩砂、草果、山姜、高良姜、山奈、甘松、杜若、香附，掺牙。黄连、白芷、薄荷、荆芥、芎劳、蒲荛、茴香、莳萝、胡荽、邪蒿、莴苣、生姜、梅脯、橄榄、橘皮、橙皮、芦橘、蜀椒、茗、砂糖、甜瓜子、木樨花、乳香、龙脑及子、无患子仁、丁香、檀香、井华水，正旦含，吐厕中。

【喉腥】知母、黄芩，并泻肺热，除喉中腥气。桔梗、桑白皮、地骨皮、五味子、麦门冬。

咽喉

【释名】咽痛是君火，有寒包热。喉痹是相火，有嗌疸，俗名走马喉痹，杀人最急，惟火及针烙效速，次则拔发咬指，吐痰嚏鼻。

【降火】蠡实，同升麻煎服。根、叶用法相同。桔梗，去肺热。利咽嗌，喉痹毒气，煎服。恶实，除风热，利咽膈。治喉肿，同马蔺子研末服。悬痈肿痛，同甘草煎咽，取名开关散。龙胆、大青、红花、鸭跖草、紫葳，捣汁服。都管草、百两金、钗子股、辟虺雷、蒺藜、谷精草、蛇含、番木鳖、九仙子、山豆根、朱砂根、黄药子、白药子、苦药子，并可咽，及煎服，末服。或涂喉外。西瓜汁、橄榄、无花果、苦茗，并噙咽。槐花、槐白皮、诃黎勒、盐麸子、皋芦、

百病主治药

朴消，并含咽，煎服，研末服。

【风痰】贝母、细辛、远志，并可吹喉。羌活，治喉痹口噤，同牛蒡子煎汤灌。蓖麻油，烧燃熏烁，喉痹之毒自破。蓖麻仁，同朴消研碎水服，取吐。马蔺根、艾叶、地松、马蹄香、箭头草、益母草、蛤蟆衣，同霜梅。韭根、薤根、芥子，皆可敷于喉咙外的皮肤。皂荚，治急喉痹，生研点于患处，即破，外用醋调涂之，揉水灌。紫荆皮、箬竹叶、百草霜，并煎服。蛇蜕，烧烟吸之。或裹白梅含之。同当归末酒服，取吐。

音声

【释名】喑，有肺热，有肺痿，有风毒入肺，有虫食肺。痖，有寒包热，有狐惑。不语，有失音，有舌强或痰迷，有肾虚喑痖。

【邪热】桔梗、沙参、知母、麦门冬，皆可除肺热。灯笼草、栝楼、甘草、贝母、赤小豆，小儿不语，研末敷舌。木通、菖蒲，并出音声。小儿突然失音，可用麻油泡汤内服。萝卜，治咳嗽失音，同皂荚煎服。萝卜汁，和姜汁同服。梨汁，客热中风不语，突发喑风不语。与竹沥、荆沥、生地汁，熬膏服。诃黎勒，用小便煎汁，含咽。感寒失音，同桔梗、甘草、童尿，井水煎服。久咳嗽失音，加木通。天竹黄，并治痰热失音，中风不语。

【风痰】天南星，诸风口噤不语，与苏叶、生姜同煎服。小儿痫后失音，煨研，与猪胆汁服。蘘荷根，风冷失音，取汁和酒服。红花，治男女中风，口噤不语，同乳香共服。楮枝、叶，卒中风不语，煮酒服。珍珠，卒忤不语，鸡冠血制丸，纳口中。

牙齿

【释名】牙痛，有风热、湿热、胃火、肾虚、虫龋。

【风热、湿热】白芷，除阳明风热。同细辛为掺药。或入朱砂掺药。秦艽，主除阳明湿热。当归、牡丹、白头翁、薄荷，祛风热。生地黄，治牙痛牙长，含于口咋之。吃螃蟹牙龈肿痛，可用皂角蘸地黄汁炙研，做掺药。红豆蔻、酸草、鹅不食草，皆可吹鼻。鹤虱、地菘、红灯笼枝、芭蕉汁、苍耳子、恶实、青蒿、猫儿眼睛草、瓦松，同矾。蔷薇根、薏苡根、胡麻、黑豆，皆煎汤漱口。槐枝、柳白皮、白杨皮、枳壳、臭橘皮、郁李根、竹沥、竹叶，与当归尾同煎。食盐，擦牙洗眼，可固齿明目，止宣露。卧时封龈，止牙痛出血。槐枝煎过，祛风热。皂角同烧，祛风热。

【肾虚】旱莲草，与青盐炒焦，擦牙，可以坚固齿，乌黑须发。蒺藜，被打伤松动的牙痛，擦之加漱口。独蒜，熨于患处。

【虫龋】雀麦，同苦瓠叶煎醋泡，纳入口中，引虫出。桔梗，同薏苡根，水煎服。细辛、莽草、苦参、恶实，皆可煎汤漱口。藤黄、乌头、草乌头、天南星、莞花，并塞。茄根，取汁涂。或烧灰贴在牙上。银杏，食后生嚼一二枚。杨梅根皮、酸榴根皮、吴茱萸根，并煎汤漱口。槐白皮、枸橘刺、鼠李皮、地骨皮，醋制。

须发

【内服】常春藤、扶芳藤、络石、木通、石松，并主风血，好容颜，发白转黑不显老，浸酒饮。旱莲，内煎膏服，外烧擦牙，乌黑头发，益肾阴。取汁涂，可使眉发速生。做膏点鼻中，添脑。牛膝、麦门冬、肉苁蓉、何首乌、龙珠、旱藕、瞿麦、青精饭、黑大豆、白扁豆、大麦、胡麻，九蒸九晒。松子、槐实、秦皮、桑寄生、放杖木、女贞实、不凋木、鸡桑叶、南烛，久服用变白，乌黑须发。

【发落】芭蕉油、蓖麻子、金星子、兰草、蕙草、昨叶何草，皆浸油梳头，可使头发变长变黑。骨碎补，治病后脱发，同野蔷薇枝，煎汤抹头发。**水萍、水苏、蜀羊泉、含水藤、胡麻油及叶、大麻子及叶**，并洗头，每日梳头，可促进头发生长。**梽子**，同胡桃、侧柏叶浸水，梳发，不脱落。**柏子油、辛夷、松叶**，并浸油，水涂头发上，生长毛发。

【发白】**百合、姜皮**，并拔白易黑。**橡斗、毗黎勒浆、椰子浆、盐麸子、菱壳、芰花、莲须、红白莲花**，并涂须发。**绿矾**，与薄荷、乌头、铁浆水染发。

【生眉】**昨叶何草**，是生眉发膏的要药。**白鲜皮**，治眉发松脆易脱落。**柳叶**，同姜汁，擦眉可防脱。

丹毒

【释名】火盛生风。亦有兼脾胃气郁者。

【内解】**连翘、防风、薄荷、荆芥、大青、黄连、升麻、甘草、知母、防己、牛蒡子、赤芍药、金银花、生地黄、牡丹皮、麻黄、射干、大黄、漏卢、红内消、萹蓄**，均捣汁服用。**青布汁、栀子、黄柏、青木香、鸡舌香、桂心、枳壳、茯苓、竹沥、生铁**，烧，焠水服。**积雪草**，捣汁服。

【外涂】**黄芩、苦芙、马兰、白芷**，用葱汁调涂。亦可煎浴。**景天、蒴藋、蛇衔、生苎、水藻、牛膝**，治同甘草、伏龙肝。**仙人草、五叶藤、赤薛荔、排风藤、木鳖仁**，醋调。**菘菜、芸薹、大蒜、胡荽、干姜**，与蜜调和。**豆叶、大麻子、大豆**，煮汁。**栀子末**，用水调和。**柳木**，可洗或敷患处。

风瘙疹痱

【内治】**苍耳花、叶、子**，等分为末，以炒焦黑豆浸酒，每次服二钱，可治风热瘾疹和瘙痒不止。**枸橘核**，治风瘙痒，研末用酒服。**云母粉**，用水服，每次二钱。

【外治】**白芷、浮萍、槐枝、盐汤、吴茱萸**，煎酒。**景天汁、石南汁、枳实汁、芒消汤、矾汤**，均可擦涂患处。**鳝血**，涂赤游风。

【痱疹】**绿豆粉**，同滑石扑擦患处。**菟丝汁**，涂抹。**壁土、不灰木、滑石、井泉石**，同寒水石。

疬疡癜风

【释名】疬疡是汗斑。癜风是白斑片。赤斑则名为赤疵。

【内治】**蒺藜**，治白癜风，每次用酒服二三钱。**女萎、何首乌**，可治白癜风。同苍术、荆芥分成等份，用皂角汁煎成膏再制成丸服之。**白花蛇**，可治白癜疬斑点。泡酒中，同蝎梢、防风研末服。

【外治】**贝母**，治紫白癜斑，同南星、姜汁擦于患处。或同百部、姜汁擦。亦或者同干姜，沐浴后擦在患处，使其出汗。**附子**，可治紫白癜风，同硫黄，以姜汁调和，用茄蒂蘸擦之。**蓖麻汁、续随子汁、灰藋灰**，并剥白癜风、疬疡病。**胡桃、青皮**，并与硫黄擦于患处。或加少量的硇砂、酱汁。**半天河水、树孔中蚰汁、韭上露、车辙、牛蹄涔中水、水银**，皆可擦拭疬疡癜风。**鳝鱼**，同蒜汁、墨汁，频繁涂赤疵。小儿患赤疵，可刺父足心血贴在患处，即脱落。

瘿瘤疣痣

【内治】**连翘、丹参、桔梗、夏枯草、木通、玄参、当归、常山**，催吐。**黄药子**，消瘿气，煮酒服。《传信方》记载有神效。**天门冬、瞿麦、三棱、射干、土瓜根、香附、漏卢、紫菜、龙须菜、舵菜**，并治瘿瘤结气。**柳根**，主消瘿气，煮汁酿酒。**针沙、自然铜**，皆浸水中，每日饮用，消瘿。**牡蛎、马刀、海蛤、蛤蜊、淡菜、海螵蛸**，皆可消瘿气结核。**猪靥**，焙末酒服。或浸酒炙食。

【疣痣】**藜芦灰、青蒿灰、麻秸灰、麦秆灰**、荞麦秸灰、豆秸灰、茄梗灰、藜灰、灰藋灰、冬瓜藤灰，并淋汁，点于疣痣，腐痈瘤，消点印。艾叶，同桑灰淋汁，点疣痣瘤靥。灸痣，三壮即去。博洛回，涂在患处。杏仁、李仁，皆同鸡子白研末，涂疣。白矾、铜绿、硇砂，并涂痣靥疣赘。鸡内金，擦患疣。

瘰疬（附结核）

【内治】牛蒡子、防风、苍耳子、续断、积雪草、白芷、芎䓖、当归、白头翁、黄芪、淫羊藿、柴胡、桔梗、黄芩、海蕴、海带、胡麻、水苦荬，治项上风疬，用酒磨服。连翘，入少阳，是治瘰疬必用之药。同芝麻末，随时食用。治马刀挟瘿，同瞿麦、大黄、甘草煎服。蓖麻子，每天晚上吃二、三枚。同白胶香，熬膏服用。同松脂研末贴于患处。

【外治】白蔹、土瓜根、半夏、水堇、藜芦、通草花上粉、大麻，同艾灸。山药，主手少阳三焦经的疙瘩，无论深浅，与蓖麻子一同捣贴于患处。胡桃，与松脂同涂。食盐，和面同调用火烧。蜂房，烧，和猪脂一同涂于瘰疬。马刀，主治瘰疬如肌肤中走窜鼹鼠。

【结核】白头翁、连翘、射干、三棱、莪茂、黄芩、海藻、昆布、海带、蒲公英，均可消散颈下结核。天南星，治痰瘤结核，大者如拳，小者如栗，生研涂于患处。百合，同蓖麻研涂。白僵蚕、蜘蛛，治颈下结核，酒浸研烂，去渣内服。

痈疽

【释名】深为疽，浅为痈。大为痈，小为疖。

【肿疡】远志，治一切痈疽、发背、疖毒恶候。因死血阴毒在体内不痛者，或因忧伤恼怒等肝气郁滞造成疼痛难忍者，皆可用远志。可使热者退热，溃处欲和。为末，每服三钱，用温酒浸，取上清液内服，用其滓涂于患处。常春藤，可治一切肿痛，研汁入酒服，利恶物，去病根。忍冬，治痈疽，不论发于背、发颐、发眉、发脑、发乳诸处，捣叶，入少量酒涂于痈疽四围。内治取五两与甘草节一两，水煎，入酒再煎，分三次服用。重者每日一、二服。大肠通利即效。其滓亦可做丸服。或捣汁，同酒煎服。积雪草、野菊、栝楼、天门冬，皆捣烂用酒服，渣滓可涂于患处。曲节草，与甘草，煎服。黄葵花，去肿痛及恶疮脓水，为疮家圣药。用盐收聚可用数年，效果甚好。箬叶、红蓝花、苎根、益母草、金丝草、大戟、水仙根、飞廉、马鞭草、漏卢、蘘荷根、鸭跖草、续断、大蓟根、薇衔、火炭母、泽兰、地杨梅、地蜈蚣、姜黄、蒲公英、蓼实、紫河车、半夏、天南星、王不留行，清洗患处。绿豆粉，治一应初起痈疽，恶心。同乳香、甘草服，以护心。山药，生涂，或同蓖麻、糯米同用。木芙蓉花、叶，散热解毒。治一切痈疽发背恶疮，蜜调涂之。已成即溃，已溃即排脓。或同苍耳叶烧用，或同菊花叶煎洗。

【溃疡】术、苍术、远志、当归、黄芩、藁本、芎䓖，并可排脓、止痛生肌。地榆、芦叶灰、蒴藋灰、蒿灰，可蚀恶血死肌。蔷薇根、白蔹、白及、丹参、紫参、木通、毛蓼、赤地利、石斛、何首乌、胡麻，炒黑。没药、血竭、乳香，并可消肿、止痛生肌。痈疽寒颤，用熟水研服。磁石，同忍冬、黄丹熬膏，贴于溃疡处。

【乳痈】莼、水萍、黄芩、山慈姑、益母草、大蓟、莽草，磨醋。紫苏、栝楼、忍冬，并煎汤酒服。蒲黄、百合，并涂吹乳妒。榆白皮，醋捣。母猪蹄，与通草，煮羹食。已破，煎汤洗之。

【便毒】黄葵子，同皂荚、石灰，醋涂。贝母，治便毒初起，同白芷煎酒服，渣敷。肥皂，捣烂涂之。五倍子，炒黄，醋涂，一日夜即消。

【解毒】败酱，除痈肿，破多年凝血，化脓为水。肠痈有脓，与薏苡仁、附子为末，水服，小便排出即愈。**乌药**，若孕中有痈，同牛皮胶，煎服。**悬蹄**，治肠痈下瘀血。

诸疮（上）

【释名】有疔疮、恶疮、杨梅疮、风癞、疥癣、热疮、痫疮、手疮、足疮、脐疮。

【疔疮】**草乌头**，与葱白制丸服，取汗。同巴豆，贴在患处，可去病根。同川乌头、杏仁、白面涂之。**苍耳根**，捣成汁，和童尿服。或用葱酒服，取汗。灰，同醋涂，可除根。**龙葵、地黄、旱莲、水杨梅、木鳖子、麦面**，和猪脂。**小豆花、寒食饧**，并涂疗处。**荻菜、灰藋灰、山丹、百合、生姜、野葡萄根**，先刺疗上，涂以蟾酥。乃擂汁，入酒，调绿豆粉，饮醉而愈。**乌桕叶**，因食用六畜牛马肉而生疗欲死者，捣汁一、二碗，取下利。根亦可。又主暗疗昏狂。

【恶疮】**藿香**，治冷疮败烂，同茶烧外敷。**何首乌、燕蓐草、瞿麦、扁竹**，并敷，治浸淫恶疮。**大蓟根、野菊根、蛇衔、积雪草、商陆、狼跋子、及己、香附子、马鞭草、狼毒、艾纳香、漏卢、藁本香、黄连、虎杖根、地肤子**，清洗患处。**白敛、石长生、紫草、芫花根、紫参、赤芍药、山慈姑、白及、石蒜、牡丹皮、蜀羊泉、天麻、紫花地丁、紫金藤、天蓼、蔷薇根、当归、赤薛荔、丹参、兔葵叶、紫葛藤、羊桃**，清洗患处。**楮叶、占斯、大风子、木绵子油、桐子油、青布灰**，并外敷多年恶疮。

【杨梅疮】**金银花、苦参、龙胆、木通、泽泻、柴胡、荆芥、防风、薄荷、威灵仙、蓖麻子、黄芩、黄连、白鲜皮、连翘、胡麻、胡桃**，同槐花、红枣、轻粉丸服。**杏仁、细茶、木瓜、槐花**，取四两，炒之，煎酒热服。**孩儿茶、百草霜、硼砂、胡粉、枯矾、黄丹、蝉蜕、全蝎、白僵蚕、露蜂房、蜈蚣**，同全蝎、香油、水粉、柏油，熬成膏贴在患处。

【风癞】**羌活、防风、巴戟天、黄芪、牡丹、天雄**，并主癞风。**亚麻、荷叶**，同石灰汁同浸

溃患处。**桑叶**，治肺风如癞，蒸一夜，晒干研末，水服。**蜂蜜**，与姜汁炼服。

【疥、癣】**杜衡、白鲜皮、苍耳子、黄连、大蓟汁、白及、青葙叶、紫参、积雪草、蛇床子、丹参、天南星、紫草、木藜芦、地榆、莨菪根、狼牙草、沙参、谷精草、薄荷、三白草、线香、狼把草、狗舌草、姜黄、冬葵子、芍药、酢浆草、芎䓖、石长生、白菖蒲、钩吻、羊蹄根、酸模、木莲藤、莽草、山豆根、何首乌、藜芦、天门冬、狼跋子**，皆用酒磨。**乳香、没药、血竭、皂荚**，煮猪肚食。**半天河水、梅雨水、温泉、碧海水、盐胆水**，并外洗治疥癣顽疮。**铁落、铁锈、青琅玕、朱砂、雄黄、熏黄、石油、黄矾、绿矾、砒霜、盐药、戎盐**，并入掺药涂之。

【热疮】**青黛、蓝叶、酸浆子、龙葵、野菊根、天花粉**，并涂热疮。**梓白皮**，治小儿热疮。其叶，外敷手足治火烂疮。**银朱**，和盐梅涂。**羊胆**，治时行热㗅疮，和醋调和内服。

【痫疮】**桃花**，痫疮生手足间，相对生，如茱萸子，疼痒浸淫，久则生虫，有干湿二种，状如蜗牛。同盐捣敷。

【手疮】**热汤**代指生指甲旁，结脓脱爪，初时刺，汤中浸之。或热汤七度，或冷汤七度，皆良。**甘草、地榆、蜀椒、葱、盐、芒消**，并煎汤泡溃代指。**海苔、麦醋糟**，炒末，外敷手背肿痛之处。

【足疮】**知母、麋衔、乌头、鬼针、胡桃树皮**，烧灰。**生面、半夏**，并外涂治远行脚底生茧，一夜平。**牡蛎**，生研服，并敷。

【脐疮】**艾叶**，烧烟熏出恶水。或同雄黄、布烧。或同荆叶、鸡屎，坑中烧熏，引虫出。**桐油**，日涂。或入轻粉，或加入头发熬化。治脚肚风疮如癞，同人乳扫之。**蜜蜡**，五枝汤洗后，在患处摊贴十层。**百草霜**，治热臁疮伤口增厚，与轻粉、麻油，做隔纸膏外贴。

诸疮（下）

【释名】有头疮、软疖、秃疮、炼眉、月蚀、疳疮、蜃疮、阴疳、阴疮。

【头疮】艾灰、蓼子，同鸡子白、蜜调和。蒺藜、苦参、木耳，与蜜调和。豆油、豆豉，薄汁，和泥包烧之，研涂。木芙蓉，油调和。五倍子，同白芷。古松薄皮，治小儿胎风头疮，入豉少许，炒研，再入轻粉，用香油调涂。

【软疖】白胶香，同蓖麻共用，入少油，煎膏。茄，半个，贴患处。山黄杨子，研末。蚯蚓泥，用油调和。

【秃疮】杏仁，七个，青钱一个，捣烂，用灯油调涂。皂荚、蓝、苦瓠藤、盐，并煎汤清洗患处。桑椹汁，日服，治赤秃。先以桑灰汁洗。樟脑，同花椒、芝麻外涂。先以退猪汤清洗。蜀羊泉、银朱、雄黄、雌黄、鹅掌皮，烧灰。胡荽子、土细辛、梁上尘，并用香油调涂。

【炼眉】菟丝子，炒研。黄连，研末，用油调涂。碗内艾烟熏过，入皂矾一粒、轻粉少许涂之。百药煎，同生矾研末。

【月蚀】蔷薇根，同地榆、轻粉共用。曾青，同雄黄、黄芩共用。醍醐、羊脂、熊胆、猪胆、鸡胆，并涂耳面部月蚀疳疮。羚羊须，治小儿耳面部香瓣疮，同白矾、荆芥、小枣，入轻粉外敷。

【疳疮】黄连，同芦荟、蟾灰。同款冬花亦可。蓝淀，涂于口鼻急疳。百药煎，同五倍、青黛煅烧，入铜青。贝子、海螵蛸、猪骨髓、海桐皮、熊胆、牛骨，烧灰。蒲公英、鸡肠草、繁缕、蔷薇根、胡桐泪、樗根皮、青黛、杏仁油，并涂口鼻疳疮。

【蜃疮】楝皮、苦参、豨莶、青葙叶、樗白皮、牡荆子、皂荚，烧灰。桃仁，用盐、醋，煎服。马鞭草，取汁。桃白皮，煎膏。鸡内金、鲫鱼骨、雄黄、雌黄、硫黄，并可外敷。

【阴疳】黄柏，加猪胆汁炙研，入轻粉。甘草，同槐枝、赤皮葱、大豆煎汁，日洗三次。

苦参，同蜡茶、蛤粉、密陀僧、猪脂共涂。密陀僧，同青黛、海粉、黄连。海螵蛸、龙骨、百药煎、鲫鱼胆、象皮，烧灰。

【阴疮】胡粉，杏仁或白果炒过，研涂。阴疮浸淫，同枯矾。田螺，烧灰，同轻粉。木香，同黄连、密陀僧。紫梢花、孔公蘖、蒲黄，外涂阴囊疮湿痒。狼牙草、越瓜、蜀椒、茱萸、五加皮、槐枝，并煎水洗。

跌扑折伤

【释名】因外伤引起的肠出、杖疮。

【内治活血】当归、蓬莪茂、三棱、赤芍药、牡丹皮、苏方木、马兰、泽兰、败蒲，烧灰。婆婆针袋儿，擂水服，并外敷。杏枝、松节、白杨皮，并煎酒服。甜瓜叶、琥珀、没药、桂，并调酒服。黄明胶，与冬瓜皮炒焦，酒服，取汗。亦治多年不愈的损伤疼痛。黄茄种，消青肿，焙末，酒服二钱，一夜平。重阳节时采收，化为水服，可散恶血。

【内治接骨】䗪虫，乃接骨神药，擂酒服。或焙存性，酒服三钱。或入自然铜末。一用乳、没、龙骨、自然铜等分，麝香少许，每服三分，入干䗪末一个，酒服。又可代杖。又土鳖炒干，巴豆霜、半夏等分，研末，每日黄酒服一二分，接骨如神。骨碎补，研汁和酒服，药渣外敷。或研末入黄米粥，裹之。接骨木，煎服。乌古瓦，炼研酒服，接骨神方。

【外治散瘀接骨】牛膝、旋花根、紫苏、三七、莨菪子、蛇床、栝楼根、白敛、土瓜根、茜根、地锦、骨碎补、水萍、威灵仙、何首乌、稻瓤、黍米，烧之。凤仙花叶，捣烂，频涂，一夜平复。苎叶，和石灰捣烂收膏。降真香、麒麟竭、水桐皮、乳香、没药、落雁木、质汗、桑叶、栀子，同面捣。蜜栗子、石青、故绯、炊单布、蛤蚧、吊脂、海螵蛸、鳔胶，水煮。羊脂、野驼脂、牛髓、猪髓，并摩。栗子，治筋骨断碎，瘀血肿痛，生嚼涂于患处，有效。

【肠出】热鸡血，治金疮肠出，用桑白皮缝合，最后用热鸡血涂之。人参，治胁腹肠出，立即抹油将肠纳入体内，用人参、枸杞汁淋之。吃羊肾粥，十日可愈。

【杖疮】内治：大黄，煎酒服，下去瘀血，外用姜汁或童尿调涂。第一晚黑色变紫，第二晚紫者变白。三七，酒服三钱，血不冲心，仍嚼涂之。无名异，临时服之，可使杖伤不至过重。

外治：黄瓜，在六月六日瓶收，浸水扫洒在伤口上。凤仙花叶，杖疮已破者，频涂，一夜血散。冬用干品。雄黄，同密陀僧，或同无名异。松香、黄蜡，并熬膏。

诸虫伤

【释名】有毒蛇、蜈蚣、蜂虿、蜘蛛、蠼螋、蚕虿、蚯蚓、蜗牛、射工沙虱、蛭蝼、蚁蝇、蚰蜒、辟除诸虫。

【蛇、虺伤】内治：兔葵、莽苴、长松、恶实、辟虺雷、草犀、白兔藿、黄药子、蘘荷、地榆、鬼臼、决明叶、蛇莓、冬葵根和叶、海根、苋菜，并主蛇、虫、虺、蝮伤，捣汁或为末服。五叶藤、茴香、半边莲、樱桃叶、小青、大青、水蘋，并捣汁服，滓外敷。水苏、小蓟、苎根和叶、金凤花和叶、苍耳，并酒服，外涂患处。

外治：蛇含草、蛇莴草、马蔺草、天名精、续随子、蜈蚣草、鹿蹄草、益母草、菩萨草、天南星、预知子、鱼腥草、扁豆叶、慈姑叶、山慈姑、山豆根、独行根、赤薜荔、千里及、灰藿叶、乌桕皮、椋木皮、旱菫汁、水芹、马兰、狼牙、荨麻、山漆、薄荷、紫苏、葛根、通草、葎草、蚤休、地菘、豨莶、海芋、荏叶、水苔，治疗效果极好。酸浆、醋草、芋叶、藜叶、甜藤、蕨根、白苣、莴苣、菰根、干姜、姜汁、韭根，取汁。独蒜、薤白、酒糟、巴豆、榧子、桑汁、楮汁、楮叶，同麻叶共用。

【蜈蚣伤】蜗牛、蛞蝓、乌鸡屎、五灵脂、独蒜、芸薹子，取油。苋菜、马齿苋、菩萨草、人参、蚯蚓泥、胡椒、茱萸、楝叶，取汁。牛血、猪血，并主误吞蜈蚣，饮之至饱胀，当吐出。

【蜂、虿伤】甲煎、楮汁、苋汁、茱萸、蛇含、葵花、灰藿、人参，嚼服。白兔藿、五叶藤、尿坑泥、檐溜下泥，并涂蜂伤。芋叶、苦苣、冬瓜叶、马齿苋、胡麻油、韭汁、干姜、薄荷、青蒿、大麻叶、苦李仁、楝叶汁、蓝汁、酒糟、藜叶、蜀椒、食茱萸、木槿叶、齿中残饭、半夏、附子，磨醋。

【蜘蛛伤】内治：醇酒，治山中草蜘蛛毒人，全身生丝，饮至醉并洗患处。贝母，酒服。

外治：芋叶、葱、胡麻油、山豆根、通草、豨莶、藜叶、灰藿、合欢皮、旧箄灰、蔓菁汁、桑汁、雄黄、鼠负、蚯蚓、土蜂窠、赤翅蜂、驴尿泥、鸡冠血、麝香、猴屎、头垢，并涂于伤口处。

【蠼螋伤】米醋、豆豉、茶叶、梨叶、鸡肠草、鱼腥草、马鞭草、大黄、豨莶、蒺藜、巴豆、败酱草、故蓑衣，烧灰。

【蚕虿伤】苦苣、莴苣、赤薜荔、苎根、预知子、椰桐皮、百部、灰藿、田父、麝香，并涂蚕咬伤。豉、茖葱、马齿苋、食茱萸、松脂、青黛、韭汁、燕窠土、雄黄、牛耳垢、狐屎，并外敷恶虿虫伤。胡瓜根、灰藿叶、马鞭草、干姜、葱汁、韭汁、茶叶、杏仁、巴豆、桑灰、雄黄、丹砂、蚁蛭、蜜蜡、头垢，并外敷狐尿虿疮。

【蚯蚓、蜗牛伤】石灰、盐汤，并主蚯蚓咬毒，形如大风，泡汤浸洗，良。蓼子，浸蜗牛吹之。

【射工、沙虱毒】苍耳叶，煎酒。梅叶，取汁。鹅血、鸭血，并主射工、沙虱、溪毒中人，寒热生疮。莴苣、蒜、白芥子、芥子、葱、茖葱、茱萸，同蒜、葱煮汁。

【蛭、蝼、蚁、蝇伤】朱砂，外敷水蛭伤人疮。土槟榔、穿山甲、山豆根、檐溜下泥、地上土，外涂蚁咬伤。

【辟除诸虫】天仙藤，同木屑共用。樟脑、

菖蒲、白菖、木瓜、萹蓄、龙葵、茯苓，研末。虿建草、大空、藜芦、百部、白矾、水银、银朱、轻粉、铜青，辟除蝇、蛾。绿矾水、腊雪水，辟除蚰蜒。芸香、角蒿叶，并安放箱中。

诸物哽咽

【诸骨哽】凤仙子，研末，水咽。根、叶煎醋。丝瓜根，烧服。乌贼骨，同橘红、寒食面，制丸服。

【鸡骨哽】水仙根、玉簪花根，取汁。茯苓，同楮实为末，乳香汤送服。

【鱼骨哽】白芍药，嚼服。茱萸，鱼骨入腹者，煎水服，变软排出。青鱼胆，取吐。

【金、银、铜、铁哽】王不留行，若误吞铁石，同黄柏，制丸服。饴糖、慈姑汁、凫茈、胡桃，并主误吞铜钱，多食之。蜂蜜，若误吞铜钱，服之即出。

【竹、木哽】鳜鱼胆，治一切骨哽、竹木入咽，日久不出，刺痛难忍，取一皂子煎酒服，取吐。

妇人经水

【释名】经闭：血滞、血枯，两种经闭。不调：有血虚者导致过期，血热引发先期，血气滞者作痛。

【活血流气】当归，治一切气，一切劳。破恶血，养新血，补诸不足。当归头止血，身养血，尾破血。妇女百病，同地黄丸服。月经逆行，同红花煎服。血气胀痛，同干漆丸服。室女闭经，同没药研末，红花酒调服。丹参，破宿血，生新血，安生胎，落死胎，止血崩带下，调经脉，或前或后，或多或少，兼治冷热劳，腰脊痛，骨节烦疼，晒研。每服二钱，温酒调下。马鞭草，通月经瘕块，熬膏服。水蛭、地胆、樗鸡、五灵脂、鳖甲、纳鳖、穿山甲、龙胎、蛤粉、菩萨石、铜弩牙、朴消、紫荆皮、木占斯、桂心、干漆、厚朴，煎酒。栝楼根、质汗、甜瓜蔓、

蓬莪茂、三棱、枣木、紫葳、庵罗果、桃仁、牡丹皮、刘寄奴、紫参、姜黄、郁金、红蓝花、瞿麦、番红花、续随子、蛇莓、瓦松、石帆、赤孙施、蒲黄，并破血通经。

【益气养血】熟地黄，治伤中胞胎，月经不调，冲任伏热，久而无孕，同当归、黄连制丸服。补骨脂、泽泻、阳起石、玄石、青玉、紫石英，并主子宫虚冷、经血不调、不孕。

带下

【释名】病因为湿热夹痰，有虚、有实。

【带下】白芷，漏下赤白者用之，能蚀脓。白带冷痛腥秽者，同蜀葵根、白芍、枯矾，丸服。石灰淹过，研末酒服。糯米，治女人白淫，同花椒烧研，醋糊丸服。马矢蒿、蠡实、紫葳、茜根、白敛、土瓜根、赤地利、鬼箭羽、水芹、蒲黄、景天、猪苓、李根白皮、金樱根、酸榴皮、桃毛、白果、石莲、芡实、城东腐木、橡斗、秦皮、人参、黄芪、肉苁蓉、何首乌、葳蕤、当归、芎劳、升麻，可升提。淡菜、海蛇、全蝎、丹参、三七、地榆，并主赤白带。

崩中漏下

【释名】即月水不止，五十岁行经。

【调营清热】升麻，升阳明清气。芍药，同柏叶煎服，治崩中疼痛。同艾叶煎服，治经水不止。鸡冠花及子，为末，酒服。茜根，止血内崩，及月经不止。五十后行经，作为败血论，同阿胶、柏叶、黄芩、地黄、发灰，煎服。续断、石莲子、蠡实、茅根、桃毛、小蘗、冬瓜仁、松香、椿根白皮、鹿角、鹿茸、鹿血、猪肾、乌骨鸡、丹雄鸡、鸡内金、雀肉、鲎尾、蚌壳、文蛤、海蛤、鲍鱼，并主漏下崩中。

【止涩】丝瓜，同棕烧服。甜杏仁黄皮，烧服。百草霜，与狗胆汁服。鬼箭羽、城东腐木、石胆、代赭石、白垩土、玄精石、硇砂、五色

石脂、太乙余粮，并主崩中，漏下不止。

胎前

【释名】子烦，胎啼。

【安胎】续断，三月孕的可防胎堕，同杜仲，制丸服。香附子，可顺气安胎，研末，用紫苏汤服，又名铁罩散。恶阻，同藿香、甘草研末，入盐汤服。代赭石、鹿茸、麋角、黑雌鸡、豉汁、大蓟、蒲黄、蒲蒻、卖子木，并安胎止血。

【子烦】葡萄，煎服。捣汁亦佳。知母，以枣肉制丸服。

【胎啼】黄连，煎汁，常小口喝下，治腹中胎啼声。

产难

【催生】益母草，治难产及子死，捣汁服可。人参，横生倒产者，与乳香、丹砂，配鸡子白、姜汁调服，母子俱安。莲花、胡麻、赤石脂、代赭石、禹余粮、石蟹、蛇黄，煮服。珍珠，酒服一两，胎儿即出。钟馗左脚，烧末，水服。并主难产，及胞衣不下。

【滑胎】木通、通草、泽泻、预知子、水松、马齿苋、黄杨叶、海带、麦蘖、滑石、浆水，并主难产、逆生横生、胎衣不下。黄葵子，汤服。

【胎死】蓖麻子，四枚，加巴豆三枚，入麝香，贴于脐上。当归，与川芎末、大豆、童尿、流水煎服。夜明砂灰，用酒服。

【堕生胎】天雄、乌喙、侧子、半夏、天南星、玄胡索、补骨脂、莽草、商陆、牛膝、羊踯躅、土瓜根、薏苡根、茜根、蒺藜、红花、茅根、鬼箭羽、牡丹皮、大麦蘖、麦曲、薇衔、黑牵牛、三棱、野葛、藜芦、干姜、桂心、皂荚、干漆、槐实、巴豆、榄根、衣鱼、蝼蛄、虻虫、水蛭、䗪虫、蛴螬、蚱蝉、斑蝥、芫青、地胆、蜈蚣、蛇蜕、石蚕、马刀、飞生、亭长、蜥蜴、蟹爪、与桂心、瞿麦、牛膝研磨为末，煎酒服。

产后

【补虚活血】蒲黄，治血运、血癥、血烦、血痛，胞衣不下等，用水服二钱，或煎服。人参，血运，同紫苏、童尿，煎酒服。产后不语，同石菖蒲、石莲肉，煎服。产后发喘，用苏木汤服末二钱。便秘，同麻仁、枳壳，丸服。诸虚证，同当归、猪肾煮食。羊肉，利产妇生产、哺乳期的病症。腹痛虚弱或厥逆者，同归、芍、甘草，水煎服。

【血运】红花，煮酒服，可排恶血、下胎衣。百合，治血运胡言乱语。香附子，血运狂言，生研，姜、枣煎服。

【血气痛】赤小豆、羊蹄实、败酱、牛膝、红曲，擂酒服。慈姑，取汁，服一升，治血闷攻心欲死。

【下血过多】凌霄花，并主产后恶露淋沥不尽。艾叶，治出血不止，同老姜煎服，立即见效。受寒腹痛，焙热熨于脐上。小蓟，同益母草煎服。

【下乳汁】鲍鱼汁，同麻仁、葱豉，煮羹吃。母猪蹄，同通草煮食，喝汤。鲤鱼，烧之服二钱。鳞灰亦可。石钟乳粉，同漏卢汤调服一钱，到下乳为止。王不留行，通血脉，是下乳神药。

小儿初生诸病

【释名】有初生儿沐浴，解毒，大小便不通，无皮，不啼，不乳，吐乳，目闭，血眼，肾缩，解颅，囟陷，囟肿，项软，龟背，语迟，行迟，流涎，夜啼，脐肿，脐风。

【沐浴】益母草、虎骨，并煎汤浴儿，可使小儿不生疮疥诸病。

【解毒】豆豉，浓煎，喂三五口，源自母体的毒火自行消散。牛黄，用蜜调和。脐带，初生三日，可用自体脐带烧灰与母乳共服，免生痘患。

【便闭】葱白，尿不通，煎乳灌下。甘草，

同枳壳，煎水灌之。

【无皮】白米粉、车辇土、密陀僧，初生无皮者，扑身三日即生。

【不啼】冷水，灌少量，外以葱鞭之。

【不乳】凌霄花，若百日儿忽然不吃乳，同蓝汁、消、黄，丸服。

【吐乳】蓬莪茂，与绿豆煎乳，调牛黄服用。

【夜啼】当归，胎寒好啼，日夜不止，焙研，母乳调和灌之。灯花，抹乳头上，让胎儿吮吸。牛黄，用乳汁融化少许，灌之。

【脐肿】东壁土、伏龙肝、白石脂、枯矾、车脂、龙骨、海螵蛸、猪颊车髓，同杏仁捣碎。

【脐风】守宫，用丹砂养红，为末，薄荷汤服。乌驴乳、猪乳、牛涎、牛齝、草汁、大豆黄卷汁，并灌服。夜合花枝，煮汁，拭小儿撮口。

惊痫

【释名】有阴、阳两证。

【阳证】羌活、龙胆草、青黛、金银薄、铁粉、剪刀股、马衔、铁精、铜镜鼻、雄黄、代赭石、鳖甲、鲮鲤甲、全蝎、守宫、龙骨，齿、脑、角同。珍珠、牡蛎粉、蛇蜕、白花蛇、乌蛇、伏翼、五灵脂、牛胆、牛黄，用竹沥化服。石菖蒲、柏子仁、茯神、茯苓、牡丹皮、琥珀、荆沥、淡竹沥、淡竹叶、竹茹、木通、天竹黄、铅霜、黄丹、紫石英、菩萨石、玳瑁、象牙、犀角，磨汁服。桔梗、薄荷、荆芥、防风、藁本、紫菀、款冬花，并主惊痫，上焦风热。

【阴证】升麻、远志、蛇床子、缩砂、曼陀罗花，并主慢性惊风阴痫。天南星，治慢惊，

同天麻、麝香服。或制丸服，祛痰。暑毒入心，昏迷搐搦，同白附子、半夏生研，搭配猪胆制丸服。**麻黄**，治疗吐泄后慢惊脾风，同白术、全蝎、薄荷末服。

痘疮

【预解】黑大豆，同绿豆、赤小豆、甘草煮汤饮汁。**生玳瑁**，同生牛犀磨汁，每日服用。丝瓜蔓、壶卢须、兔头、鳢鱼，在除夕煎汤，给小儿沐浴，可令出痘多变少，少者无。

【内托】芎䓖、芍药、肉桂、糯米、肉豆蔻，止泻。升麻，解毒，散痘疹前热。牛蒡子，出痘不快，大便闭塞，吞咽不利者，同荆芥、甘草，煎服。**虾汤、鱼汤、生蚬水**，并主痘出不快。

【外治】荞麦、大豆、赤小豆、豌豆、绿豆，并研末，敷烂痘及痈处。杨柳根，受风寒出不快，煎汤沐浴。猪肉汁、马肉汁，并洗痘瘢。

小儿惊痫

【释名】有阴、阳二证。

【阳证】胡黄连、黄芩，治小儿惊啼，同人参末同服。**甘草**，可补元气，泻心火。小儿撮口牙关紧闭，煎汁灌之，吐出痰涎。**细辛**，小儿客忤，同与桂心纳口中。女萎、女菀、紫菀、款冬花，治惊痫寒热。没药，小儿盘肠气痛，可与乳香同服。

【阴证】黄芪，补脉泻心。**人参**，与黄芪、甘草同用，治小儿胃虚而成慢惊，是泻火补金、益土平木的神方。桔梗，主治小儿惊痫。

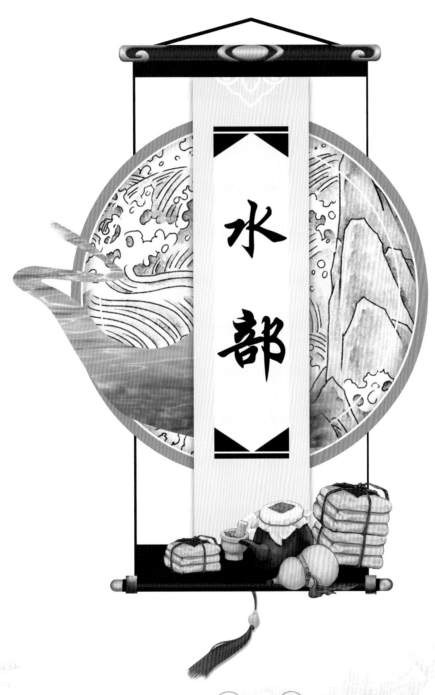

水部

天
水
类

地
水
类

天水类

雨水

释名 李时珍：地气升腾起来后成为云，天气降落下来后成为雨。

气味 味咸，性平，无毒。

附 立春雨水

主治 李时珍：适宜煎熬具有发散或补中益气作用的药物。

发明 李时珍：虞抟《医学正传》指出：立春时节雨水，其药性是受到了春天清气上升、万物萌发之气的影响。因此适宜煎煮治疗中气不足、清气不升疾病的药。

附 梅雨水

主治 陈藏器：清洗疮疥，灭瘢痕。入酱易熟。

发明 李时珍：梅雨，或作霉雨，性属湿热。若人体受到湿热之气的侵袭便会生病，衣物受到湿热之气的侵染则会发霉。因此梅雨是不能用来酿造酒醋的。

附 液雨水

主治 李时珍：杀百虫，宜煎杀虫消积的药物。

发明 李时珍：立冬后的第十天入液。到小雪时出液。在这期间下的雨水叫作液雨水，也叫药雨水。百虫饮用了液雨水都会开始蛰伏，进入冬眠，直至次年惊蛰之后才会苏醒过来。

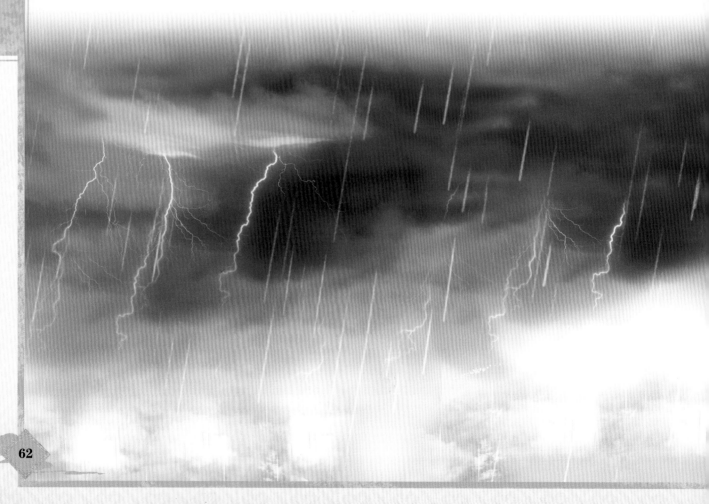

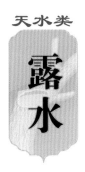

天水类

露水

释名 李时珍：露水是阴气凝聚而产生的液体。夜里阴气凝结附着在物体上面就成了露水。

气味 味甘，性平，无毒。

主治 陈藏器：秋季繁露时，以盘收取露水，煎如饴。服用后延年益寿而腹中不饥。百草梢上秋露水，在天未亮时收取。治愈百种疾病，止消渴。经常饮用能使人身体轻捷灵活，腹中不饥，面部光滑润泽。百花上的露水，具有美容的功效。

虞抟：露水禀肃杀之气，宜煎润肺杀祟的药物，及调疥、癣病、虫癞等病的散剂。

李时珍：阴历八月初一收取的（草梢）露水研墨取汁，点在太阳穴上能治疗头痛；点在膏肓穴上能治疗劳瘵病。这种方法称为天灸。用柏叶或者菖蒲上的露水，每晨清洗眼部能起到明目的作用。韭菜叶上的露水，每晨涂可以治疗白癜风。凌霄花上的露水，入眼损目。

发明 陈藏器：《续齐谐记》中记载：华山有少年收集露水，为赤松先生明目之用。凡秋露春雨着草，患有疮痒和溃破疼痛的人接触之，痒痛便会停止。

李时珍：用秋露酿的酒，气味最清冽。

水部

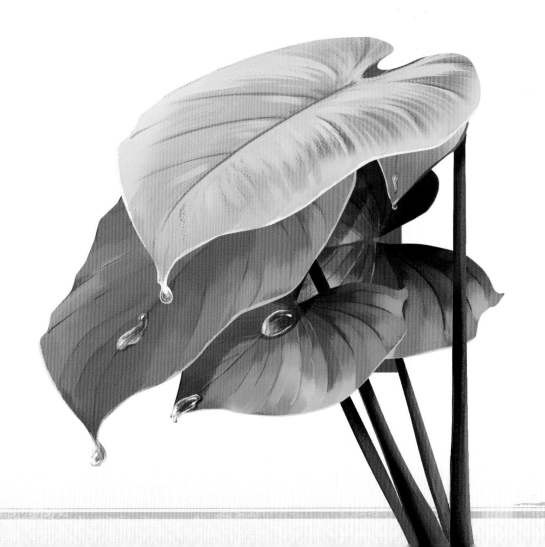

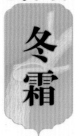

天水类
冬霜

释名 李时珍：露水在阴气偏盛时就会凝结而变成霜。露能滋养万物，霜却能损伤万物。性随时差异。

陈承：凡取霜应当用鸡的羽毛扫来收集霜。盛放在瓶中密封，贮存在阴凉的地方，能保存时间很久。

气味 味甘，性寒，无毒。

主治 陈藏器：食之解酒热，治疗伤寒鼻塞，及酒后诸热面赤者。

附方 寒热疟疾：秋后霜一钱半，用热酒送服。

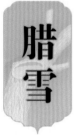

天水类
腊雪

释名 李时珍：按刘熙《释名》记载，雪能够洗除瘴疠之气和虫蝗。冬至后第三戊日为腊。腊月前三场大雪，称腊雪，对小麦和蔬菜非常有益，又能杀灭害虫。腊雪应封闭贮存在阴处，可保存数十年。用腊雪化成的水浸泡五谷的种子，可使五谷更加耐旱且不生害虫。把腊雪水洒在桌子或者席位之间，便能让虫蝇自行离去，而用腊雪水来腌制贮藏水果和食品，就可以避免虫蛀。

气味 味甘，性冷，无毒。

主治 陈藏器：解一切毒，治天行时气瘟疫，小儿热痫狂啼，或（成年人）服用丹石发动，酒后暴热，黄疸，略加热服用。

张从正：洗眼，可消退目睛红赤。

吴瑞：水煎茶煮粥，清热止渴。

李时珍：宜煎煮治疗伤寒火喝的药物。外敷治疗痱子效果也很好。

发明 寇宗奭：腊雪水，具极寒之气，寒能疗热，所以能治疗上面所说的诸病。

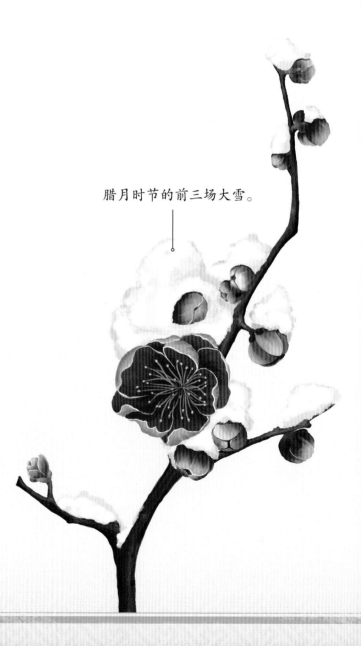

腊月时节的前三场大雪。

水部

天水类

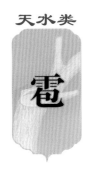

雹

释名 李时珍：程子说，雹是阴阳之气相互搏结而形成的，属于灾害之气。陆农师说，阴

包阳形成冰雹，阳包阴形成霰。即大的称冰雹，细小的称霰、米雪、雪珠。

气味 味咸，性冷，有毒。

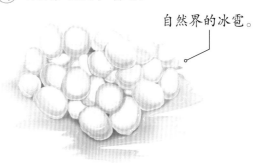

自然界的冰雹。

天水类

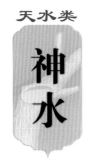

夏冰

释名 凌。

李时珍：冰是太阴之精，阴气精凝而成。水极似土，当水盛到极点时就会出现一些土的特性，由柔转变成刚，这就是物极必反的道理。今人冬月藏冰于窖，上面放置盐，温度更低。

气味 味甘，性冷，无毒。

主治 陈藏器：祛热除烦，冷敷熨人治乳石发热肿。

吴瑞：解烦渴，消暑毒。

李时珍：伤寒阳毒，热盛昏迷的，把一块夏冰放在膻中穴上，有良效。夏冰也可解烧酒毒。

发明 李时珍：宋徽宗因食用冰太多而伤了脾胃，御医的治疗没有效果，于是召杨介诊治。杨介询问病情后，建议用大理中丸。他说：皇上的病是因为吃冰太多，所以我用冰煎煮大理中丸，这是针对受病之源而采用的治疗方法。果然，徽宗按此法服药后，疾病随即痊愈。

附方 灭瘢痕：用冰凌反复冷熨患处，效果良好。

天水类

神水

集解 李时珍：如果五月五日午时有雨，立即采伐竹竿，其中定有神水，把竹竿中的水收集起来，作为药物。

气味 味甘，性寒，无毒。

主治 李时珍：治心腹积聚和虫病。和獭肝相和成丸剂服，又饮神水有清热化痰、定惊安神的功效。

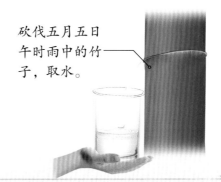

砍伐五月五日午时雨中的竹子，取水。

天水类

半天河

释名 上池水。

陶弘景：上池水就是竹篱头水，空树穴中的水。

李时珍：上池水，半天河也。

气味 味甘，性微寒，无毒。

主治《名医别录》：鬼疰，狂，邪气，恶毒。

陶弘景：洗诸疮。

大明：治疗蛊毒。

甄权：杀鬼精，恍惚妄语，与病人饮之，勿令察觉。

陈藏器：从槐树中采收到的半天河，主诸风证、恶疮、风瘙、疥痒。

发明 寇宗奭：半天河水，是上天润泽的水，能够治疗心病、鬼疰、狂乱以及毒气。

附方 辟禳时疫：半天河水，饮之。

身体白驳：取树木孔穴中的水洗涤患处，然后再将桂捣成粉末，用唾液混合敷在患处。每天治疗二次。

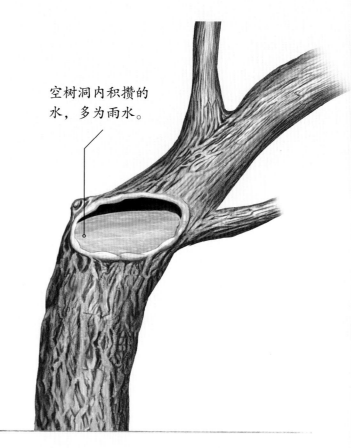

空树洞内积攒的水，多为雨水。

地水类

井泉水

释名 李时珍："井"字就像井的形状，"泉"字就像水从穴中流出的样子。

集解 汪颖：井水新汲，有治病宜人的作用。凡井水从地底渗出的泉脉为上，从江河中渗出的则次之。

李时珍：反酽而倾的水叫倒流水；出甃未放的水叫无根水；没有固定时间，只要是刚打的水就叫新汲水；早晨第一次打的水叫井华水。

附 井华水

气味 味甘，性平，无毒。

主治《嘉祐补注本草》：酒后热痢，洗目中肤翳。疗大惊而九窍四肢指趾间出血，以水噀面。和朱砂一起服用，令人好颜色，镇心安神。治口臭。

虞抟：宜煎煮补阴的药物。

李时珍：宜煎煮一切痰火和气血异常的药物。

附 新汲水

主治《嘉祐补注本草》：治疗消渴和反胃，热痢和热淋，小便赤涩，祛邪调中，下热气，并宜饮之。外洗痈肿漆疮。

李时珍：解砒石、乌喙、煤炭毒和烧酒中毒。治疗热闷昏瞀烦渴。

发明 李时珍：井泉水，是地脉中的水，像人体经脉中的血，应当选择土厚水深、源远质洁的水饮用即可。

附方 **衄血不止**：用新汲水，清洗左右脚，鼻血即止。或者用冷水来洗脸，效果相同。

中砒石毒：多饮用新汲井水，病人呕吐后便可解毒。

初生不啼：用冷水慢慢灌入幼儿口中，再用葱白的细茎抽击幼儿，即会出现啼哭。

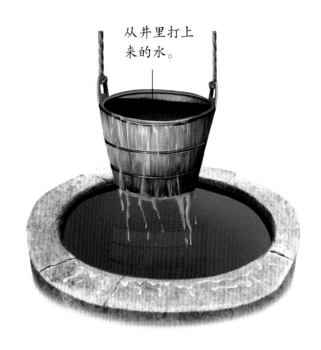

从井里打上来的水。

地水类

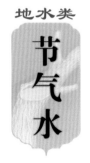

节气水

集解 李时珍：一年二十四个节气，每个节气半个月。水的气味随节气的变迁而变化，是天地之气候相感，非地域差异而水质不同。

附 神水

释名 在立春、清明两节气贮存的水，叫作神水。

主治 宜浸制具有治疗诸风和脾胃虚损的丸、散、丹、药酒剂，能长久贮存而不腐。

附 腊日水

释名 在寒露、冬至、小寒、大寒四个节气获得的水，叫作腊日水。

主治 宜制造具有滋补五脏及治疗痰火积聚、虫毒诸丹丸剂。也可酿造药酒和煎药，功效和雪水相同。

附 立秋日五更井华水

主治 无论长幼，若是饮用立秋日五更井华水一杯，能预防疟疾、痢疾等病。

附 重午日午时水

主治 宜用来制造治疗痢疾、疟疾、金疮、疮疡、百虫蛊毒的丹丸剂。

附 小满、芒种、白露三节内水

主治 李时珍：小满、芒种、白露三节内的水都有毒性。不论造药、酿酒、制醋还是做食物，都容易引起腐败。人饮之会生脾胃疾病。

地水类

玉井水

集解 陈藏器：凡是有玉石的山谷中的泉水都是玉井水。山中有玉则草木润泽，身中怀玉则毛发黑亮。玉既是非常贵重的宝物，而水又具有灵性，所以玉井水具有延年益寿的功效。

气味 味甘，性平，无毒。

主治 陈藏器：长期服用，令人人体润泽，毛发乌黑。

地水类

温汤

释名 温泉、沸泉。

陈藏器：地底下贮有硫黄，就会使水温升高，水中尚有硫黄的气味。硫黄具有治疗各种疮疡的功效，所以温汤也有这种作用。

气味 味辛，性热，有微毒。

主治 陈藏器：治疗诸风筋骨挛缩、肌皮顽痹、手足不遂，也可治疗疮癣病和眉发脱落。在皮肤骨节的，可在温汤中洗浴。浴后身体会有虚弱疲劳感，可随病症用药或饮食补养。没有病的人不要随便入浴。

发明 汪颖：庐山地区有温泉，方士经常让患疥疮癣疾、麻风梅疮的病人，在饱食后进入温汤中洗泡，一直到出汗为止，如此经过半个月后，疾病就会痊愈。

温泉水。

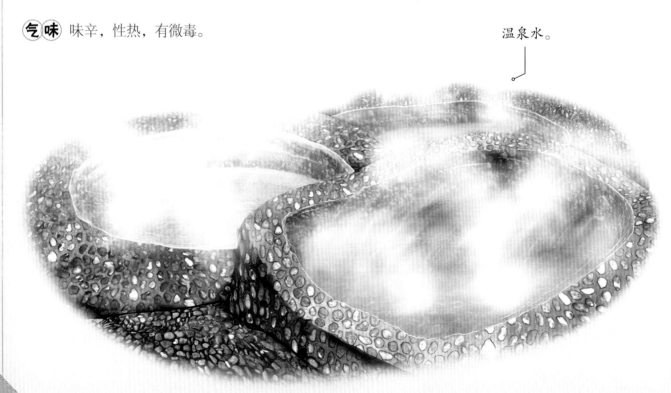

地水类

碧海水

集解 陈藏器：东方朔《十洲记》记载，海水是咸水，呈碧蓝色，所以叫碧海。

李时珍：海是百川汇集的地方。天地四方，都和海水相通，大地也被海水围绕其中。海水的味道是咸的，其色黑，这是五行中水的正味正色。

气味 味咸，性小温，有小毒。

主治 陈藏器：用海水煮浴，能治疗疥疮癣疾及风疹瘙痒。饮一合海水，吐下宿食腹胀。

碧蓝色的海水。————

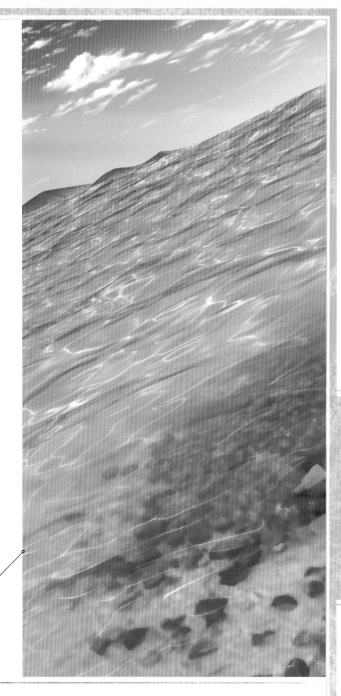

地水类

盐胆水

释名 卤水。

陈藏器：就是煮盐初熟时，盐槽中留下的黑汁。

李时珍：盐槽中的沥水，味很苦很难吃。现在的人用这种盐胆水点豆腐。

独孤滔：盐胆可以煮四黄，作焊药，焊物。

气味 味咸、苦，有大毒。

主治 陈藏器：治疗蟨蚀疥癣、瘘疾和蚊虫咬伤。六畜饮一合盐胆水便亡，人也是一样。如果疮疡有出血的，不可涂抹。

李时珍：因痰厥气闭不省，可灌之催吐，效果较好。

地水类
山岩泉水

清冷。山中有玉石、美草、名木的泉水质地为良。山中有黑土、毒石、恶草的泉水则不可用。

释名 李时珍：山岩泉水是从山岩土石间流出，并逐渐汇成溪涧的流水。

《尔雅·释水》：水正面流出的泉水叫滥泉；从上往下流的泉水叫沃泉；从侧面流出的泉水叫氿泉。泉水的源头越是遥远的，则水质越是

气味 味甘，性平，无毒。

主治 陈藏器：治疗霍乱烦闷、呕吐腹空，转筋入腹部，宜多饮之。名为：洗肠。不要使腹中空虚，腹空时再服山岩泉水。人皆惧此，但这个方法尝试都能获效。对于身冷力弱的人，饮用山岩泉水要防止引起脏寒，当随病人的身体状况适当增减。

地水类
地浆

释名 土浆。

陶弘景：在黄土地上挖掘作坎，深度三尺左右，把新汲的水倒入坎中搅混浊，稍待片刻后上面的清水便为地浆，也叫土浆。

气味 味甘，性寒，无毒。

主治 《名医别录》：能解中毒心胸烦闷。

李时珍：能解各种鱼、肉、果、菜、药物、诸菌引起的中毒。霍乱和中暑卒死者，只需饮服一升便有极佳效果。

发明 陶弘景：枫树上的菌，误食后会使人嬉笑不休，饮用地浆水即解毒笑止。

李时珍：据罗天益《卫生宝鉴》所言，中暑霍乱，是暑热之气内伤人体，致七神迷乱。

须补充至阴之气，阴气静则神藏，故能治愈。坤代表地，地属于阴。地浆水属于阴中之阴，所以能清泻阳中之阳的暑热之气。

附方 热渴烦闷：可饮服一盏地浆水。

干霍乱病：口服三五盏地浆水即可治愈。忌米汤。

闭口椒毒：口服地浆水。

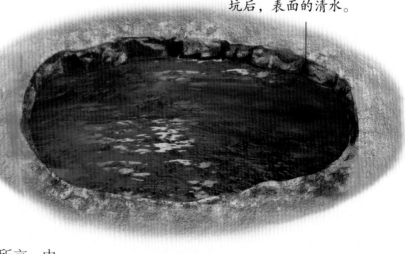

用井水灌满土坑，搅浑泥坑后，表面的清水。

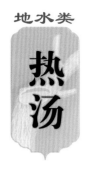

地水类

热汤

释名 百沸汤、麻沸汤、太和汤。

气味 味甘，性平，无毒。

李时珍：按汪颖云，热汤须百沸者佳。若半沸，饮之反伤元气而作胀。或云，热汤漱口损齿。病目的人勿以热汤洗浴。冻僵的人勿以热汤灌之，能脱指甲。铜瓶煎汤服，损人之声。

主治 寇宗奭：有助阳气、通经络的功效。

《嘉祐补注本草》：热汤可以熨治霍乱转筋入腹，以及客忤死。

发明 张从正：凡是伤寒、伤风、伤食、伤酒诸般病症，在初起时若没有药，便饮服一碗热汤，口服酸齑汁也可，然后用手按揉腹部，觉得恍惚再饮热汤或酸齑汁，再按揉腹部，等到腹部胀满时，用手探吐，汗出病即痊愈。

附方 伤寒初起：取热汤口服，候吐则止，疾病也可痊愈。

暑月暍死：用热汤慢慢灌入病人口中，微微抬起病人头部，使热汤进入腹中，病人立刻就会苏醒。

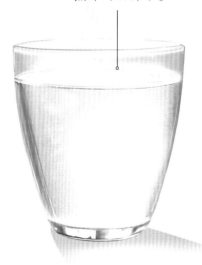

煮沸的白开水。

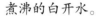

地水类

齑水

集解 李时珍：齑水就是腌黄齑菜的水。

气味 味酸、咸，无毒。

主治 李时珍：吐诸痰饮宿食，酸苦涌泄为阴。

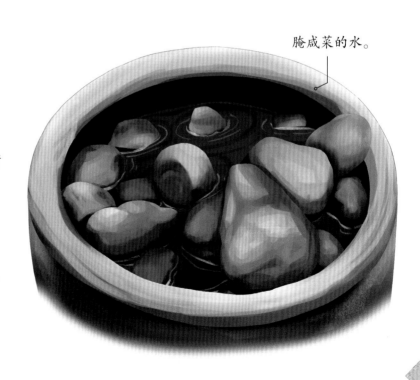

腌咸菜的水。

水部

71

浆水

释名 酸浆。

陈嘉谟：浆，是酢。把粟米加热后，投放在冷水中，浸泡五六天，味道逐渐变酸，生白花，颜色如浆，所以叫浆水。

气味 味甘、酸，性微温，无毒。

主治《嘉祐补注本草》：调中引气，宣和强力，通关开胃止渴。治疗霍乱泄痢，消宿食。宜做粥，在傍晚时慢慢喝，解烦去睡，调理脏腑。煎令酸服用，可以止呕哕，使肌肤变白细软。

李时珍：利小便。

发明 朱震亨：浆水性凉善走，所以可用来除烦止渴而化解滞物。

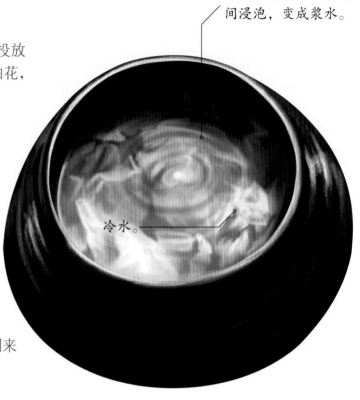

加热的粟米经过长时间浸泡，变成浆水。

冷水。

附方 **手指肿痛**：在浆水中加入少许盐，加热后浸泡手指，水冷后更换热水。

面上黑子：每晚用温热的酸浆水洗面，用布把面部擦红，最后用白檀香磨汁涂抹。

诸水有毒

阴寒潮湿地区的流水有毒。在二月和八月间，若是行人误饮，会感染瘴疟，损伤人的脚力。

泽中的停水。在五、六月间水中有鱼鳖精，人饮之会生瘕病。

沙河中水。饮之令人音哑或失音。

两山夹缝中水。饮用易患瘿病。

花瓶水。误饮能致人死亡，蜡梅花的瓶中水，毒性尤甚。

做饭后的热汤。用来洗脸会令人无颜色；用来洗浴会生癣病；用来洗脚便会使人生疮疼痛。

铜器上汗。入食中，令人生疽发恶疮。

冷水和热泔水。洗头成头风，妇女尤其要忌用。

五色之水。水静置一宿后，若是水面上呈现五色，则说明水中有毒，不能用来洗手。

盛夏浴冷水，会引发伤寒病。

汗后入冷水，会引发骨痹。

妇人产后洗浴，会造成痉风，多死。

酒中饮冷水，会导致两手颤抖。

小儿用瓢和瓶饮水，会影响语言发育，造成语讷迟钝。

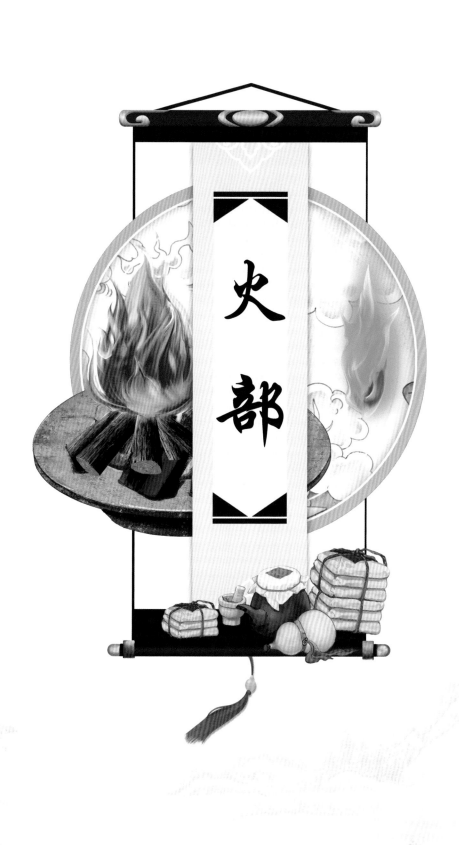

火
部

火部

燧火

集解 李时珍：周代有司爟的官，是掌管火之政令的人。在季春之时把火种散布到民间，季秋之时再收回宫中。百姓都遵守这个制度，食用火烤熟食的人很少生病，寿命也更长。根据一年当中气候变化的特点来用火，使火气既非过盛，也无不及，如此就可以救民之时疾。

榆树和柳树先百木发芽而颜色青，所以春天取用榆、柳木火，火色也发青。杏木和枣木的木芯色赤，所以夏天取用杏、枣木火，火色发红。柞木和柚木的纹理色白，所以秋天取用柞、柚木火，火色发白。槐木和檀木的树心色黑，所在冬天取用槐、檀木火，火色发黑。桑木和柘木的纹理色黄，所以在季夏取用桑、柘木火，火色发黄。

天文大火之次，于星为心。季春时节，龙出现在辰位时出火布散火种，这个时节的气候是暑热。季秋时节，龙蛰伏在戌位时收纳火种，这个时节的气候寒冷。后世寒食禁火，是季春改火的遗意。

火部

炭火

集解 李时珍：木燃烧后会变成炭。木搁置日久会出现腐烂，而炭埋入土中却经久不腐，这是因为木有生性，而炭无生性。古人在冬至、夏至前两天，把土和炭垂在秤杆两端，使轻重均匀，如果阴气渐盛，则土块渐重，若是阳气渐盛，则炭块渐重。

主治 李时珍：栎木炭火，宜锻制金石类药物。桴木炭火，宜煎煮焙制百药丸散。

附 白炭

主治 李时珍：误吞金银铜铁在腹，可将白炭烧红，以较快的速度研为末，煎汤口服。病情较重的，刮白炭末三钱，用井水调服，无效再服三钱。白炭还能解水银、轻粉中毒，除夕夜立户内，辟除邪恶鬼气。

附方 **突然咽噎**：可将炭末，蜜和为丸，含于口中，慢慢下咽。

白虎风痛：用炭灰五升，蚯蚓屎一升，红花七捻，混合后熬煮，用醋搅拌，以旧布包二包，交替熨帖痛处。

久近肠风：用紧炭三钱，枳壳（烧存性）五钱，研为末，每次服用三钱，在五更时用米汤饮送服。在天明时再服用一次，当日即能见效。忌食油腻。

汤火灼疮：用香油调炭末，涂抹烫伤处。

白癫头疮：把白炭烧红，投入沸汤中，放温后洗涤患处，即可见效。

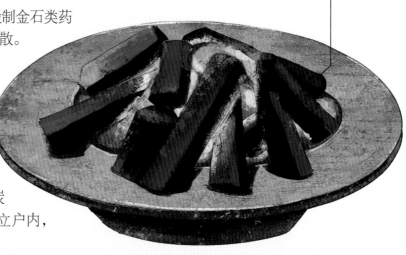

燃烧的炭火。

火部

桑柴火

主治 李时珍：痈疽发背不起，瘀肉不腐，阴疮，瘰疬流注，臁疮，日久不愈的疮疡，桑柴点燃再吹灭，每天灸患处二次，可使未溃烂的疮疡拔毒止痛，已溃烂的补阳接气，去腐生肌。

凡一切补益功效的药物膏剂，宜用桑柴火来煎煮，但不可点灸，避免损伤皮肤。

发明 朱震亨：桑柴火有畅达引郁毒之性，故能用此从治之法。

李时珍：桑木有通利关节、滋养津液的功效。得火则拔引毒气而祛逐风寒，所以能去腐生新。《抱朴子》描述，所有仙药，若不是用桑柴火煎制的就不能服用。桑是箕星的精华所成，能够帮助药物发挥药效，能祛除风寒，治疗各种痹症疼痛，久服可以终身不患风疾。

火部

芦火 竹火

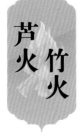

主治 李时珍：芦火和竹火，宜用来煎煮所有滋补药。

发明 李时珍：凡是服用汤药治病，即使药

物品质精良，治法得当，但如果煎药的人鲁莽粗俗，使水、火不适，且火候失度，那么药物也不能发挥真正疗效。因此，煎药时，必须用小心老成的人。药物深罐密封，煮时用新水活水，先用武火煮开，再用文火煎熬，然后按正确方法服用，方可得到应有的疗效。煮药用火必须用陈芦和枯竹的火，因其火势不强盛，不会损伤药力。煮药时用桑柴火，是取其能助药力。用栲炭火，是取其火力缓慢。用栎炭火，是取其火力紧凑。而温养的药用糠和马屎、牛屎火，是取其火力缓慢而能使药力均匀发挥作用的效果。

火部

艾火

主治 李时珍：艾灸治百病。若灸治各种风病冷疾，则加入少许硫黄末更好。

发明 李时珍：凡是用艾来灸治疾病，宜把阳燧火珠放置在阳光之下，取得太阳真火。其次钻槐木取火，这两种火效用都好。

若在仓促之间难以备有上述两种火，可用真麻油灯火或蜡烛火，以艾茎烧火于炷，滋润灸疮，直到痊愈也不会疼痛。敲打金石或钻燧入木所取得的火，都不能应用。

艾火。

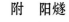

附 阳燧

李时珍：阳燧是取火用的铜镜。以铜铸而成，面凹，摩擦生热后朝向太阳，把艾放在镜的下面，就能取得太阳真火。

艾灸。

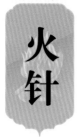

火针

释名 燔针、焠针、烧针、煨针。

李时珍：火针，就是《素问》中所讲的燔针和焠针。张仲景把火针称为烧针。川蜀一带的人称为煨针。制作火针的方法：麻油满盏，以灯草二七茎点灯，把针反复涂抹麻油，在灯火上烧得通红后应用。不赤不热，不能去病。

主治 李时珍：治疗风寒筋急痹痛，或者瘫痪不仁者，按穴位下针，然后迅速出针，急用指头按穴孔则痛止，否则会非常疼痛。治疗癥积痞块冷病，下针后可轻轻转动，出针要慢，以使污浊之气外发。治疗痈疽发背有脓而无头的，下针后使脓肿破溃，不要按闭孔穴。凡是使用火针，过深会损伤经络，过浅则不能祛除病痛，要根据病情深浅适度。

发明 李时珍：《素问》云，病位在筋，应调之筋，用燔针劫刺筋下。病位在骨当调骨，用焠针熨帖患处。

《灵枢》：叙十二经筋所发诸种痹痛，都说应用燔针劫刺，以病人有感知为度。经筋出现的病变，若寒盛则见筋脉挛急、反折。若热盛则见筋脉弛缓不收，阴痿不用。焠刺是治疗寒急的方法，对于热盛所致的筋脉弛缓不收，就不能应用燔针。由此可见，燔针是为了治疗筋寒而急的病变所设，用热来治寒，是正治之法。

后世用针刺方法治疗积块，也是借火气来驱散寒痼，拔出污浊。用燔针治疗疮疡痈疽，则是从治之法，用火气来泻除毒气。张仲景：太阳伤寒病，下温针必然发惊。营气微弱的，误用烧针就会引起血流不止，更加发热而烦躁。太阳病，误用下法，就会引起心下痞闷不舒，出现表里俱虚、阴阳俱竭的情况，此时若再用烧针，必然引发心胸烦乱、面色青黄、皮肤冷润，难以医治。

出现这些错误的原因，是用针的医生不理解古代名医设置火针的道理，在应用时出现错误，对病人造成了伤害。凡是肝虚的会视物昏花，两目流泪，或双目红赤，或两目翳膜厚大，或大病后双目生翳膜失明，或五脏虚劳，风热上冲两目，滋生翳膜，都适用熨烙方法治疗。这是气血遇温则宜于流动，遇寒则凝涩不行的缘故。具体治法：是用目翳大小的平头针，烧红，轻轻放在翳中熨烙，在翳破后，再用除翳药点敷。

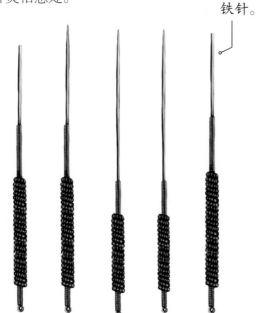

铁针。

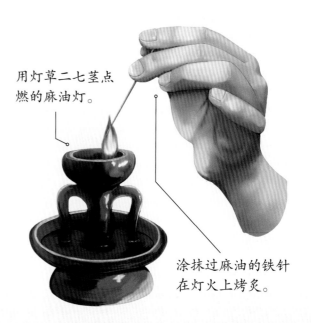

用灯草二七茎点燃的麻油灯。

涂抹过麻油的铁针在灯火上烤炙。

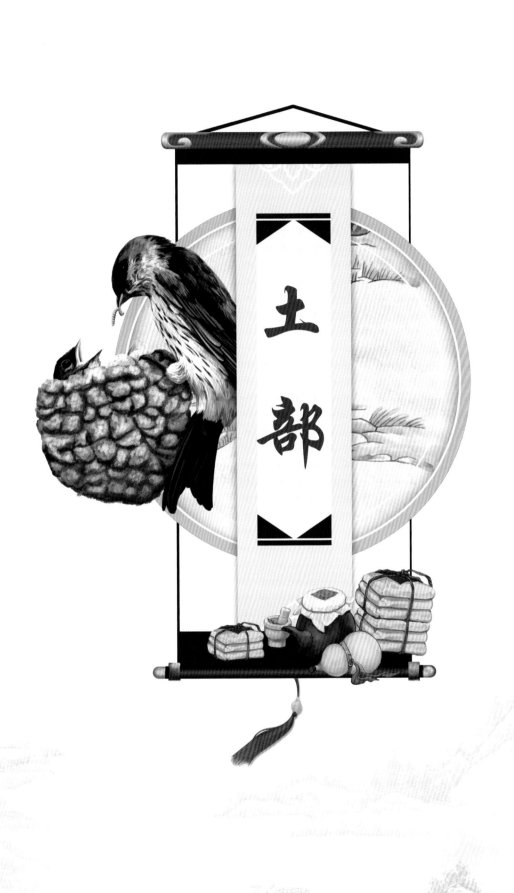

土部

白垩

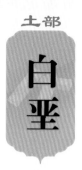

释名 白善土、白土粉、画粉。

李时珍：土以黄为正色，白为恶色，所以白色的土称为垩。后人忌讳"恶"字，改称白善。

集解 陶弘景：白垩是现今画家用以作画的材料。药方中很少应用。

苏颂：胡居士说，始兴小桂县的晋阳乡，有白善，而现在到处都有这种土。经常被用来洗衣服。《中山经》云：葱聋山的山谷中有白、黄、青、黑垩，但入药时只用白垩。

修治 雷敩：凡是应用白垩，不要使用色青底白的。用时要捣碎筛末，用盐汤飞过，晒干后备用，否则会滞停在肠中。每次二两，加盐一分。

气味 味苦，性温，无毒。

主治 《神农本草经》：治疗妇女寒热癥瘕，闭经积聚。

《名医别录》：治疗阴部肿痛，漏下不止，无子，泄痢。

发明 李时珍：诸土都有胜湿补脾的功效，而白垩土能兼入气分。

附方 水泻不化：日夜不止，用煅白垩土、干炮姜各一两，楮叶生研二两，研为末，制成绿豆大的糊丸，每次米饮服二十丸。

翻胃吐食：将白垩土煅红，用米醋一升淬之，再煅红再用醋淬，直到醋干为止。把煅淬后的白垩土一两研末，加炮干姜二钱半，共研为末，每次服用一钱，服到一斤以上疗效为好。

突然咳嗽：白垩土粉、白矾各一两，研为末，用姜汁糊为丸梧桐子大，临睡前用姜汤送服二十丸。

痱子瘙痒：治疗痱子瘙痒，从旧屋梁上刮取赤白垩末，敷在痱子上。

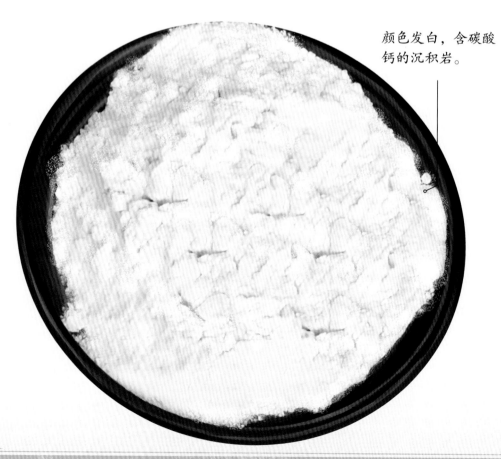

颜色发白，含碳酸钙的沉积岩。

黄土

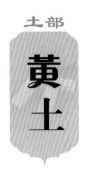

释名 陈藏器：张司空谓，三尺以上的土称为粪，三尺以下的土称为土。凡入药时要去掉三尺以上的污恶之物，且不要加入外来的水分。

气味 味甘，性平，无毒。

主治 陈藏器：治疗泄痢冷热、赤白，腹中热毒绞痛、下血。取干土，用水煎三五沸绞去滓，趁热喝一二升。能解诸药毒、肉食中毒、合口椒中毒，以及野菌中毒等。

发明 李时珍：刘跂《钱乙传》记载，宋神宗在位时，皇子仪国公患了手足抽搐的瘛疭病，长公主举荐钱乙入宫治病，钱乙用黄土汤把皇子的病治好了。神宗召问钱乙黄土治病的原因，钱乙回答说：瘛疭是木盛风动之证，用土来克制水，木就会平和不亢，风证也会自行消退。

附方 **目卒无见**：治疗双眼忽然不能视物，把黄土在水中搅拌，澄清后用来洗眼睛。

内痔痛肿：取黄连末、朴消和朝阳黄土各一两，用猪胆汁同磨成泥状，做成枣大的药丸，纳入肛门内，一夜以后，随大便排出。内服用乌梅、黄连二味药制成的丸药。

摔伤欲死：取干净黄土五升蒸热，用布包成两包轮换熨敷伤处，不要使土包过热，否则会伤损皮肉。

附 铸钟黄土

主治 陈藏器：卒心痛，痓忤恶气，取铸钟黄土一钱用温酒送服。

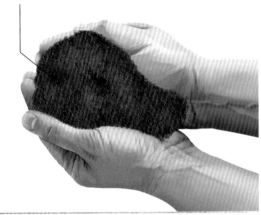

富含钙盐及钙质结核，黄土高原常见。

胡燕窠土

气味 无毒。

主治 陶弘景：胡燕窠土的主治功用与屎相同。制成汤后沐浴小儿，可以祛除惊邪。

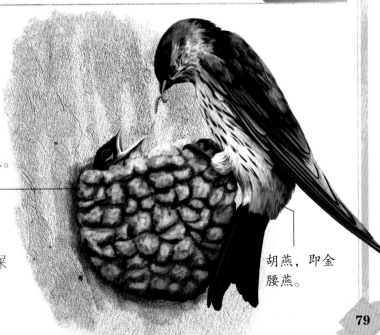

用泥筑成的巢。

胡燕，即金腰燕。

79

陈藏器：治风瘙瘾疹、恶刺疮、浸淫疮绕身至心，引起的昏迷诸证。用水调和胡燕窠土敷在患处，两到三天即能痊愈。

李时珍：治疗口吻烂疮，白秃头疮及各种疮疡。

(附)(方) 皮肤中毒： 治疗皮肤中毒，可用醋调胡燕窠土外敷。

小儿丹毒： 取向阳的胡燕窠土，研为末，用鸡蛋清调和外敷。

一切恶疮： 取胡燕窠内外的泥粪，研成细末，用油调和后外搽。另外一个方法是在泥粪中再加入黄柏末。

土部

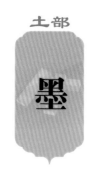

墨

(释)(名) 乌金、陈玄、玄香、乌玉玦。

李时珍：古人把黑色的土称为墨，所以"墨"字从黑从土。许慎《说文》云，墨，烟煤所成，土之类也。

(集)(解) 寇宗奭：墨是松烟形成的。世上有用粟草灰伪制的墨，不能入药。只有松烟墨才能入药，以远烟细者为佳。

李时珍：上等墨，是用松烟与栲皮汁解胶和造，或者在其中加入香药等物。

(气)(味) 味辛，性温，无毒。

(主)(治)《开宝本草》：止血生肌，愈合金疮，治疗产后血晕，崩中下血。用醋研磨口服，治疗血痢和小儿客忤。将墨捣筛后，用温水调服。墨，点敷在瞳仁上可治疗异物侵入眼中。

李时珍：可利小便、通月经、治疗痈肿。

(发)(明) 朱震亨：墨属于金而有火性，入药后取效甚快，其性又能止血。

(附)(方) 吐血不止： 把金墨磨汁，同莱菔汁饮服。或与生地黄汁相合饮服也可。

衄血不止： 可将浓墨汁滴入鼻中。

大小便血： 取好墨细末二钱，将阿胶化为汤后调服。热甚者尤为适宜。

卒淋不通： 烧好墨一两，研为末，每次服用一字，用温水送服。

赤白下痢： 用姜墨丸，干姜、好墨各五两，研为末，用醋浆调和制成梧桐子大的药丸。每次服用三十至四十丸，就米汤服下，一天服六七次即可痊愈。

堕胎血溢： 取墨三两，用火烧醋淬三次，以祛除火毒，加没药一两，研为末，每次服用二钱，用醋汤送下。

客忤中恶： 可将墨研捣，用水送服二钱。

飞丝入目： 可磨墨取浓汁点睛，飞丝即出。

成块的墨锭。

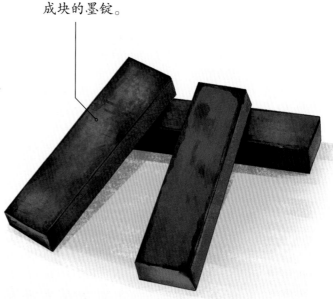

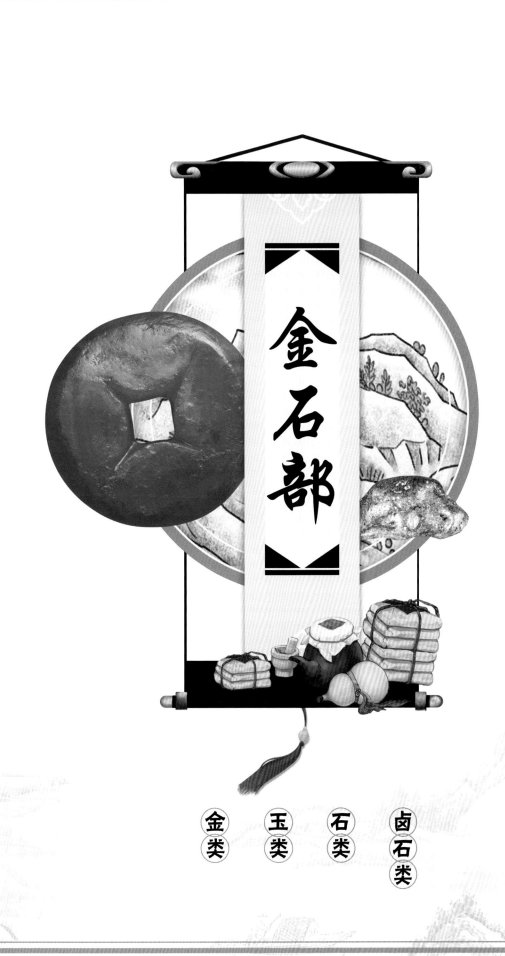

金石部

金类　玉类　石类　卤石类

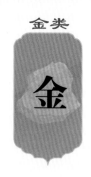

金类

金

释名 黄牙、太真。

李时珍：引《说文》黄色为五金之长，金犹在土中之形。释道家以天然者为黄牙、太真。

集解 《名医别录》：益州产金屑，采无时。

李时珍：金有山金、沙金二种。颜色根据金含量而不同，七成金色青、八成金色黄、九成金色紫、十成金色赤，以赤为足金之色。《宝藏论》：金有二十种。外国有五种。还丹金，产出于丹穴中，内含丹砂，颜色最红，可炼丹服用，是稀世珍宝。麸金，多产于五溪、汉江，大如瓜子，小似麦麸，性平无毒。山金，出产于交广、南韶的群山中，伴山石而生。马蹄金，最精纯，二蹄一斤。毒金即生金，出产于交广的山石中，色红而有剧毒，足以杀死人，经火煅炼十几次才能祛除毒性。以上五种是真金。水银金、丹砂金、雄黄金、雌黄金、硫黄金、曾青金、石绿金、石胆金、母砂金、白锡金、黑铅金，都是并药制成的；铜金、生铁金、熟铁金、鍮石金，是并药点成的。这十五种是假金，其性顽滞，而且有毒。外国五种金：即波斯紫磨金、东夷青金、林邑赤金、西戎金、占城金等。

附 金屑

气味 味辛，性平，有毒。

主治 《名医别录》：镇精神，坚骨髓，通利五脏邪气。

甄权：疗小儿受惊伤五脏，风痫失志。镇精神，安魂魄。

李珣：癫痫风热，上气咳嗽，伤寒肺损，吐血。

附 金浆

气味 味辛，性平，有毒。

主治 陈藏器：长生神仙。久服肠中尽为金色。

发明 李时珍：金乃西方之行，金能制木。故能治疗惊痫风热之类的疾病。葛洪《抱朴子》：服饵黄金的功效不亚于金液。方法是用猪背皮脂包裹饵金，以苦酒熬炼百遍使其柔软，或用樗皮炼制。又说丹砂化为圣金，服用后能升仙。《名医别录》和陈藏器也说久服金可成仙。这可能是秦始皇、汉武帝遣方士寻仙药的传说中的说法。但人体乃是血肉之躯，饮诸水、食五谷而生，怎么能让金石这种重坠之物久留于肠胃之中呢？为求长生而过早丧命，真是天下最愚蠢的事情。

附方 风眼烂弦：用金环烧红，掠上下眼睑肉，每日数次，很有效。

牙齿风痛：用火烧金钗针刺痛处，能马上止痛。

轻粉破口：用金器煮汁漱口，能杀轻粉毒，病好即可停止。

水银入耳：以金枕耳边，水银自出。

水银入肉：以金物外熨，水银即出，并蚀金变白色。

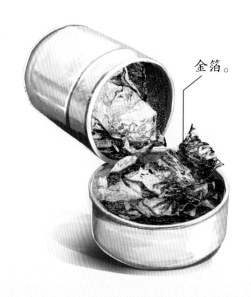

金箔。

金石部

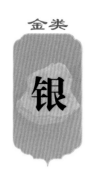

银

释名 白金、鋈。

集解 《名医别录》：银屑出产于永昌，开采没有固定时间。

苏颂：银在矿中与铜相杂，当地人采得银矿后，再用铅煎炼三次才得银，所以叫熟银。生银则生于银矿中，形状像硬锡。

李时珍：闽、浙、荆、湖、饶、信、广、滇、贵州等地的山上都产银，有从矿石中炼出的；也有自沙土中炼出的。其中的生银，俗称银笋、银牙，也叫作出山银。《宝藏论》：银有十七种。外国另有四种。天生牙，状如乱丝，色发红的为上品。其中衔黑石的最奇，多产于乐平、鄱阳的铅山上，一名龙牙，一名龙须，是真正的天生银，无毒，最适宜入药。生银产于矿石之中，呈片状，外表像硬锡。母砂银，产于五溪丹砂穴中，色有红光。黑铅银，得子母之气。以上四种为真正的纯银。

水银银、草砂银、曾青银、石绿银、雄黄银、雌黄银、硫黄银、胆矾银、灵草银，皆是以药制成；丹阳银、铜银、铁银、白锡银，是以药点化而成。这十三种皆假银。

新罗银、波斯银、林邑银、云南银，这四种外国银都是精纯的好银。

附 银屑

修治 李时珍：入药只用银箔易细。若用水银、盐消，制银屑，反而有毒。又有锡箔和银箔相似，应辨其真伪。

气味 味辛，性平，有毒。

主治 《名医别录》：安五脏，定心神，止惊悸，除邪气。久服轻身，延年益寿。

甄权：定志，去惊痫。治小儿癫疾狂走。

青霞子：破冷除风。

李珣：银箔坚骨，镇心明目。主治风热癫病，入丸散用。

附 生银

气味 味辛，性寒，无毒。

主治 《开宝本草》：主治热狂惊悸，癫痫恍惚，夜卧不安谵语，邪气鬼祟等。服之明目镇心，安神定志。小儿诸热丹毒，均可以水磨服之，功效胜过紫雪。

李时珍：煮水加入葱白、粳米做粥食，治胎动不安漏血。

发明 李时珍：生银本身无毒，银屑有毒，这是制炼过程中附加物的毒性。现在有人用银器饮食，遇毒则变黑；中毒而死的人，也可以用银物来探试，可见银无毒是有根据的。银入药，有平肝镇怯的作用。

附方 胎动欲堕：用银五两，苎根二两，清酒一盏，水一大盏，煎取一盏，温服。

胎热横闷：用生银五两，葱白三寸，炒阿胶半两，水一盏，煎服。

风热牙痛：文银一两，烧红淬酒一盏，趁热漱口饮服，立止。

口鼻疳蚀：用银屑一两，水三升，铜器煎取一升，每日洗三到四次。

身面赤疵：常以银揩擦令热，时间一长便会自消。

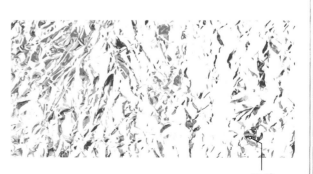

银箔。

锡吝脂

金类

集解 李时珍：锡吝脂即是波斯国的银矿，又叫悉蔺脂。

主治 李时珍：目生翳膜，用火烧铜针轻点，再外敷锡吝脂则不痛。制成丸药服用。主一切风气，以及三焦消渴饮水。

附方 小儿天吊：多诞，抽搐不定，锡吝脂一两（水淘黑汁令尽），水银一分，搭配少量枣肉研磨，加入牛黄半分，麝香半分，研匀，制成黍米大的粳米饭丸。每次用新汲水送服三十二丸。

赤铜

金类

释名 红铜、赤金。屑名铜落、铜末、铜花、铜粉、铜砂。

集解 李时珍：铜有赤铜、白铜、青铜。赤铜出产于川、广、云、贵等地的山中。当地人通过挖山采矿来炼取。云南出白铜，南番产青铜。唯有赤铜的用途最广泛，且可入药。《宝藏论》：赤铜十一种，包括丹阳铜、武昌白慢铜、一生铜、生银铜，这些都是天然无毒的铜，适宜制作各种鼎器。波斯青铜，可用来制作镜。新罗铜，可用作钟。石绿、石青、白、青等铜，都是用药制成的。铁铜以苦胆水浸至生赤，辅以煤熬炼而成，其质坚而黑。锡坑铜最软，可点化。

附 赤铜屑

修治 李时珍：赤铜屑即打铜落下的细屑。或用红铜火煅水淬，也有铜屑落下。以水淘洗干净，用好酒加入砂锅内翻炒，直到见火星，研末取用。

气味 味苦，性平，微毒。

李时珍：苍术粉铜，巴豆、牛脂软铜，慈姑、乳香哑铜，物性然也。

主治 《唐本草》：贼风反折，熬使极热，投入酒中，服五合，每日三次。或以赤铜屑五斤烧赤，纳入二斗酒中百次，如上法服之。

大明：明目，治风眼。接骨焊齿，疗妇女血气及心痛。

李时珍：同五倍子，能染须发。

发明 陈藏器：赤铜屑主骨折，能焊人骨及六畜骨折的部位，细研酒服，直入骨损处。六畜死后，取骨检查，可以看到焊痕，可验证其效。

附方 腋下狐臭：先用清水洗净，再用清酢浆洗净，微揩破，取铜屑和酢热揩腋下，效果极好。

赤铜，即纯铜。

自然铜

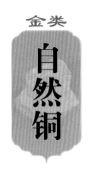

释名 石髓铅。

马志：其色青黄如铜，不从矿炼，故号自然铜。

集解 马志：自然铜，生在邕州的山岩间出铜之处，颜色青黄如铜，于坑中及石间可采得，形状方圆不定。

李时珍：按《宝藏论》所言，自然铜生于曾青、石绿穴中，形状像秋冬树林里的草根，颜色红腻。还有一类像丹砂，光亮坚硬有棱，内含铜脉，特别好。还有一种像木根的，不红腻，轻易就能捏碎成粉，十分精细，靠近铜山的地区均有。

修治 雷敩：采得自然铜后捶碎，用甘草汤煮一天，第二天天亮漉出汤液，摊开晾干，放入臼中捣碎，重筛过，用醋浸泡一夜，天亮后用六一泥瓷盒盛两升，文武火中养三日夜后，用盖盖好，再火煅两昼夜时，去土，研成粉末再用。凡炮制五两，用醋两镒为度。

气味 味辛，性平，无毒。

主治 大明：能续筋骨、排脓、消瘀血，治产后血邪。安心，止惊悸，用酒研磨后服下。

发明 李时珍：自然铜有接骨的作用，功效大体和铜屑差不多。不过在接骨完成后，不能长期服用。

附方 心气刺痛：将自然铜（火煅、醋淬九次），研末，醋调一字服下，即刻止痛。

项下气瘿：把自然铜放在水缸中，每日饮食皆用此水，气瘿自消。或用火烧出烟气，经常吸入这种烟，也可治愈。

暑湿瘫痪：自然铜（烧红，酒泡一夜），川乌头（炮）、五灵脂、苍术（酒浸）各一两，当归（酒浸）二钱，共研成末，用酒糊成梧桐子大的丸剂，每次以酒送服七丸，觉得四肢麻木即止。

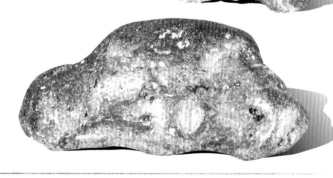

黄铁矿。

铜青

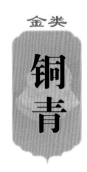

释名 铜绿。

集解 陈藏器：生铜、熟铜皆有青，这是铜的精华。大的叫空绿，其次叫空青。铜青则是铜器上的绿色，可以淘洗刮取。

李时珍：现在的人用醋使铜生绿，收取后晒干，制药出售。

气味 味酸，性平，微毒。

主治 陈藏器：治妇人血气心痛，合金疮止血，明目，去肤赤息肉。

徐之才：治风烂眼泪出。

李时珍：治恶疮、痔疮，吐风痰，杀虫。

发明 李时珍：铜青是铜的液气凝结而成的，味酸而有小毒，能入肝胆，所以能吐利风痰，明目杀痔，皆属肝胆之病。

附方 烂弦风眼：用铜青，水调涂碗底，以艾熏干，刮下涂烂处。

走马牙疳：铜青、滑石、杏仁等分，为末，擦之立愈。

杨梅毒疮：铜绿醋煮研末，烧酒调擦，极痛出水，次日即干。或加白矾等分，研掺患处。

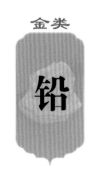

金类

铅

释名 青金、黑锡、金公、水中金。

李时珍：铅易沿流，故谓之铅。锡为白锡，故此为黑锡。神仙家拆其字为金公，隐其名为水中金。

集解 苏颂：铅的产地在蜀郡平泽，开采后烧矿石来炼取。

李时珍：开采铅时，人要点着油灯，深入坑洞中数里，随矿脉上下曲折研取。铅气有毒，人长时间不出坑洞，会变得皮肤萎黄，腹中胀满，不能进食，严重的会导致死亡。《宝藏论》：铅有多种，波斯铅，质坚色白为天下第一。草节铅是银的精华，出产于犍为，银之精也。衔银铅，产于银坑，内含五色。这几种都是质量好的铅。上饶乐平一带出产的铅，不如波斯铅、草节铅。负版铅，是铁苗，不可入药。倭铅，可用于炼金。

修治 李时珍：凡用铅时，应当先用铁铫将其熔化，然后倒在瓦上，多次过滤杂质后收用。

气味 味甘，性寒，无毒。

主治 大明：能镇心安神，治伤寒毒气，反胃呕哕，蛇蝎咬伤，炙熨之。

陈藏器：疗瘿瘤、鬼气疰忤、疮肿恶毒。

李时珍：能消瘰疬痈肿、明目固牙、乌须发。治实女，杀虫坠痰，治噎膈消渴风痫，解金石药毒。

附 黑锡灰

主治 朱震亨：积聚，杀虫，同槟榔末等分，五更时米汤口服。

发明 李时珍：铅为禀北方癸水之气，为阴极之精，内通于肾脏。得汞交感，即能治一切阴阳失调，上盛下虚，气升不降，表现为呕吐眩晕、噎膈反胃等病症，所以称作镇坠之剂，有反正之功。但药性阴毒，不可多服，否则损伤心胃。道家方士还把铅做成梳子，用来梳头可令须发黑亮。

附方 风痫吐沫：反目抽犁，久病不愈。黑铅、水银结砂、炮南星，各一两，为末，用糯米饭为丸如绿豆大。一岁一丸，乳汁送下。

反胃哕逆：将黑铅化成汁，加纸灰，以柳木槌研成粉，每一两入米醋一升，用砂锅熬煮成膏，再入蒸饼末少许，捣成丸如小豆大。每服一丸，姜汤送下。

寸白虫病：先食猪肉一片，再以砂糖水调黑铅灰四钱，待五更时服，虫当尽出，食白米粥一日。

瘰疬结核：铅三两，铁器炒取黑灰，以醋和涂于患处，用旧帛贴上，经常换药，能去恶汁。如此半月，瘰疬结核不痛不破，内消为水而愈。

解金石药毒：黑铅一斤，熔化后，投酒一升，如此十余次，待酒剩至半升，一饮而尽。

粉锡

释名 解锡、铅粉、铅华、胡粉、定粉、瓦粉、光粉、白粉、水粉、官粉。

李时珍：铅、锡一类也。古人名铅为黑锡，故名粉锡。

集解 李时珍：《墨子》中记载：禹造粉。张华《博物志》说：纣王烧铅锡做粉。可见粉锡的由来已久远。现在辰州粉质量最好，颜色带青。当地人把一百斤铅烧熔化，削成薄片，卷成筒状，装在木甑中，甑下和甑中各放一瓶醋，外面用盐泥粘好，以纸封住甑缝。再将风炉通火，七天后打开盖，扫入水缸内，再把铅甑封好放回炉中，继续煅炼，直到将铅炼尽为止。

气味 味辛，性寒，无毒。

主治 《神农本草经》：伏尸毒螫，杀三虫。

《名医别录》：去鳖瘕、疗恶疮、止小便利，堕胎。

甄权：治积聚不消。炒焦，止小儿疳痢。

寇宗奭：止泄痢、久积痢。

李时珍：治食复劳复，坠痰消胀。治疥癣狐臭，黑须发。

发明 李时珍：铅变黑为白色，即成胡粉。其体用虽与铅及黄丹相同，却无消盐火烧之性，其内杂以豆粉、蛤粉，所以只能入气分，不能入血分，这就是他们的区别。胡粉也可入膏药代替黄丹使用。

附方 劳复食复：用水送服少许粉锡即可。

小儿夜啼：以水送服粉锡三豆大，每天三次。

齿缝出血：将粉锡半两与麝香半钱共研为末，躺下的时候用来揩牙。

腋下狐臭：用胡粉常粉腋下，或以胡粉三合，和牛脂煎调，涂于腋下。

黄水脓疮：粉锡煅黄、松香各三钱，黄丹一钱，飞矾二钱，研为细末，用香油二两，熬膏外敷。

小儿疳疮：熬粉锡、猪脂调涂患处。

燕口吻疮：炒粉锡一分，黄连半两，合研成末，外敷疮口。

痘疮瘢痕：粉锡一两，轻粉一定，研细末，以猪油调敷。

血风臁疮：粉锡四两用水调开，倒入碗里，蕲州艾叶烧烟熏干，再入乳香少许同研，香油调做隔纸膏，反复贴于患处。

小儿丹毒：以唾液和粉锡，从外至内敷患处。

误吞金银：粉锡一两，以猪脂调，分数次服。

口中干燥：雄猪胆五枚，用酒煮至皮烂，加入粉锡一两研匀，制成芡子大的丸药。用时取一丸在口中含化咽汁。

腹中鳖癥：黍米、粉锡淋汁温服，有大效。

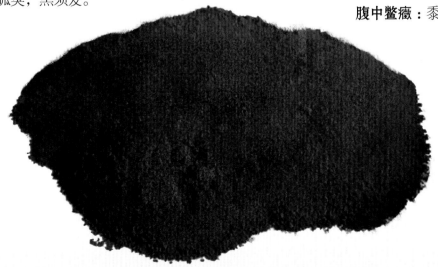

铅丹

释名 黄丹、丹粉、朱粉、铅华。

集解 李时珍：按独孤滔《丹房镜源》所讲，制铅丹的方法：用一斤铅，十两土硫黄，一两消石。把铅熔化成液体，下醋点之，在滚沸时下硫一块，少顷再下消石少许，沸定再点醋，依前法下少许消石、硫黄，待为末，则制成黄丹。

气味 味辛，性微寒，无毒。

主治 《神农本草经》：治吐逆反胃、惊痫癫疾。能除热下气。

《名医别录》：能止小便，除毒热脐挛。治金疮血溢。

甄权：治惊悸狂走，止消渴。煎膏用，能止痛生肌。

大明：能镇心安神，止吐血咳嗽。敷疮长肉，及汤火疮，染须。

寇宗奭：治疗痔、久积。

李时珍：能坠痰杀虫，祛除忤恶，止痢明目。

发明 李时珍：铅丹，体重而性沉，味兼盐、矾，走血分，能坠痰去怯，故治疗惊痫癫狂、吐逆反胃等症有奇功。能消积杀虫，故治疗疳疾下痢、疟疾等病症有实效。能解热拔毒，长肉去瘀，故治疗恶疮肿毒，入于膏药，为外科必用之良药。

附方 吐逆不止：碧霞丹，用四两黄丹，半升米醋，煎干，在炭火内煅红，冷却后研成末，和米饭做成梧桐子大的丸子。每次用醋汤送服七丸。

妊娠下痢：疼痛者，在乌鸡蛋上开一个小孔，去白留黄，加铅丹五钱搅匀，裹上泥煨干，再研成末。每次米汤送服二钱。

吐血咯血：用新汲水送服铅丹一钱。

寒热疟疾：体虚汗多者，一两飞炒铅丹，和三两恒山末，炼成梧桐子大的蜜丸，每服五十丸温酒下。清晨未发和将发之时各服一次。

小儿瘅疟：壮热不寒。用蜜水和服铅丹二钱。体冷则改为用酒。

一切目疾：昏障者，用蜂蜜半斤，铜锅内熬起紫色块，加入飞过的真铅丹二两，水一碗，再把水烧干，倒在一块干净的细绢布上过滤，瓶封埋在地下二十一天。每日以此药点眼七次，药黏则洗之。

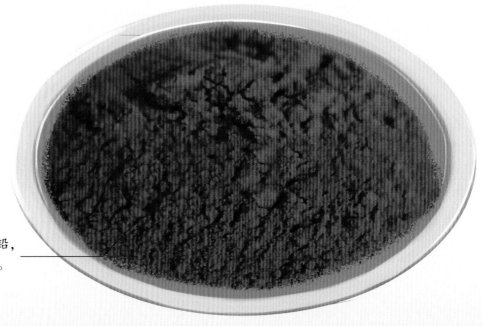

铅的化合物，四氧化三铅，呈橙黄或橙红色的粉末。

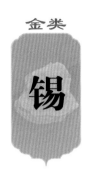

锡

金类

释名 白镴、钖、贺。

李时珍：《尔雅》将锡称作"钖"。郭璞注云，即白镴。方术家称作贺，可能是因为锡以临贺出产的为美。

集解 李时珍：锡出产于云南、衡州。《说文解字》：锡介于银、铅之间。《土宿本草》：锡受太阴之气而生，二百年不动成砒，砒二百年而锡始生。锡是砒化成的，其禀阴气，故质地柔软。

年月不足的新锡中尚有砒的毒性。

气味 味甘，性寒，微毒。

主治 大明：恶毒风疮。

发明 李时珍：洪迈《夷坚志》描述，人得瘿病的原因是风沙多，落入井里，人喝了水就会得病。所以有人用锡做井栏，或者把锡沉到水里，可以避免患病。

附方 杨梅毒疮：黑铅、广锡各二钱半，结砂，取蜈蚣二条，研成末卷入纸中做成小捻，用油浸一夜，每天点灯照疮二次，七天就能痊愈。

解砒霜毒：锡器在粗石上磨过的水饮用即可。

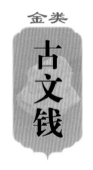

古文钱

金类

释名 泉、孔方兄、上清童子、青蚨。

集解 苏颂：凡铸铜的物品，多杂和以锡。

李时珍：古文钱必须是五百年以外的才可用，而唐高祖所铸的开元通宝，轻重大小适中，尤为古今医家所常用。

气味 味辛，性平，有毒。

主治 大明：治翳障，明目。疗风赤眼，盐卤浸用。妇人生产横逆，心腹痛，月膈五淋，烧以醋淬用。

发明 寇宗奭：古钱有毒，治目中障瘀，腐蚀坏肉。妇人生产横逆、五淋等症，多用此。

李时珍：以胡桃同嚼食二三枚，能消便毒。便毒属肝，金克制木。

附方 时气欲死：大钱一百文，水一斗煮至八升，加麝香末三分，稍饮至尽，或吐或下而愈。

急心气痛：将一枚古文钱（打碎），加入三个大核桃同炒热，入醋一碗冲服。

赤目浮翳：古钱一文，盐方寸匕，过筛后点眼。

跌打伤损：半两钱币五枚（用火煅醋淬四十九次），甜瓜子五钱，珍珠二钱，研末，用好酒调服。

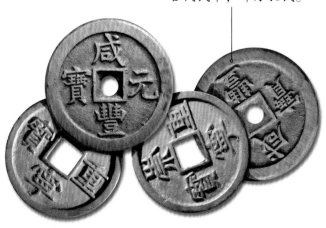

古代钱币，即方孔钱。

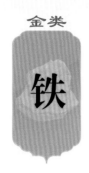

铁

释名 黑金、乌金。

集解 苏颂：现在江南、西蜀有炼铁炉的地方都冶炼铁。初炼去矿质，用来铸制器物的是生铁。再三销拍，可用来做成薄铁片的为鑐铁，也称为熟铁。

李时珍：铁都是采取矿石炼制成的。秦、晋、淮、楚、湘、闽、广等地的群山中都产铁，其中以广铁为好。

《宝藏论》：铁有五种。荆铁产于当阳，颜色发紫并且坚利；上饶出产的稍差；波斯国出产宾铁，可以切断金玉；太原、蜀山的铁顽滞；刚铁生于西南瘴海中的山石上，形状像紫石英，水火不能坏，穿珠切玉如土。

附 铁

苏恭：这是柔铁，也就是熟铁。

陈藏器：经用辛苦的，称为劳铁。

气味 味辛，性平，有毒。

主治 《神农本草经》：坚肌耐痛。

陈藏器：劳铁治疗贼风引发的病症。烧红之后浸入酒中，冷却后将酒饮下。

附 生铁

气味 味辛，性微寒，微毒。

主治 《名医别录》：下部及脱肛。

大明：镇心安五脏，治痫疾，黑鬓发。治癣及恶疮疥，蜘蛛咬伤，用蒜磨铁，生油调敷。

李时珍：散瘀血，消丹毒。

发明 苏恭：用各种铁来治疗疾病，不可入丸散，都是煮取汁用。

陈藏器：铁砂铁精，可以入丸散用。

李时珍：铁在五金中颜色黑，配五行中的水。而铁性制木，所以痫疾宜用。

《素问》：治阳气太盛，发狂多怒者，用生铁落。正是取铁能伐木之义。

附方 脱肛历年不入：生铁二斤，一斗水熬至五升，清洗患处，每天两次。

热甚耳聋：烧铁浸入酒中饮用，并用磁石塞耳，一天一换，晚上去掉。

打扑瘀血：在骨节及肋处，取生铁一斤，酒三升，熬成一升后服用。

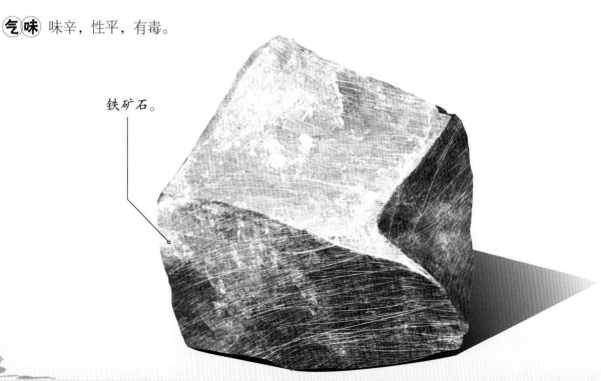

铁矿石。

钢铁

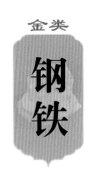

释名 跳铁。

集解 李时珍：钢铁有三种，有用生铁夹熟铁炼成的，有用精铁百炼成钢的，有西南海山中生成形状如紫石英的。凡制刀、剑、斧、凿各种利刃，以及针砂、铁粉、铁精，都是用钢铁。

气味 味甘，性平，无毒。

主治《名医别录》：金疮、烦满热中、胸膈气塞、饮食不化。

附 铁粉

苏恭：铁粉，是用钢铁飞炼而成的。

气味 味咸，性平，无毒。

主治《开宝本草》：安心神，坚骨髓，除百病，变黑，润肌肤，令人不老，身健能食。久服令人体重肥黑。

许叔微：化痰镇心，抑肝邪，效果特别好。

附方 急惊涎潮：壮热闷乱。铁粉二钱与朱砂一钱，合研为末。每次用薄荷汤送服一字。

伤寒阳毒：狂言妄语。铁粉二两与龙胆草一两，合研为末，以磨刀水调服。成人一钱，小儿服五分。

头痛鼻塞：铁粉二两和龙脑半分，研匀。用新汲水服一钱。

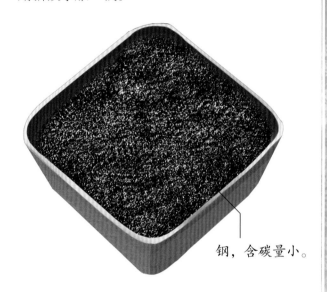

钢，含碳量小。

铁落

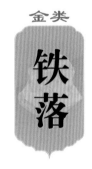

释名 铁液、铁屑、铁蛾。

气味 味辛，性平，无毒。

主治《神农本草经》：风热恶疮，疡疽疮痂，疥气在皮肤中。

《名医别录》：除胸膈中热气，食不下，止烦，去黑子，可以染皂。

大明：治惊邪癫痫、小儿客忤、消食及冷气，煎汁服用。

苏恭：炒热投酒中饮服，疗贼风痉。裹以热熨腋下，能治疗狐臭，有验。

李时珍：平肝去怯，治善怒发狂。

发明 李时珍：阳气抑郁而不得疏越，使少阳胆木，挟三焦少阳相火、巨阳阴火上行，所以使人易怒如狂。其巨阳、少阳的脉象，可为诊断依据。夺其食，使胃气不能复助火邪。饮用生铁落，以金来制木。木平则火降，所以说下气最速，气就是火。

附方 小儿丹毒：将铁落研成粉末，再用猪油调和外敷。

金类

铁精

释名 铁花。

气味 性平，微温。

主治 《神农本草经》：明目。化铜。

《名医别录》：疗惊悸，定心气，治小儿风痫、阴癥脱肛。

附方 **下痢脱肛**：铁精粉敷。

食中有蛊：腹内坚痛者。用炉中铁精研末，加鸡肝制成梧桐子大小的丸子。饭前酒下五丸，不出十天可痊愈。

蛇骨刺人：毒痛者，吹铁精粉豆许入疮内。

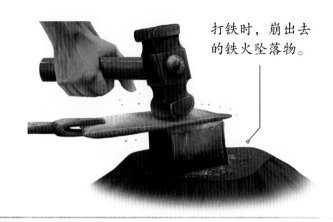

打铁时，崩出去的铁火坠落物。

金类

铁华粉

释名 铁胤粉、铁艳粉、铁霜。

修治 马志：制作铁华粉的方法，取钢铁，煅成叶片，形状像古代大臣拿的笏板或卷成团，平面磨光，洒盐水，放置于醋瓮中，在阴凉处埋地下，经过一百天后钢铁上生衣，即制成粉。刮取钢铁上衣捣细过筛，入乳钵内研成面一样的细末，和合其他药物为丸散。铁华粉是铁的精华，功用强于铁粉。

大明：悬于酱瓿上生霜的，名铁胤粉。淘去里面的粗滓咸味，烘干后入药用。

气味 味咸，性平，无毒。

主治 《开宝本草》：安心神，坚骨髓，强志力，除风邪，养血气，延年变白，去百病，随病症

的寒热，和诸药合用，以枣膏为丸。

大明：止惊悸虚痫，镇五脏，去邪气。治健忘，冷气心痛，疬癖癥结，脱肛痔瘘，宿食停滞。

附方 **妇人子官脱垂**：取铁华粉一钱，加入龙脑半钱研细，以水调刷产门。

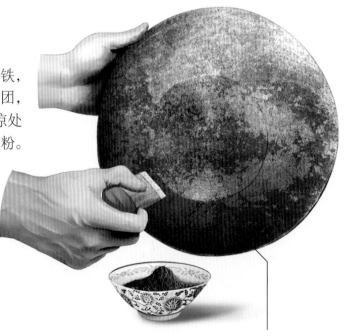

铁与醋酸作用后生成的锈末。

金类

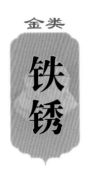

铁锈

释名 铁衣。

主治 陈藏器：治恶疮癣疥，用铁锈和油涂抹患处。治蜘蛛虫咬，蒜磨铁锈涂抹患处。

李时珍：平肝坠热，消疮肿、口舌疮。铁锈加醋研磨，涂抹伤口，治蜈蚣咬伤。

发明 李时珍：按陶华所言，铁锈水和药服，性沉重，最能坠热开结，效果如神。

附方 风瘙瘾疹：铁锈磨水，擦涂患处即可。

汤火伤疮：取用青竹烧好的油，和铁锈搽患处。

疗肿初起：用多年土中的锈铁钉，火煅醋淬后，刮下锈末，不论多少，煅取收用。每次用少量，以人乳汁相和，挑破敷在患处。再炒研二钱，以畜水煎滚，等冷后调服。

脚腿红肿：热如火炙，俗名赤游风。可用铁锈水涂，以解其肿热。

重舌肿胀：铁锈锁烧红，拍落锁上锈，研成细末，以水调一钱，噙咽。

小儿口疮：用铁锈末水调敷口疮。

内热遗精：铁锈末，冷水送服一钱，服三次即能停止。

妇人难产：用杂草烧镬锈、白芷等分，为末。每次服用一钱，童尿、米醋各半，和服见效。

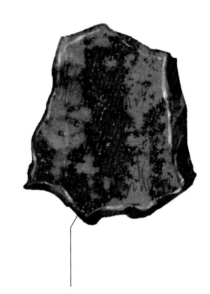

铁器氧化后
表面的锈衣。

玉类

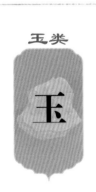

玉

释名 玄真。

集解 《名医别录》：玉泉、玉屑，生蓝田的山谷中，随时都能开采。

李珣：《别宝经》记载，凡石内韫玉，但用石映灯而视，内有红光，明亮得像初升的太阳，便知石中有玉。

李时珍：按《太平御览》所言，交州出白玉，夫余出赤玉，挹娄出青玉，大秦出菜玉。蓝田出美玉，色如蓝，所以称蓝田。《尸子》：水圆折者有珠，水方折者有玉。《地镜图》：二月山中草木开始生长，若草木有光下垂的有玉石。

附 玉屑

修治 陶弘景：玉屑是以玉制成的屑。凡服

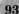

食玉，都不得用已经制成器物的玉制品，及埋入坟墓中的玉石。

苏恭：服食玉当以消作水者最好。服食像麻豆一样的玉屑，取其精华能滋润脏腑，渣滓污秽能排出。另有做粉服食的，会使人淋壅。

气味 味甘，性平，无毒。

主治 《名医别录》：除胃中热，喘息烦满，止渴，屑如麻豆服食。久服能延年益寿，轻身健体。

大明：润心肺，助声喉，滋毛发。

李珣：滋养五脏，止烦躁。宜与金、银、麦门冬等同煎服，有益。

附方 小儿惊啼：白玉二钱半，寒水石半两，为末，以水调和涂于心下。

痃癖鬼气：往来疼痛，及心下不可忍者，不论大人小儿。以白玉、赤玉等分，制成末，以糊为丸如梧桐子大。每次服三十丸，用姜汤送下。

面身瘢痕：用真玉每天磨痕处，久则自消。

附　玉泉

释名 玉札、玉浆、琼浆。

修治 青霞子：作玉浆法：用玉屑一升，地榆草一升，稻米一升，取白露二升，在铜器中煮，米熟绞汁，玉屑化为水，以药纳入，即所谓神仙玉浆。

气味 味甘，性平，无毒。

主治 《神农本草经》：治五脏百病，柔筋强骨，安魂魄，生肌长肉，利血脉。久服能耐寒热，不饥渴，使人不老成仙。人临死前服食五斤，死后三年肌肤色不变。

《名医别录》：疗妇女带下十二种病，除气癃，明耳目，久服能轻身益寿。

大明：治血块。

发明 李时珍：汉武帝取金茎露和玉屑服，说可以长生。但玉不一定能使人长生不死，却可以使死后尸体不朽。养尸招来盗墓者，反成暴弃，还不如使尸身速朽归虚为好。

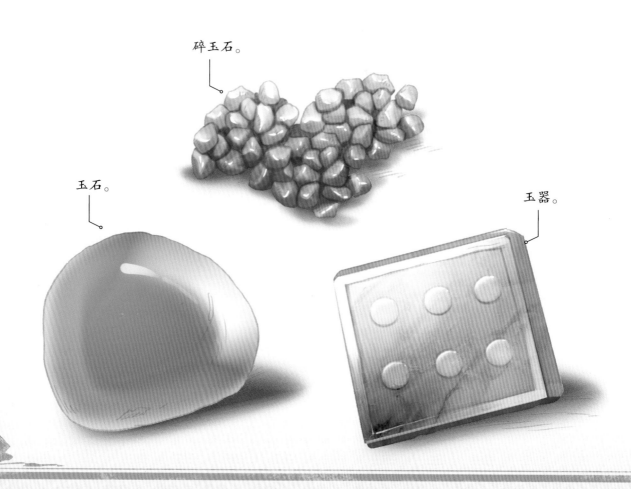

碎玉石。

玉石。

玉器。

玉类

白玉髓

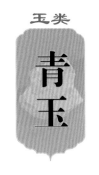

释名 玉脂、玉膏、玉液。

集解 《名医别录》：生于蓝田玉石间。

李时珍：此即玉膏。《山海经》记载，密山上多生丹木，有丹水出，向西流注于稷泽。其中多产白玉，是有玉膏。其源沸沸汤汤，黄帝或服食或用来供奉祭祀。玉膏，即玉髓。《抱朴子》：生玉的山，有玉膏流出，鲜明如水精，以无心草末掺入膏，一会儿就成水，服此一升可使人长生。

气味 味甘，性平，无毒。

主治 《名医别录》：妇人不育，延年不老。

玉类

青玉

释名 谷玉。

李时珍：谷，一作"榖"，又作"珏"。谷、角二音。二玉相合曰榖，此玉常合生故也。

集解 《名医别录》：生于蓝田。

李时珍：《格古要论》记载，古玉，上品为青玉，其色淡青而略黄。绿玉以深绿色的为佳，色淡的稍差。玉中最差的品种是菜玉，像菜色一样不青不绿。

气味 味甘，性平，无毒。

主治 《名医别录》：治妇女不育，可使人轻身不老，延年益寿。

附 璧玉

气味 味甘，无毒。

主治 《名医别录》：主明目益气，能使人多精生子。

李时珍：璧，瑞玉环。由于这种玉可为璧，所以称璧玉。璧外圆像天，内方像地。

附 玉英

气味 味甘。

主治 《名医别录》：主治风瘙皮肤痒。

多生于山窍中，色白明亮且透光可作镜用，所以又叫石镜。

附 合玉石

气味 味甘，无毒。

主治 《名医别录》：主益气，治消渴，能轻身辟谷。产于常山中丘，看起来像猪的脂肪。

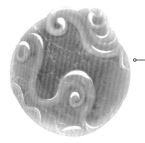

青玉器，质地脆硬。

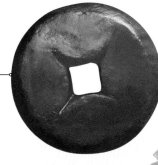

古代的一种器物名，一般为玉制，也有用琉璃制的。

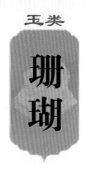

玉类

珊瑚

释名 钵摆娑福罗。

集解 苏恭：珊瑚生产于南海，又从波斯国以及从师子国得来。

李时珍：珊瑚生长在海底，五到七株便可成林，称为珊瑚林。珊瑚在水中直而软，出水见风日后就变硬变弯，变红色的为上品。汉代赵佗将其称为火树。也有黑色的，但质差，碧青的也好。古代有人称碧色珊瑚为青琅玕，都可以做成宝珠。

气味 味甘，性平，无毒。

主治 《唐本草》：去目翳，消宿血。为末吹鼻，止鼻血。

大明：明目镇心，止惊痫。

李时珍：点眼，去飞丝。

发明 寇宗奭：现在的人用来点眼，治疗目翳。

陈藏器：珊瑚，用针刺后流出血一样的汁，将金投进去制丸叫金浆，将玉投进去叫玉髓，久服可以长生。

附方 小儿麸翳：未坚时不可乱用药。宜用珊瑚研成粉，每日用少量点眼，三天后可以痊愈。

珊瑚石，海底动物珊瑚虫死后的尸体。

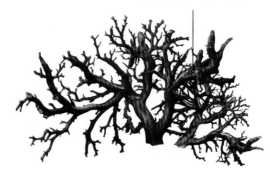

玉类

马脑

释名 玛瑙、文石。佛书称：摩罗迦隶。

集解 李时珍：马脑出产于西南的几个国家，传说用自然灰可使马脑变软，便于雕刻。《负暄录》：马脑的品种很多，南北各地都有出产，大的如斗，质地坚硬，碾造加工十分费力。南马脑出产于大食国等地，颜色正红无瑕，可作酒具。西北产的玛瑙青黑色，最珍奇的产于宁夏、瓜、沙、羌等地的沙碛中。有柏枝马脑，花纹像柏枝。夹胎马脑，一物二色，正面看颜色莹白，侧面看则色如凝血。截子马脑，半黑半白。合子马脑，颜色漆黑，中间有一条白线。锦江马脑，其色如锦。缠丝马脑，红白如丝。这些都是珍贵马脑。浆水马脑，上面有淡水花。酱斑马脑，有紫红花。曲蟮马脑，有粉红花。这些价值稍低。

另外，有产于和州的紫云马脑、产于山东沂州的土马脑，也有红色云头、缠丝、胡桃花马脑，还有出于淮右的竹叶马脑，花纹如竹叶，多用来制作桌面和屏风。金陵雨花台小马脑，只可以充当玩物。检验马脑的方法：用马脑摩擦木头，不发热的就是真马脑。

气味 味辛，性寒，无毒。

主治 陈藏器：辟恶。熨目赤烂。

李时珍：可治目生翳障，研末后点眼。

金石部

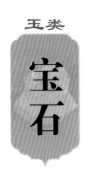

玉类

宝石

集解 李时珍：宝石出自西番、回鹘地方的坑井内。云南和辽东等地也有。有红、绿、碧、紫等几种颜色。红色的称剌子，碧色的称靛子，翠色的称马价珠，黄色的称木难珠，紫色的称蜡子。也有鸦鹘石、猫精石、石榴子、红扁豆等名色，都是宝石。

主治 李时珍：去翳明目，入点眼药中用。用珠拂拭眼睛，可去除入眼中的灰尘。

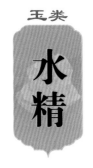

玉类

玻璃

释名 颇黎、水玉。
李时珍：本作颇黎。国名也。

集解 李时珍：出产于南番。有酒色、紫色、白色几种，其莹澈透明与水精相似，碾开有雨点花的为真。《玄中记》：大秦国有五色颇黎，以红色为贵。《梁四公子记》：扶南人来卖碧色的颇黎镜，宽广一尺半，重四十斤，内外皎洁，朝明亮的地方看，不见其质。

气味 味辛，性寒，无毒。

主治 陈藏器：惊悸心热，安心明目，去赤眼，熨热肿。
大明：摩翳障。

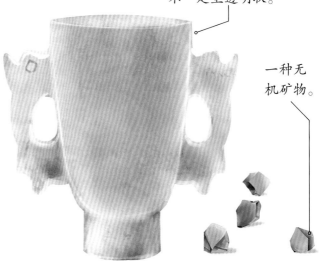

受限于技术，古代玻璃不一定呈透明状。

一种无机矿物。

玉类

水精

释名 水晶、水玉、石英。

集解 李时珍：水精也属于玻璃一类，有黑白两色。南方的水精白，北方的水精黑，武昌、信州的水精浊。水精质坚而脆，刀刮不动，质地清澈如泉水，放进水中看不到瑕疵的为佳品。

气味 味辛，性寒，无毒。

主治 陈藏器：熨目，除热泪。
李时珍：入点目药。穿串，吞咽中，推引诸哽物。

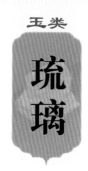

琉璃

玉类

释名 火齐。

集解 李时珍：按《魏略》记载，大秦国出产金银琉璃，有赤、白、黄、黑、青、绿、缥、绀、红、紫十种颜色。这些都是自然之物，泽润光彩，更超过各种玉石。

《格古要论》：石琉璃出于高丽，刀刮不动，色白，厚半寸左右，可以用来点灯。

主治 陈藏器：身热目赤，用水浸冷熨敷患处。

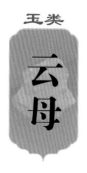

云母

玉类

释名 云华、云珠、云英、云液、云砂、磷石。

集解 《名医别录》：云母生于太山山谷、齐山、庐山及琅琊北定山的山石间，在二月收采。云华五色俱全，云英的颜色多青，云珠的颜色多赤，云液的颜色多白，云砂的颜色多青黄，磷石的颜色正白。

苏颂：现在兖州云梦山以及江州、淳州、杭越间也有，生于土石间。作片状有层可析，以明滑光白的为上品。江南生产的多青黑，不可入药。谨按方书中所用的云母，都是以色白光泽的为好。

修治 李时珍：道家书中载盐汤煮云母可为粉。又说，将一斤云母渍入一斗盐中，放入铜器中蒸一日，臼中捣成粉。又说，将一斤云母和一升白盐共同捣细，放入多层布袋内揉搓，用水浇洗，去尽盐味，悬在高处阴干，自然化成粉。

气味 味甘，性平，无毒。

主治 《神农本草经》：主治身皮死肌、中风寒热。除邪气，安五脏，明眼目，益子精。久服轻身延年。

《名医别录》：下气坚肌，续绝补中，疗五劳七伤，虚损少气，可止痢。久服悦泽不老，耐寒暑，志高神仙。

发明 寇宗奭：古代虽有服炼法，但现在很少有人服食。只合成云母膏，治疗一切痈毒疮。

唐慎微：《明皇杂录》记载，开元年中，有一个叫纪朋的名医，被皇帝召入掖庭，为一宫人诊病，这人的病在每天太阳落山时发作，像发狂一样又哭又笑，而足不能履地。纪朋诊断后说：这种病是因为饱食以后出力太过，突然跌倒所致，就让病人饮云母汤，熟睡后病愈。

附方 痰饮头痛：取煅过的云母粉二两，另取恒山一两，研成末。每次用汤送服方寸匕，汤服取吐。

小便淋疾：用温水和云母粉，口服三钱。

风疹遍身：以清水调服煅过的云母粉，疗效良好。

一切恶疮：取云母粉敷患处即可。

风热汗出：将云母粉化入水中，口服三钱即可。

白石英

释名 李时珍：徐锴说，英，也作瑛，是玉光的意思。现有五种石英，都是石类似玉而有光莹。

集解 《名医别录》：白石英出产于华阴山谷及太山。手指般大，二三寸长，六面如刀削，白澈有光泽。若有长五六寸的更好。黄石英黄端白棱；赤石英赤端白棱；青石英青端赤棱；黑石英黑泽有光。

气味 味甘，性微温，无毒。

主治 《神农本草经》：治消渴，阴痿不足，咳逆，胸膈间久寒。可益气，除风湿痹。久服轻身延年。

《名医别录》：疗肺痿，下气，利小便，补五脏，通日月光，耐寒热。

王好古：实大肠。

附 五色石英

主治 大明：心腹邪气，女人心腹痛，镇心。除胃中冷气，益毛发，悦颜色。治惊悸，安魂定魄，壮阳道，下乳汁。不同颜色的石英随脏而治，赤治心，青治肝，黄治脾，白治肺，黑治肾。

发明 李时珍：白石英，是手太阴、阳明气分药。治痿痹、肺痈、枯燥等病。因属于石类，只可暂用，不可久服。

苏颂：古人服食，唯以白石英为重。紫石英但入五石饮。其他黄、赤、青、黑四色石英，在本草药书中虽有其名，而处方中很少应用。《乳石论》以钟乳为乳，以白石英为石，是六英之贵，唯有白石英。

附方 服石英法：白石英一斤，打成豆大，于砂盒中和粗砂，加水按两三千下，洗净再揉。再放入柳箕中，加少许蒿叶，和水一起揉至光净，用锦袋装起来挂在门上。每天早上洗漱之前，用水或酒送吞七粒，吃两匙饭压下小腹。时间一长，新石推旧石，石在小腹内温暖，则腰肾坚强，经脉通达，气息调和，百病自除。

风虚冷痹：白石英三两，坩埚内火煅酒淬三次，装入瓶中密封，勿泄气。每天早晨温服一盅，以少量饭压下。

惊悸善忘：取白石英、朱砂各一两，制成散。每次服半钱，饭后煎金银汤送下。

石水腹坚：用白石英十两，捶成豆大，装进瓷瓶中后泡上二斗好酒，用泥封好瓶口，用马粪和糠火烧瓷瓶，常令酒小沸，从早晨烧到中午停火。第二天开始每天服三次，每次温服一盏。

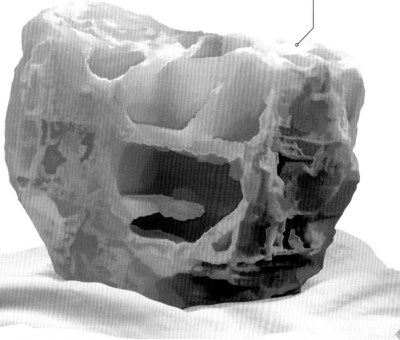

白色的石英矿物。

玉类
紫石英

集解 《名医别录》：紫石英生太山山谷，开采没有固定时间。

陶弘景：今第一用太山石，色重澈下有根。稍次用产于雹零山的。又有南城石、青绵石、林邑石、吴兴石等。原先都混杂使用，现在采太山的最好。

李时珍：按《太平御览》说，太山所出的紫石英最奇特。平氏阳山县所出的，颜色深，质地好。乌程县北垄山的虽然小又黑，但外表很光亮。东莞县爆山所出的原来用于进贡。

修治 李时珍：凡入丸散，用火煅醋淬七次，碾成末飞过，晒干入药。

气味 味甘，性温，无毒。

主治 《名医别录》：治疗上气心腹痛，寒热邪气结气。补心气不足，定惊悸，安魂魄，填下焦，止消渴。除胃中久寒，散痈肿，令人悦泽。

发明 李时珍：紫石英，是手少阴和足厥阴的血分药。上能镇心，是取重能去怯。下能益肝，是取湿能去枯。心生血，肝藏血，紫石英性暖而补，故能治心神不安、肝血不足，以及女子血海虚寒不孕不育的病症。

附方 虚劳惊悸：紫石英五两，打如豆大，用水淘洗一遍，加一斗水，煮取二升，细细服用，或煮粥服食。水尽后可再煎煮。

风热瘈疭：风引汤，紫石英、白石脂、赤石脂、寒水石、石膏、大黄、干姜、桂枝、龙齿、甘草、牡蛎、滑石等分，咬咀，水一升，煎去三分，饭后温服。

痈肿毒气：将经过火烧醋淬的紫石英，研成末，加生姜、米醋煎敷或摩擦患处。

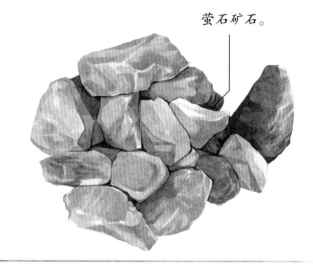

萤石矿石。

玉类
菩萨石

释名 放光石、阴精石。

集解 寇宗奭：嘉州峨眉山上出产菩萨石。色泽莹白明澈，像太山上的狼牙石、上饶的水精之类，日光照在石上有像佛顶圆光一样的五色光，因此得名。

李时珍：出产于峨眉、五台、匡庐岩石间。有六棱。有的大如枣栗，色泽光莹，被太阳照映会有微弱的光芒；有的小如樱珠，会放出璨然可喜的五色光，也是石英之类的物质。

气味 味甘，性平，无毒。

主治 大明：解药毒蛊毒、消扑损瘀血、止热狂惊痫，解风肿、除淋、通月经，用水磨服。可治疗蛇虫蜂蝎、狼犬毒箭等伤，研成末后外敷。

李时珍：明目去翳。

丹砂

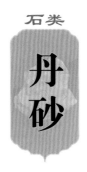

释名 朱砂。

集解 《名医别录》：丹砂出产于符陵的山谷之间。研成粉末的叫"真朱"。

李时珍：辰砂和锦砂是上等佳品。优质的为箭镞砂；结不实的为肺砂；细碎的为末砂。颜色发紫不染纸的为旧坑砂，是上等佳品。颜色新鲜能染纸的为新坑砂，较前者稍差。另外，还有一种颜色鲜红质地较嫩的，叫土坑砂，不太耐火。邕州也有一种砂，大的重量达数十、上百两，成块的颜色黑暗，不能作为药用，只能用来烧取水银。

修治 李时珍：取好砂研成细末，水飞三次后再使用。这种末砂多数夹杂石末和铁屑，不能入药。有的用绢袋盛上砂，用荞麦灰淋汁，煮三伏时再取出，用流水浸泡、冲洗过后，研成细末晒干用。

气味 味甘，性微寒，无毒。

主治 《神农本草经》：治五脏百病，安魂定魄，养精神，益气明目，祛除邪魅。长服能通调精神，使人长生不老。

甄权：镇心安神，主治尸疰、抽风。

大明：能滋润心肺，主治疮痂、息肉，为外敷用药。

李时珍：主治惊痫，解胎毒、痘毒，驱逐疟邪，使人发汗。

发明 李时珍：丹砂内含水银，其气不热而寒，体阳而性阴。所以与远志、龙骨等药配伍可以保养心气；与枸杞、地黄等药配伍可以养肾；与当归、丹参等药配伍可以滋养心血；与厚朴、川椒等药配伍可以养脾脏；与南星、川乌等药配伍可以祛除贼风。除此而外，丹砂还有明目、安胎、解毒、发汗的功效。

附方 **明目轻身**：取五两朱砂，用五升好酒浸泡五个晚上，然后晒干并研成粉末，做成像小豆大小的蜜丸。每次白汤口服二十丸，长期服用便可见效。

预解痘毒：用蜜水调服朱砂末半钱。痘疹出的多的，服了药后会逐渐变少；少的则会消失，重者可轻。

小儿惊热：将朱砂半两，配牛黄一分，为末。每次服一字，用犀角磨水调服送下。

癫痫狂乱：归神丹，用猪心两个，各切成两半，填进丹砂二两、灯心草三两，外用麻线捆住，用石器煮一伏时。然后解缚取砂，研成细末，以茯神末二两，洒一点酒，做成梧桐子大的丸子，视病人情况以麦门冬煎汤饮服。

伤寒发汗：将真丹一两化入一斗水中，熬成一升，一次全部喝下，盖上被子，发汗便好。忌食生血之物。

朱砂原石矿物。

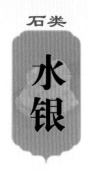

水银

释名 汞、灏、灵液、姹女。

集解 《名医别录》：水银出产于符陵的平原地带，是从丹砂中提炼出来的。

陶弘景：水银有生熟两种，出产于符陵平原地带的，是从朱砂中提炼而来。另外，有来自沙地的，青白色，品种最好。出于丹砂的，就是经煅烧粗末朱砂所得到，颜色白浊，不如生的水银。能够熔化金银，使其变成泥状，人们都用它镀物体。烧制的时候沾上锅底的灰，形成汞粉，又叫水银灰，祛虱最好。

李时珍：从朱砂中提炼的是真汞。

修治 雷敩：凡使勿用草汞和古代朱漆中的汞、尸体中的汞、半生半熟的汞、经其他药炼制的汞。一般朱砂中的水银颜色微红，用夜交藤和紫背天葵的汁同煮一段时间，能祛除毒性。

气味 味辛，性寒，有毒。

主治 《神农本草经》：治疗瘘痂疡白秃，杀皮肤中虱。堕胎除热，祛金银铜锡毒。

陈藏器：利水道，去热毒。

大明：治天行热病。除风，安神镇心。治恶疮病疥。杀虫。催生，下死胎。

寇宗奭：治小儿惊热涎潮。

李时珍：镇坠痰逆，治呕吐反胃。

发明 陈藏器：水银进入人耳朵里，能腐蚀人脑；进入肌肉里能使关节挛缩，倒阴绝阳。人们得疥疮多用水银外涂。水银性味重，容易渗入皮肉，应该谨慎使用。头疮切不能用水银，唯恐进入经络，使筋骨弛缓，那样就没法治了。

李时珍：水银是至阴的精华，性沉着。用火煅烧后，才能飞腾灵变；接触到人后，能钻入骨髓筋脉，腐蚀脑海使阳气灭绝。但有的医术说它无毒，《神农本草经》说它久服能成仙；甄权说它是还丹的主要成分；《抱朴子》认为它是长生药。各个朝代贪生的服用它后，残废致死的不知有多少人。水银不能服用，但它治病的作用却是存在的。和黑铅同用，能降浊化痰；和硫黄同用，能用于急症。这需要灵活应用，要求使用者能随机应变。其余情况见铅白霜及灵砂一节。

附方 急惊坠涎：取水银半两、生南星一两、麝香半分，共研成末，加入石脑油后捣碎，做成绿豆大的丸药。每次用薄荷汤送服一丸。

反胃呕吐：黑铅、水银各一钱半，结砂，硫黄五钱，官桂一钱，研末。每次服用六钱，一半米汤，一半姜汁混合后口服。

头上生虱：水银用蜡烛油调匀，涂头上，一晚上都能杀死。

白癜风痒：用水银多次擦拭，即消。

一切恶疮：水银、黄连、胡粉熬黄，各一两，研匀外敷，干后用唾液调湿。

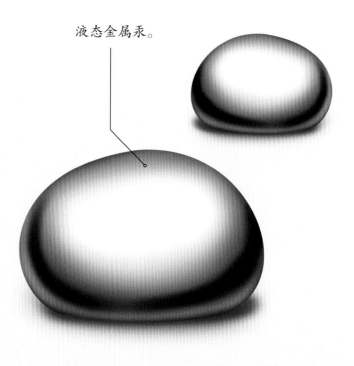

液态金属汞。

石类

水银粉

释名 汞粉、轻粉、峭粉、腻粉。

李时珍：轻言其质，峭言其状，腻言其性。

修治 李时珍：海客论云，诸矾不与水银相合，而绿矾和盐能制水银成粉，何也？盖水银者金之魂魄，绿矾者铁之精华，二气同根，是以暂制成粉。无盐则色不白。

气味 辛，冷，无毒。

李时珍：温燥有毒，升也，浮也。黄连、土茯苓、陈酱、黑铅、铁浆，可制其毒。

主治 李时珍：治痰涎积滞，水肿鼓胀，毒疮。

发明 李时珍：水银乃至阴毒物，因火煅丹砂而出，加以盐、矾炼而为轻粉，加以硫黄升而为银朱，轻飞灵变，化纯阴为燥烈。若服之过剂，或不得法，则毒气被蒸，窜入经络筋骨，莫之能出，其害无穷。

附方 大小便闭：胀闷欲死，二三日则杀人。腻粉一钱，生麻油一合，相和，空心服。

抓破面皮：生姜自然汁调轻粉末搽之，更无痕迹。

底耳肿痛：汁水不绝。轻粉一钱，麝香一分，为末掺之。

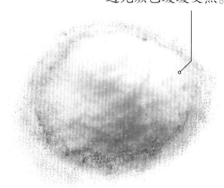

鳞片状结晶，形似雪花，遇光颜色缓缓变黑。

石类

粉霜

释名 水银霜、白雪、白灵砂。

修治 李时珍：升炼法，用真水银粉一两，放在瓦罐里使其均匀，用灯盏仰盖住罐口，盐泥涂缝。先用小炭火铺在罐底的四周，用水浸湿纸，不停地用手在灯盏内擦，不要间断。逐渐加火，直到罐颈停住火。冷却后取出，就做成了像白蜡一样的粉霜。

气味 味辛，性温，有毒。

主治 李时珍：下痰涎，消除积滞，利水。与轻粉同功。

发明 张元素：粉霜、轻粉，二者能洁净腑，祛除膀胱中的垢腻。不过因为有毒性，且损害牙齿，应当少些使用。

附方 小儿急惊：手足抽搐，痰涎壅盛。用二钱粉霜，炒白牵牛、轻粉各一钱，共研为末，每服一字，以薄荷汤饮下。

风热惊狂：用粉霜一两，白面六钱，和在一起做成饼子，烤熟后研细，加半两轻粉，二钱半铅白霜，共研为末，滴水揉成梧桐子大的丸子。每次就米汤送服十至十五丸。

腋下狐臭：粉霜和水银等分，用面脂和好，搽涂即可。

杨梅恶疮：单味粉霜搽上即可。

金石部

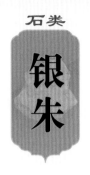

石类 银朱

释名 猩红、紫粉霜。

集解 李时珍：胡演《丹药秘诀》中记载升炼银朱的方法，用石亭脂二斤，新锅内熔化，接着放一斤水银，炒成青砂头不见星。研末后盛入罐中，盖上石板，用铁线绑结实，盐水和泥封固结实，大火煅烧。冷却后取出来，贴在罐内的是银朱，贴在罐口的是丹砂。

气味 味辛，性温，有毒。

主治 李时珍：破积滞，劫痰涎，散结胸。治疗疥癣恶疮，杀虫驱虱，功同粉霜。

发明 李时珍：银朱是硫黄与汞升炼制成的，其性极为燥烈，能使筋脉拘挛，齿龈溃烂。

附方 鱼脐疗疮：四面赤，中央黑。用水调银朱成丸，每服一丸，温酒送下，此方名"走马丹"。

筋骨疼痛：用银朱三钱，枯矾四钱，研成细末，包入纸中做成三个纸捻子。每天早晨拿一个捻子蘸油点火熏肚脐，熏后蒙被而卧，汗出为好。

顽疮久不收：用银朱一钱，陈年石灰五分，松香五钱，香油一两，为末。调匀，摊在纸上贴患处。

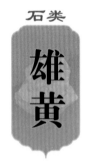

石类 雄黄

释名 黄金石、石黄、熏黄。

集解 李时珍：武都的水窟雄黄，北人冒充丹砂，但为上品。研细后色带黄。西番的略差一些，颜色呈铁色的最好，鸡冠色的略差一些。用它在沉水银脚或铁末上拭，立刻会生黄衣的为真品。

修治 雷敩：用雄黄三两，甘草、紫背天葵、地胆、碧棱花各五两，细锉，将东流水添锅中，煮三伏时，捞出，捣烂，水飞澄去黑色的东西，然后晒干研细备用。其中有劫铁石，也叫赴矢黄，能劫铁用，不入药。

气味 味苦，性平、寒，有毒。

主治 《名医别录》：治疗目痛、疗虫蜃疮、鼻中息肉。百节中大风，筋骨不利。积聚癖气、中恶腹痛鬼疰。可杀蛇毒、解藜芦毒。和悦面容。

李时珍：主治疟疾寒热，伏暑泄痢。饮酒成癖，惊痫。化解腹中瘀血，杀劳虫疳虫。

发明 李时珍：五毒之药，《范东阳方》中将它变成飞黄散，治疗缓疽恶疮，腐蚀恶肉。雄黄是治疮杀毒的要药，入肝经气分，所以用雄黄治疗肝风肝气、惊痫痰涎、头痛眩晕、暑疟泄痢、癥瘕积聚等症，效果很好。

附方 中风舌强：雄黄、荆芥穗等分，共研细末。每次用豆淋酒送服二钱。

小儿痘疗：雄黄一钱，紫草三钱，共研细末，用胭脂汁调。先用银簪挑破痘疗，再搽上药，疗效很好。

石类

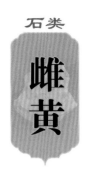

雌黄

释名 李时珍：出产于山之阴面，所以叫雌黄。

集解 《名医别录》：雌黄生于武都的山谷，与雄黄同山生。

李时珍：独孤滔《丹房镜源》中写，背靠山阴而生的是雌黄；淄成的黑色轻干，像焦锡块一样。气味臭且颜色发黄的，坚硬，外无包裹。检验时可在甲上磨一下，能留下颜色的为好。舶来品颜色如噗血的为上等品，湘南的较差，包青的为上品。

修治 雷敩：取雌黄四两，加天碧枝、和阳草和粟遂子草各五两，放入瓷锅里煮三伏时，颜色如金汁后，一垛在锅底下。用东流水迅速倒进去，淘洗三次后去水擦干，在臼中捣碎筛过，研细后使用。

气味 味辛，性平，有毒。

主治 《神农本草经》：治恶疮、头秃、痂疥。杀毒虫虱身痒邪气等各种毒。

《名医别录》：治鼻内息肉，身面白驳，下

部蚀疮，散皮肤死肌，治神情恍惚。能杀蜂蛇毒。久服使人脑满。

李时珍：治冷痰劳嗽、血气虫积、心腹疼痛，癫痫、解毒。

发明 李时珍：雌黄和雄黄产地相同，只是由于分别生于山的阴阳两面而有所区别。所以服用雄黄是取其纯阳之气；用雌黄是因为它兼有阴气。治疗疾病时，二黄的功用大致相仿，都是利用它们能够温中、搜肝杀虫、解毒祛邪的药性。

附方 **停痰在胃**：喘吸不通。用雌黄一两，雄黄一钱，化蜡丸弹子大。每次服一丸，半夜时浸入糯米粥中食用。

妇人久冷：血气攻心。用叶子雌黄二两，研成细末，加一升醋，煎成浓汁，和成小豆大的丸子，每服十五丸，用醋汤调服送下。

肾消尿频：用干姜半两、盐四钱，炒黄成颗粒，取雌黄一两半，研成细末，蒸饼和成绿豆大的丸。每服十丸至三十丸，空心盐汤服下。

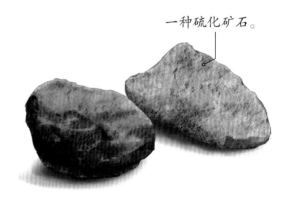

一种硫化矿石。

石类

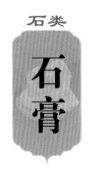

石膏

释名 细理石、寒水石。

集解 陶弘景：取石膏棋子大小，且颜色莹澈透亮的为最佳品。

李时珍：石膏有软、硬二种。软石膏，大块出产于石头当中，断层像压扁的米糕，每层厚约数寸。有红、白两种颜色，红色的不能服用，白色松软易碎，烧煅以后就会像粉一样。硬石膏呈现出各种块状，纹理笔直且有棱角，击打后呈段状，烧煅后容易散解，但仍旧不呈粉状。

气味 味辛，性微寒，无毒。

主治 《神农本草经》：治中风寒热，心下逆气惊喘，口干舌焦不能息，腹中坚痛，产乳金疮。

《名医别录》：能解时气头痛身热，三焦大热，皮肤热，肠胃中结气。能解肌发汗，能止消渴烦逆，腹胀暴气，喘息咽热。也可以煮成石膏热汤沐浴。

发明 李时珍：金代的李东垣说，凡是立夏前多服了"白虎汤"的人，一定会小便不禁。这是因为汤方中的石膏在节令时让人降气太过，阳明经的津液不能上输于肺，而且肺的清气反而下降所造成的。

附方 **热盛喘嗽**：用石膏二两，炙甘草半两，共研为细末。每次服三钱，生姜调蜜煎汤送下。

胃火牙疼：用好的软石膏一两，火煅烧，用淡酒淬过，做成末，加防风、荆芥、细辛、白芷各五分，共研为末。天天擦牙，非常有效。

鼻衄头痛：心烦，用石膏、牡蛎各一两，共研为末。每服二钱，新汲水送下。少量药可滴鼻内。

小便卒数：尿频、尿急，不是淋证，使人

瘦弱，取半斤石膏捣碎，加水一斗，煮取五升。每次服用五合。

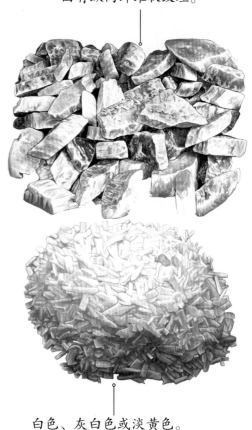

块体上下两面较平坦，纵面有纵向纤维状纹理。

白色、灰白色或淡黄色。

石类

理石

释名 肌石、立制石。

集解 《名医别录》：理石与石膏相似，顺理而细，生汉中的山谷中及卢山一带。

李时珍：理石，就是石膏中纹理顺直、细密如丝、表面光滑、微带青色的一种。

气味 味辛，性寒，无毒。

主治 《神农本草经》：除身热，利胃解烦，益精明目。破积聚，杀三虫。

《名医别录》：除营卫中去来大热结热，止消渴，解烦毒，及中风痿痹。

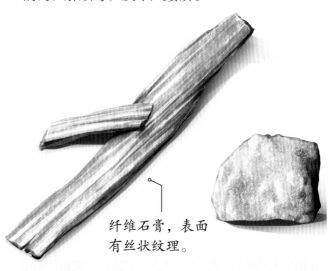

纤维石膏，表面有丝状纹理。

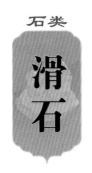

滑石

释名 画石、液石、脊石、脱石、冷石、番石、共石。

李时珍：滑石性滑利窍，其质又滑腻，故以名之。

集解 《名医别录》：滑石生在赭阳山谷中，以及太山山北、掖北白山、卷山。

李时珍：滑石，广西桂林各邑及瑶峒中皆有，即古代所指的始安。有黑白二种，功效相似。山东蓬莱桂府村所出的也很好，所以医方中有桂府滑石之称，跟桂林出的同名。

修治 雷敩：凡用白滑石，必须先用刀刮净，后研粉。以牡丹皮同煮一伏时，然后去牡丹皮，取滑石，用东流清水淘净，晒干备用。

气味 味甘，性寒，无毒。

主治 朱震亨：能燥湿，分利水道，实大肠，化食毒，行积滞，逐凝血，解燥热，补脾胃，降心火，为治石淋之要药。

李时珍：疗黄疸、水肿、脚气、吐血衄血，金疮血出，诸疮肿毒。

发明 李时珍：滑石，药味甘淡，先入胃，然后渗走经络，游溢津气，上输于肺，下通膀胱。肺主皮毛，为水之上源。膀胱司津液，膀胱气化则能使津液排出。所以滑石上可通毛腠之窍，下能利精溺之窍。

附方 **乳石发动**：取半两滑石粉，加入一盏水搅匀，一次服下。

小便不通：将一升滑石粉，用车前草汁调匀，涂在肚脐周围，干了就换。冬天没有车前草汁，用水代替。

伏暑吐泻：烧桂府滑石四两，加藿香、丁香各一钱，共研为末，每次米汤口服二钱。

痘疮狂乱：用益元散（白滑石六两、甘草一两），加朱砂二钱，冰片三分，麝香一分，灯草汤下。二三服。

风毒热疮：遍身出黄水。桂府滑石末敷之，次日愈。先以虎杖、豌豆、甘草等分，煎汤洗后乃搽。

阴下湿汗：滑石一两，石膏煅半两，枯白矾少许，研掺之。

热毒怪病：目赤鼻胀，大喘，浑身出斑，毛发如铁，乃因中热，毒气结于下焦。用滑石、白矾各一两，为末，作一服。水三碗，煎减半，冷，不住饮之。

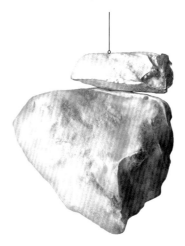

滑石多为块状，形状不规则。手摸有滑润感。

滑石粉末为鳞片状。

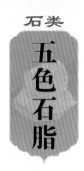

石类

五色石脂

释名 李时珍：凝结的膏油称为脂。

集解 《名医别录》：青石脂生在齐区山及海涯。黄石脂生在嵩山，颜色像雏莺。黑石脂生在颍川阳城。白石脂生在太山之阴。赤石脂生在济南、射阳及太山阴面。

修治 雷敩：药用赤石脂都先研为末，再用新汲水飞三遍，然后晒干留以备用。

气味 五种石脂都味甘、性平。

主治 《神农本草经》：黄疸，泄痢肠澼脓血，阴蚀下血赤白，邪气痈肿，疽痔恶疮，头疡疥瘙。久服能补髓益气，肥健不饥，轻身延年。

附 青石脂

气味 味酸，性平，无毒。

主治 《名医别录》：养肝胆气，明目。

附 黄石脂

气味 味苦，性平，无毒。

主治 《名医别录》：养脾气，安五脏，调中焦。治大人小儿泄痢肠澼，下脓血。去白虫，除黄疸痈疽虫。

附 黑石脂

释名 《名医别录》：一名石墨，一名石涅。

气味 味咸，性平，无毒。

主治 《名医别录》：养肾气，强阴，主治阴蚀疮，止肠澼泄痢，疗口疮咽痛。久服益气不饥延年。

附 白石脂

气味 味甘、酸，性平，无毒。

主治 《名医别录》：养肺气，厚肠胃，补骨髓。治五脏惊悸不足，心下烦闷，腹痛水泻，小肠澼热溏，便脓血，女子崩中漏下赤白沃，排痈疽疮痔。久服安心不饥，轻身延年。

附 赤石脂

气味 味甘、酸、辛，性大温，无毒。

主治 《名医别录》：养心气，明目益精。治腹痛肠澼，下痢赤白，胞衣不下。长服可和悦肤色，补髓益气，耐饥轻身，增强智力，延年益寿。

李时珍：补心血，生肌肉，厚肠胃，利水湿，收脱肛。

发明 李时珍：五色石脂是治疗手足阳明经病症的药物。它味甘、性温、体重、性涩。因而能够益气、生肌而调中，收湿止血而固下。五色石脂所主治大致是相同的。

附方 小儿疳泻：取赤石脂末，以米汤调服半钱。可加入等份京芎，效果会更好。

赤白下痢：用赤石脂末，饮服一钱。

冷痢腹痛：赤石脂火煅、干姜炮等分研成末，加少许蒸饼做成药丸，日服三次。

痢后脱肛：将赤石脂和伏龙肝共研成细末，外敷。

心痛彻背：取赤石脂、干姜和蜀椒各四分，加二分炮附子、一分炮乌头，共研成末，炼成梧桐子大的蜜丸。食前服一丸。

金石部

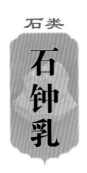

石钟乳

释名 公乳、虚中、芦石、鹅管石、夏石、黄石砂。

集解 《名医别录》：石钟乳生在少室山谷及太山。

马志：石钟乳主要分三种，一种是石乳，生于只有石头的山洞，石头的津气互相滋润，阴气与阳气相交，形成像蝉翼那样的纹理，其性温。另一种是竹乳，生于长满竹子的山洞里，靠竹子的津气滋润，乳成后形状像竹子，其性平。还有一种是茅山的石乳，生于土石相杂的山中，山上长满茅草，石乳靠茅草的津气滋润而成，乳色稍黑而滑润，其性微寒。

修治 雷教：炼乳的具体方法，钟乳八两，用沉香、零陵香、藿香、甘松、白茅各一两，水煮过，再用汁煮乳，经一伏时滤去。再跟甘草、紫背天葵各二两同煮，滤出擦干，用缓火焙。放臼中研成细末，筛过后放入钵中，让年轻力壮的二三个人交替研磨，连续三日三夜，不能间断。然后用水飞澄，过绢笼，最后晒干，再放入钵中研二万遍，这时才能用瓷盒收存。

气味 味甘，性温，无毒。

主治 《神农本草经》：咳逆上气，明目益精，安五脏，通百节，利九窍，下乳汁。

《名医别录》：可益气，补虚损，治脚弱疼冷、下焦伤竭，强阴。久服能延年益寿。

甄权：主泄精寒嗽，壮元气，益阳事，通声音。

发明 李时珍：种树书记载，凡是种植果树，在挖好树坑之后，放进少许石钟乳末，能使果树坚实安稳、多实味美。撒放少许石钟乳末在老树的根皮上，能让老树重新繁茂。以此类推，石钟乳确有益气助孕的功效。但是对于特别喜爱服食石钟乳的人，恐怕还没有获得它的好处，便先受其祸了。当然也不能一概而论。

附方 一切劳嗽：焚香透膈散，鹅管石、雄黄、佛耳草、款冬花等分，共研成末。每次一钱，放香炉上焚熏，用筒吹烟入喉中，每日二次。

肺虚喘急：用光泽晶莹的生钟乳粉五钱，蜡三两化开后相和，然后放饭盒内蒸熟，研成梧桐子大的药丸。每次用温水送服一丸。

大肠冷滑：用钟乳粉一两，煨肉豆蔻半两，共研成细末，煮枣肉制成如梧桐子大的药丸。每次空腹用米汤送下七十丸。

乳汁不通：气少血衰，脉涩不行，所以少乳。用炼成的钟乳粉二钱，以浓煎的漏芦汤送服。或者用钟乳粉与通草等分，共研细末，每次用米汤送服方寸匕，每日三次。

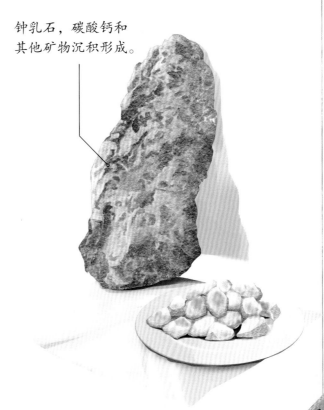

钟乳石，碳酸钙和其他矿物沉积形成。

石类

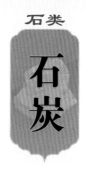

石炭

释名 煤炭、石墨、铁炭、乌金石、焦石。

集解 李时珍：石炭，在南北方各处山中有很多。人们用它来代柴做饭，炼铁。居民凿山为穴，深入十多丈取炭。有的块大像石头一样有光泽，有的像炭末般疏散，都散发硫黄气，用酒喷可解。坚块如石的可以入药。

气味 味甘、辛，性温，有毒。

主治 李时珍：主治妇女气血瘀滞疼痛，以及各种疮毒，小儿痰痫，金疮出血。

附方 腹中积滞：用石炭三两，自然铜一两，为末。醋熬一两，当归一两，大黄一两童尿浸晒，共研细末。用一盏红花酒和半盏童尿同调，饮食前服，每日服二次，每次二钱。

月经不通：巴豆去油，如绿豆大三丸，以乌金石末一钱，调汤送下，即通。

产后儿枕痛：用乌金石烧酒淬七次，寒水石煅为末，等分，每次用粥饮服一钱半，即止，未止再服。

石类

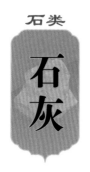

石灰

释名 石垩、垩灰、希灰、锻石、白虎、矿灰。

集解 《名医别录》：石灰生在山川峡谷中。

李时珍：现在人们专门建窑洞来烧煅石灰。先在下面放一层柴或煤灰，上垒青石，从下面点火，层层燃烧而依次分解。入药的石灰只用风化制成而且不夹石的。

气味 味辛，性温，有毒。

主治 《神农本草经》：主治恶疮癞疾、热气，疽疮疥瘙，死肌堕眉。可杀痔虫，祛除黑子息肉。

大明：治疗白癜疬疡，瘢疵痔瘘，瘿赘疣子、妇人粉刺。产道不闭。解酒酸、治酒精中毒。暖肾脏。

发明 陶弘景：石灰药性竣烈，如用度酒饮服，就会腹痛下利。从古至今多用来建造古冢，用于护水辟秽杀虫，所以用古冢中的水，洗各种疮疡部位，均立即痊愈。

苏恭：《名医别录》上写，现在人们都用石灰来治疗金疮出血，疗效很好。如果五月五日采集繁缕、葛叶、槲叶、芍药、地黄叶、鹿活草、苍耳叶、青蒿叶，合石灰一起捣研，做成鸡蛋大小的团块，暴晒后研末。用来治疗疮疡，祛腐生肌，疗效神奇。

附方 偏坠气痛：炒陈石灰、五倍子、山栀子等分，研末和面，用醋调匀，敷涂病位，一夜病止。

酒积下痢：五两石灰，用水调和做成团状，黄泥包裹后煅烧一日夜，去泥研末。用醋糊丸如梧桐子大，每次服三十丸，空腹生姜汤送服。

老小暴嗽：石灰一两，蛤粉四钱，研末，蒸饼如豌豆大，焙干。每服三十丸，用温齑汁送服。

发落不止：因肺有劳热而发，且兼有瘙痒。用三升石灰，水拌炒焦，三升酒浸润。每次服三合，常使酒气相接，则新发生长，疗效神验。

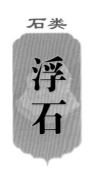

石类

浮石

释名 海石、水花。

集解 李时珍：浮石为江河间泥沙、水沫凝聚日久而形成的。形状像水沫和钟乳石，有像蛀窠一样的细小孔洞，白色质轻。海中的浮石有咸味，入药效果更好。

气味 味咸，性平，无毒。

主治 陶弘景：止咳。
大明：煮汁饮服，止渴，治淋。解野兽毒。
寇宗奭：祛目翳。
朱震亨：清肺降火，消除积块，清化老痰。
李时珍：治疗疝气、瘿瘤、结核。下气，消疮肿。

发明 李时珍：浮石为水沫凝聚而成，色白体轻，质地玲珑，与肺相合。气味咸寒，有润下的功效。所以本药入肺经可以清化上焦痰热，止咳嗽。因其能清上源，所以又能治各种淋证。

附方 咳嗽不止：将浮石研末，冲服或做蜜丸服用。
血淋砂淋：小便涩痛，研黄烂浮石成末，生甘草煎汤送服，每次二钱。
石淋破血：取一把浮石，研末，用三升水和一升醋，共同熬至二升，澄清。每次服一升。
头核脑痹：头枕后生痰核。用质轻白浮石烧灰存性，成粉末后，加入少许轻粉、麻油调和外敷。

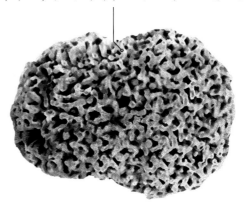

海浮石，产于海洋，胞苔虫等动物骨骼。

石类

石芝

集解 葛洪：石芝有石、木、草、菌、肉五类，各类均有近百种。
七明九光芝，生长在水边山崖间，形如盘碗，一尺左右。有七孔称为七明，有九孔则叫九光。星般光亮，夜间可以照亮百步之地。捣细服下后能感觉身体发热，味道甘甜。

玉脂芝，生长在有玉的山上，玉膏流出后，经千百年凝聚成芝。形同鸟兽，大多像苍玉、玄玉和水精。采来后捣末，用无心草汁拌和成水状。
石蜜芝，生长在少室石户中。有深的峡谷不可跨越，只能望见石蜜从石洞上长到石缝间隙，许久才滴一滴。
石桂芝生长在石穴中，虽是石头，却像桂树一样有枝条。高一尺左右，光亮而味辛。

主治 葛洪：诸芝捣末，或化水服用。可使人身体轻捷，长生不老。

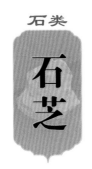

金石部

111

磁石

释名 玄石、处石、燰铁石、吸针石。

集解 苏颂：磁石在磁州、徐州及南海傍山中都有。磁州出产的磁石，最优良的能接连吸住十数枚针或一二斤铁器，还能转动不掉落。有的磁石上有孔，孔内呈黄赤色，上面有细毛，这种药效更强。

修治 雷敩：凡修事一斤，取故绵十五两，地榆一镒，五花皮一镒，三件同锉碎。在磁石上捶打，砸成二三十块。将石放入瓷瓶中，再加入草药，用东流水煮三天三夜，取出擦干，用布包再敲碎，碾成粉末，水飞后再碾末，就可以使用了。

气味 味辛，性寒，无毒。

主治 《名医别录》：养肾脏，强骨气，通关节，益精除烦。可治颈核喉痛，痈肿鼠瘘。小儿惊痫，炼水服用。亦使人有子。

李时珍：明目聪耳，止金疮血。

发明 李时珍：磁石色黑属水性，故能治肾脏的各种病变，通耳明目。有一人目昏生翳，饮李东垣的羌活胜风汤加减，同时服用慈朱丸，两个月后就恢复了。因为朱砂入心，镇养心血，使邪火不上侵；磁石入肾，镇养真精，使神水不外移；再佐以神曲，消化滞气，生熟并用，温养脾胃生发之气。制此方者确实掌握了其中的奥妙。

附方 肾虚耳聋：取一豆大磁石，穿山甲烧研末。取一字，用布将其包裹塞入耳中，口含一块生铁，当听到耳中有风雨声时，耳聋即通。

老人虚损：取三十两磁石，二十两白石英，捣碎盛罐中，加二斗水，露天存放。每天取水煮粥，经常服用可以强健体力，面如童颜。

阳事不起：用清酒泡五斤研碎的磁石二七日，白天服三次晚上一次，每次三合。

金疮肠出：将肠纳入，磁石和滑石各取三两研末。每天用米汤调服少量。

各种肿毒：取三钱磁石，四两金银藤，八两黄丹和一斤香油，熬成膏状外敷。

附 磁石毛

气味 味咸，性温，无毒。

主治 陈藏器：补绝伤，益阳道。止小便白数，治腰脚，去疮瘘，长肌肤。令人有子，宜入酒。

《神农本草经》言石不言毛，毛和磁石的形状、功能是不同的。

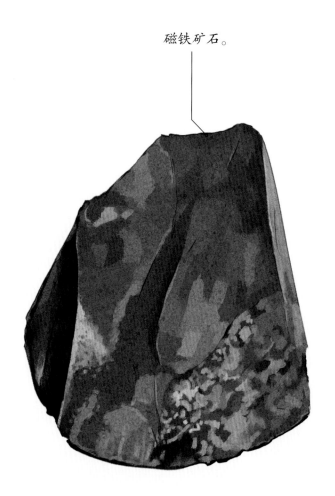

磁铁矿石。

禹余粮

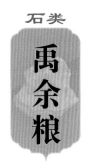

释名 白余粮。

集解 《名医别录》：禹余粮出产于东海的山岛或池泽中。

陶弘景：大多出自东阳，形如鹅鸭卵，外面有壳包裹，中间是蒲黄一样的黄细末，不含沙子的较好。茅山近年出产很多，品种极好，形状像牛黄，成层层片状。还有一种紫色的、摸起来和面粉的感觉差不多。

修治 陶弘景：使用时，细研成末，后用水清洗搅拌，澄清取汁即得，不要掺入沙土。

气味 味甘，性寒，无毒。

主治 《神农本草经》：咳逆寒热烦满，赤白下痢，血闭癥瘕，大热。炼饵服用，能益寿延年。

《名医别录》：治疗小腹痛结烦疼。

甄权：主治崩中。

大明：治邪气及骨节疼，四肢麻木，痔瘘等病。久服耐寒暑。

李时珍：催生，固大肠。

发明 成无己：重可去怯，禹余粮之重，为镇固的好药。

李时珍：禹余粮是手足阳明血分的要药。其性涩，故主治下焦前后诸病。又抱朴子云，禹余粮丸每日服二丸，三天后使人身强体健，挑担走远路，仍身体轻捷如飞。

附方 冷劳肠泻：神效太一丹，禹余粮四两，火煅醋淬，乌头一两，冷水泡一夜，去皮脐焙干，同研末，醋调成梧桐子大的丸药。每次饭前温水服下五丸。

育肠气痛：妇人少腹痛，禹余粮研末，每次米汤调服二钱，每日二次，效果极好。

身面瘢痕：禹余粮、半夏等分为末，鸡子黄调和。先用布擦干，再将药敷上，每日三次，不要见风。用一段时间就能消退。

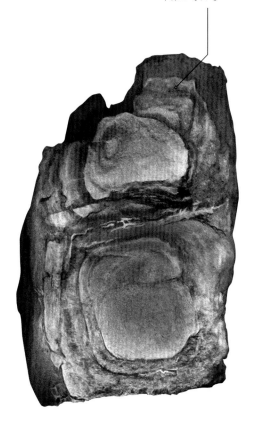

褐铁矿石，可以研磨成粉。

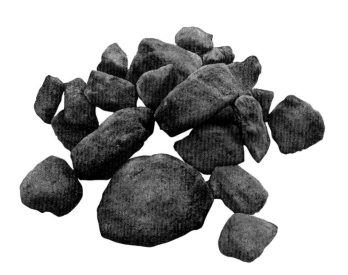

空青

释名 杨梅青。

集解 《名医别录》：空青出产于益州山中，以及越嶲山有铜的地方。

李时珍：《庚辛玉册》云空青是阴石。产于上饶，最好的像钟乳石，片状、紫色有光彩。另有出产于蜀严道和北代山，在铜坑中持续生长，有的拳头大，有的鸡蛋大。中空，内有油一样的水，治盲症的效果很好。杨梅青和石青是一种东西，不过有精粗之分。

气味 味甘、酸，性寒，无毒。

主治 《神农本草经》：治青盲耳聋。可明目，养精神，益肝气，利九窍，通血脉。久服延年益寿。

《名医别录》：治疗目赤痛。去肤翳，止泪出。利水道，下乳汁，通关节，破坚积。令人健记忆、耳聪目明。

李时珍：中风口㖞不正，含咽少许，效果极好。

发明 李时珍：东方甲乙，生肝胆，其清气为肝血，其精英为胆汁。开窍于目，胆汁充沛目则明，胆汁减少目则昏。铜是由清阳气所生，它的清气绿色，就像肝血一样；而精英为空青中的浆液，就像胆汁一样。所以空青治疗眼病效果很好。

附方 视物不清：用水将少量空青泡一夜，用来点眼便有效。

黑翳覆瞳：取空青和矾石各一两，烧过后加四枚贝子研成细末，每日点眼。

肤翳昏暗：将二钱空青、一两去皮蕤仁和三钱片脑，共研成末，每日点眼。

一切眼病：用洗净的空青和胡黄连各二钱半，太阳没出来时采集槐芽，放入青竹筒内，挂在外面阴干，研末，取一钱半。以上各药均研末混匀，再加入少量龙脑便可。每天睡觉前漱口仰头，将少量药末吹入鼻中，第二天就能感觉眼睛清亮许多。

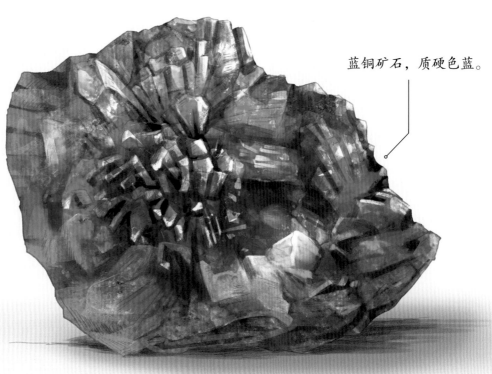

蓝铜矿石，质硬色蓝。

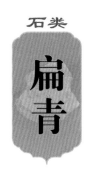

石类

扁青

释名 石青、大青。

集解 《名医别录》：扁青产于朱崖的山谷、武都、朱提。开采没有固定时间。

苏恭：朱崖和南方的林邑相邻，通过船运上来的扁青，块大如人的拳头，中空，其色青。武昌扁青，体积小但颜色好。简、梓二州的扁青呈扁形片状，颜色较浅。

李时珍：现在所说的石青即扁青。因为它的颜色青翠不渝，所以画家多用它来作画，人们一般称为大青。湖北、四川等地也产此物。现在所卖的石青，有大青、天青、佛头青等不同种类，其中最贵重的是回青。

气味 味甘，性平，无毒。

主治 《神农本草经》：治疗目痛、金疮不愈、折跌痈肿。破积聚、解毒气、利精神。长期服用身体健康，延缓衰老。

《名医别录》：治寒热风痹和各种男科疾病，补益肾精。

吴普：治男子不育，令人有子。

李时珍：治风痰癫痫，平肝。

附方 顽痰不化：取一两石青和半两石绿，水飞后研末，加入面粉调成绿豆大小的丸药，每次用温水送服十丸。病人大量吐痰，可至一二碗，并不损伤身体。

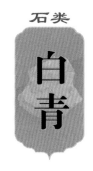

石类

白青

释名 碧青、鱼目青。

集解 《名医别录》：白青产于豫章山谷中，开采没有固定时节。用来铸造铜剑，能克制各种兵器。

李时珍：白青，是石青一类的东西。颜色深的是石青，浅的是碧青。现在的画家也用它来作画。范子计然云：白青产于弘农、豫章、新淦，最好的呈青色。《淮南万毕术》中写，白青若与铁相合，就能变化为铜。

气味 味甘、酸、咸，性平，无毒。

主治 《神农本草经》：明目利九窍，治疗耳聋。除心下的邪气，使人呕吐，解除各种中毒。可杀蛔虫等肠内寄生虫。长期服用能补脑明目，使身体健康。

附 绿肤青
气味 味辛、咸，性平，无毒。

主治 治蛊毒蛇虫、菜、肉等诸毒恶疮。不能长期服用，令人消瘦。

附 碧石青
气味 味甘，无毒。

主治 祛除白癣。能明目、补益精髓，延长寿命。

石胆

释名 胆矾、黑石、毕石、君石、铜勒、立制石。

集解 李时珍：蒲州山洞里产的鸭觜色石胆最好，一般人称它为胆矾。产于羌里的石胆，颜色稍深一点，但质量较差，产于信州的质量更差。此物产在石矿里，经冶炼过的多是赝品。如果用火烧后，变成了液体状，就一定是伪造的。将石胆涂在铁或铜上，烧后会变成红色为真。也可以把一些石胆放进装水的铜器里，假石胆会变成青碧色，真石胆则几日都不会出现变化。

气味 味酸、辛，性寒，有毒。

主治 《神农本草经》：能明目，治目痛。疗金疮痫痉，石淋寒热、女子阴蚀痛崩中下血。诸邪毒气。

《名医别录》：能散癥积，治咳逆上气，鼠瘘恶疮。

大明：治疗虫牙、鼻息肉。

苏颂：是入吐风痰药中最快的一味药。

发明 李时珍：石胆气寒，其气收敛上行，能使体内风热痰涎从上吐出。除肝风，消胆火。还有杀虫之功，所以治疗咽喉、口齿部的疮疡最有效。《齐东野语》中记载，周密路过南浦时，有一位年事已高的医生传给他一个治急性喉痹的方法：将鸭觜色的石胆粉末用醋调开后，灌入病人口里，病人吐出好几升黏痰后，病就好了。

附方 喉痹喉风：二圣散，用鸭觜色石胆二钱半，炒白僵蚕五钱，研细，取少许吹入喉部，则马上呕吐痰涎，病即痊愈。

走马牙疳：取一枚北枣去核，填入石胆，用纸包好后，以火烧成红色以祛除石胆的火毒，研细末，外敷患处，病人吐出口涎即好。

各种毒证：将石胆粉和糯米调成鸡头子大小的药丸，朱砂为衣以保持石胆的药性。用冷水送服，即刻痊愈。

赤白癜风：取胆矾粉和牡蛎粉各半两，细研成末，加醋调好擦于患处，并用手按摩，使皮肤尽量吸收。

甲疽肿痛：将一两石胆煅烧到烟尽，研成细末，敷于患处，四五日后便可痊愈。

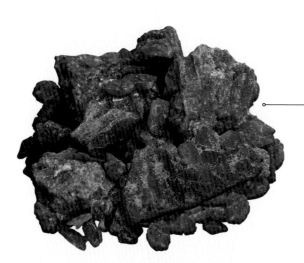

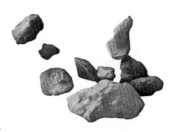

五水硫酸铜，一种无机化合物。

砒石

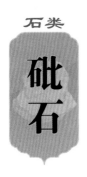

释名 信石、人言。生的称作砒黄，煅制后称作砒霜。

集解 寇宗奭：现在信州常挖井采集砒石。生砒石也称砒黄，牛肉色，用酒磨后饮，能治疗癖积气。经火煅后则有毒，不能乱用。制法：把生砒放在火上煅烧，用容器覆盖它的外面，使砒石烧后的烟熏在容器里，烟接触容器后则凝结，凝结成乳尖状的质量最好，平短的稍次，大块的属下等，最差的是呈细屑状的。

修治 雷敩：使用砒石前，须跟紫背天葵、石龙芮两味药，一起装入小瓷瓶里煅烧，从巳时烧到申时，然后用甘草水从申时泡到子时。

取出擦干，再放入瓶内煅烧，取出后再经长时间研磨，方能运用。

气味 味苦、酸，性暖，有毒。

主治 大明：砒黄，治疗疟疾肾气，带在身上可以驱逐蚤虱。

陈承：用冷水磨服，解热毒，治痰涎壅盛。

李时珍：治疗齁喘积痢，祛除烂肉，蚀淤腐瘰疬。

发明 李时珍：砒石，是大热、大毒的药，而中砒霜的毒性最为猛烈。人服一钱左右就会被毒死，即使是钩吻和射罔的毒性也不过如此。砒霜不能入汤剂，只入丹丸。

附方 中风痰壅：将砒霜研细，加入少许新鲜水调下，然后用热水服，剧烈呕吐后则痊愈。

一切积痢：将砒霜和黄丹等分，用蜡做成绿豆大的丸药，每次服三丸。

一切漏疮：有孔，将砒石放在新瓦上煅制后，研成粉末，用少许唾液调在纸捻上，插入疮孔中，可祛除腐肉疮管。

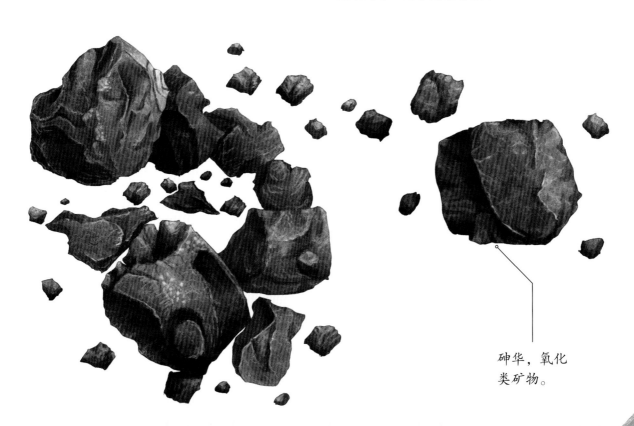

砷华，氧化类矿物。

石类

土黄

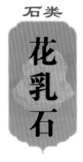

修治 李时珍：用二两砒石，另取半两木鳖子仁、半两巴豆仁，以及二钱硇砂。将它们一起研为末，加入木鳖子油、石脑油调和，油裹，埋入坑中，等待四十九天取出，劈作小块，瓷器收用。

气味 味辛、酸，性热，有毒。

主治 李时珍：枯瘤赘痔乳，食瘘病诸疮恶肉。

石类

花乳石

释名 花蕊石。

集解 李时珍：《庚辛玉册》记载，花乳石，阴石也。产于代州山谷中。蜀中的汶山、彭县等地也有。花乳石有五色，可代替丹砂匮乏的药物。

修治 李时珍：凡入丸散，先盛入罐内以火煅烧，来祛除石中火毒，研碎、水飞，晒干后方可入药。

气味 味酸、涩，性平，无毒。

主治 《嘉祐补注本草》：金创出血，刮花乳石粉末，外敷即合，且不流脓。又疗妇女血晕恶血。

李时珍：治疗各种失血伤损，内漏目翳。

发明 李时珍：花乳石气平，味涩而酸，属厥阴经血分药。功专止血，又能去瘀血，下胞衣。花蕊石散可治疗大量出血；《和剂局方》记载治疗各种损伤出血和胎产病，在于花蕊石能化血成水。

附方 花蕊石散：将煅过的花蕊石研成粉。用童便一盏，男病人加一半酒，女病人加一半醋，用水煎熬，饭后服二钱，能化瘀血为水，然后服独参汤补。

多年障翳：花蕊石水飞焙干，加川芎、防风、白附子、甘菊花、牛蒡子各一两，炙甘草半两为末。每次腊茶调服半钱。

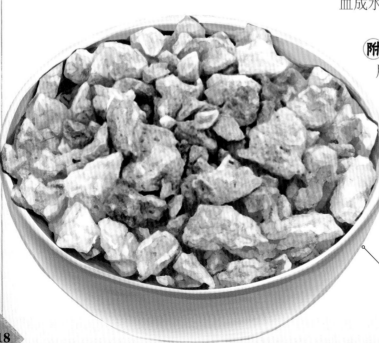

也叫花蕊石或蛇纹大理石，不规则块粒状。

石类

金刚石

主治 李时珍：磨水涂治烫火烧伤。制成钗环佩带，能辟邪恶毒气。

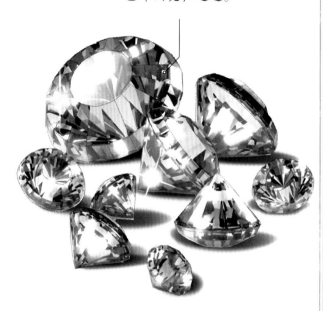

金刚石也叫钻石，色泽闪亮，通透。

释名 金刚钻。

集解 李时珍：金刚石来自天竺各国，以及西番。葛洪《抱朴子》云，扶南水底的石头上出产金刚石，形状像钟乳，看起来和紫石英很像，可用来刻玉。用铁椎捶打也不会损坏，只有用羚羊角才能把它划开。又《丹房镜源》云，紫背铅能割碎金刚石。又《玄中记》云，大秦国出产金刚石，又叫削玉刀，大有尺余，小如稻黍。欲辨真伪，将金刚石烧红后淬醋中，不会变酥变碎为真。如果金刚石变钝，只要将它烧红，冷却后就会再度恢复锋利。

石类

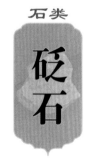

砭石

主治 李时珍：刺百病痈肿。

释名 针石。

集解 李时珍：《东山经》记载，高氏之山和凫丽山，都有很多针石。郭璞注云，可以制成砭针。《素问·异法方宜论》云，东面沿海一带地区，鱼盐丰饶的地带，人多得痈疡之病，可以用砭石治疗。王冰注云，砭石像玉，可以为针。古代以石为针，季世用铁针代石，现在又有瓷针治病，这都来源于砭石。

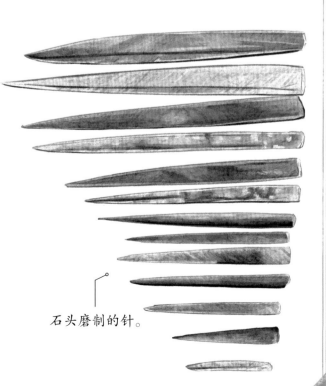

石头磨制的针。

石类

越砥

释名 磨刀石、羊肝石、砺石。

气味 味甘,无毒。

主治《名医别录》:治目盲,能止痛,除热瘴。
陈藏器:磨汁点眼,能除障翳。烧红泡酒饮,消瘀止痛。

附 砺石
主治 陈藏器:破宿血、下石淋。除结瘕,烧红后泡酒喝。

附 磨刀垽
释名 龙白泉粉。

主治 陈藏器:外敷可治蠼螋尿疮。
李时珍:外敷能消瘰疬结核。

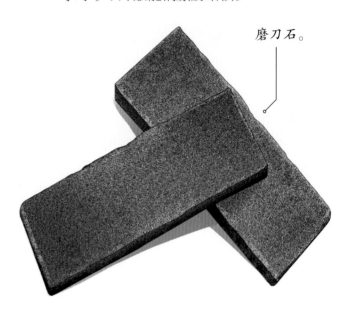

磨刀石。

石类

姜石

释名 礓䃍石。

集解 苏恭:姜石各地都有,埋在土石中间,形状像姜。有五种,白色酥软没有杂质的较好,齐州历城东出产的为上品。

气味 味咸,性寒,无毒。

主治《唐本草》:治豌豆疮,疗毒肿。

附方 疗疮肿痛:用白姜石末,和鸡蛋清调匀外敷。药干即换,能消除疗疮。
产后胀冲:气噎,姜石、代赭石等分,研末,醋调成梧桐子大的丸剂。每次用醋汤调服三十到五十丸。
全身水肿:将烧红的姜石放入黑牛尿中,趁热服下,每天一升。

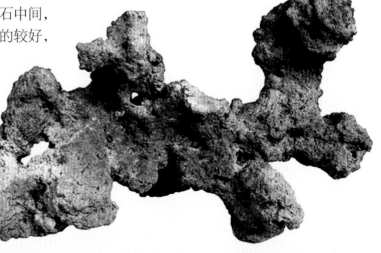

生姜外形的石头。

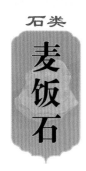

石类

麦饭石

释名 李时珍：根据形状起的名字。

集解 李时珍：李迅云，麦饭石在各地的山涧中都有。石头大小形状各不相同，但都像一把用手握成的麦饭，像米粒或豆子粘在上面，可在溪流的石头堆里找到。

气味 味甘，性温，无毒。

主治 李时珍：一切痈疽发背。

发明 苏颂：石类药一般都主治痈疽。中岳山人吕子华秘方麦饭石膏很有效。将棋子大小的麦饭石，用炭火烧红，放在米醋中浸泡，反复十次，然后研碎筛出细末，放在乳钵中碾成面一样细腻的粉末，取四两用。取连着脑骨的生鹿角一具，截成二三寸长，用炭火烧至烟尽，研成细末，取二两用。取二两生白敛研末。将三年的米醋放入银石器中烧滚，把准备好的药慢慢加入，不停搅拌，熬到稀稠合适时，倒在盆里放冷，用纸盖住盆，防止进入灰尘。使用的时候，用鹅毛挑一点膏药，涂在痈肿周围，中间留钱大的孔泄气。

北齐时，马嗣明治杨遵彦的背疮，取鹅卵大的粗黄石，猛火烧红，放到浓醋中，就有石屑掉下来，再烧再淬，直到石头消尽。然后将石屑晒干、捣碎、研成末，用醋调和外敷，立刻痊愈。刘禹锡《传信方》称作炼石法，用来外敷疮肿无不见效。

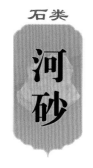

石类

河砂

释名 砂，即小石子。

主治 李时珍：治疗石淋，取细白砂三升炒热，加三升酒搅拌，澄清取汁。一日二次，一次一合。另外，治疗绞肠痧痛，将河砂炒红，冷水淬过，澄清服用一至二合。

陈藏器：治风湿顽痹麻木，血脉断绝，筋骨挛缩，冷风瘫缓。取六月份的河砂，在阳光下暴晒极热，人坐在上面，冷即换。使病人通身发汗，随病加减用药。忌风冷劳役。

附方 人溺水死：炒热白砂后覆盖在死人脸上，只露出七窍，砂子变冷、变湿即换。

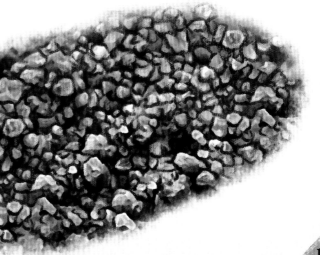

石类

霹雳砧

释名 雷楔。

集解 李时珍：雷斧像斧，铜铁打造。雷碪像碪，是紫黑色的石头。雷锤重数斤，雷钻长有尺余，都硬如钢铁，是雷神劈击物体用的器具。雷环是雷神身上佩带而遗落的，状如玉环。雷珠是神龙口中所含而遗落的，夜有明光。又据《博物志》载，在民间能见到一种形状像小斧的细石，叫霹雳斧或霹雳楔。

气味 无毒。

主治 陈藏器：治石淋、惊恐失心、恍惚不识人。磨汁服。作枕，能解除噩梦。

李时珍：刮末服，主治瘵疾、杀劳虫，祛蛊毒，止泄泻。置箱子中，能驱蛀虫。佩带雷物可安神志，治惊邪。

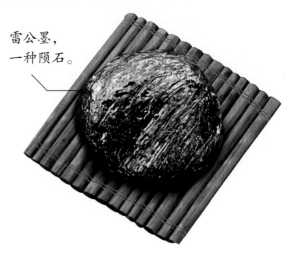

雷公墨，一种陨石。

卤石类

食盐

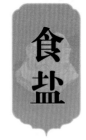

释名 醝。

集解 李时珍：盐的品种很多，海盐，是取海水煎煮炼制而成的，辽、冀、鲁、苏、皖、闽、浙、粤、桂均有产出；井盐，由井水煎煮而成，多产于川、滇；池盐，原出河东安邑和西夏灵州，现在只有解州还产；把疏卤地分成小块，再用清水灌溉，日久即成红色，等到夏、秋两季南风刮起，一夜即能凝结出盐，这南风便叫作盐南风。海丰和深州也有取海水晒盐的传统；并州和河北则多用碱土煎炼制为碱盐；阶、成、凤州在山崖间采像白矾一样的崖盐，也叫生盐。这五种都是食盐，上至宫廷，下至百姓，家中都常用。其中海盐、井盐、碱盐是人工生产的，

池盐和崖盐是自然结成的。

《周礼》记载了祭祀用的苦盐和散盐、帝王用的饴盐、形似虎的形盐、山崖上的崖盐、土壤里的戎盐、井水中的伞子盐、石头间的石盐、树木上的木盐、草上的蓬盐。

修治 李时珍：人们多把矾、消、灰、石之类的东西掺杂到盐中，所以入药前须用水化去残渣，再煎煮炼制。

附 大盐

气味 味甘、咸，性寒，无毒。

主治 《名医别录》：伤寒寒热，吐胸中痰癖，止心腹疼痛，杀鬼蛊邪疰毒气，下部䘌疮，坚肌骨。

陈藏器：除风邪，吐下恶物，杀虫，去皮肤风毒，调和脏腑，消宿物，使人健壮。

大明：助水脏及霍乱心痛，金疮。明目，止风泪邪气。一切虫伤疮肿火灼疮，长肉补皮肤。通大小便，疗疝气，滋五味。

李时珍：解毒，凉血润燥，定痛止痒，吐

金石部

一切时气风热，痰饮关格等病。

发明 李时珍：《素问》曰，水能生咸，便是盐之根本。盐气味咸腥，血的气味也是。由此可见盐能入血脉，因此血病患者不宜多吃咸。煎盐时多用皂角收取，所以盐有少许辛味，而辛入肺，咸走肾。引痰吐、滞血脉、助水肿，因此咳嗽、水肿、消渴的病人最忌用盐。盐为百病之主，百病没有不用的。因咸走肾，所以补肾之药用盐。心苦虚，所以补心药用炒盐，脾为心之子，子虚当补其母，所以补脾也用炒盐。此外，盐能柔坚，所以可治积聚结核；咸入血，便可治痈疽、眼病和血病；盐寒胜热，能治风热；盐能润下，故治大小便疾病；肾主骨，咸入骨，所以可治骨病和齿病；能引水聚，所以吐药用它；能解毒，所以虫伤用盐也可。

附方 中风腹痛：取半斤盐，加水再熬干，放进患者嘴里，喝两升热水，呕吐后即痊愈。

霍乱腹痛：用一包炒盐，熨敷患者的心胸、肚腹部，令热气透，再以一包熨敷背部。

一切脚气：取盐三升，蒸热后分别包裹，摆放在靠近墙的地方，让患者用脚踩，令脚心热，再跟槐白皮一起蒸，每晚使用，效果极好。

胸中痰饮：伤寒热病疟疾，须呕吐的患者，用盐汤灌吐即可痊愈。

二便不通：用苦酒和盐，敷在肚脐里，等干了就换，再用盐汁灌到肛门内。同时口服纸包盐泡水。

血痢不止：把白盐用纸包好，先烧过，然后研成细末，调粥服用，三四次便好。

金疮中风：将盐煎热后用勺子抄起，沥干水后趁热铺散在疮口上。冷却后换盐再敷，一天不停病即好。

风热牙痛：用槐树枝煎煮两碗浓汤，加一斤盐，煮干炒研成细末，每天用它刷牙。

齿疼出血：每晚用厚厚的盐末封牙龈上，等融化的液体流完再睡觉。液体流出的时候，不停敲打牙齿，非常有效。

目中浮翳：用生白盐磨成细末，多次点眼，每次都能起效，小儿也适宜使用。

小儿目翳：取一点儿白盐，灯心蘸点，每天三到五次。一般都感觉不到疼痛，每次都能起效。

体如虫行：用一斗盐，一石水，煎煮过后，用水洗浴三到四次。

手足心毒：风气肿毒，取等份的盐粉和椒粉，酢和涂抹患处。

毒蛇伤螫：用咀嚼过的盐涂抹伤处，以艾灸法灸三壮，再用咀嚼的盐涂抹便可痊愈。

救溺水死：把溺水者放在大凳子上平躺，脚抬到高处，把盐擦在肚脐里面，溺水便会自行流出，切勿倒举着空水。

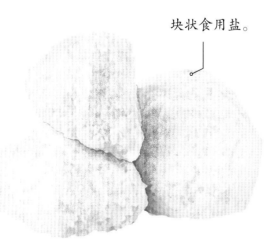

块状食用盐。

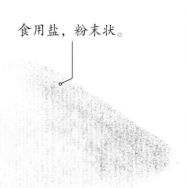

食用盐，粉末状。

卤石类

凝水石

释名 白水石、寒水石、凌水石、盐精石、泥精、盐枕、盐根。

集解 李时珍：《名医别录》云，凝水石是盐的精华。陶弘景说多生在碱卤地，故云盐精。打碎后像朴消一样，凝水石就是盐精石，也叫泥精，古人称为盐枕，现在的人叫它盐根。生长在卤地的积盐的下面，精化的液体渗入到土里，年深日久，到达源泉，便凝结成石头，大块的像马牙消一样有齿棱，又像水精一样清亮光彩。

修治 雷敩：使用的时候，必须先加入天然的生姜汁中，加火煮干后研粉使用，每十两凝水石需配一镒生姜。

气味 味辛，性寒，无毒。

主治 《神农本草经》：治身热，腹中积聚邪气，皮中如火焚烧，烦满，水饮服。久服可使腹中不饥。

《名医别录》：除时气热盛，五脏伏热，胃中热，止渴，水肿，小腹痹。

李时珍：治小便白，内痹，凉血降火，止牙痛，坚齿明目。

发明 李时珍：凝水石是阴气聚集凝结而形成的，所以性大寒、味辛咸，入肾走血除热，跟其他盐的效用相似。

附方 男女转脬：取寒水石二两，一两滑石，一合葵子，研成粉末，加一斗水，煮取五升。经常服用一升，即可通畅。

牙龈出血：取寒水石粉三两，二钱朱砂和甘草脑子一字，共研成末，涂抹牙龈即可。

小儿丹毒：将半两寒水石，一分白土，共研成末，用米醋调和，涂抹患处。

也叫寒水石、寒石，即方解石。

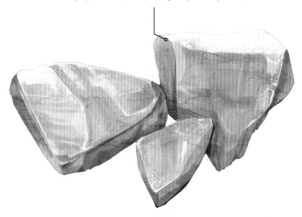

卤石类

玄精石

释名 太阴玄精石、阴精石、玄英石。

集解 李时珍：玄精是碱卤津液流渗到土里，日久年深而凝结成的石片，形如龟背。产于蒲、解两地的，颜色青白通透；蜀地赤盐液结成的则微红泛光。现在人们使用的玄精石多是绛州产的绛石，不是玄精石。

气味 味咸，性温，无毒。

主治 寇宗奭：主治阴证伤寒，指甲青黑，心下胀满结硬，虚汗不止，烦渴，四肢逆冷，咽喉肿痛，脉沉细而疾。

发明 李时珍：玄精石禀受太阴精气，跟盐性味相同，寒而不温，甘咸而降，跟硫黄、消石配伍，治疗上盛下虚，救阴助阳，有扶危拯逆之功。

附方 小儿风热：用玄精石一两，龙脑半两，石青七钱半，共研为末。每次用新汲水送服半钱。

冷热霍乱：玄精石、半夏各一两，硫黄三钱，细研成末，和面制成梧桐子大的药丸。每次就米汤饮服三十丸。

目生赤脉：用甘草半两、玄精石一两，制成细末，每次用竹叶煎汤调服一钱，小儿半钱即可。

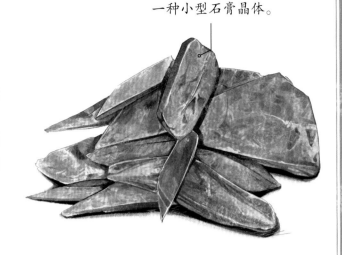
一种小型石膏晶体。

卤石类

绿盐

释名 盐绿、石绿。

集解 李时珍：方家说波斯绿盐呈青色，在阴雨天里仍然能保持干燥的是真正的绿盐。制造绿盐法：用熟铜器盛一升浆水，在里面放一两青盐，浸泡七天后拿出，就会变为绿色。去掉其表面的粉末，再放回浆水里浸泡七天或者十四天取出即可。

气味 味咸、苦、辛，性平，无毒。

主治《唐本草》：目赤流泪，肤翳眵暗。
李珣：点眼睛，明目去翳。疗小儿无辜疳气。

附方 胎赤眼痛：用盐绿一分，蜜半两，在蚌蛤壳里调和。每夜卧时，先用浆水洗眼睛，炙热点目，能够祛除病根。

目暗赤涩：用绿盐一钱，去皮蕤仁一钱，细磨至发热，加上好酥一钱，研磨均匀。每晚用以点眼。

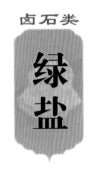
天然绿盐是氯铜矿矿石，也有人工制取的。

朴消

释名 消石朴、盐消、皮消。

集解 李时珍：消有三品，最好的产于西蜀，称为川消；产于河东的盐消稍差；产于河北、青、齐的称为土消。它们都生于斥卤地，当地人扫刮下来后用来煎汁，再放上一晚就会结成看起来像散盐的粉末，但是里面还夹杂着沙土，因此呈黄白色。《名医别录》说，黄色的朴消能伤人，红色的则能杀人。必须再用水煎化，与萝卜同煮，经宿结成白消，俗呼盆消。齐、卫产细芒如锋的芒消；川、晋产生有六棱的马牙消，也叫英消。

气味 味苦，性寒，无毒。

主治 《神农本草经》：治百病，除寒热邪气，逐除六腑积聚，结固留癖。炼制后服用，可以轻身成仙。

大明：通泄五脏百病及癥结，治天行热疾，头痛，消肿毒，排脓，润毛发。

附 芒消

气味 味辛、苦，性大寒，无毒。

主治 《名医别录》：治久热胃闭，五脏积聚，除邪气，破留血，腹中痰实结搏，通经脉，利大小便以及月经。破五淋。

甄权：治瘰疬黄疸，时疾壅热。能堕胎，散恶血。敷漆疮。

附 马牙消

气味 味甘，性大寒，无毒。

主治 甄权：除五脏积热伏气。

大明：筛末点眼赤，去赤肿障翳涩泪痛，也入点眼的药中使用。

发明 李时珍：朴消，消之粗也。芒消和牙消是消的精华，质地清明。将它们祛除气味便可做成甜消和风化消，甘、缓。朴消，只能作为涂抹的药物。如果入汤、散，还是要用芒消或者牙消。消性寒味咸，有活血和润下的功效，荡涤三焦肠胃实热之病，为治火邪专药。唐代时，皇帝会在腊日赐给大臣们用消炼制成的紫雪、红雪和碧雪，用以治病。

附方 乳石发动：用蜜水调好芒消，每天服三次。

骨蒸热病：以水送服芒消末，每天服两次，每次一方寸匕。

腹中痞块：用皮消一两，独蒜一个，大黄末八分，捣做成饼。贴在患处，直到肿块消除。

食物过饱：不消化，用马牙消一两，吴茱萸半斤，煎煮汁液投消，趁热服用。若长时间没有好转，可再服用一次，即刻生效。

关格不通：大小便闭塞，胀痛欲死。用一升水冲泡三两芒消，服下呕吐后即能通畅。

小便不通：白花散，用茴香酒送服三钱芒消即可治愈。

风眼赤烂：取一盏干净皮消，两碗水，煎煮溶化后露天放一整夜，过滤干净后澄清。每日早晚清洗眼睛，红肿便可消退，多年的顽疾也能治愈。

喉痹肿痛：取一两朴消，放在嘴里慢慢咽下，即刻生效。也可加丹砂一钱。如果遇到气寒不通的患者，可加生甘草末二钱半，吹入喉咙。

妇人难产：用芒消末二钱，以童便调和温服，无不生效。

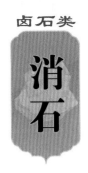

卤石类

消石

释名 芒消、苦消、焰消、火消、地霜、生消、北帝玄珠。

集解 李时珍：所有卤地都产消石，属河北庆阳等县以及蜀中为多。秋冬间遍地生白，扫取煎炼便可制成，但这时尚不洁净，应再以水煎化，盛于盆中，经一夜结成。河北商城及怀、卫界沿河人家，刮下卤来淋汁也可炼成，只是与朴消稍有区别。升玄子《伏汞图》：消石生于乌场，颜色青白，用白石英炙热点上，后消入石中的便是真的。能消金石，化水久服有延年之效，上品消石形状像鹅管一样。

修治 雷敩：凡用消石，先磨成细粉，取鸡肠菜、柏子仁共二十五个，调成念珠大小的药丸，准备瓷瓶，加入四两消石，不断放入药丸，然后用五斤火中煅红。

气味 味苦，性寒，无毒。

主治 《神农本草经》：治五脏积热，胃胀闭，洗涤积食，推陈致新，除邪气。炼成膏状，久服可以轻身。

《名医别录》：治疗五脏十二经脉中一百二十

种疾病。暴伤寒，腹中大热，止烦满消渴，通利小便，以及瘘蚀疮。

大明：吞咽，治喉痹。

李时珍：治疗伏暑伤冷，霍乱吐利，五种淋疾。女劳黑疸，心肠疗痛，赤眼，头痛牙痛。

附 生消

气味 味苦，性大寒，无毒。

发明 李时珍：消石属火，性味辛、苦、微咸，而气味大温，性属上升，是水中之火。所以能破积散坚，治疗各种热病，升散三焦火郁，调和五脏虚寒，和硫黄一起使用，可以调和阴阳，具有升降水火的功效，可以治疗冷热缓急引发的疾病。

附方 诸心腹痛：火龙丹，取一钱焰消、一钱雄黄，细研成末。每次在目眦内点少许。

五种淋疾：透格散，用干净不沾泥的雪白消石一两，细细的磨成粉末，每次用水调服二钱。

服石发疮：用纸围住疮口，中间填满消石，用勺子抄水浇淋，等患者感觉不到热和痛的时候就可以停止了。

发背初起：用一升热水泡化三两消石，待冷后，将一块青布重复折叠三次，浸水拧干，敷在患处，热了便换，直到病好。

女劳黑疸：取消石、矾石等分煅烧，共研成末，用大麦粥汁液调服。每天三次，每次方寸匕，病便能跟随大小便排出体外。

金石部

可制取火药的原石，主要成分是硝酸钾。

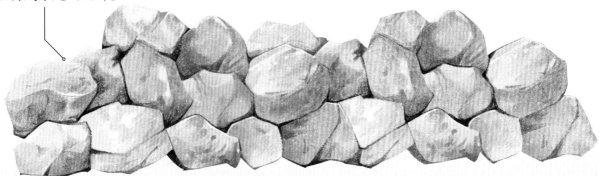

卤石类

石硫黄

释名 石留黄、黄硇砂、黄牙、阳侯、将军。

集解 李时珍：凡是产石硫黄的地方一定有温泉，有硫黄气。《魏书》说，悦般有火山，山边的石头全都被烧焦溶化了，流淌几十里后才凝结坚固，这即是石硫黄。张华的《博物志》记载：西域的硫黄，出产于距离高昌八百里的且弥山，山高数十丈，白天山洞里会有烟冒出来，晚上则像有灯光一样。《庚辛玉册》云：硫黄有两种，一种是南海琉球山中的石硫黄，另一种是广南出产的土硫黄。咀嚼的时候没有声音的是最好的。今人将它配上消石用作烽燧烟火，在军队中不可或缺。

修治 李时珍：硫黄入丸、散中使用时，必须先把它装入挖空的萝卜里，合定后，放在稻糠火中煨熟，去掉它的臭气；再和紫背浮萍一起煮过，是消除它的火毒；然后用皂荚汤淘洗，以去掉其中的黑浆。另有一种方法，可以把打碎的硫黄放进绢袋中，用无灰酒煮三伏时后使用。

气味 味酸，性温，有毒。

主治 《神农本草经》：妇人阴蚀疽痔恶血，坚筋骨，除头疮。能化金、银、铜、铁奇物。

《名医别录》：治疗心腹积聚，邪气冷癖在胁，咳逆上气，脚冷疼弱无力，以及鼻衄恶疮，下部匿疮，止血杀疥虫。

甄权：下气，治腰肾久冷，除冷风顽痹，寒热。生用治疗疥癣，炼制服主虚损泄精。

大明：壮阳道，补筋骨劳损，解风劳，止咳嗽，杀脏虫邪魅。

李时珍：治虚寒久痢，滑泻霍乱，补命门不足，阳气暴绝，阴毒伤寒，小儿慢惊。

发明 李时珍：硫黄秉承着纯阳之精，所以性味大热，能够补养命门真火不足。其性至热，却能够疏通大肠，而又与燥涩者不同，所以是救助危险疾病的妙药。但不能经常服用，否则对人体有害。

附方 风毒脚气：痹弱，牛乳三升，煎煮到一升半，用五合调硫黄末一两服用，厚盖衣被，取汗，不要遇到风。未汗，休息调理几天，再服用。北方人使用这个多有效验。也可以煎煮做成丸剂服用。

一切冷气：聚积成块疼痛，用硫黄、焰消各四两结砂，青皮、陈皮各四两，做成粉末，调成糊，做成如梧桐子大的丸剂。每次空腹用米汤饮服三十丸。

伏暑伤冷：二气丹，硫黄、消石量相等，磨成细细的粉末，在石器中炼成砂状，再磨成细细的粉末，用糯米调成糊状，做成梧桐子大小的丸剂，每次服用四十丸，用新鲜的井水饮服。

小儿吐泻：二气散，用硫黄半两，水银二钱半，磨细不见星。每次服用一字到半钱，用生姜水调服，呕吐立即停止。

老人冷秘：硫黄用柳木槌敲打，磨成细细的粉末，半夏汤浸泡七次，焙干，研成细末，等分，生姜汁液调制蒸做成饼，用木棒杵打百次，做成梧桐子大小的丸剂。每次服用十五至二十丸，空心温酒或者用姜汤服下，妇女用醋服下。

头痛头风：如神丹，光明硫黄、消石各一两，磨成细细的粉末，做成像芡实大小的药丸。空心咀嚼一丸，用茶水服下。

金石部

卤石类

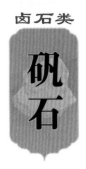

矾石

释名 涅石、羽涅、羽泽、煅成干枯的名叫巴石，分量轻、颜色白的名叫柳絮矾。

集解 李时珍：矾石的种类很多。白矾，方士称为白君，以山西出产的为佳，青州、吴中的稍差。洁白的是雪矾；光亮的是明矾，也叫云母矾；波斯白矾纹理如束针，状如粉扑，用来入药是最好的；黑矾即是铅矾，多产于山西，形状像黑泥，也叫昆仑矾；铁矾上有金色的星点，外形与赤石脂相似；波斯紫矾形如紫石英，能在刀上画出紫赤色。此外还有一些杂色矾，比如鸡屎矾、鸭屎矾、鸡毛矾、粥矾，都是下品药。

修治 雷敩：凡用白矾石，都要用瓷瓶盛装，放在火中煅至内外皆红，然后用钳子揭开瓶盖，把石蜂巢放进去烧。每炼十两矾石需用六两石蜂巢，一直烧尽为宜。取出冷却后，研成细末，用纸包好，埋在地下五寸，一夜后就可以取出来使用了。

气味 味酸，性寒，无毒。

主治 《神农本草经》：治寒热，泄痢白沃，阴蚀恶疮，目痛。坚骨齿。炼后服用可轻身延年。

《名医别录》：去骨髓固热，除鼻中息肉。

大明：祛除风热，消痰止渴，暖水脏，治疗中风失音。

李时珍：吐下痰涎饮癖，燥湿解毒追涎，止血定痛，生肌长肉。治痈疽疔肿恶疮，癫痫疸疾，口齿眼目诸病，通利大小便，解蛇蝎百虫螫伤。

发明 李时珍：矾石的用处主要有四种，用其苦涌泄的作用，治疗风热引起的痰涎；用其酸涩而收的作用，治疗各种血痛、脱肛、阴挺、疮疡；用其收而燥湿的作用，治疗痰饮泄痢、崩带风眼；用其解毒的作用，治疗喉痹、痈疽、中蛊和蛇虫螫伤。

附方 风痰痫病：取一两生白矾、五钱细茶，研末，做成梧桐子大的蜜丸，用茶水调服。一岁十丸，大人可服五十丸。长期服用，痰随大便排出，便可祛除病根。

小儿胎寒：将白矾煅制半天，加枣肉和成黍米大的药丸。每次喂奶时用一丸，病情就会好转，化痰的效果良好。

牙齿肿痛：将一两白矾灰、一两微炙大露蜂房，共同做成散。每次取二钱，用水煎煮含漱去涎。

发斑怪证：取白矾、滑石各一两，共研为末，加水三碗，煎取一半。经常服用，用尽便可痊愈。

赤目风肿：把明矾用甘草水细细的磨过，涂抹在眼胞上面。或者经常用枯矾涂抹眉心，都很有效。

风湿膝痛：脚膝风湿，虚汗，少力多痛，以及阴汗。在沸水里加一匙头烧矾末，用其淋洗痛处便可。

妇人白沃：取三分矾石煅烧，杏仁一分，磨匀成粉，炼成枣核大的蜜丸，纳入脏中，每天更换一次。

化痰止嗽：取明矾二两、生参末一两，加二升苦醋熬成膏子，做成豌豆大的药丸，用油纸包裹收藏。每次在舌头下面放一丸，咳嗽停止的时候，痰也自然消除。

折伤止痛：将一匙白矾末，泡进一碗水中，手帕蘸后趁热熨敷伤处，一会儿便能止痛，然后把筋骨理顺接好，上接骨药即可。

金石部

诸石二十七种

李时珍：《名医别录》有名未用诸石，及诸家所列而不详，难以类附者，通附于此云。

石脾 《名医别录》有名未用曰：味甘，无毒。主胃中寒热，益气，令人有子。一名胃石，一名膏石，一名消石。生隐蕃山谷石间，黑如大豆，有赤纹，色微黄，而轻薄如棋子，采无时。

石肺 《名医别录》：味辛，无毒。主疠咳寒久痿，益气明目。生水中，状如覆肺，黑泽有赤纹，出水即干。

石肝 《名医别录》：味酸，无毒。主身痒，令人色美。生常山，色如肝。

石肾 《名医别录》：味咸，无毒。主泄痢，色白如珠。

紫石华 《名医别录》：味甘，平，无毒。主渴，祛小肠热。一名茈石华。生中牟山阴，采无时。

白石华 《名医别录》：味辛，无毒，主瘅消渴，膀胱热。生液北乡北邑山，采无时。

黄石华 《名医别录》：味甘，无毒，主阴痿消渴，膈中热，祛百毒。生液北山，黄色，采无时。

黑石华 《名医别录》：味甘，无毒。主阴痿消渴，去热，疗月水不利。生弗其劳山阴石间，采无时。

陵石 《名医别录》：味甘，无毒。主益气耐寒，轻身长年。生华山，其形薄泽。

终石 《名医别录》：味辛，无毒。主阴痿痹，小便难，益精气。生陵阴，采无时。

封石 《名医别录》：味甘，无毒。主消渴热中，女子疽蚀。生常山及少室，采无时。

遂石 《名医别录》：味甘，无毒。主消渴伤中，益气。生太山阴，采无时。

五羽石 《名医别录》：主轻身长年。一名金黄，生海水中蓬莪山中，黄如金。

紫佳石 《名医别录》：味酸，无毒。主痹血气。一名赤英、石血。生邯郸，石如爵茈，二月采。

火药 李时珍：味辛、酸，有小毒。主疮癣，杀虫，辟湿气瘟疫。乃焰消、硫磺、杉木炭所合，以为烽燧铳机诸药者。

石耆 《名医别录》：味甘，无毒。主咳逆气。生石间。色赤如铁脂，四月采。

马肝石 李时珍：按郭宪《洞冥记》云：那支国进马肝石百片，青黑如马肝，以金函盛水银养之。用拭白发，应手皆黑。云和九转丹吞一粒，弥年不饥。亦可作砚。

猪牙石 李时珍：明目去翳。出西番，纹理如象牙，枣红色。

碧霞石 李时珍：明目，去翳障。

龙涎石 李时珍：主大风疠疮。出齐州。一名龙仙石。

铅光石 李时珍：主骨哽。

太阳石 李时珍：刘守真《宣明论方》：治远年近日一切目疾方，用太阳石、太阴石、碧霞石、猪牙石、河洛石、寒水石、紫石英、代赭石、菩萨石、金精石、银精石、禹余石、矾矿石、云母石、炉甘石、井泉石、阳起石、滑石、乌贼骨、青盐、铜青各一两，砒砂半两，密陀僧一两，鹏砂三钱，乳香二钱，麝香、脑子一钱，轻粉一钱半，黄丹四两，各为末，熊胆一斤，白砂蜜二斤，井华水九碗，同熬至四碗，点水内不散为度，滤净收点。

朵梯牙 李时珍：周定王《普济方》，眼科去翳，用水飞朵梯牙，火煅大海螺，碗糖霜，为末，日点。

白狮子石 陈藏器：主白虎病，江东人呼为历节风是也。置此于病者前自愈，亦厌伏之意也。白虎，粪神名，状如猫。扫粪置门下，令人病此。疗法：以鸡子揩病人痛处，咒愿，送于粪堆之头上，勿反顾。

镇宅大石 陈藏器：主灾异不起。《荆楚岁时记》：十二月暮日，掘宅四角，各埋一大石为镇宅。

神丹 陈藏器：味辛，性温，有小毒。主万病，有寒温。飞金石及诸药合成，服之长生神仙。

烟药 陈藏器：味辛，性温，有毒。主治瘰疬五痔瘘瘿瘤，疮根恶肿。乃石黄、空青、桂心并四两，干姜一两，为末，置铁片上烧之。以猪脂涂碗覆之，待药飞上，如此五度。随疮大小，以鼠屎大纳孔中，面封之，三度根出也。无孔，针破纳之。

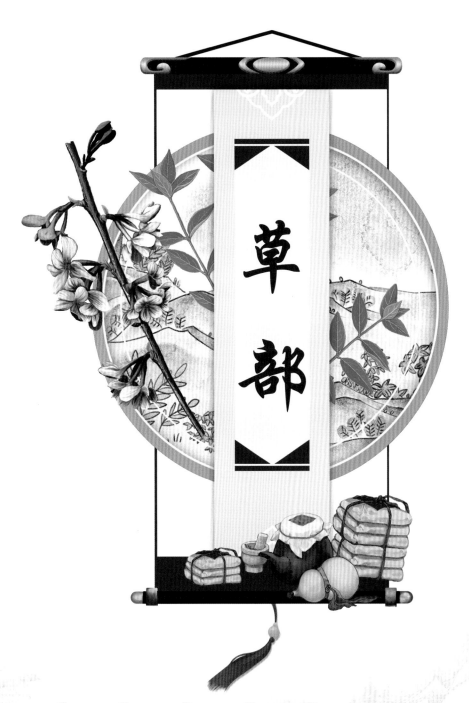

草部

山草类　芳草类　隰草类　毒草类　蔓草类　水草类　石草类　苔类

甘草

释名 蜜甘、蜜草、美草、蕗草、灵通、国老。

集解《名医别录》：甘草生长在河西川谷积沙山及上郡。每年农历二月、八月的除日采根，将其在烈日下暴晒十天。

李时珍：甘草的枝和叶都像槐树一样，茎五六尺高，但是叶端微尖而且粗糙干涩，通体好像都长着白色的茸毛，结角如相思角，作一本生，成熟时甘草角便会自然拆开，其子是像小豆一样的扁圆形，非常坚硬，牙齿咬不碎，河东河西都有出产。现在的人以大径寸且结紧断纹的为上品，称为粉草。体质轻虚、根茎细小的都不如粉草。

附 甘草根

修治 雷敩：因为甘草的头尾尖处服用后会使人呕吐，所以须先去掉再入药用。每次用时先切成三寸长，分成六七片，盛入瓷器中，用酒从巳时蒸到午时，取出晒干，锉细后使用。

气味 味甘，性平，无毒。

主治《神农本草经》：除脏腑寒热邪气，坚筋骨，生肌肉，增气力，解毒。治金创肿胀，久服能轻身延年。

《名医别录》：温中下气。烦满短气，伤脏咳嗽。止渴，通经脉，利血气，解药毒。

甄权：主腹中冷痛，治惊痫，除腹胀满，补益五脏，养肾气内伤。治妇人血沥腰痛，虚而多热的患者需要加量。

王好古：治疗肺痿脓血，消除各种疮疽。

李时珍：解除小儿胎毒惊痫，降火止痛。

附 甘草稍

主治 张元素：生用可治疗胸中积热，去茎中痛，加酒煮玄胡索、苦楝子效果更好。

附 甘草头

主治 朱震亨：生用可以疏通足厥阴、阳明二经的污浊之血，消肿导毒。

李时珍：主治痈肿，适合用来配置吐药。

发明 李杲：甘草气薄味厚，升降皆可，阴中阳也。阳气不足，便需用甘来补。甘温药物能祛大热，所以生用可使气平，补脾胃而泻心火；炙之则气温，能补三焦元气而发散表寒，祛邪热，除咽痛，和缓正气，补养阴血。遇到心火乘脾，腹中急痛以及腹肌痉挛的患者应该加倍使用。甘草性能缓急，调和诸药，使药性不冲突，因此热药遇其便缓解热性，寒药遇其便缓解寒性，寒热相杂者用之得其平。

附方 伤寒咽痛：甘草汤，取用蜜水炙过的甘草二两，加水二升，煮取一升半，每日服两次，每次五合。

肺热喉痛：甘草干姜汤，取炒甘草二两，桔梗米泔浸一夜一两，每服五钱，加水一盏半，可以加半片阿胶，煎服。

肺痿多涎：甘草干姜汤，炙甘草四两，炮干姜二两，加水三升，煮取一升五合，分几次服下便好。

小儿热嗽：取甘草二两，在猪胆汁中浸五天，炙后研末，制成绿豆大的蜜丸，饭后以薄荷汤送服十丸。

初生解毒：取一指节长的甘草，炙碎后加水二合，煮取一合，用绵蘸着点在婴儿口中，可为一蚬壳，便能吐出胸中恶汁。

小儿撮口：取生甘草二钱半，加水一盏，煎取六分，趁温热口服。吐出痰涎后，可将母乳点在婴儿口中。

赤白痢下：用甘草一尺，炙后劈开，用淡浆水蘸两三次，慢火炙，后加去皮生姜半两，浆水一升半，煎取八合，服后即有效。

诸般痈疽：取甘草三两，微炙后切开，加酒一斗同浸瓶中，将一斤黑铅熔成汁，加入酒中取出，反复九次。让患者饮酒至醉，睡后即愈。

些小痛疖：发热时，即用粉草节，晒干为末，热酒口服一二钱，连进数服后痛热便能全止。

阴下悬痈：用横文甘草一两，四寸处截断。以溪涧长流水一碗，以文武火慢慢蘸水炙之，从早到午，将水熬尽为止，劈开视之，中心水润乃止。锉细，用无灰好酒两小碗，煎取一碗，趁温服下，第二天再服。

冻疮发裂：甘草煎汤清洗疮口。配黄柏、黄连、黄芩末，加入轻粉，以麻油调和，敷于患处。

蛊毒药毒：取甘草节真麻油浸过，时间越长越好。用时嚼细咽下，或加水煎服，药效神妙。

牛马肉毒：将甘草煮出浓汁，直饮一二升或煎酒调服，或吐出或排出。但感到口渴时不可饮水，饮之即死。

水莨菪毒：菜中有水莨菪，叶圆而光，有毒，误食令人狂乱，状如中风，或吐，用甘草煮汁口服，即刻能解。

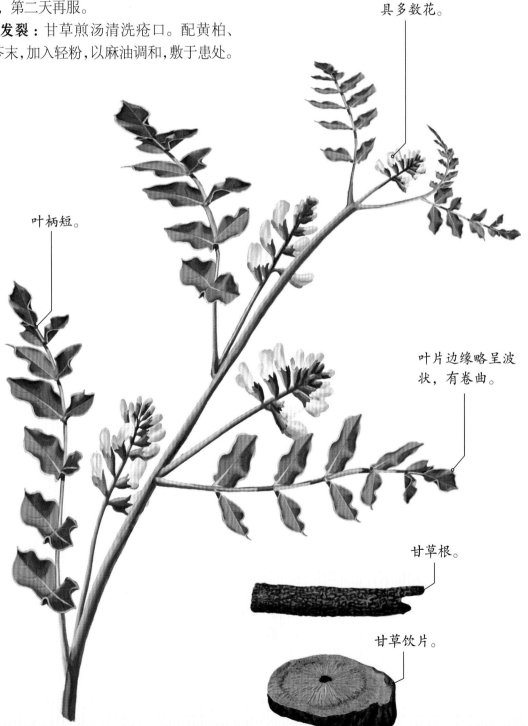

具多数花。

叶柄短。

叶片边缘略呈波状，有卷曲。

甘草根。

甘草饮片。

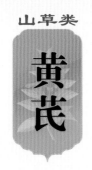

山草类

黄芪

释名 戴糁、戴椹、芰草、百本、王孙。

集解 苏颂：现在河东、陕西州郡都产黄芪。根长二三尺有余，独茎，也有丛生的，枝干离地二三寸左右。叶像羊齿一样扶疏。七月中开花，黄紫色。果实是一寸多长的荚子。八月中采根用。它的皮折后像绵一样，称为绵黄芪。但种类很多，有白水芪、赤水芪、木芪，功用相似。今人多以苜蓿根冒充黄芪，折皮后也如绵，真伪难辨。不同在于苜蓿根坚脆，黄芪根却柔韧，且表皮呈黄褐色，里白色。

修治 李时珍：现在人只是把黄芪捶扁，用蜜水涂炙数次，到熟为止。或用盐水浸透之后盛在容器里，在汤瓶中蒸熟切开服用。

附 黄芪根

气味 味甘，性微温，无毒。

主治 《神农本草经》：痈疽久败疮，排脓止痛，大风癞疾，五痔鼠瘘，补虚，小儿百病。

《名医别录》：妇人子脏风邪气，逐五脏间恶血。补男子虚损，五劳羸瘦。止渴，治疗腹痛泄痢，益气，利阴气。

甄权：治虚喘，肾衰耳聋，疗寒热，发背。

大明：助气壮筋骨，长肉补血，破癥癖，瘰病瘿赘，肠风血崩，带下赤白痢，产前后一切病，月经不调，痰嗽，头风热毒赤目。

张元素：治虚劳自汗，补肺气。泻肺火心火，实皮毛，益胃气，祛肌表热及诸经疼痛。

王好古：主治太阴疟疾，阳维为病苦寒热，督脉为病逆气里急。

发明 张元素：黄芪甘温纯阳，它的功用有五种：补诸种虚损不足；补益元气；强健脾胃；去肌热；排脓止痛，活血生血，内托阴疽，为疮家圣药。

王好古：黄芪治气虚盗汗、自汗及肤痛，是皮表之药；治咯血，柔脾胃，是中州之药；治伤寒尺脉不至，补肾脏元气，是里药。它是上、中、下、内、外三焦之药。

李杲：黄芪补三焦，实卫气，功效与桂用同。黄芪与人参、甘草这三味药，是除燥热、肌热的圣药。脾胃一虚，肺气先绝，必用黄芪温分肉，益皮毛，实腠理，不令汗出，以益元气而补三焦。

附方 小便不通：取绵黄芪二钱，加两盏水，煎取一盏，放温口服。小儿用量可减半。

酒疸黄疾：取黄芪二两，木兰一两，共研成末。每日服三次，用酒送服方寸匕。

气虚白浊：盐炒黄芪半两，茯苓一两，共研成末。每次用白汤送服一钱。

治渴补虚：取绵黄芪箭杆去芦六两，一半生焙，一半盐水浸润。放饭上蒸三次，焙干锉细留用。粉甘草一两，一半生用，一半炙黄研末。每天早晨、中午各用白汤点服二钱，也可以用水煎服。

老人秘塞：取绵黄芪和去白陈皮各半两，研末备用。取研碎大麻子一合，过滤后加水煎至乳起，加入白蜜一匙再煎。调匀后空腹服用即可。

肠风泻血：黄芪、黄连等分，研末，面糊丸绿豆大小。每次用米汤送服三十丸。

尿血沙淋：黄芪、人参等分，研末。将一个大萝卜切成一指厚的片，四五片左右即可，加蜜二两，淹炙令尽，不要煎焦，用盐汤送服。

吐血不止：取黄芪二钱半，紫背浮萍五钱，共研为末。每次用姜蜜水送服一钱。

咳嗽脓血：取上好黄芪四两，甘草一两，共研成末，每次用井水送服二钱。

肺痈得吐：取二两黄芪研末。加水一中盏，煎取六分温服，每天三至四次，每次二钱。

甲疽疮脓：取黄芪二两，蔺茹一两，用醋浸泡一夜，加五合猪脂，微火煎取二合，去渣。

草部

134

每天敷贴疮口三次，红肿便会消退。

胎动腹痛：取黄芪、川芎各一两，糯米一合，加一升水，煎取半升，分次服用便好。

阴汗湿痒：将酒炒绵黄芪，细研成末，用熟猪心蘸着吃效果最好。

痈疽内固：取黄芪、人参各一两，细研成末，加真龙脑一钱，调生藕汁制成绿豆大的药丸。每日服三次，每次温水送服二十丸。

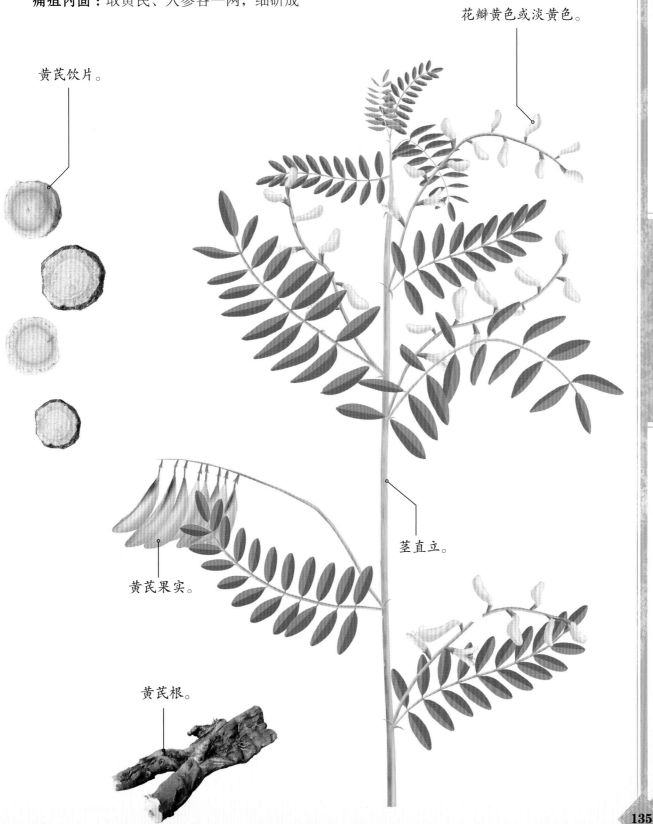

黄芪饮片。

花瓣黄色或淡黄色。

黄芪果实。

茎直立。

黄芪根。

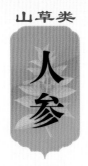

山草类 人参

释名 黄参、血参、人衔、鬼盖、神草、土精、地精。

集解 李时珍：上党，就是现在的潞州。现在用的都是辽参。可以收取人参籽，十月份像种菜一样播种。秋冬采的参比较坚实，春夏采的参则较虚软。带皮辽参颜色黄润如同防风，去皮后坚白如粉。假人参都是用沙参、荠苨、桔梗的根伪造的，沙参质虚空心而味淡，荠苨质虚空心，桔梗质坚实心而味苦。人参质实实心，味甜稍苦，余味无穷，俗称金井玉阑。似人形的叫孩儿参，赝品极多。苏颂《图经本草》中绘制的三桠五叶的潞州参，是真人参。滁州人参是沙参的苗叶；沁州、兖州的人参都是荠苨的苗叶；至于所谓的江淮土人参也是荠苨。有人先把人参泡汁后饮用，再把人参晒干卖出去，称为参汤，这些全都不能入药。

修治 李言闻：人参生时背阳，所以不喜欢风吹日晒。生用时适宜哎咀，熟用时则应该隔纸烘焙，或用醇香的好酒润透后嚼碎，再焙熟用。忌用铁器。

附 人参根

气味 味甘，性微寒，无毒。

主治 《神农本草经》：补五脏，安精神，定魂魄，止惊悸，除邪气，明目开心益智。久服轻身延年。

《名医别录》：疗肠胃中冷，心腹鼓痛，胸胁逆满，霍乱吐逆，止消渴，通血脉，破坚积，令人不忘。

甄权：五劳七伤，虚损痰弱，止呕哕，补五脏六腑，保中守神。消胸中痰，治肺痿癫痫，

冷气上逆，伤寒不下食。凡虚而多梦纷纭者可以加量。

大明：消食开胃，调中理气，杀金石药毒。

张元素：治肺胃阳气不足，肺气虚促短气少气。补中缓中，泻心、肺、脾、胃中的火邪，止渴生津。

李时珍：治男女一切虚证，发热自汗，眩晕头痛，反胃吐食，痎疟，滑泻久痢，小便频数淋沥，劳倦内伤，中风中暑，痿痹，吐血，咳血，便血，血淋血崩，胎前产后诸病。

发明 李言闻：人参生用气凉，熟用气温；味甘补阳，微苦补阴。气主生物，本在天；味主成物，本于地。气味生成是阴阳的造化。凉，是深秋清肃之气，是天的阴气，其性下降；温，是阳春三月生发之气，是天的阳气，其性上升。甘，是湿土生化成的味道，属于地之阳，其性上浮；微苦，是火土相生的味道，属于地之阴，其性属于沉。人参气和味都薄。气薄这方面，生用下降，熟用上升；味薄这方面，生用上升，熟用下降。治土虚火旺的病，应该用生人参，取凉薄之气，从而达到泻火补土的目的，这是单纯用人参的气；脾虚肺弱的病，则适宜用熟人参，取甘温之味，便可补脾土而生肺金，这是单纯用人参的味。

附方 人参膏：用人参十两切细，以活水二十盏浸透，放入银石器内，桑柴火缓缓煎取十盏，滤渣取汁，再用水十盏，煎取五盏，与前汁合并煎成膏，装入瓶子里备用，病时作为汤药使用。

四君子汤：治疗脾胃气虚，不思饮食，诸病气虚的患者，以本方为主。人参一钱，白术二钱，白茯苓一钱，炙甘草五分，姜三片，枣一枚，水二盅，煎一盅，饭前温服。根据病情的表现加减药量。

开胃化痰：焙人参二两，半夏、姜汁浸焙五钱，为末，飞罗面做糊，制成绿豆大的丸药。饭后姜汤送服三五十丸，每日三次。

脾胃虚弱：不思饮食。生姜半斤取汁，白蜜十两，人参末四两，银锅煎成膏，每次服用

米汤调服一匙。

反胃呕吐：上党人参三大两打碎，水一大升，煮取四合，热服，一日两次。兼加人参汁、粟米、鸡子白、薤白，煮成粥喝。

产后诸虚：发热自汗，人参、当归等分，研末，取猪腰子一个，去膜切成小片，用水三升，糯米半合，葱白二茎，煮至米熟，取汁一盏，加入药物煎至八分，饭前温服。

离魂异疾：用人参、龙齿、赤茯苓各一钱，水一盏，煎取半盏。调飞过朱砂粉末一钱，睡前服用。一夜服一剂，三夜后，病即可愈。

心下结气：人参一两，橘皮去白四两，研成粉末，炼成如梧桐子大的蜜丸，每次服时用米汤送下五六十丸。

肺虚久咳：人参粉末二两，炙鹿角胶研末一两。每次服三钱，用薄荷、豉汤一盏，少量葱，放入铫子煎一二沸，倒入盏内。遇咳嗽时，温喝三五口，效果特好。

止嗽化痰：人参粉末一两，明矾二两，用高浓度的醋二升，把明矾热成膏，加入人参末炼蜜为丸。每次用时，以豌豆大的一丸，放在舌下，咳嗽即止，痰自然消失。

吐血下血：用人参焙，侧柏叶蒸焙，荆芥穗烧存性，各五钱，研末。用二钱，加飞罗面二钱，用新鲜水调成稀糊服，隔一会儿再服，一服药即可止血。

消渴引饮：玉壶丸，用人参、栝楼根等分，生研为粉末状，炼蜜丸如梧桐子大。每次服用一百丸，食前以麦门冬汤送服，每天服两次，治愈为止。忌酒面炙煿之品。

筋骨风痛：人参四两，酒浸三日，晒干，土茯苓一斤，山慈姑一两，制成粉末，炼蜜为丸如梧桐子大。每次服一百丸，饭前米汤送服。

惊后瞳斜：小儿受惊后瞳孔歪斜。人参、阿胶糯米炒成珠，各一钱，水一盏，煎七分，温服，每日服两次，治愈为止，效果很好。

酒毒目盲：用苏木煎汤，调人参末一钱服用，第二天，鼻及两掌都变成了紫黑色，这是滞血运行的表现。再用四物汤，加苏木、桃仁、红花、陈皮，调人参末服，数天后痊愈。

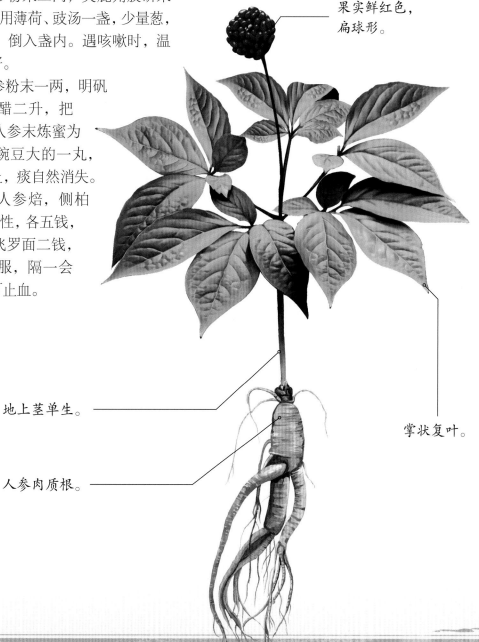

果实鲜红色，扁球形。

地上茎单生。

人参肉质根。

掌状复叶。

山草类

沙参

释名 白参、知母、羊乳、羊婆奶、铃儿草。

陶弘景：沙参、人参、玄参、丹参、苦参是为五参。其形不尽相类，主疗颇同，故皆有参名。又有紫参，就是牡蒙。

李时珍：沙参颜色发白，适宜于沙地生存，所以叫作沙参。

集解 李时珍：各地的山谷都产沙参。二月份长苗，叶子团扁不光。八、九月份抽茎，高一二尺。叶尖而长，生有细齿。秋天开紫色或白色小花，白蕊五瓣。果实大如冬青果，中间有细子。霜降后苗枯。根茎都有白汁。

附 沙参根

气味 味苦，性微寒，无毒。

主治 《神农本草经》：治血积惊气，除寒热，能补中，益肺气。

《名医别录》：疗胃痹心腹痛，结热邪气头痛，皮间邪热，安五脏。久服对人有利。

甄权：去肌肤浮风，疝气下坠，治疗长期昏昏欲睡，养肝气，宣发五脏风气。

大明：补虚，止惊除烦，补益心肺，治疗一切恶疮疥癣及身痒，排脓，消肿毒。

李时珍：清肺火，治久咳肺痿。

发明 张元素：肺寒者，用人参；肺热者，用沙参代替，取沙参味甘的作用。

王好古：沙参味甘微苦，既是厥阴本经药物，也是脾经气分药。微苦补阴，甘则补阳，所以张元素提出用沙参代替人参。这是因为人参性温，补五脏的阳气；沙参性寒，补五脏的阴气。虽说补益五脏，但必须分别用本脏药相佐，从而使药物随所引药到达脏器而

达成相辅的目的。

李时珍：人参甘苦温，体重坚实，专门补益脾胃元气，从而益肺与肾，所以内伤元气者也适宜应用。沙参甘淡而且寒，体轻而质虚，专门补肺气，因而益脾与肾，金能受火克者适宜服用。一为补阳而生阴，另一补阴而制阳。这些道理，不可不辩。

附方 肺热咳嗽：沙参半两，水煎服。

卒得疝气：小腹及阴中相引痛如绞，出汗欲死。沙参捣碎过筛成为粉末状，酒服方寸匕，立愈。

妇女白带：多因七情内伤，或下元虚冷所导致。沙参为末，每次服二钱，米汤送服。

花呈宽钟状，多为蓝色或紫色。

叶边缘有锯齿。

茎单一或有分支。

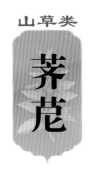

荠苨

释名 杏参、杏叶沙参、菧苨、甜桔梗、白面根，苗名隐忍。

李时珍：荠苨多汁，有济苨的形状，所以叫荠苨。

集解 李时珍：荠苨苗与桔梗相似，荠苨根与沙参相似，所以奸商常用沙参、荠苨冒充人参。《救荒本草》中记载，杏叶沙参，又叫白面根。苗高一二尺，茎颜色青白。叶微尖而且背面发白，比杏叶偏小，边缘有叉牙。开白色的五瓣碗子花。根的形状像野胡萝卜一样，比较肥大，皮色灰黝，中间呈白色，味甜微寒。嫩苗可以煮熟食用。根用水煮，也可以吃，有人用蜜煎过后当水果食用。

附　荠苨根

气味 味甘，性寒，无毒。

主治 大明：杀蛊毒，治疗蛇虫咬伤，热狂温疾，署毒箭。

昝殷：利肺气，和中明目止痛。蒸切做羹粥食，或做斋菹食用。

孟诜：服食荠苨根，可压制丹石发动。

李时珍：治咳嗽、消渴、强中，疮毒疔肿，辟沙虱短狐毒。

发明 李时珍：荠苨，性寒有利肺的作用，味甘并且能解毒，是一味好药，而世人却不知道它的用途，真可惜。据葛洪《肘后备急方》记录，只用荠苨一味药，便能解许多药物的毒。喝荠苨的浓汁，或者煮熟嚼服，也可以做成散剂服用。

附方 强中消渴：取猪肾一具，荠苨、石膏各三两，人参、甘草、茯苓、知母、磁石、黄芩、葛根、栝楼根各二两，黑大豆一升，水一斗半，先煮猪肾、大豆去渣取汁一斗，加入其他药，再煮取三升，分三次服用。

荠苨丸：用荠苨、茯神、石斛、大豆、磁石、玄参、鹿茸、地骨皮、熟地黄、栝楼根各一两，人参、沉香各半两，共研成末。将猪肚处理干净煮烂，捣成梧桐子大的药丸。每次空腹盐汤送服七十丸。

疗疮肿毒：取生荠苨根捣碎取汁，服一合。用剩渣外敷患处，不过三次即可愈合。

面上奸疱：取荠苨、肉桂各一两，共研成末。以酢浆服用，每天一次，每次方寸匕。还能祛除瘢痣。

解钩吻毒：钩吻叶与芹叶相似，误食后中毒，严重的致人死亡。取荠苨八两，加六升水，煮取三升，每天服五次，每次五合。

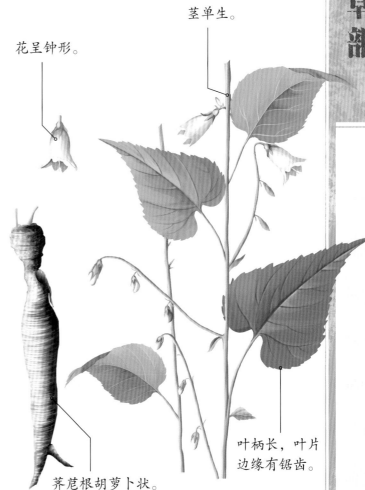

花呈钟形。

茎单生。

荠苨根胡萝卜状。

叶柄长，叶片边缘有锯齿。

桔梗

释名 白药、梗草、荠苨。

李时珍说：这种草的根结实而梗直，因此名为桔梗。《神农本草经》中记载桔梗又称荠苨。到《名医别录》才出现荠苨的条文，但它们的性、味、功用不同，应以《名医别录》记载的为准。

集解 《名医别录》：桔梗应在二月、八月采根，晒干后使用。

陶弘景：桔梗随处可见，二、三月长苗，可以煮食吃。

苏颂说：桔梗根如小指大小，黄白色。春季长苗，茎高一尺多。叶子呈长椭圆形，对生。夏天开紫碧色小花，很像牵牛花，秋天结果。八月采根，根有心，若无心的则是荠苨。

附 桔梗根

修治 李时珍：桔梗，刮去根表面的浮皮，用米泔水浸泡一夜，切片后微炒即可入药。

气味 味辛，性微温，有小毒。

主治 《神农本草经》：胸胁痛如刀刺，腹满肠鸣幽幽，惊恐悸气。

《名医别录》：利五脏肠胃，补血气，除寒热风痹，温中消谷，疗咽喉肿痛，下蛊毒。

甄权：治下痢，破血去积气，消积聚痰涎，祛肺热气促嗽逆，除腹中冷痛。治中恶及小儿惊痫。

大明：下一切气，止霍乱转筋，心腹胀痛，补五劳，养气。除邪辟温，破癥瘕肺痈，养血排脓，补内漏及喉痹。

张元素：利窍，除肺部风热，清利头目咽嗌。治胸膈气滞及疼痛，除鼻塞。

李杲：治寒呕。

李时珍：口舌生疮，赤目肿痛。

发明 王好古：桔梗气微温，味苦辛，味厚气轻，为阳中之阴，主升。

张元素：桔梗清肺气，利咽喉，颜色发白，是肺经的引经药。可以与甘草搭配服用，为舟楫之剂。

朱震亨：干咳，是痰火之邪郁滞在肺，应当以苦梗开之。痢疾腹痛，是肺金之气郁在大肠，也应当用苦梗开之，后用治痢药物。此药能升提气血，所以气药中宜用之。

附方 胸满不痛：将桔梗、枳壳等分，加二盅水，煎取一盅，温服。

伤寒腹胀：可以用桔梗、半夏、陈皮各三钱，生姜五片，加水二盅，煎取一盅服用。

肺痈咳嗽：桔梗汤，桔梗一两、甘草二两，加水三升，煮成一升，温服。

肝风眼黑：用桔梗一斤、黑牵牛头末三两，研成粉末，加蜜成丸如梧桐子大。每服四十丸，温水送下。一天服二次。

牙疳臭烂：桔梗、茴香等分，烧研敷在创口上。

齿蟨肿痛：用桔梗、薏苡仁等分，为末，内服。

鼻出衄血：吐血，将桔梗研细，加水调匀。每服方寸匕，一天服四次。可以再加入生犀角屑。

小儿客忤：桔梗烧研三钱，米汤送服，再吞服少量的麝香。

妊娠中恶：心腹疼痛，用桔梗一两，锉细，加生姜三片，水一盅，煎六分，温服。

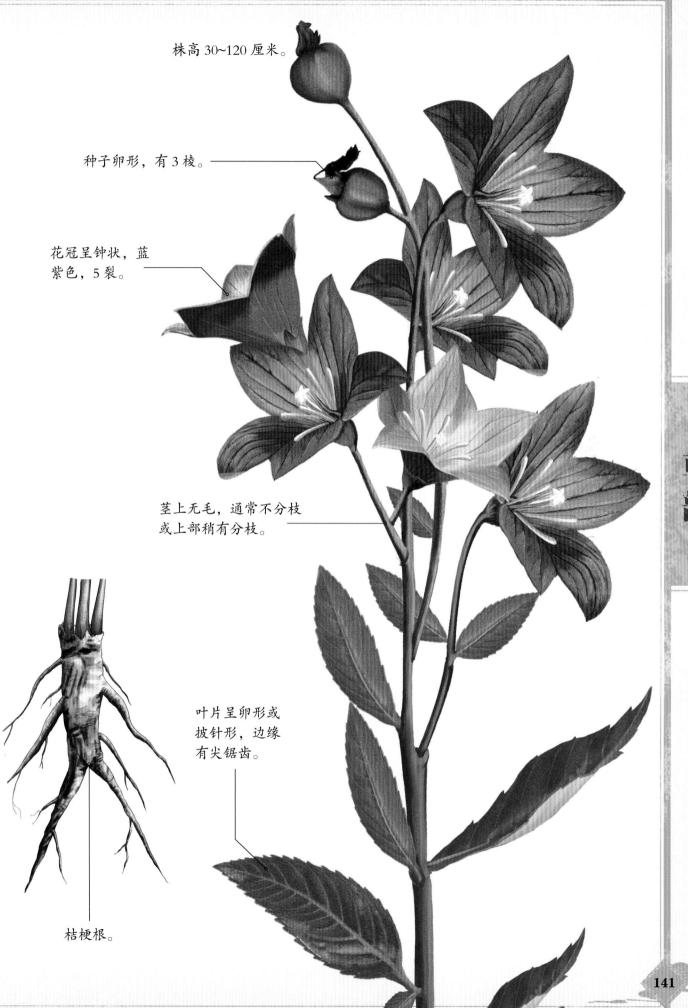

株高 30~120 厘米。

种子卵形，有 3 棱。

花冠呈钟状，蓝紫色，5 裂。

茎上无毛，通常不分枝或上部稍有分枝。

叶片呈卵形或披针形，边缘有尖锯齿。

桔梗根。

山草类

黄精

释名 黄芝、戊己芝、菟竹、鹿竹、仙人余粮、救穷草。

李时珍：黄精是服食要药,所以《名医别录》把它列在草部之首。仙家认为是灵芝草的一类,得到了坤土的精气,所以叫作黄精。

集解 苏颂：嵩山和茅山产的黄精最好。三月份长苗,四月开纤细的青白色小花。结的子白如黍粒,也有无子的。根像嫩生姜,二月份采根,蒸过后晒干用。

李时珍：黄精是野生植物,一般在山中生长,也可以把黄精根切成二寸长,稀疏种植,一年后会变得极稠密。黄精子也可以做种子。它的叶子像竹但不尖,有的两叶、三叶、四五叶的不等,都是对节而生。它的根是横向生长,形状如萎蕤。一般采药苗炸熟用。水淘去它的苦味食用,叫笔管菜。

附 黄精根

修治 雷敩：将采来的黄精根用溪水洗净,从巳时蒸到子时,切成薄片晒干用。

气味 味甘,性平,无毒。

主治 《名医别录》：补中益气,除风湿,安五脏。久服身体轻便,延年益寿,无饥饿感。

大明：补养五劳七伤,助筋骨,耐寒暑,益脾胃,润心肺。单服用要九蒸九晒后食用,养颜充饥。

李时珍：补益诸虚损,止寒热,填精益髓,下三尸虫。

发明 李时珍：黄精接受了戊己的淳气,所以为补益黄宫的佳品。《神仙芝草经》记载：黄精宽中益气,调养五脏,使肌肉充盛,骨髓坚强,力量增强,白发变黑,牙齿复生。又能除三尸虫。黄精根是精气,花实是飞英,都可以食用。

掌禹锡：据《抱朴子》记载,服用黄精时,花比果实好,果实比根好。

附方 补肝明目：取黄精二斤,水淘蔓菁子一斤拌匀,九蒸九晒后制成粉末。每天两次,每次空腹用米汤送服二钱,延年益寿。

大风癞疮：取洗净的去皮黄精根二斤,正午晒软,同粟米一起放入甑中蒸熟,经常食用。

补虚精气：黄精、枸杞子等分,捣成饼,晒干后研成末,炼成梧桐子大小的蜜丸。每次用汤送服五十丸。

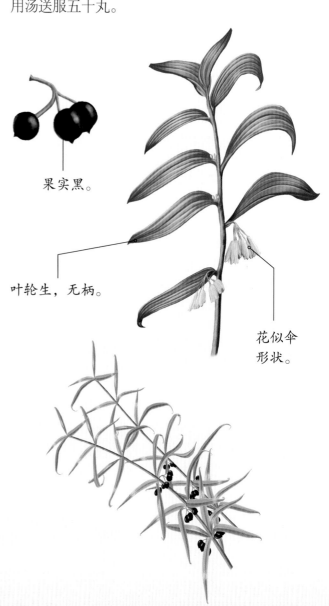

果实黑。

叶轮生,无柄。

花似伞形状。

草部

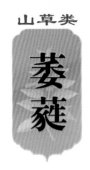

山草类

萎蕤

释名 女萎、葳蕤、萎蕋、委萎、萎香、荧、玉竹、地节。

李时珍：这种草根长须多，像下垂的帽缨，低矮且威仪，所以叫葳蕤。

集解《名医别录》：萎蕤生长在太山山谷及丘陵地带，立春后采集，阴干用。

苏颂：茎干强直有节。叶狭窄而长，表皮发白，里面呈青色。根黄而且多须，长一二尺。三月份开青色的花，结圆形果实。

附 萎蕤根

修治 雷敩：凡使萎蕤根不可同黄精与钩吻共用。萎蕤节上有须毛，茎上有斑点，叶尖处有小黄点。采来萎蕤根后用竹刀刮去外皮，洗净，用蜜水浸泡一夜，蒸后焙干用。

气味 味甘，性平，无毒。

主治《神农本草经》：中风暴热，不能动摇，跌筋结肉，诸般不足。久服能祛除面部黑斑，润滑皮肤，轻身延年。

《名医别录》：心腹结气，湿毒腰痛，阴茎中寒，眼目疼痛，眦烂流泪。

甄权：治时疾寒热。内补不足，去虚劳客热，头痛不安。

萧炳：补中益气。

大明：除烦闷，止消渴，润心肺。补五劳七伤虚损，腰脚疼痛。天行热狂。

李时珍：治风温自汗灼热、劳疟寒热，及脾胃亏虚，男性小便频数，失精，一切虚损。

发明 李杲：萎蕤能升能降，阳中阴也。功用有四种：治风邪侵袭四肢；治双眼溃烂流泪；治男性湿注腰痛；治女性面部黑斑。

李时珍：萎蕤性平味甜，柔润可口，可以食用。《南阳活人书》中记载用萎蕤汤以之为君药。治疗风温，自汗，身重，不能开口说话。每次用它治疗虚劳寒热疟症，及一切虚损不足的疾病，以萎蕤代替人参、黄芪。萎蕤，不寒不燥，大有殊功。

附方 服食法：取碎萎蕤根一石，用水两石从早煮到晚，用手揉烂，布囊包裹榨取液体，熬稠。把渣晒成粉末，熬制后和成鸡头子大的丸子。每次用白汤送服一丸，每日三次。

赤眼涩痛：萎蕤、赤芍药、当归、黄连等分，煎汤熏洗。

眼见黑花：甘露汤，焙萎蕤四两，加两叶薄荷，一片生姜，少量蜂蜜，水一盏，一同煎至七分，每日睡前服用一次。

乳石发热：取萎蕤三两、炙甘草二两、生犀角一两，用四升水煮取一升半，分三次服用。

痛后虚肿：萎蕤、葵子、龙胆、茯苓、前胡等分，研成粉末状。每次用水煎服一钱。

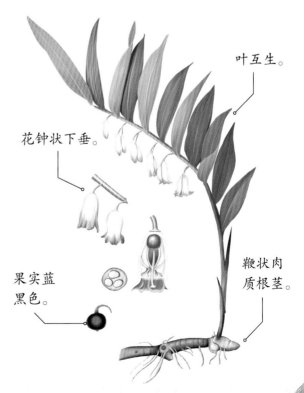

叶互生。

花钟状下垂。

果实蓝黑色。

鞭状肉质根茎。

草部

知母

释名 蚳母、连母、蝭母、货母、地参、水参。

李时珍：宿根的旁边，初生的子根形状像蚳蝱，所以叫作蚳母，演讹为知母、蝭母。

集解 《名医别录》：知母生长在河内川谷地带，二月、八月份采根晒干。

苏颂：靠近黄河的怀、卫、彰德各郡及解州、滁州都产知母。四月份开青色花，八月份结果实。

附 知母根

修治 李时珍：凡用，拣肥润里白的知母根，去掉毛切成片。要引经上行就用酒浸焙干，下行则用盐水润焙。

气味 味苦，性寒，无毒。

主治 《神农本草经》：治消渴热中，除邪气，下水，治肢体浮肿。补不足，益气。

《名医别录》：疗伤寒久疟烦热，胁下邪气，膈中恶，风汗内疸。多服令人泄。

甄权：心中躁闷，骨热劳往来，产后蓐劳，肾气劳损，憎寒虚烦。

大明：热劳传尸疰病，通利小肠，祛痰止咳，润心肺，宁心止惊悸。

张元素：凉心祛热，治阳明火热，泻膀胱、肾经火，治热厥头痛，下痢腰痛，喉中腥臭。

王好古：泻肺火，滋肾水，治命门相火有余。

李时珍：安胎，止子烦，辟射工、溪毒。

发明 李杲：知母入足阳明、手太阴。功用：泻无根肾火，治骨蒸汗出，止虚热，滋化源之阴。

李时珍：知母味辛苦、性寒凉，下行则滋润肾燥而滋阴，上行则清肺金而泻火，属于二经的气分药。与肾经血分药黄柏相须而用。

附方 久近痰嗽：取知母、贝母各一两，细研成末，巴豆三十枚，去油并研匀。每次用三片姜，两面蘸药，细嚼慢咽，服后便睡，次日早晨必泻一行，咳嗽立止。

久嗽气急：知母去毛，切五钱，隔纸炒过。姜水泡过的杏仁，去皮尖焙五钱，加水一盏半，煎取一盏，饭后温服。

妊娠子烦：取一两知母，洗净焙干，制成粉末，配枣肉调制成弹子大的药丸。每次用人参汤送服一丸。

妊娠腹痛：取知母二两，研成粉末，调成梧桐子大的蜜丸，每次用粥送服二十丸。

溪毒射工：把知母连根带叶捣成散剂服用。也可以投入水中捣绞出汁，饮一二升。游泳或戏水时，先取少量知母放入水的上游，便不会中溪毒。也可以煮成汤，洗浴身体。

紫癜风疾：知母用醋磨后外擦患处，每日三次。

嵌甲肿痛：取烧知母存性研磨，掺入伤口中。

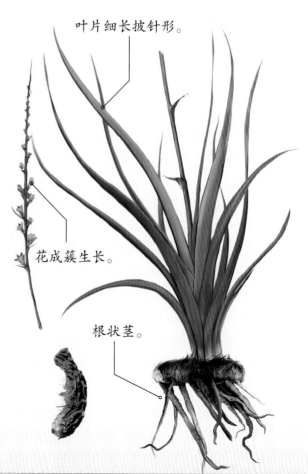

叶片细长披针形。

花成簇生长。

根状茎。

肉苁蓉

释名 肉松容、黑司命。

李时珍：这味药补而不峻，故有从容之称。从容，就是和缓的外表。

集解 《名医别录》：肉苁蓉生长在河西山谷以及代郡雁门一带，五月五日采，阴干。

陶弘景：据说肉苁蓉是野马精落于地生成的。生时像肉，用作羊肉羹有补益虚乏无力的效果。河套以南多细短。陇西产的最好，形状宽扁，柔润味甜，开花甚多。北地的稍次，体形短而且少花。

韩保昇：三月、四月份掘根，切取中央优质部分三四寸，用绳子穿起来阴干，八月份才能入药，表皮有松子鳞甲。

修治 雷敩：入药前须先用清酒浸一夜，用棕刷去掉上面的沙土和浮甲，从中心劈开，去掉一层白膜。将肉苁蓉放在胸前可使气不散，令人气上达。用甑从午时蒸到酉时取出，再用酥烤炙适宜。

气味 味甘，性微温，无毒。

主治 《神农本草经》：治五劳七伤，补中。除茎中寒热痛，养五脏，强阴，益精气，服后能使人多子，妇女癥瘕，久服轻身。

《名医别录》：除膀胱邪气，腰痛，止痢。

大明：男子绝阳不兴，女子绝阴不产。润五脏，长肌肉，暖腰膝。治男子尿血遗沥，女子带下阴痛。

发明 王好古：命门相火不足的患者，用肉苁蓉来补益，因为它是肾经血分药。凡是服苁蓉来治疗肾脏疾患，必然会妨碍心脏。

陈藏器：强壮筋骨，补益精髓。用苁蓉、鳝鱼二味药制成粉末，黄精汁调糊为丸剂服用，可以增加精力十倍。这种说法出自于《乾宁记》。

苏颂：西人多数把苁蓉当饭吃。只刮去表皮鳞甲，用酒浸洗去黑汁，切成薄片，与山芋、羊肉做成羹汤，味道极好。对人有益，胜过服补药。

附方 补益劳伤：取水煮苁蓉四两令烂，羊肉切薄研细，分为四次，下五味，加米煮粥，空腹食服。

肾虚白浊：肉苁蓉、鹿茸、山药、白茯苓等分研末，用米糊调成梧桐子大的药丸。每次三十丸，用枣汤送服。

汗多便秘：取酒浸、焙干的肉苁蓉二两，沉香末一两，制成粉末，麻子仁汁打糊，调成梧桐子大的药丸。每次用白汤送服七十丸。

消中易饥：取肉苁蓉、山茱萸、五味子共研成末，调成梧桐子大的蜜丸，每次用盐酒送服二十丸。

患破伤风：将肉苁蓉切片晒干，用一小盏，底上穿定，烧烟在疮口上熏，有效。

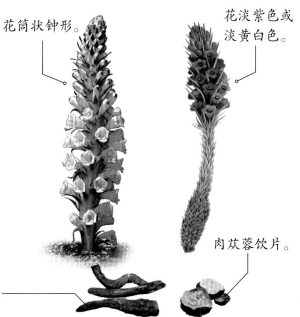

花筒状钟形。

花淡紫色或淡黄白色。

肉苁蓉饮片。

肉苁蓉肉质茎。

山草类

赤箭 天麻

释名 赤箭芝、独摇芝、定风草、离母、合离草、神草、鬼督邮。

李时珍：赤箭，是以形状而命名的。独摇、定风，是以性质特别而命名的。离母、合离，是以根的不同而命名的。神草、鬼督邮，则是根据功能而命名的。天麻就是赤箭的根。

集解 《名医别录》：赤箭生长在陈仓川谷、雍州及太山少室，三月、四月、八月份采根晒干。

寇宗奭：赤箭，就是天麻的苗。但与天麻的疗效不同，所以后人把它们分成二条。

汪机：赤箭、天麻是同一种药物，因它的根和苗主治不同，所以分成两种。产地不同的，功效也有所不同。

李时珍：沈括《梦溪笔谈》云，《神农本草经》明言赤箭采根。后人说它的茎像箭，怀疑应当用茎入药，其实不然。例如鸢尾、牛膝，都因茎和叶相似，入药的却是根。上品五芝以外，补益方面药，赤箭是第一。士人被天麻的各种说法迷惑，遂只用来治疗"风"病，实在太可惜了。天麻子从茎中落下，俗称还筒子。它的根晒干，肉色坚白，像羊角色，叫羊角天麻；蒸过之后发黄、发皱像干瓜的，俗称酱瓜天麻，都可以入药。一种形状发尖而且空，薄的像玄参，不堪入药。

修治 雷敩：取十两天麻，锉碎放入瓶中。把一镒蒺藜子用缓火熬焦，盖在天麻上，用三重纸封好，从巳时放到未时取出。再把蒺藜炒过，然后像之前一样盖好，反复七遍。用布擦掉上面的水汽，用刀劈开焙干，单独捣碎用。

李时珍：上乃治风痹药。治疗肝经风虚时，需先洗净，再用湿纸包，放于糠火中煨熟，取

出切片，酒浸一夜，焙干使用。

气味 味辛，性温，无毒。

主治 《神农本草经》：祛除邪气，杀蛊毒恶气。久服强身健体，滋阴延年。

《名医别录》：消痈肿，下支满，寒疝下血。

《开宝本草》：治各种风湿痹痛，四肢拘挛，小儿风痫惊气。利腰膝，强筋骨。久服益气轻身，延年益寿。

甄权：治冷气麻癔痹，摊缓不遂，语多恍惚，易惊，失志。

大明：助阳气，补益五劳七伤，通血脉，开窍。

张元素：治风虚眩晕头痛。

发明 李时珍：天麻是肝经气分药。入厥阴之经而治疗诸病。天麻即定风草，是治风的神药。现在有长期服天麻而全身起红斑的人，这就是祛风的表现。

附方 天麻丸：天麻半两，芎䓖二两，制成粉末，炼蜜制成像芡子大的药丸。每次饭后嚼服一丸，茶、酒送服均可。

腰脚疼痛：取天麻、半夏、细辛各二两，均匀的装入两个绢袋中，蒸热后交替外敷痛处，出汗之后便可治愈。隔数天再熨。

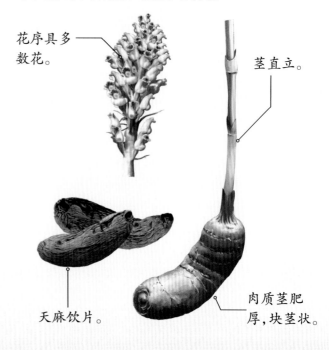

花序具多数花。

茎直立。

天麻饮片。

肉质茎肥厚，块茎状。

山草类

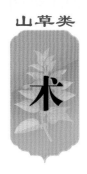

术

释名 山蓟、杨枹、枹蓟、马蓟、山姜、山连、吃力伽。

李时珍：根据《六书本义》所讲，"术"字是篆文，像它的根、干、枝叶的形状。

集解 苏颂：现在到处都有术，但茅山和嵩山产的最好。春天长苗，呈色青而不分权。茎像蒿干，青赤色，长二三尺有余。夏天开紫碧色或黄白色的花。入伏后结子，秋天苗便枯萎。根像干姜但长有细根，表皮黑，心黄白，里面有紫色膏液。术根干湿都可以入药。

附 白术

气味 味甘，性温，无毒。

主治 《神农本草经》：风寒湿痹，死肌痉疸，止汗除热消食，轻身延年。

《名医别录》：治麻风侵入身面，风眩头痛，消痰水，逐皮肤之间的风水结肿，除心下急满，霍乱吐下不止，通利腰脐之间的血脉，补益津液，暖胃消谷健脾。

大明：治五劳七伤，补腰膝，长肌肉。治冷气，痃癖气块妇女冷癥痕。

发明 张元素：白术除湿益燥，和中补气。功用有九种：温中；祛脾胃中湿；除胃中热；健脾胃，助消化；和胃生津；祛肌肤热邪；治四肢困倦，嗜睡，目不能开，不思饮食；止渴生津；安胎。

附方 四肢肿满：取碎白术三两。每次服半两，大枣三枚，加水一盏半，煎取九分，每日三次温服，时间不限。

头忽眩晕：用术三斤，曲三斤，捣碎过筛，用酒调成梧桐子大的药丸。每日服三次，每次二十丸。

妇人肌热：取白术、白茯苓、白芍药各一两，甘草半两，制作成散剂，加生姜、大枣煎服即可。

老幼虚汗：取白术五钱，小麦一撮，加水煮干，再去掉小麦，研匀成末，用黄芪汤送服一钱。

脾虚胀满：取白术二两，橘皮四两，共研成末，加酒调成梧桐子大的药丸，每次饭前用木香汤送服三十丸，疗效很好。

久泻滑肠：取炒白术和茯苓各一两，炒糯米二两，共研成末，拌大枣肉吃，或制成丸剂服用。

孕妇束胎：白术、麸炒枳壳等分，共研成末，加饭做成梧桐子大的药丸。妇女孕期足月的第一天，每次饭前温水送服三十丸，胎儿瘦小则容易产。

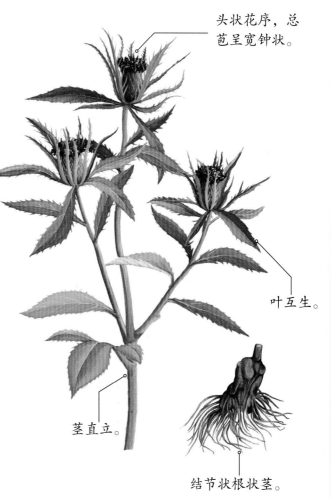

头状花序，总苞呈宽钟状。

叶互生。

茎直立。

结节状根状茎。

草部

147

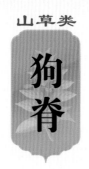

狗脊

释名 强膂、扶筋、百枝、狗青。

苏恭：狗脊，根很长且有分叉，形状像狗的脊梁骨，而肉呈青绿色，所以叫狗脊。

集解 李时珍：狗脊有两种，一种根是黑色的，一种有金黄色毛，都可以入药。狗脊茎细而且叶子两两对生，正似大叶蕨，叶像贯众但有齿，正反两面都很光亮。根如拇指大，长有黑硬的须。

附 狗脊根

修治 雷敩：加工狗脊根时，先用火燎去须毛，锉细，用酒浸一夜，从巳时蒸至申时，取出后晒干用。

气味 味苦，性平，无毒。

主治 :《神农本草经》：腰背强、关节缓急，周痹寒湿、膝痛，利于老年人。

《名医别录》：治小便失禁，男子脚弱腰痛，少气目昏，坚脊强筋骨。女子伤中关节沉重。

附方 男子诸风：取金毛狗脊，盐泥封固后煅红，烧掉表面的须毛，另入苏木、萆薢、生川乌头等分，研末后用米醋调和成梧桐子大的药丸。每次用温酒、盐汤送服二十丸。

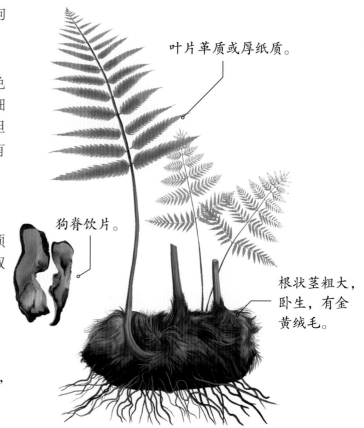

叶片草质或厚纸质。

狗脊饮片。

根状茎粗大，卧生，有金黄绒毛。

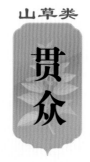

贯众

释名 贯节、贯渠、百头、草鸱头、黑狗脊、凤尾草。

集解 《名医别录》：贯众，生长在玄山山谷及冤句少室山一带。二月、八月份采根阴干。

李时珍：多生长在山的阴面接近水的地方。根呈丛生状，一根数茎。叶子两两相对而生，像狗脊但无锯齿，呈青黄色，正面深，背面浅。根弯曲并且有尖嘴，黑色须毛丛族。

附 贯众根

气味 味苦，性微寒，有毒。

主治 《名医别录》：去寸白虫，破癥痕，除头风，止金疮。

李时珍：治下血崩中带下，产后血气胀痛，斑疹毒，漆毒，骨哽。解猪病。

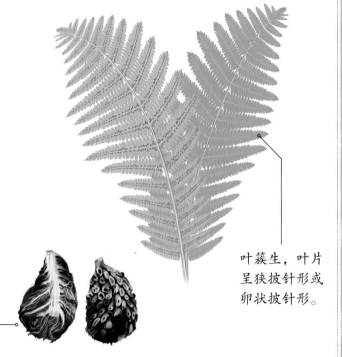

发明 李时珍：贯众，治疗妇女血气所致的疾病有特效。贯众根汁能制三黄，化解五种金石的毒性。伏钟乳之毒，结砂制汞。且能解毒软坚。

附方 **诸般下血**：将去皮毛的贯众，锉碎、焙干研末。每次空腹米汤送服二钱。

产后亡血：选用形如刺猬的一个贯众，整体入药，只揉去毛及花萼，用好醋蘸湿，慢火炙烤，直到香味飘出，冷却后研末，空腹米汤送服二钱。

久咳吐血：贯众、苏方木等分，生姜三片，加水一盏水煎服，每日两次，每次三钱。

根状茎粗大。——

叶簇生，叶片呈狭披针形或卵状披针形。

山草类

巴戟天

释名 不凋草、三蔓草。

集解 苏颂：有一种山葎草，很像巴戟天。土人采后，用醋水煮，伪称为杂巴戟，真假难辨。但将其打碎后，中间紫而鲜嫩的是假的；真巴戟天中间虽然是紫色，但有微白，掺有粉色，纹理细小发暗。

附 巴戟天根

修治 雷敩：入药前须用枸杞子汤浸泡一夜，泡软后滤出，再用酒浸泡一伏时，滤出后和菊花一同熬至焦黄，去掉菊花，用布擦干用。

气味 味辛、甘，性微温，无毒。

主治 《神农本草经》：大风邪气，阴痿，强筋骨，安五脏，补中益气，增志。

《名医别录》：治头面游风，小腹及阴中相引痛，补五劳，益精，利男子。

发明 寇宗奭：有嗜酒患脚气者，病情较重。取巴戟天半两，和糯米同炒，炒至糯米颜色微变，去掉米，加炒大黄一两，锉碎研末，熟蜜为丸，温水送服五十丸。继续禁酒，遂愈。

果实成熟后为红色。

叶对生，表面革质。

草部

山草类

远志

释名 细草、棘菀、葽绕。苗叫作小草。

李时珍：这种草服后能益智强志，所以有远志的名称。

集解 《名医别录》：远志生长在太山及冤句川谷中，四月份采根、叶阴干用。

苏颂：远志根黄苗青，叶像大青。三月份开白花。根长一尺左右。泗州远志开红花，根和叶子相比其他地方的大。商州远志的根是黑色的。据传说夷门远志的质量最好。

附 远志根

修治 雷敩：用时须去掉心，否则会使人烦闷。仍用甘草汤浸泡一夜，晒干或焙干用。

气味 味苦，性温，无毒。

主治 《神农本草经》：咳逆伤中，补不足，祛除邪气，通利九窍，益智，耳聪目明，不忘，强志倍力。久服能轻身不老。

《名医别录》：利丈夫，定心气，止惊悸，益精，去心下膈气，退皮肤热，退黄。

大明：长肌肉，助筋骨，妇女血噤失音，小儿客忤。

附 远志叶

发明 李时珍：远志入足少阴肾经，而不是心经药物。它的功能专于强志益精，治疗健忘。这是因为精与志都是肾经所藏。肾精不足，则志气衰，不能上通于心，所以迷惑健忘。

附方 一切痈疽：远志酒，取远志适量，用米汤浸洗，捶去心，研成末。每服三钱，加温酒一盏调匀，沉淀后饮清澈部分，用滓外敷患处。

小便赤浊：用甘草水煮远志半斤，茯神、益智仁各二两，研末，加酒调制成梧桐子大的药丸，空腹用枣汤送服五十丸。

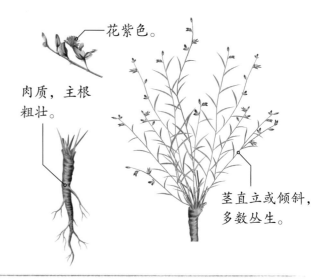

花紫色。

肉质，主根粗壮。

茎直立或倾斜，多数丛生。

山草类

百脉根

集解 苏恭：产自肃州、巴西。叶像苜蓿，根如远志，开黄花，二月、三月采根晒干用。

气味 味甘、苦，性微寒，无毒。

主治 《唐本草》：下气，止渴，退热，补虚劳不足。用酒浸或水煎，丸散都可以用。

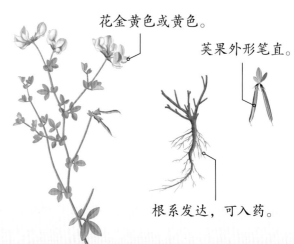

花金黄色或黄色。

荚果外形笔直。

根系发达，可入药。

山草类

淫羊藿

释名 仙灵脾、放杖草、弃杖草、千两金、干鸡筋、黄连祖、三枝九叶草、刚前。

集解 《名医别录》：淫羊藿生长在上郡阳山山谷一带。

苏颂：江东、陕西、泰山、汉中、湖湘那一带都有。茎像粟秆。叶子发青像杏叶，表面有刺。根呈紫色有须毛。四月份开白花，也有开紫花的。结碎小独头的子。五月采叶晒干。

李时珍：生长在大山中。一根有数条线一样粗的茎，高一二尺。一条茎上有三个分杈，一杈上面有三片叶子。叶长二三寸，正面光亮、背面淡暗，薄而生细齿，有微小的毛刺。

附　淫羊藿根叶

修治 雷敩：入药前先用夹刀夹去四面的花和枝，一斤淫羊藿用四两羊脂拌炒，炒至脂尽。

气味 味辛，性寒，无毒。

主治 《名医别录》：坚筋骨，消瘰疬赤痈，疗下部有疮、外洗驱虫。

大明：男子绝阳无子，女子绝阴不孕，中年健忘，老人昏乱，一切冷风劳气，筋骨挛急，四肢麻木，补腰膝，强心力。

发明 李时珍：淫羊藿味甘气香，性温不寒，能够补益精气，是手足阳明、三焦、命门之药，适用于真阳不足的患者。

附方 半身不遂：取淫羊藿一斤，锉细装入生绢袋中，在容器中用二斗无灰酒浸泡，严密封口。春夏三天、秋冬五天后启封。每日暖饮，使患者微醺，但不能大醉。封口时切忌鸡犬。

三焦咳嗽：淫羊藿、覆盆子、五味子炒各一两，共研成末，炼成梧桐子大的蜜丸，每次用姜茶送服二十丸。

小儿雀目：取淫羊藿根、晚蚕蛾各半两，炙甘草、射干各二钱半，共研为末。羊子肝一枚，切开掺二钱药，扎紧。加黑豆一合，淘米水一盏煮熟，分两次吃，用水送服。

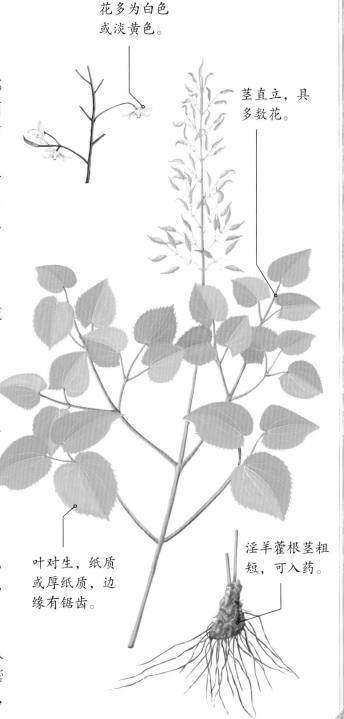

花多为白色或淡黄色。

茎直立，具多数花。

叶对生，纸质或厚纸质，边缘有锯齿。

淫羊藿根茎粗短，可入药。

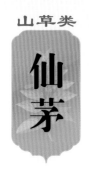

山草类

仙茅

释名 独茅、茅瓜子、婆罗门参。

李珣：它的叶子像茅，久服轻身，所以叫作仙茅。

集解 苏颂：现在的大庾岭、蜀川、江湖、两浙各州都有。叶子青色，表面有纵向纹理分布。又像初生的棕榈秧，高一尺多。到了冬天完全枯萎，初春才生。三月份开黄花，不结果。根独茎而且挺直，有小指般大，下面有短小的肉根，表皮稍粗呈褐色，里面的肉是黄白色的。二月、八月份采根晒干后入药。衡山仙茅开碧色花，五月份结黑色果实。

附 仙茅根

修治 雷敩：采集后水洗去皮，在槐砧上用铜刀切成豆子大，装入生稀布袋中，用乌豆水浸泡一夜，取出后用酒拌湿，从巳时蒸至亥时，取出后自然晒干。勿犯铁器、牛奶及老人鬓髯。

气味 味辛，性温，有毒。

主治 《开宝本草》：心腹气冷，不能进食，腰脚发冷，痉挛麻痹，不能行走，男子虚劳，老人失溺，不能生育。益阳道，长精神，明目，久服增强记忆力，补益筋骨肌肤。

李珣：治疗一切风气，补暖腰脚，清安五脏。久服轻身美容，男子五劳七伤，聪耳明目，填肾补髓。

发明 苏颂：治疗五劳七伤，可明目补益筋力，宣发而且有补益的作用。八、九月采来，用竹刀刮去黑皮，切成豆粒状，用米泔水浸泡两天，阴干后捣碎过筛，熟蜜调和成梧桐子大

的丸药，每天早晨空腹用酒送服二十丸。忌铁器，禁吃牛奶及黑牛肉，因为这些东西减轻仙茅的药力。

李时珍：仙茅味甘能养肉，辛能养关节，苦能养气，咸能养骨，滑能养肌肤，酸能养筋，适宜和苦酒同服。仙茅性热，是温补三焦命门的药物，只限于阳弱精寒、禀赋素怯的人服用。身体壮、相火盛的人服用后，反而动火。

附方 仙茅丸：取仙茅二斤，用糯米泔浸泡五天，夏季三天即可，铜刀刮锉阴干，取一斤；苍术二斤，米泔水浸泡五天，刮皮焙干，取一斤；枸杞子一斤；车前子十二两；去皮白茯苓，炒茴香，去壳柏子仁，各八两；焙生地黄，焙熟地黄各四两；共研成末，酒煮成糊做成梧桐子大的药丸，每天两次，每次饭前温酒送服五十丸，可壮筋骨、益精神、明目、黑髭须。

定喘下气：取白仙茅半两，用米泔水浸泡三夜，晒干后炒；团参二钱半，炒阿胶一两半，烧鸡腒胵一两，研末。每次空腹用糯米汤送服二钱，每天两次。

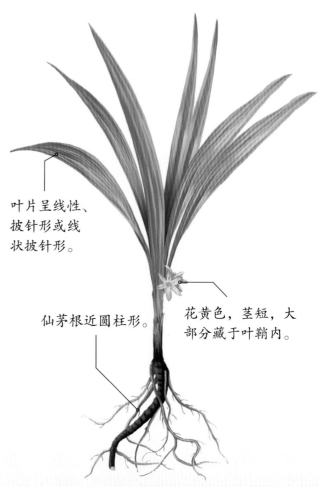

叶片呈线性、披针形或线状披针形。

仙茅根近圆柱形。

花黄色，茎短，大部分藏于叶鞘内。

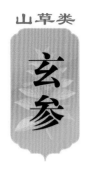

玄参

释名 黑参、玄台、重台、鹿肠、正马、逐马、馥草、野脂麻、鬼藏。

集解《名医别录》：玄参生长在河间川谷及冤句一带。三月、四月份采根，晒干后用。

苏颂：二月长苗。叶子对生，尖长有锯齿。茎细呈青紫色。七月份开青碧色花，也有开白花的。八月份结黑色子。白花者，茎大而方，紫红色长有细毛，有像竹子一样有节，高五六尺。三月、八月采集后晒干。

附 玄参根

修治 雷敩：采来后，须先用蒲草重重相隔，放入甑中蒸两伏时，晒干后用。勿犯铜器，否则致人喉噎、失明。

气味 味苦，性微寒，无毒。

主治《名医别录》：治暴中风伤寒，身热支满，狂邪忽忽不知人，温疟血瘕，下寒血，下水止渴烦，散颈下核、痈肿。安和五脏。久服补虚明目，强阴益精。

大明：治游风，补益劳损，心惊烦躁，骨蒸传尸邪气。止健忘，消肿毒。

李时珍：利咽喉，解斑毒，滋阴降火，通利小便血滞。

发明 张元素：玄参是枢机之剂，调理气机上下，清肃而且不浊，风药中多用。《南阳活人书》记载玄参可治疗伤寒阳毒，汗下后毒不散，心下懊侬，心烦难眠。

李时珍：肾水受损，真阴失守，孤阳无根，导致发为火病。治时应当壮水以制火，所以

玄参和地黄的功用相同。

附方 年久瘰疬：生玄参捣碎外敷，每天换两次。

赤脉贯瞳：玄参研末，用米泔水煮猪肝，每天用猪肝蘸玄参末服食。

发斑咽痛：取玄参、升麻、甘草各半两，加三盏水，煎取一盏半，温服。

急喉痹风：玄参、鼠粘子半生半炒各一两，研面，用新汲水送服一盏，很快就会痊愈。

鼻中生疮：外涂玄参末。或用水浸泡玄参，把玄参塞入病人鼻孔。

三焦积热：玄参、黄连、大黄各一两，共研为末，炼蜜调成梧桐子大的药丸。每次白汤送服三十丸。

小肠疝气：将黑参切碎炒过，制成药丸。每次空腹用酒送服一钱半，出汗即见效。

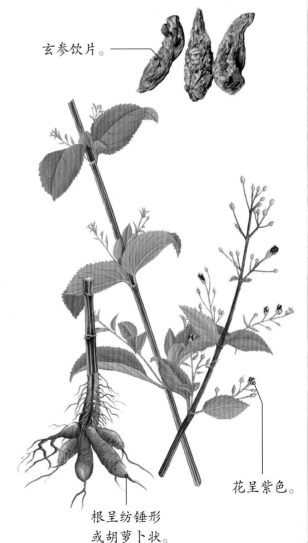

玄参饮片。

花呈紫色。

根呈纺锤形或胡萝卜状。

地榆

释名 玉豉、酸赭。

陶弘景：叶子像榆，初生时铺在地上，所以叫地榆。

集解 《名医别录》：地榆生长在桐柏及冤句的山谷中。二月、八月份采根，经风吹日晒干燥。

苏颂：现在各处的平原、川泽都生长有地榆。宿根在三月内长苗，初生时铺在地面，只有茎直上，高三四尺，对分出叶，叶子像榆叶那样窄，细长，呈锯齿状，青色。七月份开花像椹子，呈紫黑色。根表面黑，里面红，像柳根。

附 地榆根

气味 味苦，性微寒，无毒。

主治 《神农本草经》：治妇女乳产痉痛七伤，带下崩漏，止痛止汗。除恶肉，治金疮伤。

《名医别录》：止脓血，以及诸瘘恶疮、热疮，产后内塞，做金疮膏。明目，补绝伤，醒酒止渴。

李时珍：地榆根汁酿酒，治疗风痹，并且有补脑的作用。捣碎取汁外敷可治疗虎、犬、蛇虫的咬伤。

发明 李时珍：地榆除下焦热，治疗尿血、便血。如果是用于止血，则取地榆根的上半截切片后炒用。地榆根的末梢能够行血，必须分清。杨士瀛云：疮口疼痛加用地榆，疮口瘙痒加用黄芩。

附方 **男女吐血**：取地榆三两，米醋一升，煮十余沸后去渣，饭前热服。

血痢不止：地榆晒干后研末，掺入羊血，炙熟后服食，每次用捻头煎汤送服二钱。

赤白下痢：取地榆一斤，加三升水，煮取一升半，去滓后再浓煎，绞汁滤过后，每天服两次，每次空腹服三合。

肠风痛痒：取地榆五钱，苍术一两，加两盅水，煎取一盅，每天一次，空腹服用。

下血不止：取地榆、鼠尾草各二两，加两升水，煮取一升，一次服完。

结阴下血：取地榆四两，炙甘草三两，每次服五钱，加三盏水，入缩砂仁七枚，煎取一盏半，分两次服用。

虎犬咬伤：取地榆煮汁直饮，并研地榆末外敷。也可研末后用白汤送服，每日三次，忌酒。

小儿面疮：取地榆八两，加一斗水，煎五升，温热后擦洗疮面。

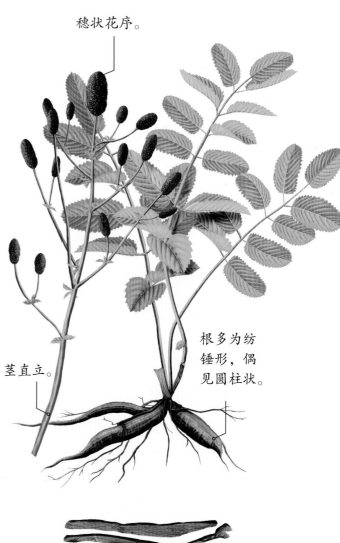

穗状花序。

茎直立。

根多为纺锤形，偶见圆柱状。

草部

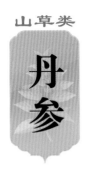

山草类

丹参

释名 赤参、山参、木羊乳、逐马、奔马草。

李时珍：五参五色配五脏。因此，人参入脾叫作黄参；沙参入肺叫作白参；玄参入肾叫作黑参；牡蒙入肝叫紫参；丹参入心叫赤参。

集解 苏颂：现在陕西、河东州郡以及随州皆有。二月份长苗，高一尺多。茎方形有棱，青色。叶相对而生，如同薄荷那样有毛。三月至九月开花成穗，红紫色，像苏花。根红色，像手指那样大，长一尺多，一苗多根。

附 丹参根

气味 味苦，性微寒，无毒。

主治 《神农本草经》：治心腹邪气，肠鸣辘辘，寒热积聚，破癥除瘕，除烦益气。

《名医别录》：养血，除心腹痼疾结气，腰脊强直脚痹，除风邪留热。

大明：安神定志，通利关节血脉。治疗冷热劳，骨节疼痛，四肢不遂，头痛目赤，热温狂闷，破宿血，生新血。安生胎，堕死胎。治疗血崩带下，调理妇女经脉不匀，血邪心烦，恶疮疥癣，瘰疬肿毒丹毒，有排脓止痛，生肌长肉的功能。

李时珍：活血，通心包络，治疗疝气疼痛。

发明 李时珍：丹参色红味苦，气平而降，属于阴中之阳也。入手少阴、厥阴之经，是心与心包的血分药物。能破除宿血，补新血，安生胎，堕死胎，治疗崩中带下。

附方 丹参散：把丹参洗净，切碎晒干研末。每次用温酒送服二钱。

落胎下血：取丹参十二两，加五升酒，煮取三升，温服一升，每天三次，水煮也可。

小儿身热：取丹参半两，鼠屎炒三十枚，共研为末。每次浆水送服三钱。

惊痫发热：取用丹参、雷丸各半两，猪膏二两，同煎七上七下，滤去渣装入容器中。外用擦涂身体表面，每日三次。

妇女乳痈：取丹参、白芷、芍药各二两，捣碎后用醋泡一夜，加半斤猪脂，用微火熬成膏，去滓外敷。

热油火灼：取丹参八两锉细，加水稍微调，取羊脂二斤，煎三上三下，外涂疮面。

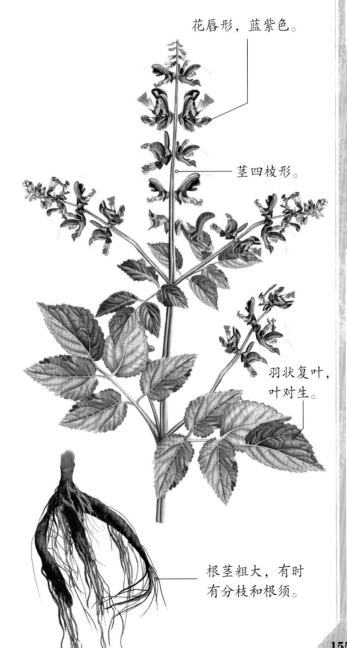

花唇形，蓝紫色。

茎四棱形。

羽状复叶，叶对生。

根茎粗大，有时有分枝和根须。

草部

155

山草类

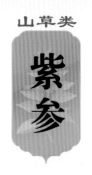

紫参

释名 牡蒙、童肠、马行、众戎、五鸟花。

集解 苏颂：现在河中、晋、解、齐，以及淮、蜀的州郡都产紫参。苗长一二尺，茎青色而且细。叶子发青像槐叶，也有像羊蹄的。五月开白花，外表像葱花，也有红紫色像水荭的。根淡紫，根皮紫黑色像地黄，肉红白色，肉浅且皮深。三月份采根，用火炙成紫色。

附 紫参根

气味 味苦、辛，性寒，无毒。

主治 《神农本草经》：治心腹积聚，寒热邪气。通利九窍，利大小便。

《名医别录》：治肠胃大热，唾血衄血，肠中聚血，痈肿疮疡。止渴益精。

甄权：治腹坚满胀痛，消散瘀血，治妇女闭经。

苏恭：治金疮，破血，生肌止痛，赤白痢，补虚益气，除脚肿，发阴阳。

发明 李时珍：紫参气与味都很厚，入足厥阴之经，是肝脏的血分药。治疗各种血病，以及寒热疟痢、痈肿、积聚。

附方 紫参汤：取紫参半斤，加五升水，煎取二升，加入甘草二两，煎取半升，分三次服，可治痢下。

吐血不止：紫参、人参、阿胶炒等分，研末，乌梅汤送服一钱。另一方是去人参，加甘草，用糯米汤服。

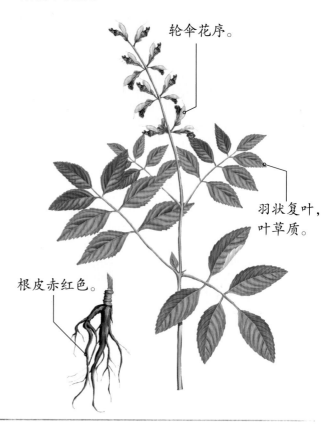

轮伞花序。

羽状复叶，叶草质。

根皮赤红色。

山草类

王孙

释名 牡蒙、黄孙、黄昏、旱藕。

集解 《名医别录》：王孙生长在海西川谷，以及汝南城郭墙下。

李时珍：王孙叶生在顶端，像紫河车叶。据《神农本草经》及《吴普本草》中记述紫参又叫牡蒙。陶弘景也认为，现在的医生把紫参叫作牡蒙，而王孙并没有牡蒙的名称。陶弘景在王孙条文下讲，又叫牡蒙，并且没有形状。唐代苏恭开始以为紫参、牡蒙是两种药物，说紫参叶像羊蹄，王孙叶像及己。但是，古方中所用牡蒙，都是紫参；后人所用的牡蒙，其实是王孙并不是紫参。不能不辨。

附　王孙根

气味 味苦，性平，无毒。

主治《神农本草经》：治五脏邪气，寒湿痹痛，四肢酸痛，腰膝冷痛。

《名医别录》：治疗百病，益气。

陈藏器：主长生不老，乌发，抗饥饿。

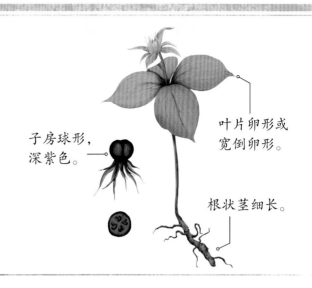

子房球形，深紫色。

叶片卵形或宽倒卵形。

根状茎细长。

山草类

紫草

释名 紫丹、紫芙、茈䓭、藐、地血、鸦衔草。

集解 李时珍：种植紫草，三月开垄种下，九月子成熟后割草，立春前后采根阴干。它的根头部长有白毛像茸。没开花时采的根色鲜明；花落后采，则根色黯恶。采时用石头压扁，经风吹日晒干燥。

附　紫草根

修治 雷敩：每一斤紫草根用三两蜡，溶水搅拌后蒸，待水干后，去头和两侧的须毛，锉细用。

气味 味苦，性寒，无毒。

主治《神农本草经》：心腹邪气，补中益气，利九窍，通水道。

《名医别录》：腹胀满疼痛。以合膏治小儿疮疡，及面皱裂。

甄权：治疗恶疮病癣。

李时珍：斑疹痘毒，活血凉血，通利大肠。

发明 李时珍：紫草味甘咸且气寒，入心包络及肝经血分。擅于凉血活血，通利大小肠。所以，痘疹欲出未出、血热毒盛、大便闭塞的患者，适宜用紫草。

附方 痘毒黑疔：取紫草三钱，雄黄一钱，共研成末，用胭脂汁调匀，银簪挑破，外涂点效果较好。

火黄身热：紫草汤，取紫草、吴蓝各一两，木香、黄连各半两，粗捣过筛，每次用水煎服五钱。

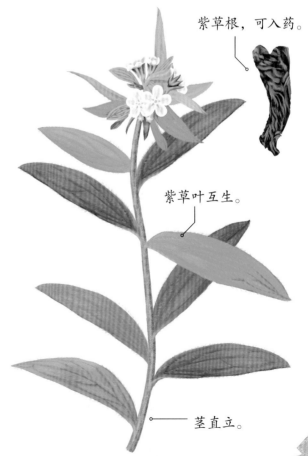

紫草根，可入药。

紫草叶互生。

茎直立。

草部

山草类

白头翁

释名 野丈人、胡王使者、奈何草。

集解 苏颂：到处都有。正月长苗，呈丛生状，形状像白薇那样柔细稍长。叶长在茎头上面像杏叶，上面有细白毛而且不滑泽。近根部有白色茸毛。根紫色，深如蔓菁。

附 白头翁根

气味 味苦，性温，无毒。

主治《神农本草经》：主治温疟寒热，癥瘕积聚瘿气，逐血止痛，疗金疮。

甄权：赤痢腹痛，齿痛，骨节疼痛，项下瘰疬。

大明：治疗一切风气，温暖腰膝，明目消赘。

发明 李杲：气厚味薄，可以升也可以降，阴中阳也。张仲景治疗热痢下重，用白头翁汤主治。肾欲坚，应急用苦味药来坚之。患痢疾的病人下焦虚，所以用纯苦之剂坚之。男子阴疝偏坠，小儿头部秃疮瘑腥，鼻衄，如果不用白头翁则无效，毒痢患者用它会获得明显疗效。

附方 白头翁汤：取白头翁二两，黄连、黄柏、秦皮各三两，加七升水，煮取二升，每次服一升，不愈再服一次。妇女产后体虚患痢疾的，宜加甘草、阿胶各二两。

下痢咽痛：取白头翁、黄连各一两，木香二两，加五升水，煎取一升半，分三次服用。

山草类

白及

释名 连及草、甘根、白给。

集解 苏颂：现在的江淮、河、陕、汉、黔各州都有，生长在石山上。春天长苗，长一尺多。叶子像栟榈，两指大，呈青色。夏季开紫花。二月、七月采根。

李时珍：白及一科只长一茎。开花长寸余，红紫色，中心像舌头。它的根像菱米，有脐，像扁扁的螺旋纹。性难干。

附 白及根

气味 味苦，性平，无毒。

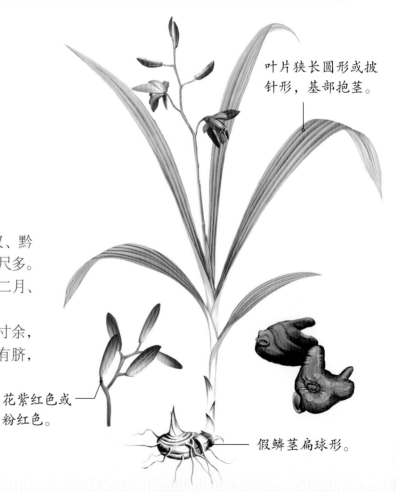

叶片狭长圆形或披针形，基部抱茎。

花紫红色或粉红色。

假鳞茎扁球形。

草部

主治 《神农本草经》：痈肿恶疮败疽，伤阴死肌，胃中邪气，贼风鬼击，痱缓不收。

《名医别录》：疗白癣疥虫。

大明：止惊悸血痢，赤眼癥结，温热疟疾，发背瘰疬，肠风痔瘘，跌打损伤，刀箭金疮，烫火疮。生肌止痛。

发明 李时珍：白及性涩有收敛作用。能入肺止血，生肌疗疮。《夷坚志》中记载，台州一狱吏怜悯一囚犯。因犯于是说："我七犯死罪，遭人逼供拷打，肺部受损，经常呕血。别人传我一方，只用白及研末，每日用米汤送服，特别有效。"后来此犯遭凌迟而死，刽子手剖其胸，见肺间有十余窍穴，都被白及填满。

附方 鼻衄不止：津调白及粉，涂在鼻梁上，再用水送服一钱，立止。

心气疼痛：取白及、石榴皮各二钱，研末，制成黄豆大的蜜丸。每次用艾醋汤送服三丸。

山草类

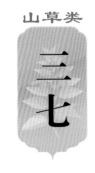

三七

释名 山漆、金不换。

集解 李时珍：三七生长在广西南丹各州番峒深山中。采根晒干用，多黄黑色。团结的形状略像白及；年久的像老干地黄一样有节。味微甘而苦。

附 三七根

气味 味甘、微苦，性温，无毒。

主治 李时珍：止血，散血，定痛。嚼烂外涂或者研末外搽，可治疗刀箭金疮和跌打损伤造成的血流不止。亦治吐血衄血，下血血痢，崩漏经行不止，产后恶露不下，赤目痛肿，虎蛇咬伤等病。

发明 李时珍：把三七嚼烂外敷，可治跌打损伤，止瘀血淋漓，肿胀也会消散。此药气温，味甘微苦，是阳明、厥阴血分药，所以能治一切血病，和麒麟竭、紫矿相同。

附方 吐血衄血：取三七一钱，自己嚼米汤送服。或用三七五分，加入八核汤也可。

大肠下血：取三七研末，同淡白酒服一二钱，三服就可治愈。加五分入四物汤也可以。

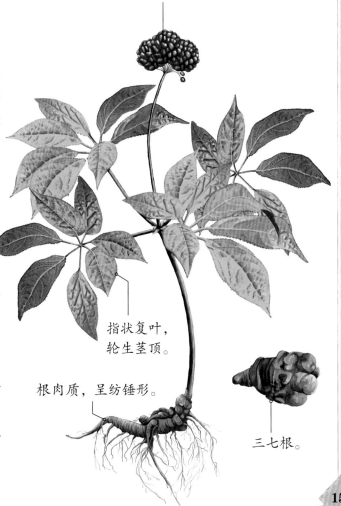

果实扁球状肾形，成熟为鲜红色。

指状复叶，轮生茎顶。

根肉质，呈纺锤形。

三七根。

黄连

释名 王连、支连。

李时珍：它的根像串珠相连，而且颜色发黄，所以有黄连这一名称。

集解 苏颂：现在的江、湖、荆、夔州郡亦产黄连，但以宣城九节坚重、相击有声的为好；施、黔产的较次；东阳、歙州、处州产的更次。苗高尺余，叶像甘菊，四月份开黄色花，六月份结黄色的芹子样果实。江左产的，根像连珠，它的苗经历冬季也不凋谢，叶子像小的雉尾草，正月开花长成细穗，淡白黄色。六、七月根紧致密，才可以采。

李时珍：黄连大抵有两种，一种根粗大无毛但有珠，像鹰爪形，坚实，颜色深黄；另一种无珠多毛而且中虚，淡黄色。各有所长。

附 黄连根

修治 李时珍：黄连入手少阴心经，为治火的主药。治疗本脏之火，则生用黄连；治疗肝胆的实火，则用猪胆汁浸炒；治疗肝胆的虚火，则用醋浸炒；治疗上焦的火，则用酒炒；治疗中焦的火，则用姜汁炒；治疗下焦的火，则用盐水或朴消研细调水和炒；治疗气分湿热的火，则用茱萸汤浸炒；治疗血分块中伏火，则用干漆末调水炒；治疗食积之火，则用黄土研细调水和炒。

气味 味苦，性寒，无毒。

主治 《神农本草经》：治热气，目痛眦伤流泪，明目，肠澼腹痛下痢，妇女阴中肿痛。久服增强记忆力。

《名医别录》：治五脏冷热，久下泄澼脓血，

止消渴大惊，除水利骨，调胃厚肠益胆，疗口疮。

大明：治五劳七伤，益气，止心腹疼痛，惊悸烦躁，润心肺，长肉止血，流行热病，止盗汗，祛疮疥。用猪肚蒸做成丸剂，治疗小儿疳气，杀虫。

发明 张元素：黄连性寒味苦，气味均厚，可升可降，阴中阳也。它的功用有六：泻心脏火，去中焦湿热，疗各种疮，祛风湿，疗赤眼暴发，止血。张仲景治疗九种心下痞及五等泻心汤中都用了黄连。

李时珍：黄连是治疗目疾及痢疾的要药。古方治痢：香连丸，用黄连、木香。姜连散，用干姜、黄连。变通丸，用黄连、茱萸。姜黄散，用黄连、生姜。治疗消渴，用酒蒸黄连。治疗伏暑，用酒煮黄连。治疗下血，用黄连、大蒜。治疗肝火，用黄连、茱萸。治疗口疮，用黄连、细辛。都是一冷一热，一阴一阳，热性药治疗寒证，寒性药治疗热证。君臣相佐，阴阳相济，这是制方之妙处所在，所以有效而无偏胜之害。

附方 小儿疳热：猪肚黄连丸，取洗净的猪肚一个，宣黄连五两，切碎用水调和，装入肚中后缝合，放在五升粳米上蒸烂，用石臼捣碎，或加入少量的饭同捣，做成绿豆大的药丸。每次用米汤送服二十丸。再服调血清心药物佐之。

冷热诸痢：取三寸长的黄连三十枚，一两半重。棋子大的龙骨四枚，一两重的大附子一枚，干姜一两半，胶一两半，切细。加五合水倒入铜器里，离火三寸煎沸，取下放在土上沸停，加五合水，反复九次。把备好的药物放入，再度煮沸，取下，沸止再上，九上九下，取得一升。一次服即止。

治痢香连丸：治疗赤白痢疾，里急后重，腹痛。宣黄连、青木香等分，捣碎过筛，加白蜜调和成梧桐子大的药丸。每次空腹服用二三十丸，每日两次。

五疳八痢：四治黄连丸，将一斤连珠黄连分成四份，一份用酒浸炒，一份用自然姜汁炒，一份用吴茱萸汤浸炒，一份与益智仁同炒，去益智，研末。白芍药酒煮，切焙四两，焙干君

草部

子仁四两，广木香二两，共研成末，蒸饼后制成绿豆大的药丸。饭前米汤送服三十丸，每日三次。忌猪肉冷水。

气痢后重：取黄连四两，木香二两，生姜四两，先把姜铺在砂锅底，然后铺黄连，最上面铺木香。加三碗新汲水，煮后焙干研末，醋调仓米糊做成丸剂，每天服五次。

湿痢肠风：治疗赤白痢疾，下痢日夜无度，以及肠风下血。取去毛川黄连，以吴茱萸汤浸泡，各二两，同炒香，分别研末。加粟米饭制成梧桐子大的药丸，分别收藏好。赤痢，用甘草汤送服黄连丸。白痢，用姜汤送服茱萸丸。赤白痢，各用米汤送服十五丸。

积热下血：聚金丸，治疗肠胃积热，或者是因酒毒而导致的便血，腹痛口渴。将四两黄连分成四份：一份生用，一份切碎炒熟，一份炮炙后切碎，一份浸水晒干后研末。取条黄芩一两，防风一两，共研为末，调制成梧桐子大的丸药。饭前用米泔浸枳壳水送服五十丸。

水泻脾泄：取宣黄连一两，生姜四两，共用文火炒至姜脆，分别拣出研末。水泻用姜末，脾泄用黄连末，空腹白汤送服二钱。此方也治疗痢疾。

眼目诸病：胜金黄连丸，将宣黄连捶碎，用一大碗新汲水浸泡六十天，用绵滤过后取汁，放入原碗内，在重汤上熬，不停搅动，直至熬干。然后挖一尺深的坑，用瓦铺底，上面放四两熟艾，用火烧。把药碗放在上面，用泥封固四周，开一孔道让烟走尽，取刮下，做成小豆大的丸药。每服用甜竹叶汤送服十丸。

羊肝丸：治疗男女肝经不足，风热上攻，头目昏暗羞明，以及障翳青盲。取黄连末一两，去膜羊子肝一具，捣烂制成梧桐子大的丸药。饭后以暖浆水吞服十四丸，连服五剂即愈。

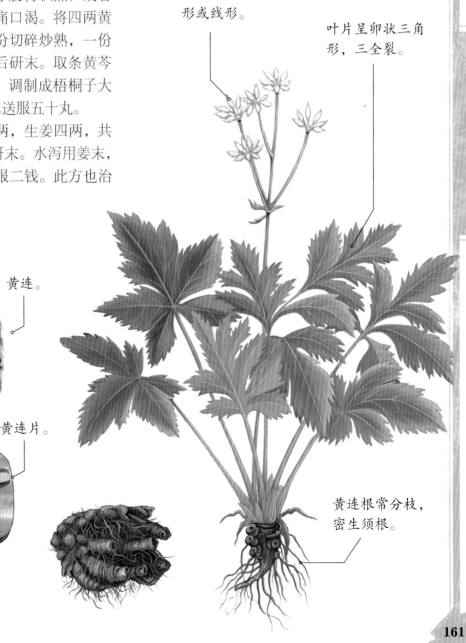

花瓣线状披针形或线形。

叶片呈卵状三角形，三全裂。

黄连。

黄连片。

黄连根常分枝，密生须根。

胡黄连

释名 割孤露泽。

李时珍：它的性味和功用都像黄连，所以起名叫胡黄连。割孤露泽是胡语。

集解 苏颂：现在的南海以及秦陇之间也产胡黄连。初出苗像芦，干了之后像杨柳的枯枝，内黑外黄。不分季节，随时可以收采。

陈承：折断后尘出像烟的，才是真正的胡黄连。

附 胡黄连根

气味 味苦，性平，无毒。

主治 苏恭：补益肝胆，明目。治骨蒸劳热三消，五心烦热，妇女胎蒸虚惊，冷热泄痢，五痔。补益肠胃，美容。浸入乳汁中，点眼效果较好。

《开宝本草》：治久痢成疳疾，小儿惊痫寒热不下食，霍乱下痢，伤寒咳嗽温疟。补肾强腰，去阴汗。

附方 **伤寒劳复**：用胡黄连一两，去壳山栀子二两，加蜂蜜半两搅拌，炒至微焦研末。用猪胆汁调和成梧桐子大的丸药。每次服十丸，用生姜两片，乌梅一个，童子小便三合，浸泡半日去渣，饭后暖小便温服上药，睡前再服，特别有效。

小儿潮热：南番胡黄连、柴胡等分研末，炼成芡实大的蜜丸。每次在容器中放一至五丸，用少量酒化开，再加五分水，重汤煮沸，和渣一块服用。

小儿疳热：取胡黄连五钱，灵脂一两，共研为末，加雄猪胆汁调成绿豆大的药丸。每次用米汤送服十到二十丸。

肥热疳疾：用胡黄连、黄连各半两，朱砂二钱半，共研为末，放入猪胆内扎紧，用小木棍悬吊在砂锅里，用浆水煮一炊的时间，取出后研烂，加入芦荟、麝香各一分，用饭制成麻子大的丸剂。每次米汤送服五到二十丸。

小儿黄疸：取胡黄连、川黄连各一两，研末，用黄瓜一个，去瓤留盖，里面填药后扎紧，用面裹后煨熟，去面，捣成绿豆大的药丸，温水送服。

吐血衄血：胡黄连、生地黄等分研末，用猪胆汁制成梧桐子大的药丸，睡前用茅花汤送服五十丸。

热痢腹痛：胡黄连末，用饭调和成梧桐子大的丸剂，每次用米汤送服三十丸。

痈疽疮肿：胡黄连、穿山甲等分，烧炭存性，共研为末，用茶或鸡蛋清调外涂。

胡黄连根。

叶根生，呈匙形、倒卵形或长椭圆形，边缘有锯齿。

黄芩

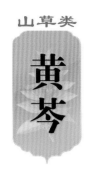

释名 腐肠、空肠、内虚、妒妇、经芩、黄文、印头、苦督邮。

集解 苏颂：现在的川蜀、河东、陕西临近皆有。苗高尺余，茎干如筷子般粗，叶子丛生，像紫草。也有独茎的，叶子青色细长，两两对生，六月开紫花，根像知母般粗细，四五寸长，二、八月采根晒干用。

附 黄芩根

气味 味苦，性平，无毒。

主治 《神农本草经》：诸热黄疸，肠澼泄痢，逐水，下血闭，恶疮疽蚀火疡。

《名医别录》：疗痰热及胃中热，消谷，利小肠。治女子血闭淋露下血，小儿腹痛。

甄权：热毒骨蒸，寒热往来，胃肠不利，破拥气，治五淋，使人宣畅，祛除关节烦闷，解热止渴。

大明：天行热疾，疗疮排毒，乳痈发背。

张元素：凉心，治肺中湿热，泻肺火上逆，疗上热，目中肿赤，瘀血壅盛，上部积血。补膀胱寒水，安胎，养阴退阳。

李时珍：治疗风热湿热头痛，奔豚热痛，火咳肺痿喉腥。

发明 张元素：黄芩有九种功用：泻肺火；祛除上焦皮肤风热风湿；退诸热；利胸中气；消痰膈；祛除脾经湿邪；夏季必须用；治妇女产后病，养阴退阳；安胎。

附方 三黄丸：治疗男子五劳七伤，消渴消瘦，妇女带下，手足寒热，泻五脏火。春三月用黄芩四两、大黄三两、黄连四两；夏三月用黄芩六两、大黄一两、黄连七两；秋三月用黄芩六两、大黄二两、黄连三两；冬三月用黄芩三两、大黄五两、黄连二两。将三味药共同捣碎，过筛后制成乌豆大的蜜丸。每次用米汤送服五丸，每日三次。忌猪肉。

三补丸：治疗上焦积热，清泻五脏火。黄芩、黄连、黄柏等分，共研为末，蒸饼制成梧桐子大的药丸，每次用白汤送服二三十丸。

肺中有火：清金丸，将炒黄芩研为末，用水调和成梧桐子大的丸剂，每次白汤送服二三十丸。

经水不断：取黄芩心二两，用米醋浸泡七天，炙干后再浸，反复七次后研末，加醋调糊做成梧桐子大的丸药。空腹温酒送服七十丸，每日两次。

安胎清热：黄芩、白术等分，炒研成末，用米汤和成梧桐子大的药丸。白汤送服五十丸，也可以加神曲。

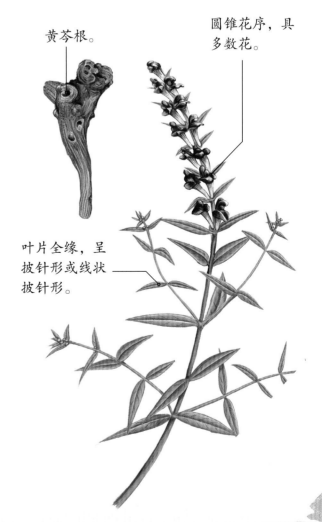

黄芩根。

圆锥花序，具多数花。

叶片全缘，呈披针形或线状披针形。

山草类

秦艽

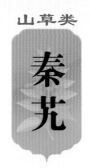

释名 秦纠、秦爪。

集解 苏颂：现在的河陕州郡多地产秦艽。根土黄色，长尺余，粗细不等，并且相互交纠。枝干高五六寸。叶子婆娑像莴苣叶，茎梗同为青色。六月中开紫色花，当月结实。每年的春、秋两季采根阴干。

附 秦艽根

修治 雷敩：秦艽必须从根部的纹理上辨认，左有纹理为秦，治疾病；右有纹理为艽，发脚气。取秦入药时，先用布拭去黄白的绒毛，再用还元汤浸泡一夜，晒干后用。

气味 味苦，性平，无毒。

主治 《神农本草经》：治寒热邪气，寒湿风痹，肢体疼痛，利小便。

《名医别录》：治风无问久新，周身挛急。

大明：治传尸骨蒸，疳证及时气。

张元素：祛除阳明风湿，手脚不遂，口噤牙痛口疮，肠风泻血。有养血荣筋的功能。

王好古：有泄热、补益胆气的作用。

李时珍：治疗胃热虚劳发热。

发明 李时珍：秦艽，属于手足阳明经的药物，兼入肝胆，所以手脚不利、黄疸、烦渴等病，皆须用秦艽治疗。《太平圣惠方》治急劳烦热，身体酸软疼痛。用秦艽、柴胡各一两，甘草五钱，研末后用白汤调服三钱。治小儿骨蒸潮热，用秦艽、炙甘草各一两，每次用水煎服一二钱。

附方 **五种黄疸**：凡是发黄有数种，饮酒过量导致发黄，误食鼠粪导致发黄，劳累过度导致发黄等。取一大两秦艽，锉成两帖。每帖泡酒半升，取汁后空腹服用。对饮酒而导致的发黄有疗效。表里皆黄：用秦艽三两，加一升牛奶，煮取七合，分两次温服。

暴泻引饮：取秦艽二两，炙甘草半两。每次用水煎服三钱。

伤寒烦渴：取秦艽一两，加一大盏牛奶，煎取六分，分两次服用。

小便艰难：取秦艽一两，加一盏水，煎取七分，分两次服用。另有一方：秦艽、冬葵子等分研末，每次用酒送服一匕。

胎动不安：取秦艽、炙甘草、炒鹿角胶各半两，研成末，每服三钱。加一大盏水，糯米五十粒，用水煎服。另一方为：取秦艽、炒阿胶、艾叶等分，如上法煎服。

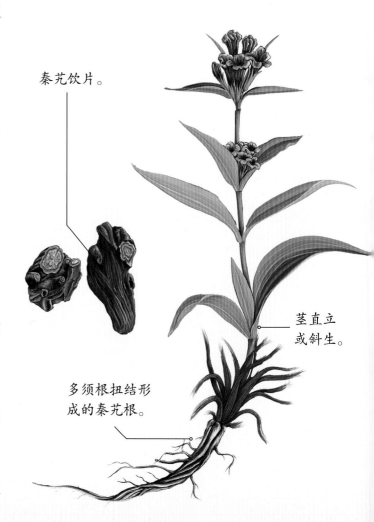

秦艽饮片。

茎直立或斜生

多须根扭结形成的秦艽根。

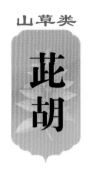

山草类

茈胡

释名 地熏、芸蒿、山菜、茹草。

李时珍：茈字有"柴"和"紫"两种读音：茈姜、茈草均读作"紫"，茈胡则读"柴"。其苗有芸蒿、山菜、茹草之名，而根名柴胡。

集解 苏颂：现在的关陕，江湖之间附近一带都有，以银州产的质量为好。二月份长苗，很香。茎干青紫色，坚硬，有少量的绒毛。叶子紧密细小像竹叶，也有像斜蒿，或短的像麦门冬叶那样的。七月开黄花。根淡赤色，似前胡。

附 茈胡根

修治 雷敩：凡是能够采到银州柴胡，去掉须毛及头，用银刀削去少量红色薄皮，用粗布拭净，锉碎用。不要让它接触火，会很快失效的。

气味 味苦，性平，无毒。

主治 《神农本草经》：主治心腹之疾，去肠胃结气，饮食积聚，寒热邪气，有推陈致新的功效。久服轻身明目益精。

《名医别录》：除伤寒心下烦热，各种痰热结实，胸中邪逆，五脏间游气，大肠停积水胀，以及湿痹拘挛，也可以做成浴汤。

李时珍：治阳气下陷，平降肝胆、三焦相火，及头痛眩晕，目昏赤痛障翳，耳聋耳鸣，诸疟，妇女热入血室，月经不调，小儿痘疹余热五疳羸热。

发明 李杲：柴胡，能引导清气行走阳道。除伤寒外的各种发热都可加用，无热则不必加。又能引导胃气上行，凡

是想让药效上升而行春令的，应该加用。柴胡是治疗诸种疟疾的君药，根据病情变化而佐以引经药。十二经疮疽中，必须用柴胡来发散各经的气滞血瘀，功能与连翘相同。

附方 **伤寒余热**：取柴胡四两，甘草一两，每次用一盏水煎服三钱。

小儿骨热：取柴胡四两、丹砂三两，共研为末，獖猪胆汁搅拌调和，放在饭上蒸熟，做成绿豆大的药丸。桃仁、乌梅汤送服一丸，每日三次。

虚劳发热：柴胡、人参等分，每次加姜枣水煎服三钱。

湿热黄疸：取柴胡一两，甘草二钱半，用一碗水，白茅根一握，煎取七分，随时服用，一日服尽。

眼目昏暗：取柴胡六铢，决明子十八铢，捣碎过筛，用人乳汁调和后敷眼，长期使用，能夜视看清颜色。

积热下痢：柴胡、黄芩等分，加一半酒一半水煎取七分，冷却后空腹服用。

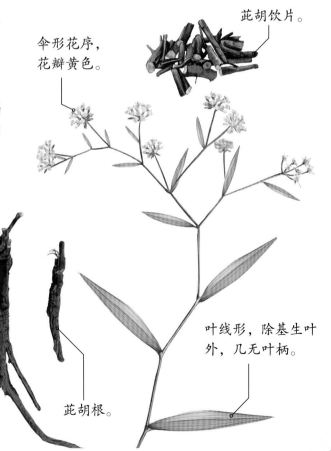

伞形花序，花瓣黄色。

茈胡饮片。

叶线形，除基生叶外，几无叶柄。

茈胡根。

草部

防风

释名 铜芸、茴芸、茴草、屏风、百枝、百蜚。

李时珍：防就是御的意思。它最大的功效就是治疗风邪，所以叫防风。

集解 苏颂：汴东、淮浙州郡皆有防风。茎叶都呈青绿色，茎干色深，叶子稍淡，短小像青蒿。初春时呈紫红色，江东宋亳人当菜吃，特别爽口。五月开细白花，中心像莳萝花一样攒聚成大房。果实比胡荽子稍大，根呈土黄色。二月、十月采收。还有石防风，产自河中府，根像蒿根那样黄，叶青花白，五月开花，六月份采根。经风吹日晒干燥，也治疗头痛、头晕。

气味 味甘，性温，无毒。

主治 《名医别录》：治疗胁痛、胁风，头面去来，四肢挛急，金疮内痉。

大明：治疗三十六种风邪，男子虚劳，补气益神。眼赤肿疼，止冷泪瘫痪，通利五脏关脉，治疗五劳七伤，盗汗羸损，心烦体重。能安神安志，匀气脉。

附 防风叶

主治 《名医别录》：中风发热汗出。

附 防风花

主治 甄权：经脉虚弱，四肢拘急，行走不便，骨节疼痛，胸胁、心腹疼痛。

附 防风子

主治 苏恭：治疗风邪之病效果最好，可以调配食用。

发明 李杲：防风，治疗周身疼痛，搭配引经药，则是风药中的润剂。若补脾胃需要引用防风之行走。凡是项背强痛，不能回头，腰痛如折，乃是手足太阳证，正是防风的主治证。凡是疮疡在胸膈以上的，虽然没有手足太阳证，也应该用防风，因为防风能散结，祛除上部风邪。因风邪导致的身体拘紧、各种疮疡的患者，也必须用防风。乃于土中泻木也。

附方 自汗不止：取去芦的防风研末，每次用浮麦煎汤服二钱。取麸炒防风，用猪皮煎汤送服。

睡中盗汗：防风二两，芎䓖一两，人参半两，共研成末。睡前，用水送服三钱。

消风顺气：防风、麸炒枳壳各一两，甘草半两，细研成末，饭前用白汤送服二钱。

偏正头风：防风、白芷等分，共研成末，调成弹子大的蜜丸。每次用清茶送服一丸。

破伤中风：牙关紧急，天南星、防风等分，共研成末，每服二三匙。用童子小便五升，煎取四分，分两次服用，即止。

小儿解颅：防风、白及、柏子仁等分，细研成末，调乳汁外涂，每天一换。

妇人崩中：独圣散，将防风去芦头，炙红研末。每次用面糊酒调下一钱，再用面糊酒投药。

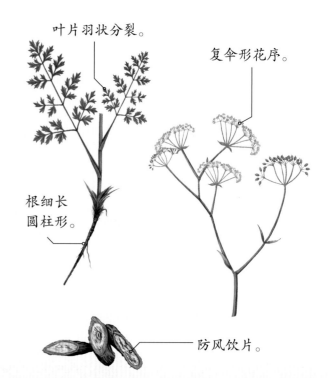

叶片羽状分裂。

复伞形花序。

根细长圆柱形。

防风饮片。

山草类

独活

释名 羌活、羌青、独摇草、护羌使者、胡王使者、长生草。

《名医别录》：这种草见风不摇动，没有风却自己摇摆，所以叫独摇草。

集解 苏颂：产于蜀汉的独活，质量好。春天生苗，叶子像青麻。六月开一丛丛的花，有黄有紫。结果时，叶子黄的是夹石上生长的；叶青的是土脉中生长的。《神农本草经》云，两种药物是同一类。现在的人以紫色节密的为羌活，黄色成块状的为独活。

附 独活根

修治 雷敩：采来后锉细，用淫羊藿拌，润两天，晒干后拣去藿使用，如此能防止人心烦。

气味 味苦、甘，性平，无毒。

主治 《神农本草经》：治风寒外侵，金疮疼痛，奔豚痫痉，妇女疝瘕。久服轻身不老。

《名医别录》：治诸贼风，肢节疼痛，不分久新。

甄权：独活，能治疗诸中风湿冷，奔喘气逆，皮肤瘙痒，手脚挛痛劳损，风毒牙疼。羌活，能治疗中风失音不语，多痒，手足不遂，口面㖞斜。遍身瘰痹，血癞。

李杲：风寒湿痹，酸痛不仁，诸风掉眩，颈项难伸。

王好古：去肾间的风邪，搜肝风，泻肝气，治项强、腰背疼。

发明 李时珍：羌活、独活都能逐风胜湿，通利关节，只是气味的浓淡不同。两味药苦辛

而温，味淡薄，属阴中之阳，所以能引气上升，通达全身，而有散风胜湿的功能。

附方 **中风不语**：取独活一两，加二升酒，煎取一升，掺大豆五合，炒至有声，趁热加入药酒，盖一段时间，温服三合，不愈再服。

热风瘫痪：取羌活二斤，构子一升，共研为末。每次用酒送服方寸匕，每日三次。

产后中风：取羌活末三两，每服五钱，酒、水各一盏，煎取一半服用。

产后风虚：取独活、白鲜皮各三两，加三升水，煮取二升，分三次用完。酒量好的可加酒同煮。

妊娠浮肿：羌活、萝卜子等分，一同炒香，只取羌活研末。每次温酒调服二钱，第一日一服，每过一日加一服。

风牙肿痛：取独活煮酒，乘热漱口。

喉闭口噤：取羌活三两，牛蒡子二两，水煎一盏，加少许白矾，灌服即能生效。

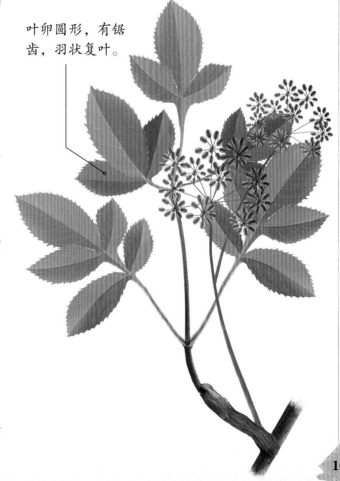

叶卵圆形，有锯齿，羽状复叶。

草部

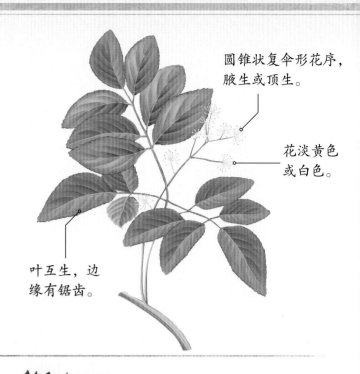

圆锥状复伞形花序，腋生或顶生。

花淡黄色或白色。

叶互生，边缘有锯齿。

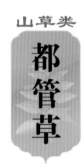

山草类

土当归

气味 味辛，性温，无毒。

主治 李时珍：祛风和血，酒煎后服。手足扭挫伤，同荆芥、葱白煎汤淋洗。

山草类

都管草

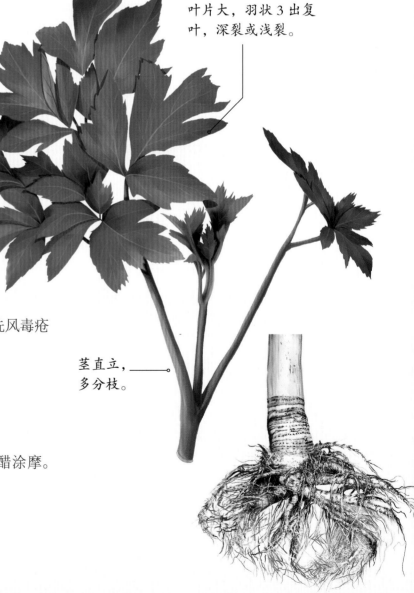

叶片大，羽状3出复叶，深裂或浅裂。

茎直立，多分枝。

集解 苏颂：都管草生长在宜州一带的田野上。根像羌活头，一年长一节，苗有一尺高，叶像土当归。二月、八月采根阴干。施州产的呈蔓生状，又叫香毬，蔓长丈余，红色，秋天结红果，四季都有。用它的根和枝煮水可以淋洗风毒疮肿。

附 根

气味 味苦、辛，性寒，无毒。

主治 苏颂：治风肿痈毒赤疣，用醋涂摩。咽喉肿痛，切片含服，立愈。

李时珍：解蜈蚣、蛇毒。

草部

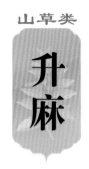

山草类

升麻

释名 周麻。

李时珍：它的叶子像麻，性能上升，所以叫升麻。

集解 苏颂：现在蜀汉、陕西、淮南州郡都产升麻，蜀川产的质量最好。春天生苗，高三尺多。叶青色像麻叶。四月、五月开白色花。六月以后结黑色果实，根呈紫黑色且多须。

附 升麻根

修治 雷敩：采来后刮去皮，用黄精自然汁浸泡一夜，自然晒干锉碎，蒸后再晒，才能入药。

气味 味甘、苦、平，性微寒，无毒。

主治 《名医别录》：解百毒，祛除邪气，避瘟疫毒气，蛊毒入口能吐出，中恶腹痛，时气毒疠，头痛寒热，风肿诸毒，咽痛口疮。久服不夭折，轻身延年。

甄权：小儿惊痫，热壅不通，痈肿痘疮。

李时珍：消斑疹，活血化瘀。治疗阳陷眩晕，胸胁虚痛，久泄下痢，崩中带下，阴痿足寒。

发明 李时珍：升麻引导阳明清气上行。

附方 豌豆斑疮：需经常食用蜜煎升麻。并用水煮升麻，用绵取外洗，如此便可痊愈。

辟瘴明目：七物升麻丸，取升麻、黄芩、犀角、栀子、朴消、大黄各二两，豉二升，稍熬后捣成梧桐子大的蜜丸。如大便难下，可服三十丸，微利为度。如果四肢小热，可饭后服二十丸，便能清瘴明目。

突发肿毒：用醋磨升麻，经常外敷伤口

即可。

小儿尿血：取蜀升麻五分，加五合水，煎取一合，一日一服。

产后恶血：取升麻三两，加五升清酒，煮取二升，分成两份再服。服后排出恶物便好。

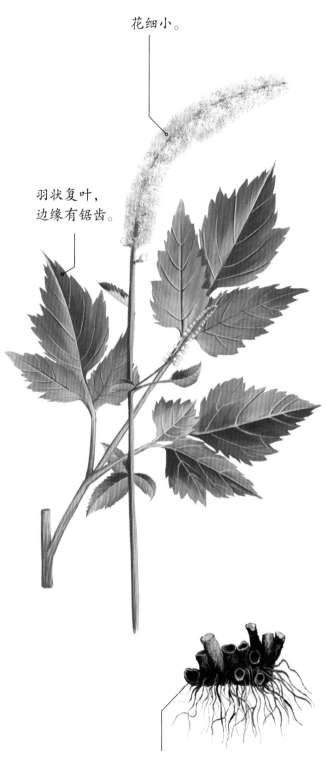

花细小。

羽状复叶，边缘有锯齿。

根不规则块状，有洞状茎痕，须根多且细。

山草类

苦参

释名 苦骨、地槐、水槐、菟槐、骄槐、野槐、白茎。

集解 《名医别录》：苦参多产于汝南的山谷及田野上。

苏颂：苦参根呈黄色，长约五到七寸，粗有两指。苗高三四尺。叶子青色，形似槐叶，春生冬谢。花黄白色。七月份结实。河北苦参没有花和子。五月、六月、八月、十月采根，暴干后用。

附 苦参根

修治 雷敩：采根，用糯米浓泔汁浸泡一夜，它的腐秽气都浮在水面上，必须重新淘过，即蒸，从巳时至申时，取出晒干切碎用。

气味 味苦，性寒，无毒。

主治 《神农本草经》：心腹结气，癥瘕积聚，黄疸，小便淋漓，逐水，消痈肿，补中明目。

《名医别录》：补益肝胆，安五脏，平胃气，定志益精，通利九窍，除伏热肠澼，止渴醒酒，小便黄赤，疗恶疮。

陶弘景：渍酒饮，治疗杀虫。

甄权：治热毒风邪、皮肌生疮、赤癞眉脱，除大热嗜睡。治疗腹中冷痛、中恶腹痛。

发明 李时珍：子午是少阴君火对化，所以苦参、黄柏之苦寒，均能补肾，这是取苦燥湿、寒除热之功。热生风，湿生虫，所以又能祛风杀虫。只有肾水弱而相火胜的，才适宜用苦参。若是火衰精冷，真元不足及高龄之人则不可用。

附方 伤寒结胸：取苦参一两，加三升醋，煮取一升二合，服用催吐即愈。治疗天行毒病，非苦参、醋药不能解除。加衣盖被，发汗效果更好。

谷疸食劳：取苦参三两，龙胆一合，共研为末，加牛胆制成梧桐子大的药丸。同生大麦苗汁服五丸，每天三次。

肺热生疮：取苦参末，用粟米汤调制成梧桐子大的药丸。空腹米汤送服五十丸。

全身风疹：取用苦参末一两，皂角二两，加一升水，揉碎过滤取汁，用银石器熬成膏，和末做成梧桐子大的药丸。饭后温水送服三十丸，次日便愈。

大风癞疾：用九月末掘取的苦参，去皮暴干，研末，取粉一斤，麸炒枳壳末六两，做成蜜丸。白天两服，夜晚一服，每次用温酒送服三十丸。

肾脏风毒：取苦参三十二两，荆芥穗十六两，共研为末，用水糊调成梧桐子大的丸药。每次茶水送服三十丸。

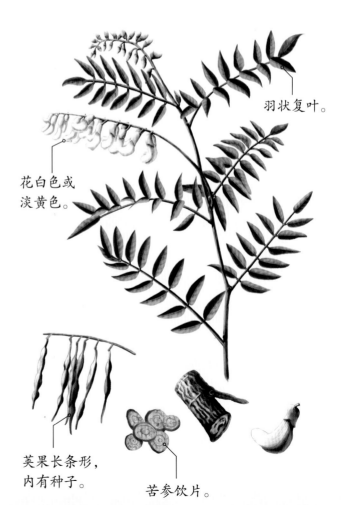

羽状复叶。

花白色或淡黄色。

荚果长条形，内有种子。

苦参饮片。

山草类

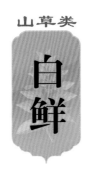

白鲜

释名 白膻、白羊鲜、地羊鲜、金雀儿椒。

集解 苏颂：河中、江宁府、滁州、润州均产白鲜。苗高尺余，茎青叶白，像槐也像茱萸。四月开淡紫色花。根像小蔓菁，皮黄白而心实。

附　白鲜根皮

气味 味苦，性寒，无毒。

主治 《神农本草经》：头风黄疸，咳逆淋沥。女子阴中肿痛，湿痹死肌，难以行动。

《名医别录》：治四肢不安，时行腹中大热饮水，奔走大呼，小儿惊痫，产后余痛。

甄权：一切热毒风邪，风疮疥癣赤烂，眉发脱脆，皮肌发紧，壮热恶寒。解热黄、酒黄、急黄、谷黄、劳黄。

发明 李时珍：白鲜皮气寒，味苦性燥，是治疗黄疸、风痹的要药。

附方 鼠瘘脓血：白鲜皮煮汁，服一升，用药后呕吐便好。

产后中风：体虚，取白鲜皮，加新汲水三升，煮取一升，温服。

山草类

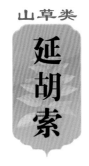

延胡索

释名 玄胡索。

集解 陈藏器：延胡索生长在奚地。

李时珍：奚地指东北。二茅山西的上龙洞有种植。每年的寒露后栽下，立春后长苗，叶如竹叶，三月份能长三寸高，根丛生，立夏后掘起。

附　延胡索根

气味 味辛，性温，无毒。

主治 《开宝本草》：破血，妇女月经不调，腹中结块，产后各种血病，用煮酒或酒磨服用。

大明：疏风理气，暖腰膝，止腰痛，破癥癖，跌打损伤瘀血。

发明 李时珍：延胡索入手足太阴、厥阴，行血中气滞，专治一身上下疼痛。用得恰当，特别有效。荆穆王妃胡氏，因为吃荞麦面生气，遂病胃脘当心痛。大便三天未解。用温酒调服延胡索末三钱，一会儿便大便通畅，疼痛消失了。

附方 小便不通：捻头散，延胡索、川楝子等分，共研为末。每次在白汤中滴油数点，调服半钱或一钱。

妇女血气：取醋炒去皮延胡索、炒酒浸当归各一两，橘红二两，共研为末，酒煮米糊做成梧桐子大的药丸。每次空腹、用艾醋汤送服一百丸。

偏正头痛：取玄胡索七枚，青黛二钱，牙皂（去皮子）二个，共研为末，用水和成杏仁大的药丸。每次用水化一丸，灌入病人鼻中，左侧头痛灌左鼻孔，右侧头痛灌右侧鼻孔。口中咬铜钱一个，当口水流满一盆时病愈。

贝母

释名 勤母、苦菜、苦花、空草、药实。

集解 苏颂：现在的河中、江陵府、郧、寿、随、郑、蔡、润、滁州都有贝母。二月份长苗，茎干细，呈青色。叶也呈青色，像荞麦叶，随着苗长出。七月开花碧绿色，形状像鼓子花。八月采根，根有瓣子，黄白色，就像聚贝子。

附 贝母根

修治 雷敩：凡使，先在柳木灰中炮黄，掰碎，去掉里面米粒大的心一颗，然后拌糯米在器具中炒，待米黄后，去掉米用。

气味 味辛，性平，无毒。

主治 《神农本草经》：伤寒烦热，淋沥邪气疝瘕，喉痹乳难，金疮风痉。

《名医别录》：腹中结实，心下满，恶风寒，目眩项强，喘咳上气，止烦热渴。安五脏，利骨髓。

陶弘景：服后有充饥的作用。

发明 陈承：用贝母来治疗胸中气滞，忧愁郁结很有功效。

王好古：贝母是肺经气分药。仲景治疗寒实结胸没有热证的，用三物小陷胸汤主之，白散也可以，因为它们中都有贝母。

附方 化痰降气：取去心贝母一两，姜制厚朴半两，用蜜调和成梧桐子大的丸剂。每次用白汤送服五十丸。

小儿晬嗽：取贝母五钱，甘草半生、半炙二钱，研末，加砂糖做成芡子大的药丸。每次用米汤化服一丸。

孕妇咳嗽：用去心贝母、麸炒黄，研末，拌砂糖制成芡子大的药丸。每次含服一丸。

妊娠难便：取贝母、苦参、当归各四两，研末加蜜，做成小豆大的丸剂，每次服三至十丸。

乳汁不下：二母散，贝母、知母和牡蛎粉等分，研成细末，每次用猪蹄汤调服二钱。

眼生翳肉：用贝母、真丹等分研面，每天点眼。

小儿鹅口疮：取去心贝母研成末，每半钱加水五升，蜂蜜少量，煎沸，涂抹疮面，每天四次。

紫白癜斑：贝母、干姜等分研末，在密室中擦浴，得汗为妙。

蜘蛛咬毒：用酒送服贝母面半两，直至喝醉。然后，酒会化成水，从伤口流出，水流尽后，再塞伤口。

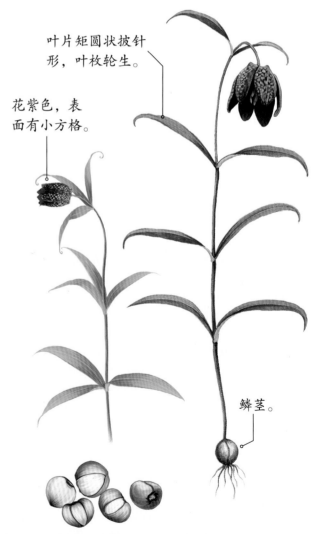

叶片矩圆状披针形，叶枚轮生。

花紫色，表面有小方格。

鳞茎。

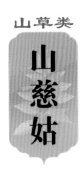

山草类 山慈姑

释名 金灯、鬼灯檠、朱姑、鹿蹄草、无义草。

集解 李时珍：山慈姑到处都有。冬季长叶子，外形狭窄。二月长茎干，高尺余。茎的顶端开白色花，也有红、黄两色，上面有黑点。三月份结有三棱的果实。四月初苗枯萎，随即挖根取用。

附 山慈姑根

气味 味甘、微辛，有小毒。

主治 陈藏器：可治疗痈肿疮疡、瘘症、瘰疬结核等，用醋磨外敷。也腐蚀人面皮肤，除粉滓面黯。

李时珍：治疗肿，攻毒破皮，解诸毒蛊毒，治蛇虫狂犬咬伤。

附方 痈疽疔肿：山慈姑根、苍耳草等分捣烂，加一盅好酒，过滤取汁，温服。

风痰痫疾：取像蒜的金灯花根一个，用茶清研成泥，中午时用茶调服，然后躺在阳光下，过段时间就会吐出鸡蛋大的物质，永除后患。

万病解毒丸：太乙紫金丹，山慈姑去皮，洗净焙干，取二两；川五倍子洗净焙干，取二两；白仁千金子研末，用纸压掉油，取一两；去芦红芽大戟洗净焙干，取一两半；麝香三钱研末，用浓糯米汤搅拌均匀，在木臼杵碎，制成一钱一锭的药剂。

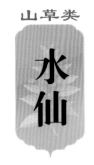

山草类 水仙

释名 金盏银台。

集解 李时珍：水仙丛生在潮湿地带。它的根像蒜那样长。外表裹有红皮。冬天生长叶，像薤和蒜。初春长茎，像葱头。茎头上面开数朵花，大小像簪头，形状像酒杯，花的尖向上，黄心，很像盏的样子，花特别莹韵清香。

附 水仙根

气味 味苦、微辛，性寒，无毒。

主治 李时珍：治疗痈肿以及鱼骨哽。

附 水仙花

主治 李时珍：可以作香水，涂身理发，祛除风邪。又可疗女子五心烦热。同干荷叶、赤芍药等分，共研成末。每次用白汤送服二钱，有退热的作用。

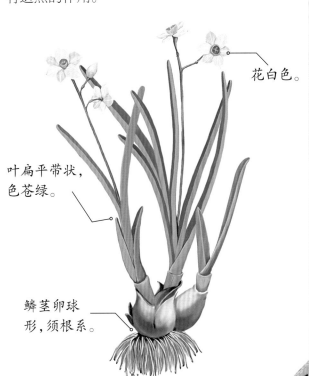

花白色。

叶扁平带状，色苍绿。

鳞茎卵球形，须根系。

白茅

（释名）根叫茹根、兰根、地筋。

李时珍：茅的叶子像矛，所以叫作茅。其根相连所以叫茹。

（集解）《名医别录》：茅根生长在楚地的山谷、田野上，六月份采根。

李时珍：茅分为白茅、菅茅、黄茅、香茅、芭茅等好多种，叶子都很像。

附 白茅根

（气味）味甘，性寒，无毒。

（主治）《神农本草经》：主治劳伤体虚，能补中益气，除瘀血，治瘀血血闭寒热，利小便。

《名医别录》：治五淋，除肠胃邪热，强筋，止渴，疗妇女崩中。常食对人体有益。

大明：通利血脉，治月经不调。

李时珍：止衄血、吐血诸血病。治伤寒呕逆，肺热喘咳，水肿黄疸，解酒毒。

（发明）李时珍：白茅根味甘，能清伏热，利小便，止诸种血证、呕逆、喘咳、消渴。治黄疸水肿，是一味良药。

（附方）反胃上气：茅根、芦根各取二两，水四升，煮取二升，一次性服下。

解中酒毒：防脏腑受损，茅根汁，饮一升。

肺热气喘：生茅根一握，将其咬碎，用二盏水，煎取一盏，饭后温服。严重的服三次就能好。

鼻衄不止：茅根研成面，用米泔水灌服二钱。

劳伤尿血：茅根煎汤，频繁饮服。

五种黄病：取一把生茅根，切细，用一斤猪肉，配成饭吃。

吐血不止：一握白茅根，水煎服。或者把洗净的白茅根碾碎取汁，每天饮一合。

小便热淋：四升白茅根，一斗五升水，煮取五升，每日温服三次。

芒

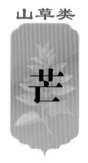

（释名）杜荣、笆芒、笆茅。

李时珍：芒，《尔雅》写作"薞"。现在俗称笆茅，大概是因为它能做篱笆的缘故。

（集解）李时珍：芒分两种，七月长茎，开成穗白花，如芦苇花者为芒；五月抽短茎，开花像芒的为石芒。

附 芒茎

（气味）味甘，性平，无毒。

（主治）

陈藏器：人畜为动物咬伤，恐毒进入内，生取汁，或和葛根煮汁服。

李时珍：煮汁服，能散瘀血。

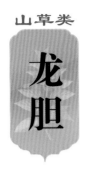

山草类

龙胆

释名 陵游。

马志：叶像龙葵，味似苦胆，由此得名。

集解《名医别录》：齐朐的山谷及冤句生有龙胆，二月、八月、十一月和十二月采根，阴干。

陶弘景：现在以吴兴出产的为好。根形似牛膝，味苦。

附 龙胆根

修治 雷敩：采来阴干。临用时用铜刀切须、除土和头。细锉，在甘草汤中泡一晚，取出沥干，在太阳下晒干后用。

气味 味苦、涩，性大寒，无毒。

主治《神农本草经》：治寒热在骨间，邪气惊痫。续绝伤，定五脏，杀蛊毒。

《名医别录》：除胃中伏热，时气温热，热泄下痢，去肠中小虫，益肝胆之气，止惊惕。久服轻身益智，耐老。

甄权：治小儿壮热骨热，惊痫入心，时疾热黄，痈肿口疮。

大明：热病狂语，客忤疳气，明目止烦，治疮疥。

张元素：治目中黄，眼赤肿胀，瘀肉高起，疼痛难忍。

李时珍：治咽喉疼痛，风热盗汗。

发明 李时珍：肝胆寄有相火，龙胆能泻肝胆邪热，所以有益肝胆之气的作用。但其大苦大寒，过量易伤胃。因此《名医别录》久服轻身的说法，怕有疑问。

附方 突发下血：不止，龙胆一虎口，五升水，煮取二升半，分五次服用。

小儿盗汗：龙胆草、防风等分，研末，每次用米汤调服一钱。亦可制丸或煎服。

伤寒发狂：草龙胆研末，白蜜、鸡子清，用凉水化服二钱。

咽喉热痛：龙胆擂水服用。

四肢疼痛：山龙胆根细切，泡入生姜自然汁一晚，去其性，焙干捣末，水煎一钱匕，温服。这里的山龙胆根与龙胆是同类但品种不同，经霜不凋。

暑行目涩：生龙胆捣汁，取一合，黄连二寸切烂，取一匙汁浸调，点眼。

蛔虫攻心：一两龙胆，去头，锉细。加二盏水，煮取一盏。隔夜者不用，平时按顿服。

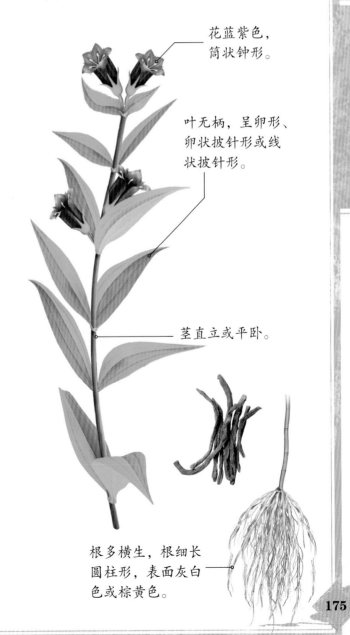

花蓝紫色，筒状钟形。

叶无柄，呈卵形、卵状披针形或线状披针形。

茎直立或平卧。

根多横生，根细长圆柱形，表面灰白色或棕黄色。

细辛

释名 小辛、少辛。

李时珍：小辛、少辛，意义相同。

集解 李时珍：《博物志》说细辛常与杜衡搞混，这是常有的事。沈氏解释得很详细。不只有杜衡能混乱细辛，要以根苗的色味来分辨才好。细辛叶像小葵，茎柔根直细、色紫，味极辛。

附 细辛根

修治 雷敩：细辛须切去头，净土后泡在瓜水中一晚，晒干用。双叶不能食要剪去。

气味 味辛，性温，无毒。

主治 《神农本草经》：咳逆上气，头痛脑动，百节拘挛，风湿痹痛死肌。长期服用能通九窍，明眼目，延年益寿。

《名医别录》：温中下气，破痰，利水道，开胸中滞结。除喉痹、齆鼻不闻香臭，风痫癫疾，下乳结。出汗，行血。安五脏，补肝胆，通精气。

陶弘景：除口臭。

甄权：止皮风湿痒，添胆气。治咳嗽、风眼流泪。治妇人血沥腰痛，血闭，除齿痛。

王好古：润肝燥，治督脉为病，脊强而厥。

李时珍：治口舌生疮，大便燥结，倒睫。

发明 李时珍：气厚者能发热，阳中之阳也。辛温能发散，所以各种风寒风湿头痛、胸

中痰饮滞气、惊痫者，都能用。喉痹口疮等疾病，因其能散浮热，所以火郁发之之议。辛能泄肺，所以适合风寒咳嗽上气者。辛亦能补肝，故适用于胆气不足，惊痫眼目各种病患。辛能润燥，所以能通少阴和耳窍，便涩者能用。

附方 小儿客忤：口不能言，细辛、桂心末等分，放少许入口。

口臭蜃齿：肿痛，细辛煮浓汁，热含冷吐，即可痊愈。

暗风卒倒：人事不省，细辛末，吹鼻。

鼻中息肉：细辛末，吹鼻。

各种耳聋：细辛末，熔黄蜡，制成如鼠屎大的药丸，取一丸用绵裹上塞进耳中，一两次即愈。名叫聪耳丸，忌怒气。

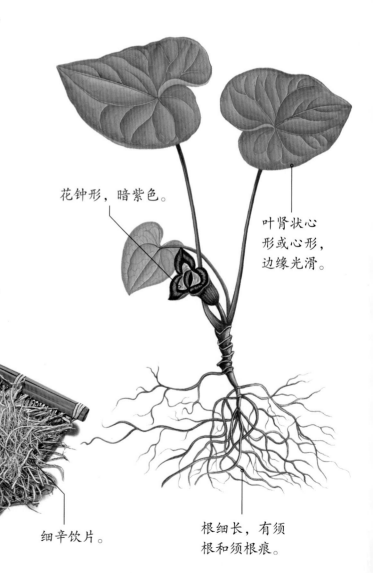

花钟形，暗紫色。

叶肾状心形或心形，边缘光滑。

细辛饮片。

根细长，有须根和须根痕。

杜衡

嗌食膈气：四两杜衡研末。用三升好酒，熬膏。每服二匙用好酒调服，一日三服。

饮水停滞：三分杜衡，二分瓜蒂，一分人参，为末。用汤服一钱，一日二服。取吐。

痰气哮喘：杜衡焙研，每服二三钱，病发时，用淡醋调饮，不一会儿痰出即可。

释名 杜葵、马蹄香、土卤、土细辛。

苏恭：杜衡的叶与葵相似，像马蹄，故叫马蹄香。

集解 陶弘景：其根、叶与细辛极像，但气有区别。虽然随处可见但方药少用。道家服用，能使人身体和衣服散发香味。

李时珍：按《土宿本草》所言，杜细辛，叶圆像马蹄，背色紫者佳。江南、荆、湖、川、陕、闽、广等地都很常见。取其自然汁，能伏硫、砒，制汞。

附　杜衡根

气味 味辛，性温，无毒。

主治 《名医别录》：风寒咳逆。用做浴汤，香人衣体。

甄权：治气奔喘促，消痰饮，破留血，项间瘿瘤之疾。

李时珍：下气，杀虫。

发明 李时珍：古方中常用杜衡催吐，其实那是像细辛的及己，有毒会让人呕吐。古人常把及己与杜衡弄混，又错把杜衡当成细辛。杜衡本无毒，不会使人呕吐，功效虽不如细辛，但也能散风寒，消痰下气，破血行水。

附方 **风寒头痛**：杜衡为末，每服一钱，用热酒调服，稍等片刻，再喝一碗热茶，排汗。又名香汗散。

喉闭肿痛：杜衡根捣之，用井华水调服即可。

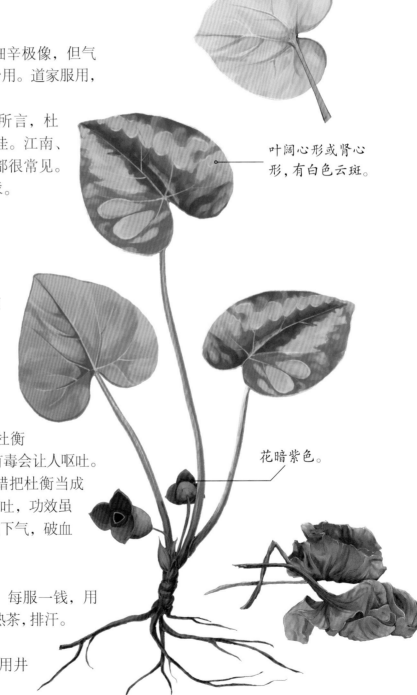

叶背面。

叶阔心形或肾心形，有白色云斑。

花暗紫色。

草部

徐长卿

分茅根，木通、冬葵子各一两，滑石二两，槟榔一分，瞿麦穗半两，每服五钱，水煎，加一钱朴消，温服，一天二服。

释名 鬼督邮、别仙踪。

李时珍：徐长卿本是人名。因为常用此药为人治病，所以用他的名字来命名。

陶弘景：叫鬼督邮的有很多，现在习惯叫它徐长卿，其根如细辛，扁而短小，气性也类似。

集解 《名医别录》：徐长卿长在泰山的山谷及陇西，三月采收。又说：石下长卿生于陇西的山谷及池泽，三月采收。

李时珍：徐长卿、及己、杜衡总容易混淆，但其功用和苗均不相同。徐长卿与鬼督邮易混，虽然功用相同，但其苗不同。杜衡与细辛搞混，是因为其外形与功用均有相似之处，所以定要仔细确认才行。

附 徐长卿根

修治 雷敩：采来的徐长卿根要粗杵，再放少量蜜拌匀，拌透，装在瓷器中。蒸三伏时，太阳晒干后备用。

气味 味辛，性温，无毒。

主治 《神农本草经》：鬼物百精蛊毒，治疫疾邪恶气，温疟。久服强悍轻身。

发明 李时珍：《抱朴子》称上古用徐长卿散辟瘟疫，效果很好。

附方 晕车晕船：取徐长卿、石长生、车前子、车下李根皮等分，捣碎，用方囊系半合在衣带及头上，有效果。

小便关格：徐长卿汤，炙徐长卿半两，三

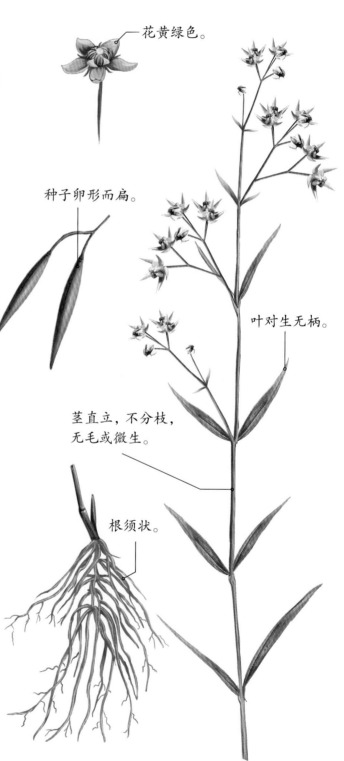

花黄绿色。

种子卵形而扁。

叶对生无柄。

茎直立，不分枝，无毛或微生。

根须状。

草部

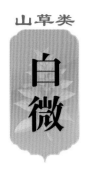

山草类

白微

释名 薇草、白幕、春草、葞、骨美。

李时珍：微就是细的意思，它的根细而白。据《尔雅》：葞就是春草。"微"与"葞"的读音相近，那么白微又是"葞"的音转。《名医别录》把葞当成莽草的名，这是错误的。

集解《名医别录》：白微生长在平原川谷，三月三日采根阴干。

苏颂：现在的陕西各郡和舒、滁、润、辽州都有。茎、叶都色青，很像柳叶。六、七月开红花，八月结实。其根色黄白，类似于牛膝但短小，今人在八月采收。

附 白微根

修治 雷敩：凡是采得白微根，都要在糯米泔汁里泡一晚，取出去髭，在槐砧上细锉，从巳时蒸到申时，晒干用。

李时珍：后人只用酒洗。

气味 味苦、咸，性平，无毒。

主治《名医别录》：疗伤中淋露，下水气，利阴气，益精。久服利人。

陶弘景：惊邪风狂痓病，百邪鬼魅。

李时珍：风温灼热多眠，热淋尿遗，金疮出血。

发明 李时珍：古人常用白微，后人对它了解得很少。按张仲景在治疗妇人产中呕逆虚烦、安中益气的竹皮丸方中，用白微、桂枝各一分，竹皮、石膏各三分，甘草七分，配枣肉做成大丸，每次饮化服一丸。有热者可以把白微剂量加倍。白微性寒，乃阳明经药。

附方 金疮出血：白微研末，贴之。

肺实鼻塞：白微、贝母、款冬花各一两，百部二两，均研末，每次用米汤服一钱。

妇人血厥：白微、当归各一两，半两人参，二钱半甘草。每服五钱，加二盏水，煎取一盏，温服。

妇人遗尿：一两白微，一两芍药都研末。一日三次，分别用酒服方寸匕。

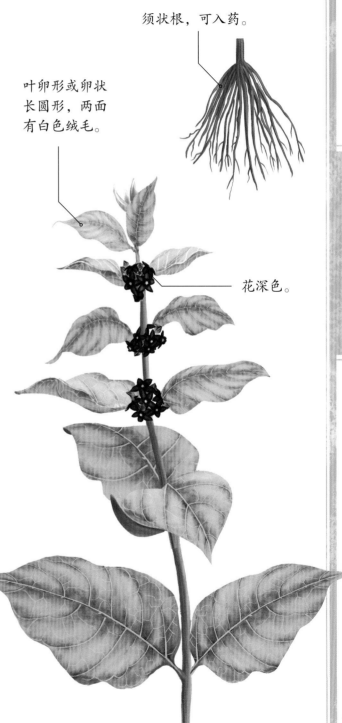

须状根，可入药。

叶卵形或卵状长圆形，两面有白色绒毛。

花深色。

草部

山草类

白前

释名 石蓝、嗽药。

李时珍：名称及意义不详。

集解 陶弘景：白前出于近道，根似细辛略大，色白不软易断。

马志：根与白薇、牛膝一类的植物相似，二、八月采收，阴干备用。

附 白前根

修治 雷敩：凡用，先用甘草水泡一伏时，取出，去掉头须，焙干。

气味 味甘，性微温，无毒。

主治 《名医别录》：胸胁逆气，咳嗽上气，呼吸欲绝。

大明：肺气烦闷，奔豚肾气。

李时珍：降气下痰。

发明 寇宗奭：白前能保肺气与温性药相佐使，治咳嗽效果好。

李时珍：白前色白而味微辛甘，手太阴药。长于降气，适用于肺气壅实有痰者。若是体虚而长哽气的人则不能吃。张仲景治疗脉沉咳嗽，在泽漆汤中用了本品。

附方 久咳上气：二两白前，紫菀、半夏各三两，大戟七合。加一斗水，浸泡一晚上，煮取三升，分三次喝完。期间禁食羊肉、饧糖。

久患暇呷：咳嗽，喉中作声。把白前焙干，捣为末，每天温酒服二钱。

久嗽唾血：白前、桔梗、桑白皮各取三两，炒一下，一两炙甘草。六升水，煮一升，分三次服用。忌猪肉、菘菜。

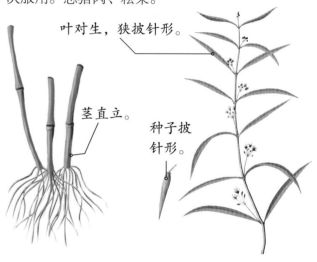

叶对生，狭披针形。

茎直立。

种子披针形。

山草类

朱砂根

集解 李时珍：深山里的朱砂根，现今只有太和山人采之。苗高一尺左右，叶似冬青叶，背赤，夏季茂盛。根大如箸，色赤。

附 朱砂根的根

气味 味苦，性凉，无毒。

主治 李时珍：咽喉肿痹，磨水或醋咽之。

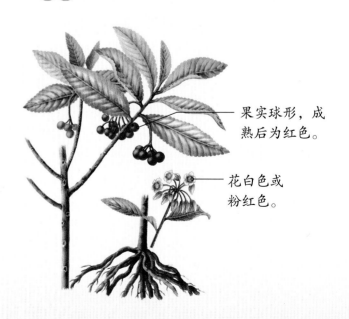

果实球形，成熟后为红色。

花白色或粉红色。

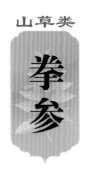

拳参

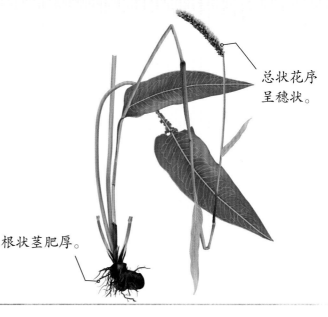

总状花序呈穗状。

根状茎肥厚。

集解 苏颂：在淄州田野里生长，叶似羊蹄，根似海虾，色黑。当地人五月收采。

铁线草

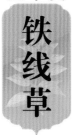

集解 苏颂：生在饶州，三月采根阴干。
李时珍：现习惯把萹蓄称为铁线草。

气味 味微苦，性平，无毒。

主治 苏颂：治风证，消肿毒。

附方 男女诸风：五钱铁线草根，一两五加皮，二钱防风，为末。取一斤重的乌骨鸡，淹死，去毛、肠，砍作肉生。入药剁匀，下麻油少些，炒成黄色，随人的量而放在酒中煮熟。先把排风藤煎浓汤，沐浴头身，再饮酒吃鸡。发出黏汗即愈。如果不沐浴，定要发出风丹，才能痊愈。

金丝草

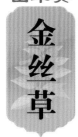

集解 李时珍：出产于庆阳山谷的金丝草，其形有待考察。

气味 味苦，性寒，无毒。

主治 李时珍：治吐血咳血，衄血下血，血崩瘴气，解诸种药毒。治痈疽疔肿恶疮，凉血散热。

附方 天蛇头毒：金丝草、金银花藤、五叶紫葛、天荞麦等分，切碎，用好醋浓煎，先熏后洗。

妇人血崩：金丝草、海柏枝、砂仁、花椒、蚕退纸、旧锦灰等分，为末，煮酒空腹服。

痈疽疔肿：一切恶疮，金丝草、忍冬藤、五叶藤、天荞麦等分，煎汤温洗。色黑者，加醋。又铁箍散：取二两金丝草灰，拌醋晒干，五两贝母去心，二两白芷，为末，用凉水或香油调贴在疮上，亦可加少许龙骨。

草部

181

芳草类

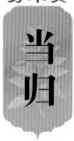

当归

释名 乾归、山蕲、白蕲、文无。

李时珍：当归原不归于芹类，只不过它的花叶与芹相近，这才有了芹这个名字。古人娶妻生儿育女，用当归调血治疗女性疾病要药，也包含思念丈夫的意义，因此也被称为当归。

集解 《名医别录》：当归出产于陇西的川谷。二月、八月采其根，阴干。

李时珍：陕西、四川、秦州、汶州一带的药农总把栽种的蕲树当作货品。其中出产于秦州的当归质地最好。其头部圆润，尾多，色紫，香气味浓，肉质肥润，又叫马尾归。

附 当归根

修治 张元素：止血要用当归头，破血应选当归尾，和血则为当归身，全用即一破一止。采回的当归要先用水洗净。泡酒，治上部疾患。用酒洗，再焙干入药，能治外部疾患。

李时珍：雷敩、张元素各自描述了当归头和尾不同的功用。凡物之根，上半身气脉上行，遵循天理；下半身气脉下行，遵循地道。人身好比天和地，治疗上部病症选当归头；治疗中部病症取当归身；治疗下部病症用当归尾，全当归能一身通治。这就是运用当归的药理。当归晒干后，趁热用纸密闭收藏，这样可以避免被虫蛀。

气味 味甘，性温，无毒。

主治 《神农本草经》：咳逆上气，温疟寒热在皮肤间，妇女漏下不孕，诸恶疮疡金疮。

《名医别录》：温中止痛，除客血内塞，治中风痉汗不畅，湿痹中恶。补五脏，生肌肉。

甄权：止呕逆，虚劳寒热，下痢腹痛齿痛，女人沥血腰痛。补诸不足。

大明：治各种风证、血证。补一切虚劳，破瘀血，养新血，去癥癖，胃肠冷。

李时珍：治头痛，心腹诸痛。润肠胃筋骨皮肤，治痈疽，排脓止痛，和血补血。

王好古：痿癖嗜卧，足热疼痛。冲脉为病，气逆里急，带脉为病，腹痛，腰冷。

发明 甄权：感觉虚冷的病患，使用当归时用量要大。

寇宗奭：当归的药性，最适合补女子的各种不足。

成无己：脉是血之府，诸血都属于心。但凡有通脉作用的药，都要先补心益血。因此张仲景在治疗手足厥寒、脉细欲绝的病患时，首选当归。苦温以助心血，辛温能散内寒，苦温能助心散寒，使气血各有所归。

附方 温疟不止：一两当归，用水煎服，一天一次。

头痛欲裂：二两当归，一升酒，煮取六合，每日服两次。

手臂疼痛：三两当归切，在酒中泡三天，温服。再另取三两用酒泡，服到病愈为止。

妇人百病：四两当归，二两地黄，研末，与蜜制成如梧桐子大的药丸。饭前用米汤送服十五丸。

小便出血：四两当归，研碎，用三升酒，煮取一升，一次服尽。

小儿胎寒：取一小豆大的当归末，用乳汁每天灌喂三四次。

妇人血气：四钱当归，二钱干漆烧存性，共研末，制成如梧桐子大的蜜丸。每次用温酒送服十五丸。

烫火伤疮：一两当归，一两黄蜡，四两麻油，用油煎当归至焦黄，去渣，放入蜡搅成膏状，摊贴在患处。能拔火毒。

心下痛刺：当归为末，酒服方寸匕。

大便不通：当归、白芷等分，研末，每次用米汤服二钱。

草部

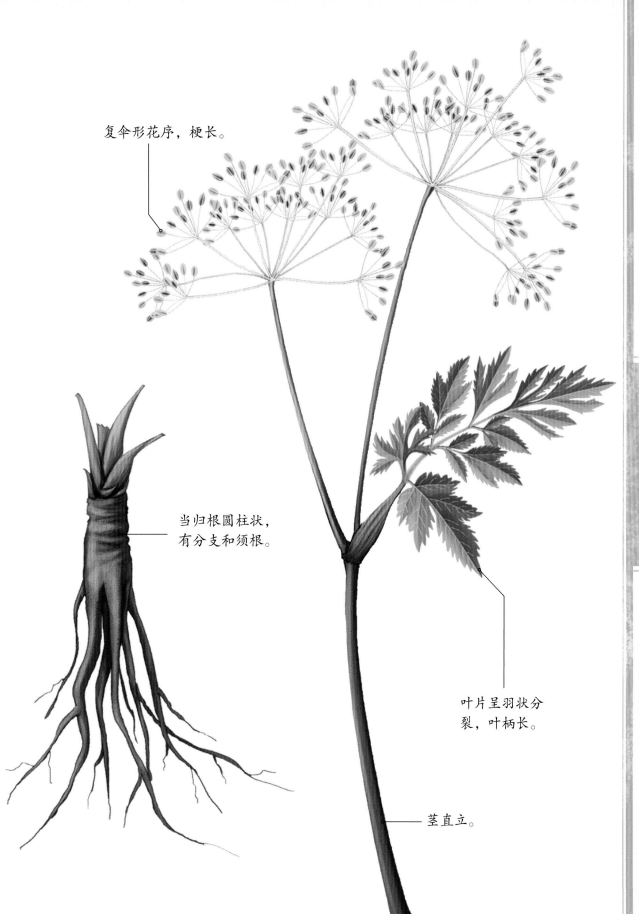

复伞形花序，梗长。

当归根圆柱状，
有分支和须根。

叶片呈羽状分
裂，叶柄长。

茎直立。

芎䓖

释名 胡䓖、川芎、香果、山鞠穷。

集解 李时珍：蜀地环境少寒，温和不冷。人们栽种的蒜树，到了深秋茎叶也不会枯萎。清明后老根处有新苗长出，把它的分枝再埋种，可以长出许多新的根。八月，其根处会长出芎䓖，这个时候把它挖出来蒸晒后储存备用。

寇宗奭：所有入药的芎䓖，要选出产于四川、大块、内里白色、不油、嚼起来味微辛甘的最好。其他品种一般不作为药用，只研成末煎汤沐浴用。

附 芎䓖根

气味 味辛，性温，无毒。

复伞形花序，花白色。

叶片羽状全裂，羽片卵状披针形。

主治《神农本草经》：治中风入脑头痛，寒痹筋挛缓急，妇人血闭无子及金疮。

《名医别录》：治脑中冷动，面上游风，眼泪出，多涕唾，恍惚如醉，诸寒冷气，心腹坚痛，中恶卒急肿痛，温中内寒。

甄权：腰腿软弱，半身不遂，胞衣不下。

王好古：搜肝气，补肝血，润肝燥，补风虚。

李时珍：止泄痢，除燥湿，行气开郁。

苏颂：制蜜丸，夜服，对风痰有特效。

陶弘景：牙龈出血。

发明 李时珍：芎䓖，是血中气药。肝出现问题，要用辛味药补之，所以，这种药适合血虚之证。辛能散郁，气郁者以芎䓖为佐药，能调血行气，使病自愈。

附方 牙齿疼痛：一个大川芎䓖，在旧糟内放一个月，取出焙干，与细辛共研为末，揩牙。

诸种心痛：一个大芎，研末，用烧酒送服。一个大芎能止痛一年，两个能止痛两年。

小儿脑热：川芎䓖、薄荷、朴消各二钱，均研末，取少量吹入鼻中。

气虚头痛：把川芎䓖研末，用腊茶调服二钱，效果明显。

各种疮肿痛：煅过的抚芎，研末，加轻粉，用麻油调敷于患处。

偏头风痛：把京芎，锉碎，泡在酒里，每日喝一点。

气厥头痛：川芎䓖、天台乌药等分，研末。每次用葱茶调服二钱。或加白术，用水煎服。

损动胎气：芎䓖研末，以酒送服方寸匕，过一会儿，再服一两次即可。

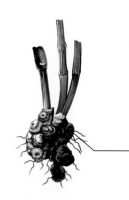

根茎发达，形成不规则的拳形结节状团块。

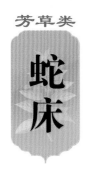

芳草类

蛇床

释名 蛇粟、蛇米、虺床、马床、墙蘼。

集解《名医别录》：在临淄的山川和田野之中生有蛇床。五月摘果实，阴干备用。

李时珍：蛇床的花，像碎米攒成的花簇。籽，像莳萝籽细小由两片组成，有细棱。当归、芎䓖、水芹、藁本、胡萝卜等植物的花和果实都与蛇床很像。

附 蛇床子

修治 大明：服用蛇床子，先将皮壳剥去，取仁微炒，驱毒去辣味。生品可用来煎汤洗浴。

气味 味苦，性平，无毒。

主治《神农本草经》：女子阴中肿痛，男子阴痿湿痒，除痹气，利关节，治癫痫恶疮。久服轻身健体。

《名医别录》：温中下气，令妇女子脏热。长期服用，面色滋润，治不孕不育。

发明 李时珍：蛇床是右肾命门、少阳三焦气分之药，神农列为上等药品，对男子、女子都有益处。

附方 小儿癣疮：蛇床子用杵捣成末，与猪油调敷于患处。

男子阴肿：胀痛，蛇床子为末，以鸡子黄调敷患处。

妇人阴痒：一两蛇床子，二钱白矾，煎汤，频繁清洗外阴。

赤白带下：蛇床子、枯白矾等分，均研为末，用醋与面糊调制成如弹子大的药丸，用胭脂包裹，再放入绵帛包里，塞入阴道。有热极的感觉，就更换一次，每日一次即可。

风虫牙痛：蛇床子、烛烬，都研成末，涂于患处。又一方：蛇床子煎汤，趁热多次漱口，牙痛立止。

阳事不起：蛇床子、五味子、菟丝子等分，研末，炼蜜制成梧桐子大的药丸。每天三次各用温酒送服三十丸。

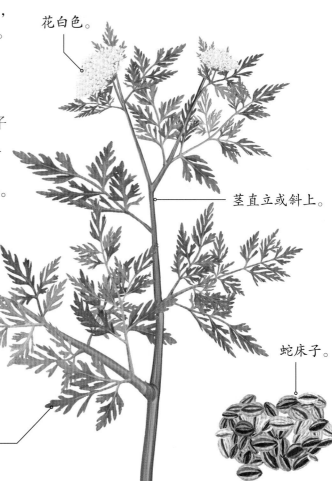

花白色。

茎直立或斜上。

蛇床子。

叶羽状全裂，卵形至三角状卵形。

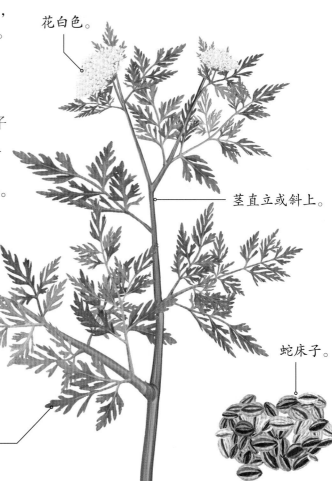草部

芳草类

藁本

释名 藁茇、鬼卿、地新、微茎。

李时珍：古人常把它放在香料中，也叫作藁本香。《山海经》称其为藁茇。

集解 《名医别录》：藁本在崇山的山谷中生长。正月、二月采挖根部，暴晒三十天即可。

附 藁本根

气味 味辛，性温，无毒。

徐之才：与菌茹相恶，与青葙子相畏。

主治 《神农本草经》：妇人疝瘕，阴冷肿痛，腹中急，祛风头痛，生肌长肉，红润面色。

《名医别录》：辟雾露润泽，祛风寒湿邪，治疗金疮，可作沐药面脂。

甄权：治一百六十种恶风鬼痓，腰冷痛，化小便，通血，祛头风黔疱。

大明：治皮肤疵奸，酒齄粉刺，痫疾。

张元素：治太阳头痛巅顶痛，大寒犯脑，痛连齿颊。

李杲：治头面身体皮肤风湿病。

王好古：督脉为病，脊背强直、厥逆。

李时珍：治痈疽，排脓。

发明 李时珍：《邵氏闻见录》记载，夏英公得了泄泻，太医用了很多治虚的办法都不见效。霍公认为，这是胃受了风邪。饮用藁本汤后马上就好了。这大概就是为何藁本能祛风湿的原因吧。

附方 干洗头屑：藁本、白芷等分，研末，晚上在头上搽涂，白天梳理，头屑自然脱去。

小儿疥癣：用藁本煎汤沐浴，再用其来清洗衣物。

大实心痛：半两藁本、一两苍术，分为两服。用二盅水，煎至一盅，温服。

芳草类

白芷

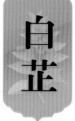

释名 芳香、泽芬、苻蓠、莞。叶名蒚麻。

集解 《名医别录》：白芷在河东川谷的下流生长。二、八月挖取其根，晒干。

陶弘景：随处都有白芷，河东特别多。叶可合香用。

附 白芷根

修治 李时珍：现在人采挖其根，刮洗后，截成约寸长的小段，加石灰拌匀，晒干后收藏。本品极怕虫蛀，所以尽量选白色的比较好。入药前先稍微焙干。

气味 味辛，性温，无毒。

主治 《神农本草经》：治妇女赤白漏下，闭经阴肿，恶寒发热，头风侵目流泪。做面脂用，能生肌润肤。

《名医别录》：治风邪，止呕吐，两胁胀满，头眩目痒，作膏药。

大明：治目赤胬肉，祛除面奸疵瘢。安胎，补新血，破宿血。治乳痈发背，瘰疬，肠风痔瘘，疮疡疥癣，止痛排脓。

甄权：能蚀脓祛腐，止心腹刺痛，妇女沥血腰痛，血崩。

张元素：能止手阳明头痛，中风寒热及肺经风热，头面皮肤风痹痛痒。

李时珍：鼻渊鼻衄，齿痛，眉棱骨痛，大肠便秘，小便出血，妇女血虚晕眩，反胃呕吐，解蛇伤、刀箭损伤等外伤。解砒霜之毒。

发明 李时珍：味辛，色白，性温气厚，行手阳明和足阳明金、土之气。芳香气上行，入手太阴肺经。其功效能治疗三经风热引发的头、目、眉、齿各类疾病；三经湿热导致的崩漏、带下、痛疽诸种疾病。风热能用辛散，湿热可用温除。又因为它是阳明的主药，所以能治血病和胎病，亦可排脓生肌止痛。

附方 鼻衄不止：用所出之血，调白芷末，涂在山根部，能立刻止血。

风寒流涕：一两香白芷，一钱荆芥穗，均研成末，取二钱用蜡茶点服。

各种眼疾：白芷、雄黄研末，炼制成如龙眼大的药丸，取朱砂为外衣。每次在饭后用茶服一丸，一日两次。

血风反胃：一两香白芷，切片，用瓦炒至色黄再研末。取七片猪血，用沸汤泡七次，每天蘸药末食用一次，有效。

肿毒热痛：白芷末与醋调敷于患处。

小儿身热：白芷煮汤，给患儿沐浴，令其发汗，一定要避风。

疔疮初起：一钱白芷，一两生姜，擂酒一盏，温服发汗，能消散疔疮。

口齿气臭：七钱香白芷，研末，饭后用井水送服一钱。

盗汗不止：一两太平白芷，半两辰砂，研末。每次用温酒送服二钱，次次有效。

妇人难产：五钱白芷，用水煎服。

小便出血：白芷、当归等分，研末，每次用米汤送服二钱。

附　白芷叶

主治 《名医别录》：用来作浴汤，可以去尸虫。

李时珍：白芷叶沐浴，治丹毒、瘾疹、风邪瘙痒。

附方 小儿身热：白芷苗、苦参等分，煎煮成浆水，加盐少许，沐浴。

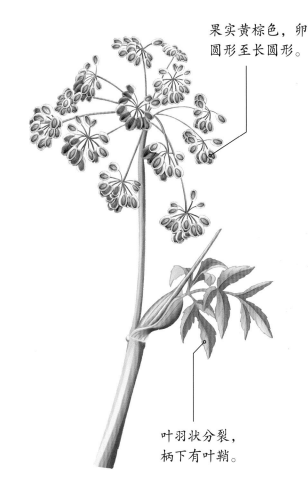

果实黄棕色，卵圆形至长圆形。

叶羽状分裂，柄下有叶鞘。

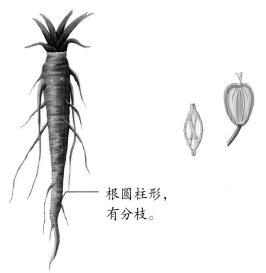

根圆柱形，有分枝。

草部

187

芳草类

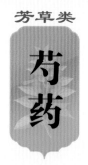

芍药

释名 将离、犁食、白术、余容。色白名金芍药，色赤名为木芍药。

李时珍：芍药，婥约，有美好之貌的意思。芍药花容婥约，所以得此之名。

集解 《名医别录》：中岳川谷和丘陵长有芍药。二、八月采挖其根，晒干备用。

李时珍：昔人言洛阳牡丹、扬州芍药名扬天下。现在也大多以扬州的芍药入药用。十月生芽，春季才开始生长，三月开花。芍药分为单叶、千叶、楼子等三十多种。单叶品种的根入药最好。其根色赤白，气味全厚。

附 芍药根

修治 雷敩：取其根，用竹刀去除皮和泥土，锉细后，拌以蜜水，从巳时蒸煮至未时，晒干备用。

李时珍：现在的人多用生品。用酒炒以去其寒性，用醋炒能作妇女血药。

气味 味苦，性平，无毒。

李时珍：与白术配伍能补脾；与芎藭同用能泻肝；补气可与人参同用；与当归同用补血，补阴用酒炒；止腹痛配甘草；止泄痢与黄连配伍；发痘疹配防风；与姜、枣同用，能温经散湿。

主治 《神农本草经》：邪气腹痛，除血痹，破坚积，寒热疝瘕，止痛，利小便，益气。

《名医别录》：行血脉，缓中，散恶血，逐贼血，去水气，利膀胱大小肠，消痈肿。治时行寒热之邪，以及腹痛腰痛。

甄权：治脏腑拥气，强五脏，补肾气。治时疾骨热，妇女血闭，能蚀脓。

大明：治各种妇女病，胎前产后诸疾，补劳祛风，退热除烦益气，惊狂头痛，赤目肿痛，肠风泻血痔瘘，发背疮疥。

张元素：泻肝，安脾肺，收胃气，止泻利，固腠理，和血脉，收阴气，敛逆气。

王好古：理中气，治脾虚中满，心下痞，胁下痛，肺急胀逆咳喘，太阳鼽衄目涩，肝血不足，腹满疼痛，腰冷之病。

李时珍：止下痢腹痛后重。

发明 马志：白芍药能止痛散血，赤芍药能下气利小便。

李时珍：白芍药益脾；赤芍药能散邪，亦能行血。日华子说的赤芍补气，白芍治血，有待考证。不过产后肝血虚的病人不能用。

附方 经水不止：白芍药、香附子、熟艾叶各一钱半，用水煎服。

小便五淋：一两赤芍药，一个槟榔，裹在面里，用火煨再研末。每次取一钱药末，加一盏水，煎取七分，空腹服。

衄血咯血：一两白芍药，二钱半犀角末，均研成末，用干净水送服一钱匕，血止即停。

金疮出血：一两白芍药，熬黄研末，取二钱用酒或米汤送服。可逐渐增加剂量。把药末敷在疮上，效果也很好。

血崩带下：赤芍药、香附子等分，研末。每次取二钱，加一捻盐，一盏水，煎取七分，每日两次温服。十服见效。方名如神散。

腹中虚痛：三钱白芍药，一钱炙甘草。夏季加五分黄芩，恶寒加一钱肉桂；冬季大寒再加一钱桂。用二盏水，煎取一半，温服。

痘疮胀痛：白芍药研末，用酒送服半钱匕。

赤白带下：长期不愈，三两白芍药，半两干姜，锉碎后熬至色黄，捣烂为末。每天二次，空腹时每次用水送服二钱匕。又一方：只取芍药炒黑，研末，用酒送服。

草部

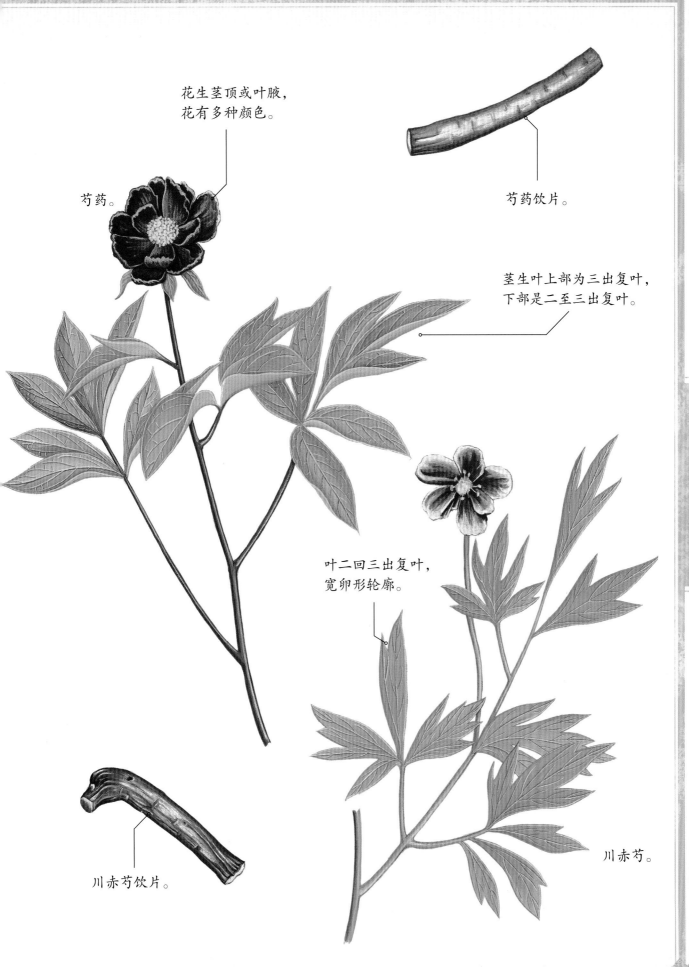

花生茎顶或叶腋，花有多种颜色。

芍药。

芍药饮片。

茎生叶上部为三出复叶，下部是二至三出复叶。

叶二回三出复叶，宽卵形轮廓。

川赤芍饮片。

川赤芍。

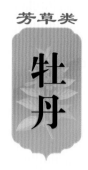

芳草类

牡丹

释名 鼠姑、鹿韭、百两金、木芍药、花王。

李时珍：红色的牡丹是最好的，虽然会结籽，但其根上长苗，所以称为牡丹。唐人因其花像芍药，干似木头，称其为木芍药。百花群中，牡丹第一，芍药第二，所以将牡丹称为花王，芍药称为花相。

集解 《名医别录》：牡丹常见于巴郡山谷和汉中。二、八月挖根，阴干。

李时珍：牡丹只选红、白、单瓣的入药。由人力干涉的千叶异品，气味不纯，不可入药。

附 牡丹根皮

修治 雷敩：挖来的根，晒干，用铜刀劈开，剥皮去骨，将其锉成大豆大小，用清酒搅拌，从巳时蒸至未时，晒干备用。

气味 味辛，性寒，无毒。

主治 《神农本草经》：主寒热，中风瘛疭，惊痫邪气，除癥坚瘀血留舍肠胃，安五脏，疗痈疮。

《名医别录》：除时气头痛，客热五劳，劳气头、腰疼痛。

甄权：治冷气，散诸疼痛。女子经脉不通，血沥腰痛。

张元素：治神志不清，无汗之骨蒸，鼻血吐血。

李时珍：和血、生血、凉血。治血中伏火，除烦热。

发明 李时珍：牡丹皮能去手、足少阴、厥阴四经血分的伏火，也就是阴火、相火。古方

中只有这一种药物能治相火，所以张仲景的肾气丸就用到了这一味药。后人不知道牡丹的功用强，只用黄柏治相火。这是千载奥秘，知道的人不多，现在讲来以供参考。但要注意区分红牡丹通利，白牡丹补益。

附方 **金疮内漏**：血不出者，牡丹皮研末，用水送服三指撮，血可与尿排出。

下部生疮：溃烂者，牡丹末，用汤送服方寸匕，每日三次。

癞疝偏坠：牡丹皮、防风等分，研末，用酒送服二钱，疗效好。

解中蛊毒：把牡丹根捣烂为末，每天三次，服用一钱匕。

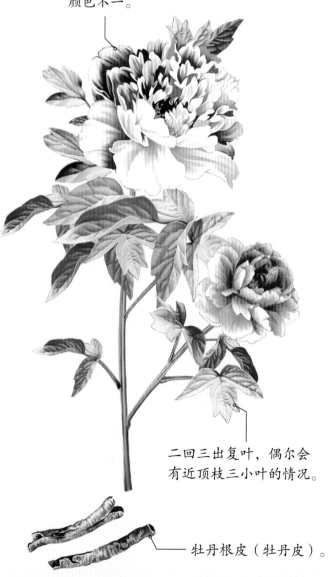

花瓣5或重瓣，颜色不一。

二回三出复叶，偶尔会有近顶枝三小叶的情况。

牡丹根皮（牡丹皮）。

190

木香

释名 蜜香、青木香、五木香、南木香。

李时珍：木香，是草类。原名蜜香，因为香气像蜜，又沉香中有蜜香，后来就被讹传为木香。过去人们称之为青木香，后来因为把马兜铃根称为青木香，所以就把本品叫作南木香、广木香，便于区分。

集解 李时珍：木香，在南方随处可见。其叶像丝瓜，冬季挖根，晒干备用。

附 木香根

修治 李时珍：生用，理气，不用火。若用面包裹后煨熟，能实大肠。

气味 味辛，性温，无毒。

主治 《神农本草经》：避邪毒消温疫之气，强志，主淋露。久服安神。

《名医别录》：消毒除疫，治温疟蛊毒，疗气虚不足，肌肤寒冷。

张元素：散滞气，调诸气，和胃气，泄肺气。

朱震亨：行肝气。煨熟，实大肠。

王好古：治冲脉为病，逆气里急，主脬渗小便秘。

发明 李时珍：木香是三焦气分之药，能升降诸气。能治上焦气滞，宣泄肺金积郁。脾有问题会造成中气不运，所以用木香芳香治中焦气。大肠气滞，引起便秘。膀胱气化不利，造成小便癃淋，肝气郁结故疼痛。本品亦能治下焦气滞，取"塞者通之"的道理。

附方 霍乱转筋：一钱木香末，一盏木瓜汁，用热酒调服。

小便混浊：木香、没药、当归等分，研成末，配刺棘心的天然汁，制成如梧桐子大的药丸，每次饭前用盐汤送服三十丸。

中气不省：把南木香制成末，用冬瓜子煎汤，灌服三钱。痰盛，加竹沥、姜汁。

牙齿疼痛：青木香末，加麝香少许，抹涂在牙齿上，再用盐汤漱口。

心气刺痛：青木香、炙过的皂角各取一两，研末，搅成糊状，制成如梧桐子大的药丸。每次服五十丸，效果特别好。

耳卒聋闭：取一两昆仑真青木香切，在苦酒中浸泡一晚，加一合胡麻油，用微火煎，三上三下，用绵过滤药渣，每天滴耳三四次，直到痊愈。

毒蛇虫伤：青木香不限量，煎服，疗效神速。

小肠疝气：四两青木香，三斤酒，煮。每天服三次。

一切走注：广木香，用温水研磨成浓汁，加入热酒调服。

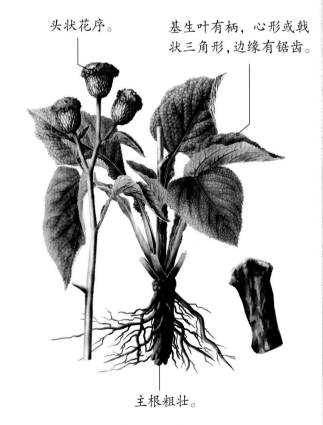

头状花序。

基生叶有柄，心形或戟状三角形，边缘有锯齿。

主根粗壮。

肾虚齿痛：甘松、硫黄等分，研末，泡汤漱口，效果显著。

面黯风疮：四两甘松，四两香附子，半斤黑牵牛，研末，每天用其洗脸。

风疳虫牙：二钱半甘松，二钱半腻粉，半两卢会，一对猪肾，切炙后研末。晚上漱口贴敷在患处，有唾液吐出。

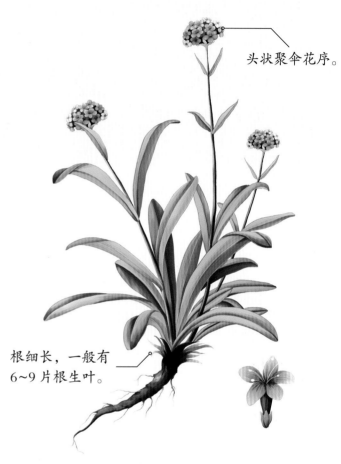

头状聚伞花序。

根细长，一般有6~9片根生叶。

芳草类

甘松香

释名 苦弥哆。

李时珍：川西松州出产的甘松香，味甘，所以得名。《金光明经》称它为"苦弥哆"。

集解 马志：《广志》记载，甘松出产于姑臧、凉州的各大山中。叶细，枝蔓丛生，能和其他香料一起用来熏浸衣服。

附 甘松香根

气味 味甘，性温，无毒。

主治 陈藏器：治皮肤长黑斑，风疳齿蜃，野鸡痔。与白芷、附子配伍效果好。

李时珍：脚气膝浮，煎汤淋洗。

发明 李时珍：甘松芳香，能消脾气郁。入脾胃药中能醒脾。

附方 劳瘵熏法：六两甘松，一斤玄参，研末，每日焚烧。

芳草类

山柰

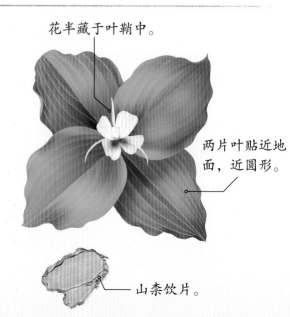

花半藏于叶鞘中。

两片叶贴近地面，近圆形。

山柰饮片。

释名 山辣、三柰。

李时珍：山柰常被讹传为三柰和三赖，皆因其土音相似。有人说其本名为山辣，因为南方人口音常把"山"说成"三"，把"辣"说成"赖"，所以产生这种错误。这种说法比较合理。

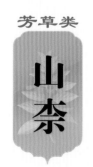

集解 李时珍：山奈生广中，多人家栽种。其根、叶与生姜很像，有樟木香气。当地人像吃姜一样吃它的根。切断后晾干，外皮色赤黄，肉色白。古人所说的廉姜，大概就是这类药物。

附 山奈根

气味 味辛，性温，无毒。

主治 李时珍：暖中，避瘴疠邪气。治心腹冷痛，寒湿霍乱，风虫牙痛。亦可入合其他香药用。

附方 心腹冷痛：取三奈、丁香、当归、甘草等分，研成末，与醋调制成如梧桐子大小的药丸。每次用酒服三十丸。

一切牙痛：一钱三奈子，裹于面中煨熟，加二字麝香，研末。在左右鼻内嗜入一字，含一口温水将其漱去，有神效。

醒头去屑：三奈、甘松香、零陵香各一钱，二分樟脑，半两滑石，均研成末，晚上涂擦在头上，白天梳理干净。

风虫牙痛：把山奈研末，平铺在纸上，卷成筒状，用灯烧后吹灭，趁热把药吹入鼻内，能马上止疼。又有一方：取一个肥皂去穰，放入三分山奈、三分甘松和适量花椒、食盐，填满后，面裹，煅红，取出研末，每天擦牙，并将其漱去。

面部雀斑：三奈子、鹰粪、密陀僧、蓖麻子等分，研匀，每晚用乳汁调涂面部，清晨洗掉。

芳草类

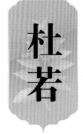

杜若

释名 杜衡、杜莲、若芝、楚衡、獠子姜、山姜。
苏颂：这种草一名叫杜衡，但在草部中品有杜衡条目，指的是《尔雅》中的土卤。杜若，在《广雅》中被称为楚衡。它们有所区别，但古人大多把它们相杂引用混为一谈。

集解 《名医别录》：武陵的山川湖泽和冤句等地生有杜若。二、八月挖根，曝晒晾干。
李时珍：现在常人已经不识杜若这种香草了，只有楚地山中偶尔能寻到。山里人把它叫作良姜，是因为它的根味辛，长得像姜。

修治 雷敩：凡使，勿用鸭喋草根，其外形极为相似，但性味和功效却不同，所以用时不要弄错。采杜若根，用刀把黄赤皮刮去，细细锉碎，包在三层绢袋里阴干。临用时取出用蜜浸泡一夜，滤出再用。

附 杜若根

气味 味辛，性微温，无毒。

主治 《神农本草经》：下胸胁气逆，温中，治风寒入脑户，头肿痛，涕泪多出。久服益精明目，增强记忆力。
《名医别录》：治目眩头晕，止痛，除口臭。
苏颂：山姜，除皮间风热，主暴冷，及胃中逆冷，腹痛霍乱。

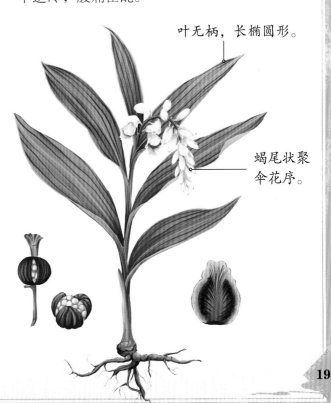

叶无柄，长椭圆形。

蝎尾状聚伞花序。

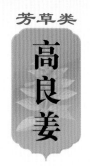

芳草类

高良姜

释名 蛮姜。子名红豆蔻。

李时珍：陶隐居说，高良郡最早出产这种姜，这才得此名。高良，就是现在的高州。汉朝时叫高凉县，吴国时改为郡。这里山高而温凉，所以高良有时也叫高凉。

集解 陶弘景：本品出产于高良郡。二、三月挖根。其形、气与杜若相似，但叶与山姜接近。

李时珍：红豆蔻花丛生，叶瘦像碧芦般细小，春季末期开始发芽。

修治 李时珍：高良姜、红豆蔻都适合炒后再入药。也有用姜和吴茱萸、东墙土一同炒后入药用。

附 高良姜根

气味 味辛，性大温，无毒。

主治《名医别录》：治暴冷，胃中冷逆，霍乱腹痛。

陈藏器：下气益声，润肤。煮饮服，止痢。

甄权：治风破气，腹内久冷气痛，除风痹脚弱。

大明：治转筋泻痢，反胃呕吐，解酒毒，消食积。

苏颂：治恶心，呕清水，口臭。

李时珍：健脾胃，宽噎膈，破冷癖，除瘴疟。

发明 李时珍：心脾冷痛者，把高良姜，细锉，微炒，研末，取一钱用米汤送服，能立刻止痛。太祖高皇帝御制周颠仙碑文上，也有验方记载。

附方 **头痛嗜鼻**：生高良姜研末，频繁吸入鼻内。

霍乱吐甚：二钱高良姜锉碎，一枚大枣，用水煎后冷服，马上止吐。

暴赤眼痛：用管把高良姜末吹入鼻内，打喷嚏，或流鼻血，就能消赤肿。

养脾温胃：高良姜、干姜等分，炮制后研末，与面糊制成如梧桐子大的药丸，饭后用橘皮汤送服十五丸。孕妇忌用。

心脾冷痛：高良姜丸，取四两高良姜，切片，分为四份；一两搭配半合陈禀米，炒黄后去掉禀米；一两搭配半两旧墙土，炒黄后去土；一两搭配三十四个巴豆，炒黄后去巴豆；一两搭配三十四个斑蝥，炒黄后去斑蝥。再取一两吴茱萸，在酒中浸泡一夜，取出用姜炒，研末，再用浸泡吴茱萸的酒打糊，制成如梧桐子大的药丸，每次空腹时用姜汤送服五十丸。另一方：把三钱高良姜，六钱五灵脂，研末。每次用醋汤调送三钱。

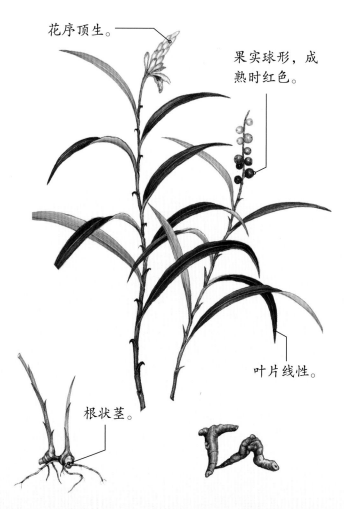

花序顶生。

果实球形，成熟时红色。

叶片线性。

根状茎。

草部

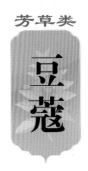

芳草类

豆蔻

释名 草豆蔻、漏蔻、草果。

集解 《名医别录》：豆蔻出产于南海。

苏恭：豆蔻苗像山姜，花色黄白，苗根和子与杜若相近。

李时珍：草豆蔻和草果虽然是同一种物品，但也有些许差别。

修治 雷敩：凡用豆蔻都要先去其蒂，取里子和皮，与茱萸一起慢炒，待茱萸色微黄黑时，取出茱萸，把草豆蔻皮和子，捣研使用。

李时珍：现在的人将其裹在面里用火煨熟，去皮用。

附 豆蔻仁

气味 味辛，性温，涩，无毒。

主治 《名医别录》：温中，主心腹痛，呕吐，口臭。

《开宝本草》：下逆气，止霍乱，祛一切冷气，解酒毒。

李杲：调中补胃，健脾消食，去寒邪，主心胃痛。

李时珍：治瘴疠寒疟，伤暑吐泻，噎膈反胃，痞满吐酸，痰饮积聚，妇女恶阻带下，燥湿除寒，开郁破气。祛鱼肉之毒。制丹砂。

发明 李时珍：豆蔻辛热浮散，能入太阴、阳明，除寒燥湿，化食消郁。因南地低下，山间常有烟雾、瘴气，食酸、咸之物，脾胃多寒湿郁滞之病。因此常加本品入食料。过食会伤肺气，助脾热，有损眼睛。

附方 **脾痛胀满**：两个草果仁，用酒煎服。

脾寒疟疾：草果仁、熟附子各取二钱，七片生姜，二枚枣肉，三盏水，煎取一盏，温服。

赤白带下：一枚连皮草果，一小块乳香，用面裹煨至色焦黄后，与面一起研末。一天两次，服用二钱。

心腹胀满：一两草豆蔻，去皮研末，用木瓜生姜汤调送半钱。

香口辟臭：豆蔻、细辛研末，含于口中。

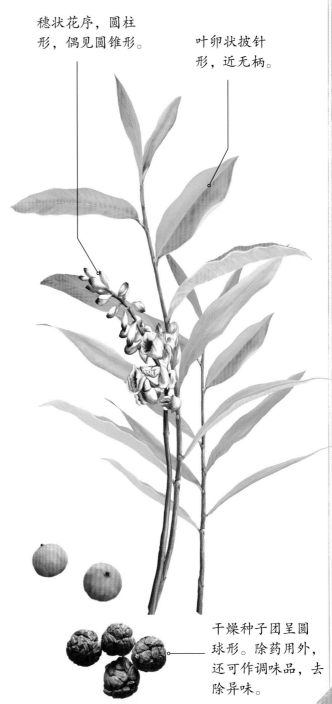

穗状花序，圆柱形，偶见圆锥形。

叶卵状披针形，近无柄。

干燥种子团呈圆球形。除药用外，还可作调味品，去除异味。

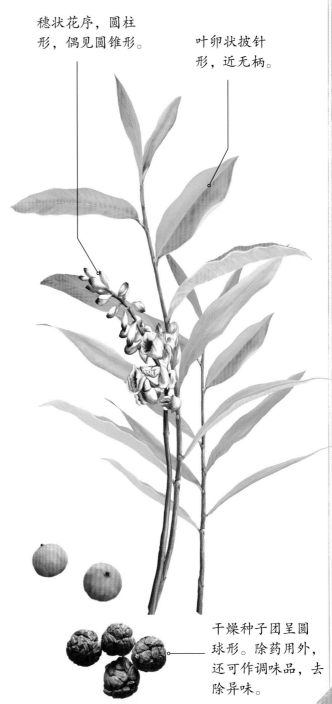

草部

195

郁金

释名 马莲。

李时珍：过去的人说出自大秦国的郁金花香，只有郑樵的《通志》中记录：大秦国三代都不曾与中国相通，哪里会有这种草呢？罗愿的《尔雅翼》也说是其根，与酒调和令其变成金黄色，所以叫黄流。这种说法也可以通。其根形似栽莲，亦能治马病，所以取名马莲。

集解 苏颂：现在的广南、江西各州都能见到这种植物，但都不如蜀中的好。四月初长苗，像姜黄，如苏恭所描述的一样。

李时珍：郁金分为两种，以花入药的是郁金香，用根入药的是郁金。

附 郁金根

气味 味辛、苦，性寒，无毒。

主治 《唐本草》：积血下气，生肌止血，破恶血，治血淋尿血，金疮。

甄权：治妇女宿血气心痛，冷气结聚，温醋摩服。亦治马胀。

张元素：凉心。

李杲：治阳毒入胃，下血频痛。

李时珍：治血气心腹痛，产后败血冲心欲死，失心癫狂蛊毒。

发明 李时珍：郁金入心及包络，能治血病。取七两真郁金，三两明矾，研末，调薄糊制成如梧桐子大的药丸。每次用白汤送服五十丸。能治神志不清癫狂。

附方 自汗不止：郁金末，睡觉时调敷在乳房上。

厥心气痛：郁金、附子、干姜等分，研末，与醋调糊制成如梧桐子大小的药丸，以朱砂为衣。每次取三十丸，男子用酒，女子用醋调服。

风痰壅滞：一分郁金，十分藜芦，均研成末。每次用温浆水送服一字。再用一盏浆水，漱口，找食物压下，日三服。

耳内作痛：一钱郁金末，水调，倒入耳内，再迅速倒出。

尿血不定：一两郁金末，一握葱白，一盏水，煎取三合，每天三次温服。

产后心痛：郁金烧存性，研末，用一呷米醋调二钱，灌服，能即刻苏醒。

中砒霜毒：二钱郁金末，加蜜少许，用冷水调服。

衄血吐血：川郁金，研末，取二钱用井水送服。严重者可加量。

叶宽椭圆形，基部楔形，下延至叶柄。

穗状花序圆柱状。

主根茎陀罗状，侧根茎指状，须根细长。

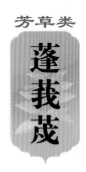

芳草类

蓬莪茂

释名 蒁药。

集解 马志：蓬莪茂出自西戎和广南的各州。叶似襄荷，子像干椹，茂在根下并生，有好有恶，恶的有毒。西戎人采回后，先让羊吃，如果羊不吃者弃之。

附　蓬莪茂根

修治 雷敩：凡使，用醋在砂盆中磨尽，再用火烘干，过筛多次后使用。

李时珍：现在的人常用醋炒或煮熟后入药，取其引入血分。

气味 味苦、辛，性温，无毒。

主治 《开宝本草》：心腹疼，中恶疰忤鬼气，霍乱冷气，呕逆酸水，饮食不消，酒研服。疗妇女血气积结，男子奔豚。

甄权：破痃癖冷气。

大明：治诸气，开胃消食，消瘀血，通月经，止跌扑损伤出血，及内损恶血。

王好古：通肝经积聚之血。

发明 李时珍：郁金入心，治血分之病。姜黄入脾，治血中之气。蒁入肝，治气中之血。这三味药略有差别。据王执中的《针灸资生经》记载，执中患有心脾痛，服醒脾药反而腹胀。于是使用了耆域所记载的方药后，立即见效。方为：蓬莪茂用面裹住，炮熟，研末，用水和酒醋煎服。

附方 **小儿盘肠**：半两蓬莪茂，用阿魏水一钱泡一昼夜，焙干研末，每次取一字用紫苏汤送服。

新生儿吐乳：少量蓬莪茂，盐取一绿豆大，用一合乳汁煮沸三五次，去药渣，加两粟大的牛黄，服用后效果显著。

小肠脏气：蓬莪茂，研末，空腹用葱酒送服一钱。

小儿气痛：蓬莪茂炮熟后研末，用热酒送服一大钱。

一切冷气：二两用醋煮过的蓬莪茂，一两煨木香，共研末，每次用淡醋汤送服半钱。

气短不接：正元散，蓬莪茂、去核金铃子各取一两，研末，加一钱蓬砂，炼后研细末。每次空腹用温酒或盐汤送服二钱。

上气喘急：五钱蓬莪茂，加一盏半酒，煎至八分服用。

妇女血气：蓬莪茂、干漆各二两，研末，用酒送服二钱。腰痛者，用核桃酒送下。

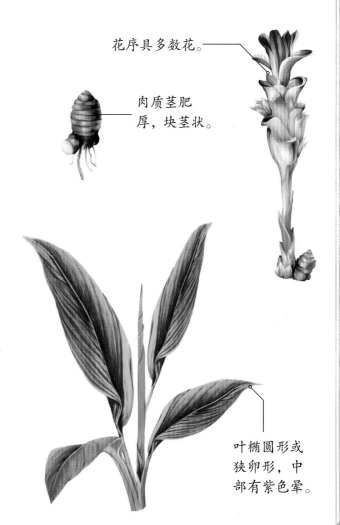

花序具多数花。

肉质茎肥厚，块茎状。

叶椭圆形或狭卵形，中部有紫色晕。

草部

197

荆三棱

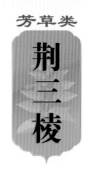

释名 京三棱、草三棱、鸡爪三棱、黑三棱、石三棱。

苏颂：三棱，叶子有三条棱。因为生长在荆楚之地，所以取名荆三棱。而《开宝本草》所用的"京"字是错误的。也有称之为草三棱和鸡爪三棱的，多长在蜀地。二、八月采摘。事实上都是相同种类的植物，因外形不同而名字不同。

集解 李时珍：荒废池塘的湿地多生有三棱。春季丛生，夏秋季抽高茎，茎端生数叶，开六七枝花，花细碎呈穗状，色黄紫，内结有细子。其叶、茎、花、果实都有三棱，与香附的苗、叶、果实、花都一样，稍大。茎光滑，有三棱，像棕之叶茎。茎中有白穰，劈开能编织物品，柔软有弹性。

附 荆三棱根

修治 张元素：入药前，必须炮熟才行。

李时珍：消积气，用醋泡一天，炒或煮熟再焙干，入药效果好。

气味 味苦，性平，无毒。

主治 《开宝本草》：老癖癥瘕，积聚结块，产后恶血血结，通月经，堕胎，止痛利气。

大明：治气胀，破积气，消跌扑瘀血。治妇女血脉不调，心腹痛，产后腹痛血运。

张元素：可治心膈痛，饮食不消。

王好古：通肝经积血，治疮肿坚硬。

李时珍：下乳汁。

发明 李时珍：三棱，能治疗破气散结等多种疾病。因为其药力过峻，所以不能长期服用。

附方 **小儿气癖**：三棱煮成汁状，可当羹粥与母乳同食。每天亦可让小儿食用少量枣。新生儿百日后，和十岁以内，无论热惊痫，还是疢癖等病，都可以用此方。据说效果神奇。

疢癖不瘥：炮制的荆三棱、川大黄各取一两，研末，用醋熬成膏。每天空腹时用生姜橘皮汤送服一汤匙，有下利的感觉就停服。

反胃恶心：不进药食，一两半炮制的荆三棱，三分丁香，研末。每次用沸水频繁送服一钱。

癥瘕鼓胀：三棱煎，三棱根切，一石，水五石，煮取三石，去掉药渣再煎。取三斗药汁放入锅中，煎至稠糖状，用密封的器具收藏起来。每天用酒送服一匕的量，每日两次。

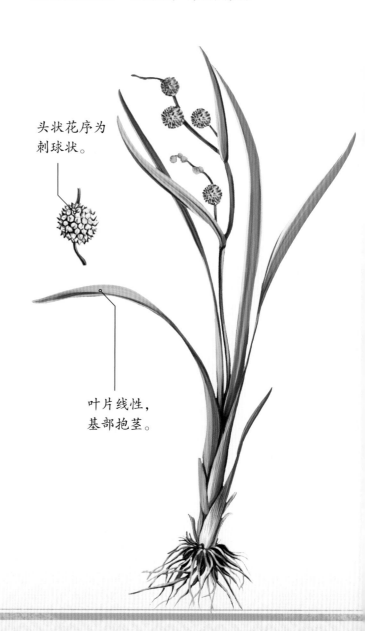

头状花序为刺球状。

叶片线性，基部抱茎。

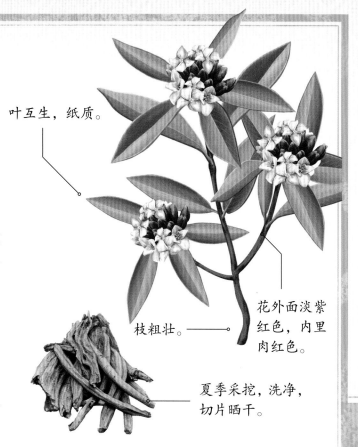

芳草类

瑞香

集解 李时珍：这种植物常长在南方各州郡的山中。枝干婆娑，叶厚条柔，四季常青。开花如丁香状、成簇，有黄、白、紫三色。

附 瑞香根

气味 味甘、咸，无毒。

主治 李时珍引《医学集成》：治急喉风，取开白色花的瑞香研水，灌服。

叶互生，纸质。

花外面淡紫红色，内里肉红色。

枝粗壮。

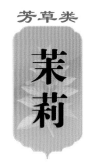

夏季采挖，洗净，切片晒干。

芳草类

茉莉

释名 奈花。

李时珍：嵇含《南方草木状》中称为末利，《洛阳名园记》中写作"抹厉"，佛经称为"抹利"。"末利"原是胡语，没有准确的文字，人们只好随意写之了。

集解 李时珍：茉莉原本出产于波斯国，后来移植到南海，现在滇、广的人常常栽种。这种植物比较怕冷，不适宜在中土种植。

附 茉莉花

气味 味辛，性热，无毒。

主治 李时珍：蒸油取液，能制面脂和发油。能香肌、润燥、生发。亦入茶汤。

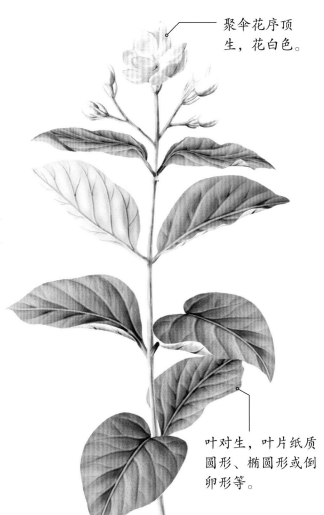

聚伞花序顶生，花白色。

叶对生，叶片纸质圆形、椭圆形或倒卵形等。

草部

芳草类
郁金香

释名 郁香、红蓝花、紫述香、草麝香、茶矩摩。
李时珍：汉代郁林郡，就是现在的广西、贵州、浔州、柳州、邕州和宾州之地。《一统志》记录了柳州罗城县长有这种植物。《金光明经》称它为"茶矩摩香"。这种药与郁金根不能混为一物。

集解 李时珍：据郑玄所言，郁草与兰花很像。杨孚的《南州异物志》这样描述：郁金出产自西域的罽宾国。人们常种植用来供佛，但花期很短，几天就枯萎了，所以就把它入药了。

气味 味苦，性温，无毒。

主治 陈藏器：蛊野诸毒，心腹间有恶气，鸦鹘等一切臭。入诸香药用。

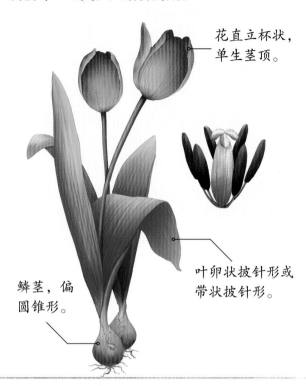

花直立杯状，单生茎顶。

叶卵状披针形或带状披针形。

鳞茎，偏圆锥形。

芳草类
迷迭香

集解 李时珍：魏文帝时，从西域带回到宫廷栽种，曹植等人都曾为它作过诗赋。大意是这种草茎软、枝干细长，根弱，花繁，能结果实，不畏严寒。采收后，去掉枝叶，装在随身的香囊里，能发出浓烈的芳香，与现在的排香同气。

气味 味辛，性温，无毒。

主治 陈藏器：祛恶气，令人衣香。烧之除邪气。
李珣：性平不温。合羌活制丸，烧之，可驱蚊。

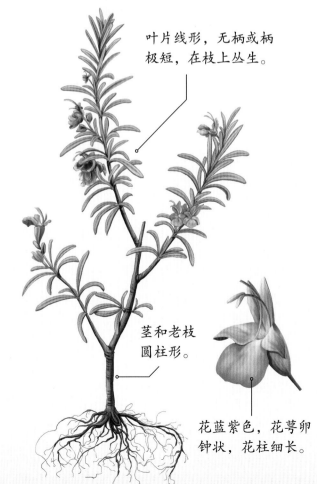

叶片线形，无柄或柄极短，在枝上丛生。

茎和老枝圆柱形。

花蓝紫色，花萼卵钟状，花柱细长。

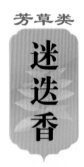

草部

藿香

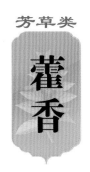

释名 兜娄婆香。

李时珍：豆叶称为藿，这种植物的叶子与豆叶很像，所以得名。

集解 掌禹锡：据《南州异物志》描述，海边诸国出产藿香，与都梁形似，叶似水苏，能放在衣服里。

李时珍：藿香方茎中空，叶与茄叶略像。李东垣、张洁古只取叶不用枝梗。现在的人二者都用，是因为叶常有假的。

附 藿香枝叶

气味 味辛，性微温，无毒。

主治 《名医别录》：消风水毒肿，去恶气，止霍乱心腹痛。

苏颂：治脾胃吐逆的要药。

张元素：助胃气，开胃生津，助饮食。

王好古：温中快气，肺虚有寒，上焦壅热，酒后口臭，煎汤漱口。

发明 李杲：本品的芳香气味能助脾胃，止呕逆，促进饮食。

王好古：藿香是手、足太阴经之药。入顺气乌药散，能补肺；入黄芪四君子汤，能补脾。

附方 冷露疮烂：取藿香叶、细茶等分，烧灰，用油在叶上调涂，贴敷在患处。

暑月吐泻：二两炒滑石，二钱半藿香，五分丁香，均研成末。每次用淅米泔水调服一二钱。

胎气不安：香附、藿香、甘草各二钱，研末。每次加盐少许，用开水调服二钱。

霍乱吐泻：藿香叶、陈皮各半两，水二盏，煎至一盏，温服。

升降诸气：一两藿香，五两炒香附，研末，每次取一钱用白汤点服。

香口去臭：藿香洗净煎汤，常含来漱口。

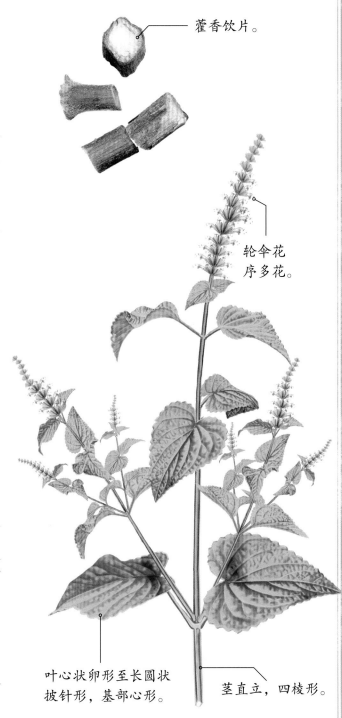

藿香饮片。

轮伞花序多花。

叶心状卵形至长圆状披针形，基部心形。

茎直立，四棱形。

薰草 零陵香

释名 蕙草、香草、燕草、黄零草。

李时珍：古时候降神要烧香草，所以称为薰、蕙，即熏蕙。薰，熏也。蕙，和也。《汉书》记载，香自烧，即为薰。也有人说，古人用这种草熏烟驱鬼邪，因此，称此草为薰，其说法也通。

集解 《名医别录》：薰草又名蕙草，喜欢潮湿的地方。三月采摘后阴干。有脱节的入药效果好。

李时珍：如今只有吴人栽种，货源还是很广的。

附 薰草

气味 味甘，性平，无毒。

李珣：味辛，性温，无毒。不能服用过量，会使人气喘。

《庚辛玉册》：本品伏三黄、朱砂。

主治 《名医别录》：止泪明目，治泄精，除臭秽恶气，治伤寒头痛，上气腰痛。

甄权：治鼻齆和鼻中息肉。

发明 李时珍：薰草气味芬芳，气辛散可上达，所以能治心腹恶气、齿痛、鼻塞。香气能养鼻，亦受脾胃喜爱。但不能服用过量，会引起气喘，耗散真气。

附方 **风牙疳牙**：洗炙后的零陵香和炒荜茇等分，研末，擦牙。

头风晕眩：真零陵香、藿香叶、炒莎草根等分，研末。每天三次分别用茶水送服二钱。

头风白屑：零陵香、白芷等分，用水煎汁，加蛋清搅匀，敷数十次能去根。

伤寒下痢：蕙草汤，蕙草、当归各二两，黄连四两，水六升，煮至二升，每天内服三次。

梦遗失精：薰草汤，薰草、人参、白术、白芍药、生地黄、茯神、桂心、炙甘草各取二两，加十二枚大枣、八升水，煮取三升，分两次服用。

附 蕙实

气味 味辛，性平，无毒。

主治 《名医别录》：明目补中。

附 根茎中涕

主治 《名医别录》：治中风面肿，伤寒恶寒发热汗出。止消渴热中，逐水。

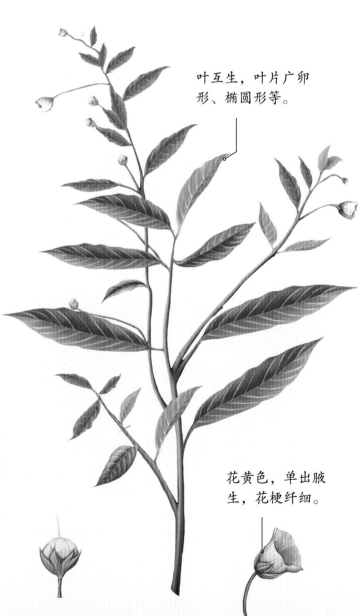

叶互生，叶片广卵形、椭圆形等。

花黄色，单出腋生，花梗纤细。

202

芳草类

兰草

释名 萌、水香、香水兰、女兰、燕尾香、大泽兰、省头草、都梁香。

李时珍：武冈州和临淮盱眙县的都梁山，出产这种香草。兰是一种能辟邪的香草。古人把兰和蕙都称为香草，现在人们只知道兰花却不了解兰草。

集解 《医经别录》：兰草产于太吴池泽一带，四、五月可以采。

陶弘景：方药俗人并不知道兰草用途。太吴之地，相传是吴国太伯的居所，因此得名。如今当地有煎泽草，称为兰香，或许就是这种植物。李当之曾说：是今人栽种的都梁香草。而泽兰也叫都梁香。

苏恭：兰，指的就是兰泽香草。圆茎，紫萼，八月份会开白色花，人们称其为兰香。常采摘水煮用来洗浴。一般兰草生长在溪涧水旁，寻常人家也多有栽种，目的是为了装饰庭院。兰草，也是陶弘景引注的煎泽草、都梁香。

陈藏器：兰草和泽兰是两种物品，却有着相同的名字，陶弘景并不知道，苏恭亦不能区别。兰草，生于泽畔，叶片光润，叶背小紫。五、六月可以采摘阴干，即都梁香。泽兰，叶片尖，表面有细毛，不光滑润泽，茎方，节紫。刚采摘时味微辛，阴干后仍然味辛。苏恭提到的八月开白花的植物，就是泽兰。标注兰草，是不对的。

李时珍：兰草和泽兰是同一类植物中的两个不同的品种。都喜欢在水旁潮湿的地方生长。二月老根长出成丛的苗，茎色紫，素枝，红节绿叶，叶对节生，有细齿，节长茎圆叶光润有分支的是兰草，泽兰节短叶有毛刺。本品在鲜嫩时能采摘后佩戴，八、九月后逐渐变老。

附　兰草叶

气味 味辛，性平，无毒。

主治 《神农本草经》：利水道，杀虫毒，辟不祥。久服能轻身健体，通神明。

《名医别录》：除胸中痰癖。

雷敩：生血，调气，养营。

李杲：生津止渴，润肌肉，治消渴胆瘅。

马志：煮水，浴风病。

李时珍：调月经，消痈肿，解牛马之毒。

陈藏器：主恶气，香泽可制膏抹发。

发明 李时珍：据《素问》云，人食五味，入脾胃，行精气。津液在脾内，使人口甘。如果有气上溢出，就会产生消渴。用兰治之，能消除陈气。

附方 解牛马之毒：兰草连同根、叶一起煎服。

多数头状花序在茎顶和枝端排成复伞房花序。

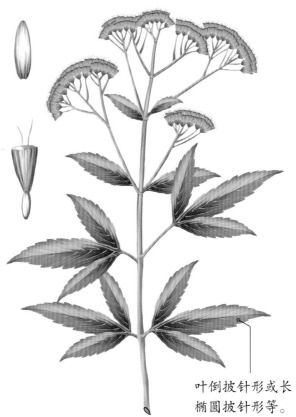

叶倒披针形或长椭圆披针形等。

草部

203

泽兰

释名 水香、都梁香、虎兰、虎蒲、龙枣、孩儿菊、风药。根名地笋。

李时珍：本草也被当作香泽，不独指它在池泽水旁生长之义。齐安人称之为风药，《吴普本草》称其为水香，陶弘景也叫它都梁香，现在通称为孩儿菊，与兰草为一物二种。它的根能吃，所以叫地笋。

集解 《名医别录》：泽兰生长在汝南的大水泽旁，三月三日采摘，阴干。

李时珍：吴普所言真泽兰，雷敩所指的大泽兰其实是兰草，小泽兰才是泽兰。

附 泽兰叶

修治 雷敩：不论是大泽兰还是小泽兰，入药前都要打碎研细，包在绢袋中，悬挂在屋南侧的角上，让其自然风干。

气味 味苦，性微温，无毒。

主治 《神农本草经》：哺乳妇女内衄，中风余疾，大腹水肿，身体四肢浮肿，骨节积水，金疮和痈疮脓肿。

《名医别录》：产后金疮内塞。

甄权：产后腹痛，频产血气耗伤，虚劳羸瘦，妇女血沥腰痛。

大明：产前产后各种疾病，通九窍，利关节，养血气，破宿血，消癥瘕，通小肠，长肌肉，除跌扑损伤的瘀血。治鼻血吐血，头风目痛，妇女劳瘦，男子面黄。

发明 李时珍：兰草、泽兰均性温且气味香浓，味辛散，是阴中的阳药，也是足太阴、厥阴经的引经药。脾喜芳香，肝宜辛散。脾气舒，则三焦通利正气和。肝郁散，则营卫流通。兰草走气道，利水道，除痰癖，杀蛊辟恶，是治消渴的良药；泽兰走血分，故治水肿，涂痈毒，破瘀血，消癥瘕，为妇科的良药。

附方 初起疮肿：把泽兰捣烂，覆盖在疮痈之上，效果很好。

小儿蓐疮：嚼泽兰心，再把它贴敷到溃破之处，有效。

产后水肿：血虚浮肿。泽兰、防己等分，研末，每次用醋汤调服二钱。

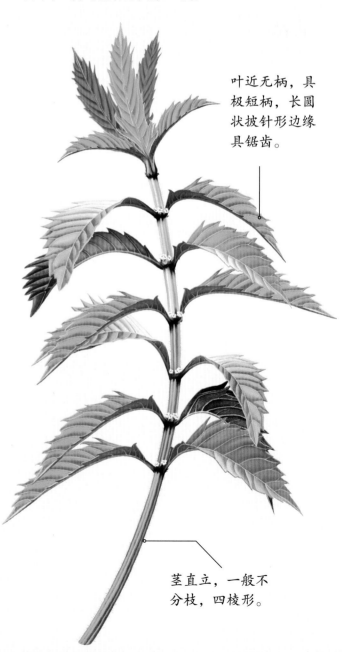

叶近无柄，具极短柄，长圆状披针形边缘具锯齿。

茎直立，一般不分枝，四棱形。

薄荷

释名 蕃荷菜、南薄荷、金钱薄荷。

李时珍：薄荷，出产苏州的入药最佳。

寇宗奭：为了区分另外一种龙脑薄荷，故又称为南薄荷。

集解 李时珍：现在人们常自己种植薄荷。二月老根长苗，清明时期分枝。茎方，红色，叶对生。吴、越、川、湖等地的人常用其来代替茶叶。《物类相感志》记载，采收薄荷时，一定要用隔夜的粪水浇灌，雨后适宜割收，这时的薄荷性凉。

附 薄荷茎叶

气味 味辛，性温，无毒。

主治 《唐本草》：伤寒发汗，恶气心腹胀满，霍乱，下气。

孙思邈：补肾气，辟邪毒，除劳气，香口气，洗漆疮。

甄权：驱邪发毒汗，通利关节，破血止痢。

苏颂：主伤风头风，通关格。治小儿风涎要药。

孟诜：祛心脏风热。

李杲：除风热，清头目。

李时珍：利咽喉口齿诸病，治瘰疬疥疮，风瘙瘾疹。涂蜂螫蛇咬伤，含漱去舌苔语涩。塞鼻止衄血。

发明 李时珍：薄荷入手太阴、足厥阴。辛能发散，凉能清利，擅长散热消风。治头痛、头风、眼目、咽喉、口齿等多种疾病，以及小儿惊风、瘰疬疮疥。

附方 **火毒生疮**：把薄荷煎汁，频繁涂抹患处，能立马痊愈。

舌苔语蹇：取薄荷天然汁与白蜜、姜汁涂搽。

清上化痰：薄荷为末，与蜜制成如芡子大的药丸，每次含服一丸。与白砂糖同服也可。

血痢不止：薄荷叶煎汤，常服。

眼弦赤烂：薄荷在生姜汁中浸一夜，晒干研末，每次取一钱，用开水泡洗患处。

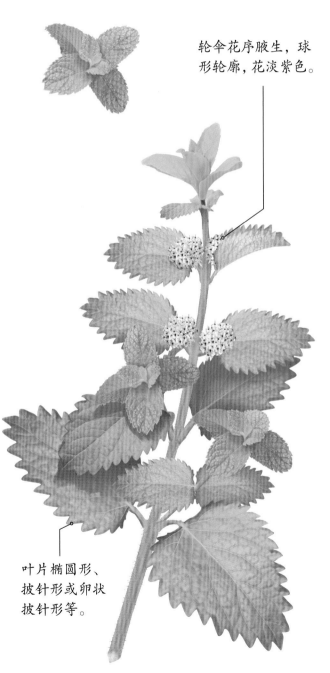

轮伞花序腋生，球形轮廓，花淡紫色。

叶片椭圆形、披针形或卵状披针形等。

芳草类

积雪草

释名 胡薄荷、地钱草、连钱草、海苏。

陶弘景：方药中一般不用积雪草，可能因其性寒凉才得名。

集解 李时珍：根据苏恭对薄荷的描述，有一种与其功用相似的蔓生植物。苏颂的《图经本草》记载了胡薄荷与薄荷类似，在江浙一带生长，味少甘，那里人称其为新罗薄荷。

附 积雪草茎叶

气味 味苦，性寒，无毒。

主治 《神农本草经》：大热，恶疮痈疽，浸淫赤熛，皮肤红肿，身热。

苏恭：捣敷热肿丹毒。

陈藏器：暴热，小儿寒热，腹内热结。

甄权：疗瘰疬、鼠瘘，寒热时节来往。

陈士良：主风气壅塞并攻胸膈。

李时珍：治赤眼，效果好。

附方 牙痛塞耳：积雪草，加水沟污泥共同捣烂，按牙痛的左右位置相对应填塞在左右耳内。

热毒痈肿：秋后采收的连钱草，阴干研末，加水调敷在肿痛之处。或者直接把生品捣烂敷。

男女血病：五钱积雪草，酒洗过的当归、生地黄，酒炒过的栀子仁、条黄芩，炒过的蒲黄、黄连、陈槐花。以上各药均取一钱。若上部出血，加一钱五分藕节；下部出血，加一钱五分地榆，二盅水，煎至一盅，内服，效果神奇。

女子少腹痛：夏季五月正开花时的积雪草，采摘后曝晒干，捣烂细筛成散。每次用二方寸匕药与好醋二小合搅拌。每天早起空腹时服用一剂，以知为度。

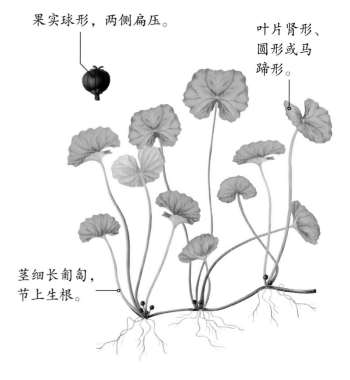

果实球形，两侧扁压。

叶片肾形、圆形或马蹄形。

茎细长匍匐，节上生根。

芳草类

苏

释名 紫苏、赤苏、桂荏。

集解 李时珍：紫苏、白苏都是在二、三月下种，或子在地自生。茎方，叶圆有尖，边有锯齿。生长在肥沃之地的苏，背面都是紫色的。趁紫苏嫩时摘其叶，能当蔬菜吃；或加盐、梅卤食用，味道很好。夏季还能用其熬汤饮。五、六月连根一起采收，根用火煨，再阴干，其叶能长期不落。

附 苏茎叶

气味 味辛，性温，无毒。

主治 《名医别录》：下气，除寒中，其子尤良。

苏颂：通心经，益脾胃，煮饮尤胜。

李时珍：发表解肌，散风寒。行气宽中，利肺消痰。温中和血又止痛，安胎定喘。解鱼蟹之毒，治蛇、犬咬伤。

发明 李时珍：紫苏味辛，入气分。色紫，入血分。与橘皮、砂仁配伍能安胎行气；与藿香、乌药同用，可止痛温中；与香附、麻黄同用，能解肌发汗；与芎藭、当归共用，能散血和血；与木瓜、厚朴同用，可解暑散湿，治霍乱、脚气；与桔梗、枳壳同用，可宽肠利膈；与杏仁、莱菔子同用，可定喘消痰。

附方 各种失血病：紫苏数量不限，放在大锅里，用水煎干，去渣，熬成膏，把炒熟的赤豆研末，制成如梧桐子大的药丸。每次用酒送服三五十丸，长期服用。

劳复食复：苏叶煮二升汁，饮之。亦可加生姜、豆豉。

感寒上气：三两苏叶，四两橘皮，四升酒，煮至一升半，分两次服下。

金疮出血：嫩紫苏叶与桑叶一起捣烂，贴敷在患处。

咳逆短气：二钱紫苏茎叶，一钱人参，一盅水，煎服。

附 苏子

气味 味辛，性温，无毒。

主治 《名医别录》：温中除寒，下气。

甄权：咳逆上气，冷气及腰脚中湿风结气。

寇宗奭：治肺气喘急。

李时珍：宽肠利膈，治风顺气，解鱼蟹毒。

发明 李时珍：苏子与苏叶功用相同。清利上下宜用子，发散风气宜用叶。

附方 风寒湿痹：把二两紫苏子，捣碎，用三升水，研磨取汁，再煮二合粳米，做成粥，加入葱、椒、姜、豉食用。

顺气利肠：紫苏子、麻子仁等分，研烂，用水滤汁，用米煮粥共同食。

消渴变水：炒紫苏子、炒萝卜子各三两，研末。每次用桑根白皮煎汤送服二钱，一日三次。

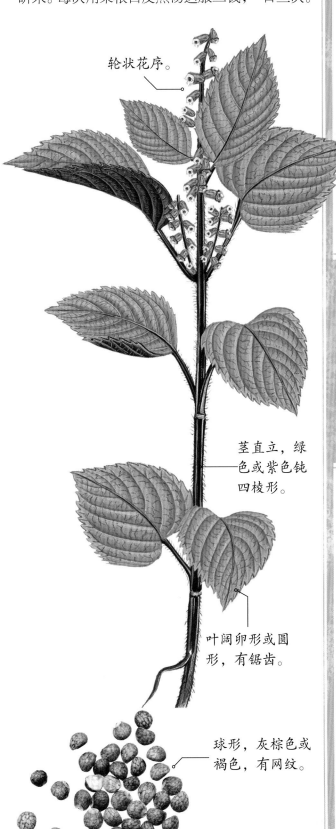

轮状花序。

茎直立，绿色或紫色钝四棱形。

叶阔卵形或圆形，有锯齿。

球形，灰棕色或褐色，有网纹。

草部

菊

释名 节华、女节、女华、治蔷、日精。

李时珍：据陆佃《埤雅》描述，菊，本作"蘜"，从鞠。鞠，穷也。《月令》提到，菊在九月开黄花。花期到此时就穷尽了，故得此名。节华之名，也是取其与节候相应。崔实说女节、女华，是菊华的名称。治蔷、日精，则是菊根的名称。《抱朴子》：仙方中所说的日精、更生、周盈，皆是菊的名称，不过是对根、茎、花、实不同的叫法而已。

集解 《名医别录》：菊花生长在雍州川泽及

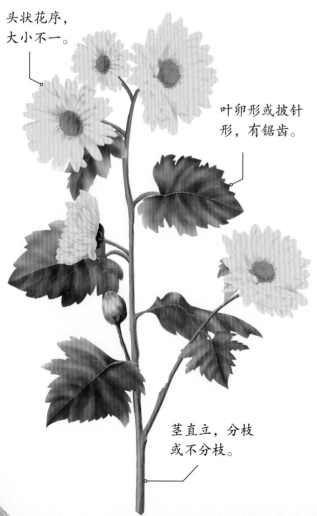

头状花序，大小不一。

叶卵形或披针形，有锯齿。

茎直立，分枝或不分枝。

田野。正月采其根，三月采其叶，五月采其茎，九月采其花，十一月采其果实，均阴干。

陶弘景：菊分为两种，一种有紫色的茎，气香，味甘，其叶可做羹食用，此为真菊。另一种茎大而色青，作蒿艾气，味道苦不能吃，名苦薏，不是真菊。

李时珍：菊花的品种有百种，宿根自生，茎叶花色，各不相同。宋人刘蒙泉、范致能、史正志都著有《菊谱》，也没能收录完全。其茎有株蔓，颜色有紫、赤、青、绿；叶子有大、小、浓、薄、尖、秃的差异；花也有千叶单叶、有心无心、有子无子、黄白红紫、间色深浅、大小的差别。其味道有甘、苦、辛的区分。同时还有夏菊、秋菊、冬菊之分。通常选用单叶味甘者入药。

附 花（叶、根、茎、实与之相同）

气味 味苦，性平，无毒。

李杲：味有苦、有甘，性寒，可升可降，属阴中微阳。

李时珍：《神农本草经》云，菊花味苦，《名医别录》记载菊花味甘。诸家以味甘者为菊，苦者为苦薏，只选味甘者入药。按张华《博物志》说，菊有两种，苗花是一样的，只有味存在很小的差异，味苦的不能吃。范致能《谱》序，说只有甘菊一种可食用，也可入药。其他的黄菊和白菊二种花，味道都苦，虽然不能食用，却都可入药。白菊治头风效果最好。依据这两处说法，我们知道菊有甘苦两类，食用须用甘菊，入药则诸菊皆可，但不能用名为苦薏的野菊。故景焕在《牧竖闲谈》中说，真菊可延年，野菊泄人。这与黄精可增益寿命，钩吻杀人的意义相同。

主治 《神农本草经》：治诸风头眩肿痛、目欲脱流泪，皮肤死肌，恶风湿痹。长期服用可利血气，身轻，延年益寿。

《名医别录》：治反复腰痛，除胸中烦热。安肠胃，利五脉，调养四肢。

甄权：治头目风热，晕眩摔倒，脑骨头疼，身上一切游风令消散，利血脉。

张元素：养目血，除翳膜。

附 白菊

气味 味苦、辛，性平，无毒。

主治 陶弘景：治风眩，能令发色不白。

陈藏器：染发和胡须令黑。与巨胜、茯苓制蜜丸服用，治风眩，使容颜不老。

发明 李时珍：菊在春季生长，夏季繁茂，秋季开花，冬季结果实。受四时之气，经风霜雨露，枯叶不落，槁花不凋，味道甘中有苦，性禀平和。过去人们说它能除风热，补阴益肝，却不知道它得金水的精华尤多，能补益金水二脏。

用来治疗诸风头痛。黄菊入金水阴分；白菊者，入金水阳分；红菊，行妇人血分。均可入药。其苗可当蔬菜，叶与花都可食用，根实可入药，盛入袋中可做枕头，酝酿成酒可饮，从头到尾没有一处不可用。圣贤之人将其比作君子，神农视其为上品，隐士采其入酒，文人骚客采食其花瓣。

附方 疔肿垂死：菊花一握，捣汁一升，入口即活，这是一剂神方。

风热头痛：菊花、石膏、川芎各三钱，研成末。每次服一钱半，用茶送服。

瘰疬未破：将野菊花根捣烂，煎酒服下。再用其渣外敷，可自行消退，即使不消也会破掉。

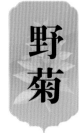

隰草类

野菊

释名 苦薏。

李时珍：薏，是莲子之心。此物味苦相似，故同名。

集解 陈藏器：苦薏生长在泽畔，茎像马兰，花像菊。菊味甘而薏味苦，常言说"苦如薏"就是这个意思。

李时珍：原野上苦薏很多，长得与菊没有差别，但其叶薄、小且多尖。花小，蕊多，像蜂窠形状。气味苦辛惨烈。

附 根、叶、茎、花

气味 味苦、辛，性温，有小毒。

主治 陈藏器：调中止泄，破血，适宜妇人腹内宿血。

李时珍：治痈肿疔毒，瘰疬、眼瘜。

附方 痈疽疔肿：将带茎的野菊花捣烂，酒煎热服，取汗。再将药渣敷在患处即可痊愈。

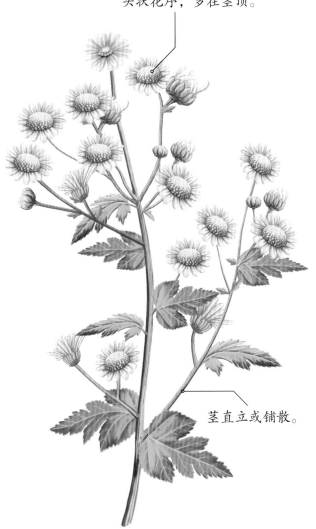

头状花序，多在茎顶。

茎直立或铺散。

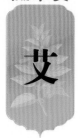

隰草类

艾

释名 冰台、医草、黄草、艾蒿。

李时珍：陆佃的《埤雅》中记载，《博物志》言将冰削圆，举起来向着太阳，把艾放在底下，可以点燃。或许冰台这个名字就是这样来的。医家常用艾灸治百病，所以也叫它灸草。一灼谓之一壮，以壮人为法。

集解 李时珍：这种草在田野之地生长。二月宿根生出苗后长成丛。它的茎是白色的，高四五尺。叶子向四边展开，形状与蒿相似，有五个尖，枝丫上还有小尖，表面青，背白，上有一层软且厚的茸毛。七、八月间，叶子中间长出像车前穗一样的花穗，细花、结出一串串的果实挂满枝条。霜降后变枯。通常在五月五日连茎一起收割，晒干收叶。

附 艾叶

修治 李时珍：通常选用陈久的艾叶，将它修治变细、变软，叫作熟艾。如果用生艾灸火，会伤到人的肌脉。所以孟子说，若得了七年的病，取三年的陈艾。弄干净后放在石臼内，用木杵捣熟，去掉渣滓，把白色部分再捣，直到像绵般柔软。用的时候焙干，这样灸火才得力。加到妇人用的丸散药中，必须使用熟艾，用醋煮干，制成饼，烘干后再研末使用。若加入糯糊制饼，或用酒炒，都不好。

气味 味苦，性微温，无毒。

李时珍：艾叶味苦而辛，生温熟热，可升可降，属于阳。入足太阴、厥阴、少阴之经。可搭配苦酒、香附子使用。

主治 《名医别录》：艾灸治百病。可作煎，止吐血下痢，下部生疮，妇人漏血，利阴气，生肌肉，避风寒，使人有子。制作煎剂时不能见风。

李时珍：温中，逐冷排湿。

发明 孟诜：在春天采嫩艾可做菜吃，或者做成如弹子大的馄饨，吃三五个，再吃点饭压一压，治疗一切鬼恶邪气，长期食用可止冷痢。或者用嫩艾做成干饼，配生姜煎服，不仅止泄痢还可治产后泻血，效果特别好。

李时珍：生用艾叶，微苦太辛。熟用的话，太苦微辛。生温熟热，是纯阳的药品，可取太阳真火，可回垂绝元阳。服用它则可走三阴，除去各种寒湿，把肃杀之气变为融和之气。灸用可使各经通透，因此能治百种病邪。

附方 伤寒时气：用干艾叶三升，加水一斗，煮取一升，每顿服。

妊娠伤寒：用如鸡子大的艾叶，配酒三升，煮余二升半，分为两次服。

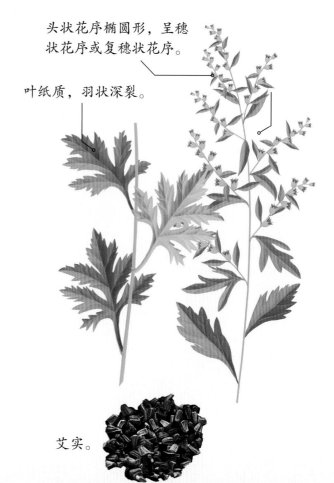

头状花序椭圆形，呈穗状花序或复穗状花序。

叶纸质，羽状深裂。

艾实。

咽喉肿痛：将嫩艾捣碎，取汁，慢慢咽下。

附 艾实

(气)(味) 味苦、辛，性温，无毒。

(主)(治) 甄权：可明目，治一切鬼气。

大明：壮阳，助水脏腰膝，及暖子宫。

(附)(录) 夏台（《名医别录》："有名未用"）

李时珍：艾也叫冰台，此名夏台。艾灸可治百病，能回绝气。夏台也有此功效，可能是同一种东西，所以附在艾后。

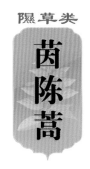

隰草类
茵陈蒿

(释)(名) 陈藏器：此虽蒿类，经冬不死，更因旧苗而生，故名茵陈后加"蒿"字。

李时珍：张揖的《广雅》及《吴普本草》都将其视为因尘，不知原因为何。

(集)(解) 李时珍：昔人大多将茵陈当作一种蔬菜种植，所以用山茵陈入药，区别家茵陈。洪舜俞的《老圃赋》云："酣糟紫姜之掌，沐醯青陈之丝。"这时的淮扬人，在二月二日会采野茵陈苗，做成饼吃。后人因为方士不同的说法，才将它们混淆。山茵陈，在二月长苗，茎像艾。叶子如淡色的青蒿，背面色白，叶歧紧细且扁整。九月开出黄色的细花，果实像艾子大小。花、实类似庵䕡的花、实，部分植物没有花、实。

附 茵陈蒿茎叶

(气)(味) 味苦，性平、微寒，无毒。

甄权：其味苦、辛，有小毒。

张元素：苦，甘。阴中微阳。入足太阳经。

(主)(治) 《神农本草经》：治风湿寒热邪气，热结黄疸。久服可使身体轻盈，抗衰老。

大明：石茵陈，治天行时疾，发热发狂，头痛晕眩，风眼疼痛，瘴疟。女人癥瘕，以及伤损之证。

(发)(明) 寇宗奭：张仲景用它治伤寒热甚、全身发黄，效果极好。有一僧人因伤寒后发汗不彻底，身体残留邪热，全身发黄，一年都不愈。服用此药，五日病减三分之一，十日病减三分之二，二十日病愈。

(附)(方) 茵陈羹：将茵陈切细，做成羹食。生食亦可。有除大热，去黄疸，治伤寒头痛，风热瘴疟，利小便的功效。

眼热赤肿：山茵陈、车前子等分，煎汤调服茶调散，反复服用。

疬疡风病：两握茵陈蒿，一斗五升水，同煮取七升。先用皂荚汤洗一遍，次用这种汤洗，汤冷后换新汤。隔天洗一次，若不这样，则会有痛感。

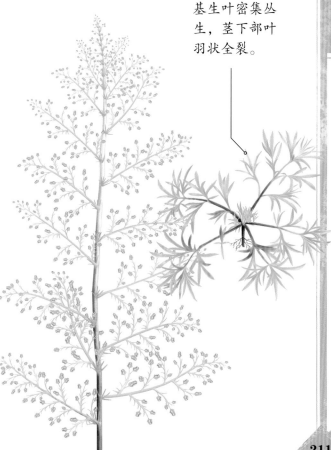

基生叶密集丛生，茎下部叶羽状全裂。

草部

隰草类

青蒿

释名 草蒿、方溃、菣、香蒿。

李时珍：晏子云：草类中长得比较高的就是蒿。在《尔雅》中诸蒿，只有菣被单独称之为蒿，因为其叶背为青色，而其他蒿类叶背都是白色的缘故。

集解 《名医别录》：青蒿生长在华阴的川泽之地。

李时珍：青蒿在二月长苗，茎像手指般粗细、肥实柔软，茎和叶的颜色都为深青色。叶子与茵陈有些许相似，但面背都呈青色。它的根硬且白。七、八月开出很香的细黄花。果实像麻子，中间有细子。

修治 雷敩：凡使，只选全草中部应用。到膝便会上仰，至腰又会下俯。用子则不用叶，用根则不用茎。如果四样同时用，会造成瘤疾。采到叶子后，用七岁小儿的尿，泡上七天七夜，滤出来晒干。

附 青蒿叶、青蒿茎、青蒿根、青蒿子

气味 味苦，性寒，无毒。

主治 大明：补中益气，轻身补劳，驻容颜，长毛发令黑，杀风毒，去心痛热黄。生时捣成汁服并贴用。

李时珍：治疗疟疾寒热。

发明 李时珍：青蒿得春木少阳之气，因此能治少阳、厥阴血分的病。按《月令通纂》所说，伏内庚日，采青蒿挂在门庭里，可以辟邪。阴干研成末，分别在冬至、元旦各服二钱。观此，青蒿治疗鬼疰伏尸，应该有效。

附方 虚劳寒热：在八、九月青蒿成实的时候去采收，除掉枝梗，用童子尿浸泡三天，晒干研末。每次服二钱，用一个乌梅，煎汤服下。

疟疾寒热：一握青蒿，配二升水，捣汁服用。

牙齿肿痛：一握青蒿，煎水漱口。

附 青蒿子

气味 味甘，性冷，无毒。

主治 李时珍：其功效与菁蒿叶相同。

附方 积热眼涩：三月三或五月五，采其花或子阴干研末。每次用井华水空腹服用二钱。长期服用可明目，即使夜间也能看书。

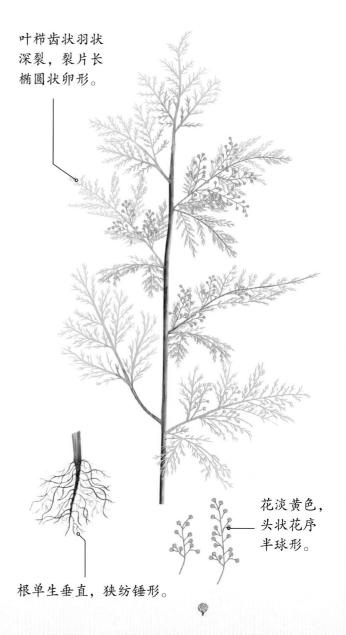

叶栉齿状羽状深裂，裂片长椭圆状卵形。

花淡黄色，头状花序半球形。

根单生垂直，狭纺锤形。

草部

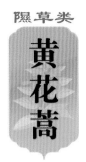

黄花蒿

释名 臭蒿。

集解 李时珍：无论香蒿还是臭蒿通称为草蒿。这种蒿的颜色是绿带淡黄色，气辛味臭不可食，人们通常采其来做酱、黄酒曲。

附 黄花蒿子

气味 味辛，性凉，无毒。

主治 大明：治痨病，下气开胃，止盗汗和邪气。

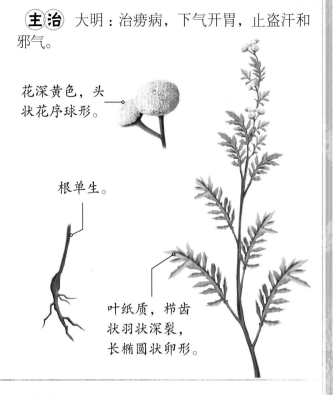

花深黄色，头状花序球形。

根单生。

叶纸质，栉齿状羽状深裂，长椭圆状卵形。

牡蒿

释名 齐头蒿。

集解 《名医别录》：牡蒿，生长在田野中。五月和八月适合采摘。

李时珍：三、四月是齐头蒿长苗的时候，它的叶子形状扁，根部窄，梢处秃歧。嫩的时候可以吃，它是鹿吃的九草之一。秋天会开细黄花，果实像车前子，因为里面的子细微到看不清，所以人们常认为他没有子。

附 牡蒿苗

气味 味苦、微甘，性温，无毒。

主治 《名医别录》：可益气，充肌肤，还会让人暴肥。不能长期服用，会使血脉满盛。

李时珍：捣汁服，治阴肿。

附方 疟疾寒热：用齐头蒿的根、滴滴金根各一把，擂生酒一盏，在没发病前服用。用药渣敷在寸口，男左女右。两天就能好。

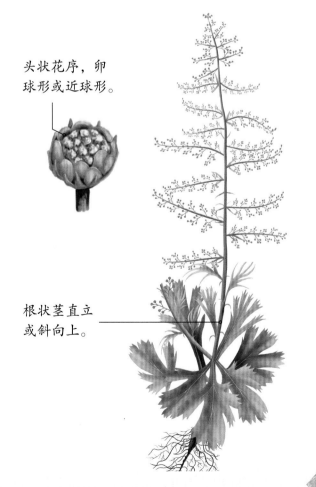

头状花序，卵球形或近球形。

根状茎直立或斜向上。

草部

茺蔚

隰草类

释名 益母、益明、贞蔚、野天麻、土质汗。

李时珍：这种草和它的子都长得充盛密蔚，因此得名茺蔚。它有明目益精气的作用，适合妇人使用，所以叫益母、益明。又因为它的枯茎类似于麻，所以称野天麻。到夏至它就变得干枯，所以就有了夏枯这个名称。

集解 《名医别录》：茺蔚生长在海滨池泽，五月适合采摘。

李时珍：水湿的地方茺蔚长得繁茂。初春时会长出像嫩蒿一样的苗，到了夏天就有三四尺长，茎方像黄麻茎。叶子像艾叶但背面色青，梗上有三片带尖歧的叶子。一节有一寸长，节节都长穗，丛簇抱茎。四、五月间，在穗内开出红紫或微白的小花。其草生时有臭气，夏至后就枯萎，其根白色。

附 茺蔚子

修治 李时珍：凡用，微炒香，或者蒸熟使用。

在烈日下曝晒，去壳，取其仁。

气味 味辛、甘，性微温，无毒。

主治 李时珍：治风解热，顺气活血，养肝益心，安魂定魄。调理女人经脉，产后胎前的各种病症。长期服用可使人易孕。

附方 产后血闭：不下者。益母草汁一小盏，入酒一合，温服。

痔疮下血：益母草叶，捣汁饮之。

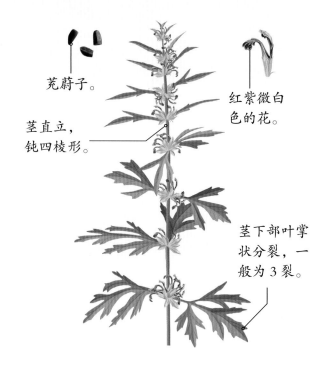

茺蔚子。

红紫微白色的花。

茎直立，钝四棱形。

茎下部叶掌状分裂，一般为3裂。

夏枯草

隰草类

释名 夕句、燕面、铁色草。

集解 李时珍：生长在原野间。苗有一二尺高，它的茎略方。叶子对节生，与旋覆叶相似但更长更大带有细齿，背面色白有纹。茎端有一二寸长的穗，其中有淡紫小花，每穗有细子四粒。

附 夏枯草茎叶

气味 味苦、辛，性寒，无毒。

主治 《神农本草经》：治寒热瘰疬、鼠瘘头疮。破癥，散瘿结气。祛除脚肿湿痹，使身体轻盈。

发明 朱震亨：夏枯草有补养厥阴血脉之功，退寒热，体虚可用。若实者，配上行散的药物，外用艾灸，也能逐渐起效。

草部

李时珍：黎居士的《易简方》认为，夏枯草可治眼睛疼，用砂糖水泡一夜再用。取它能解内热，缓和肝火的功效。

附方 **明目补肝：**半两夏枯草，配一两香附子，同研成末。每次用腊茶汤服一钱。

产后血晕：将夏枯草捣绞取汁，服一盏，效果非常好。

瘰疬马刀：六两夏枯草，水二盅，煎七分，饭后温服。体虚者，可煎汁熬成膏服用。再外涂患处，兼用十全大补汤配上香附、贝母、远志最好。这种药物能生血，是治疗瘰疬的神药。

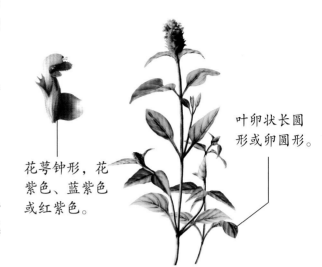

叶卵状长圆形或卵圆形。

花萼钟形，花紫色、蓝紫色或红紫色。

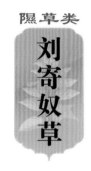

隰草类
刘寄奴草

释名 金寄奴、乌藤菜。

李时珍：按李延寿《南史》所言，宋高祖刘裕，小字寄奴。他在伐获新洲时，遇到一条大蛇，用箭射伤了它。第二天再到那里时，听到杵臼的声音，寻声而去就看到几个穿着青衣的童子在榛林中捣药。刘寄奴询问他们在做什么，童子说：我们的主人被刘寄奴射伤，现配药敷贴。刘寄奴问：那为什么不杀了他？童子回答说：刘寄奴是一个有帝王之命的人，不可以杀。刘寄奴大叱，童子们就被吓跑了。于是他收了药回到家。每次遇到有金疮伤的，敷上就能痊愈。因此称这种草为刘寄奴草。

集解 **李时珍：**刘寄奴茎直上生长，叶子好似苍术糙涩，正面色深背面色淡。九月，茎的顶端分开好几枝，一枝上攒簇十朵白瓣黄蕊、菊状的小花。花期过后有白絮。它的子像苦荬子，细长。

修治 **雷敩：**通常只用其果实。用布擦去薄壳，拌酒蒸，从巳时到申时，晒干待用。

气味 味苦，性温，无毒。

主治 《名医别录》：下血止痛，治产后余疾，止金疮血，极效。

李时珍：小儿尿血，用新鲜者研成末服用。

附方 **折伤瘀血：**刘寄奴、骨碎补、延胡索各取一两，水二升，煎七合，加入酒及童子尿各一合，顿温服下。

血气胀满：取刘寄奴穗实研成末，每次酒煎服三钱。药量不能多，否则会让人吐利。这是一种可破血的神药。

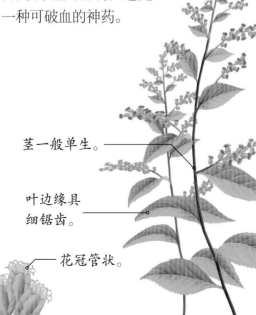

茎一般单生。

叶边缘具细锯齿。

花冠管状。

李时珍：旋覆，是手太阴肺、手阳明大肠经药。其功用均为行水下气、通血脉。李卫公说嗅它的花有损眼睛。

附方 **中风壅滞**：旋覆花，洗净焙干，研成末，炼蜜制成梧桐子大小的药丸。睡觉前用茶汤服五丸至十丸。

月蚀耳疮：把旋覆花烧后研末，用羊脂调和外涂。

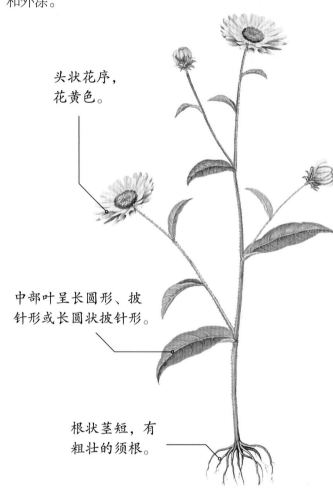

头状花序，花黄色。

中部叶呈长圆形、披针形或长圆状披针形。

根状茎短，有粗壮的须根。

隰草类

旋覆花

释名 金沸草、金钱花、滴滴金、盗庚、夏菊、戴椹。

集解 李时珍：此花形如金钱菊。在水泽边野生的，花小瓣单；家养的，花大蕊簇，这是受土壤贫瘠肥沃不同的影响而形成。其根又细又白。

附 旋覆花

修治 雷敩：采来的花，要去掉花蕊、壳皮和蒂子，从巳时蒸至午时，晒干备用。

气味 味咸，性温，有小毒。

主治 《神农本草经》：结气胁下满，惊悸，除水，除五脏间寒热，补中下气。

甄权：主水肿，逐大腹，止呕逆开胃助饮食。

发明 朱震亨：寇宗奭说它行痰水，去头目风，是走散的药物。体虚的病人，不能多吃，冷利大肠，宜戒此药。

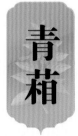

隰草类

青葙

释名 草蒿、昆仑草、鸡冠苋。子名草决明。

李时珍：青葙的子和决明子功效相同，因而有草决明之名。因其花叶像鸡冠，嫩苗像苋，所以叫它鸡冠苋。

集解 李时珍：青葙长在田野间，嫩苗像苋能吃，能长到三四尺高。苗、叶、花、实与鸡冠花区别很小。但鸡冠花穗或大而扁，或成团。这种草在梢间长出花穗，长四五寸，状如兔尾，有水红色和黄白色。子在穗中，与鸡冠子和苋子一样难以辨别。

草部

附　青葙茎、叶

修治　雷敩：烧铁杵臼，再捣后用。

气味　味苦、性微寒，无毒。

主治　《名医别录》：除恶疮疥虱痔蚀，下部
匿疮。
　　苏恭：捣成汁服用，能疗温疠。

附　青葙子

气味　味苦、性微寒，无毒。

主治　大明：去五脏邪气，益脑髓，镇肝明
耳目，强筋健骨，除风寒湿痹。

发明　李时珍：青葙子与决明子、苋实功效
相同，都可治眼疾。

附方　鼻衄不止：晕眩欲死。将三合青葙子
汁灌入鼻中。

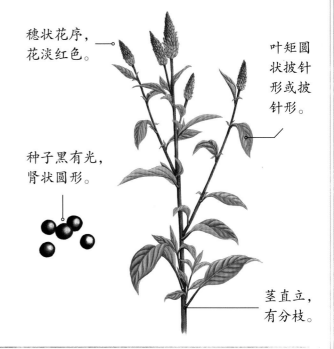

穗状花序，
花淡红色。

叶矩圆
状披针
形或披
针形。

种子黑有光，
肾状圆形。

茎直立，
有分枝。

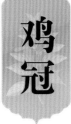

隰草类

鸡冠

释名　李时珍：根据花的形状而得名。

集解　李时珍：鸡冠随处可见。三月长苗，
到了夏天，有的会长到五六尺高，而矮的只有
几寸。叶子青柔，比白苋菜窄，梢有赤脉。茎
为赤色，有圆有扁，有筋隆起。六、七月，在
梢间开红、白、黄色花。有的穗圆长而尖，很
像青葙的穗；有的穗扁卷而平，像雄鸡的冠；
有的花大，能围一二尺，一层层地卷出，非常
可爱。穗中有子，细黑光滑，与苋实一样。

附　鸡冠子

气味　味甘，性凉，无毒。

主治　陈藏器：止肠风便血，赤白痢。

附　鸡冠花

气味　味甘，性凉，无毒。

主治　李时珍：痔漏下血，赤白下痢，崩中
赤白带下，分赤白用。

附方　赤白下痢：鸡冠花煎酒服，红鸡冠花治
赤痢，白鸡冠花治白痢。

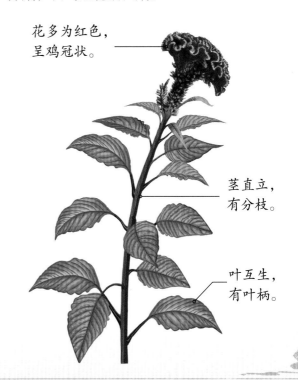

花多为红色，
呈鸡冠状。

茎直立，
有分枝。

叶互生，
有叶柄。

草部

217

大蓟小蓟

释名 虎蓟、马蓟、猫蓟、刺蓟、山牛蒡、鸡项草、千针草、野红花。

李时珍：蓟，其花如髻。被称为虎、猫，是因为它的苗形状狰狞的缘故。称作马，是因为外形较大。叫牛蒡，是其根与牛蒡根相似。叫鸡项，是因为茎像鸡项。千针、红花，均是指其花的外形。

集解 苏恭：大小蓟的叶子虽然很相似，但功效却不同。大蓟生在山谷，其根可治疗痈肿；小蓟生在平泽，能破血，但不能消肿。

附 大蓟根叶

气味 味甘，性温，无毒。

主治 《名医别录》：治女子赤白沃，安胎，止吐血和鼻衄，可让人体健硕。

附 小蓟根苗

气味 味甘，性温，无毒。

主治 大明：治热毒风邪，祛胸膈烦闷，开胃下食，退热，补虚损。苗：生研汁服，去烦热。

发明 苏恭：大小蓟都能破血，但大蓟可疗痈肿，而小蓟不能。

附方 心热吐血：口干。把刺蓟叶和根，捣绞取汁，每次服用二小盏。

金疮出血：不止。将小蓟苗捣烂外涂。

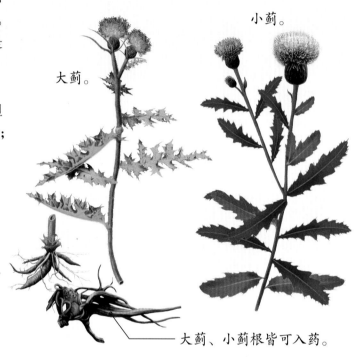

小蓟。

大蓟。

大蓟、小蓟根皆可入药。

续断

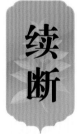

释名 属折、接骨、龙豆、南草。

李时珍：续断、属折、接骨，都是根据它的功效来命名的。

集解 《名医别录》：续断多生长在常山山谷

中，七、八月份采收，阴干。

吴普：出产于梁州，七月七日收采。

附 续断根

修治 雷敩：凡采来后，将根横切，锉之，除去硬筋，用酒泡一伏时，焙干入药用。

气味 味苦，性微温，无毒。

主治 《名医别录》：妇人崩中漏血，金疮血内漏，止痛生肌，踠伤恶血腰痛，关节缓急。

甄权：去各种温毒，通宣血脉。

发明 李时珍：宋时张叔潜，知剑州时，有部下得了血痢。一位医生用一两平胃散，配二钱半川续断末，每次取二钱，用水煎服后痊愈。绍兴壬子，会稽流行痢疾，张叔潜的儿子传入此方，非常有效。治小儿痢疾也很有效。

附方 打扑伤损：将接骨草叶捣烂罨之，立刻见效。

小便淋沥：把生续断捣绞，服其汁。

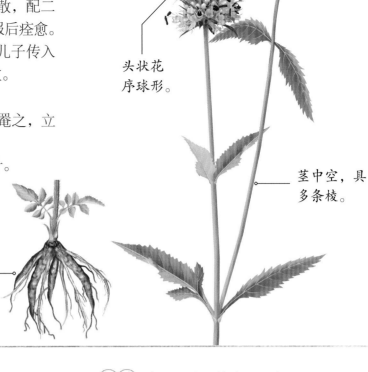

头状花序球形。

茎中空，具多条棱。

主根或在根茎上生出数条，侧根细长疏生。

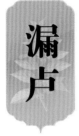

隰草类

漏卢

释名 野兰、荚蒿、鬼油麻。

李时珍：房屋的西北，黑暗的地方叫漏。通常黑色的物件叫卢。这种草和其他草不同，在秋后会黑，所以才有漏卢之称。

集解 《名医别录》：漏卢生长在乔山山谷，八月采其根。

李时珍：按沈括《梦溪笔谈》中所言，今医家所用的漏卢实为飞廉。飞廉亦名漏卢，苗似苦芙，根像牛蒡绵头。采收后用其根。今闽中的漏卢，茎像油麻，六七寸高，深秋则如漆般枯黑，采收时用苗，乃是真漏卢。

附 漏卢根苗

修治 雷敩：采得漏卢，细锉，拌入生甘草再蒸，从巳时到申时，拣出来晒干用。

气味 味苦、咸，性寒，无毒。

主治 《名医别录》：止遗尿。热气疮痒如麻豆，可用其做浴汤。

大明：通小肠，泄精尿血，疗肠风，治风赤眼，小儿壮热，扑损，续筋骨，乳痈瘰疬金疮，止血排脓，补血长肉，通经脉。

发明 李时珍：漏卢下乳汁，消热毒，排脓止血，生肌杀虫。所以李东垣将其作为手、足阳明药。古方中治疗痈疽发背，第一选择就是漏卢汤。庞安常用漏卢叶治痈疽时行痘疹病。若没有就用山栀子代替，也是因其性寒能解热的缘故。

附方 乳汁不下：二两半漏卢，十条蛇蜕炙焦，瓜蒌十个烧存性，研末。每次用温酒调服二钱，良久用热羹汤投服，乳通即停。

腹中蛔虫：漏卢研末，用饼臛调服方寸匕。

历节风痛：筋脉拘挛。半两漏卢麸炒，地龙去土炒半两，研末，二两生姜取汁，加三两蜜，同煎三五沸，加入五合好酒，盛起。每次三杯酒，调末一钱，温服。

草部

219

剂，可以步行又快又远，力量增大。《神农本草经》《名医别录》也将其列为良药。

（附方）疳䘌蚀口：用飞廉蒿烧灰捣筛，用二钱匕，外敷痛处。

飞廉

（释名）漏卢、木禾、飞雉、天荠。

（集解）李时珍：飞廉属蒿类。苏颂的《图经本草》中怀疑海州所图漏卢就是飞廉。沈括的《梦溪笔谈》也说飞廉根如牛蒡而绵头。古方"漏卢散"下云：选有白茸的。那么这个"有白茸"的，无疑就是飞廉了。今考究两者的功效相差无几，或许通用亦可，难道是同类中不同的品种，才使古今名称不同吗？

附 飞廉根及飞廉花

（修治）雷敩：每次用根，要把粗皮刮去，杵细，用苦酒拌一夜，漉出，晒干后杵细待用。

（气味）味苦，性平，无毒。

（主治）苏恭：治疳蚀，杀虫。
李时珍：治头风眩晕。

（发明）李时珍：葛洪的《抱朴子》记载，单服飞廉可轻身健体、延年益寿。又言服飞廉煎

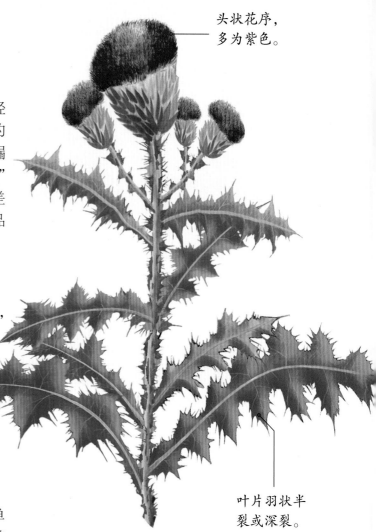

头状花序，多为紫色。

叶片羽状半裂或深裂。

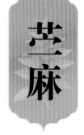

苎麻

（释名）李时珍：苎麻可用来绩纻，故称为纻。通常麻丝中细者，叫绉，粗的为纻。

（集解）寇宗奭：苎像荨麻，花像白杨一样有穗，每朵花有数十穗，色青白。
李时珍：苎就是家苎。此外，还有山苎、野苎。叶面紫色为紫苎；叶面青，背白，为白苎。都可刮洗煮食来救荒，味道很好。它的子呈茶褐色，九月采集，二月可种。宿根可自生。

附 苎麻根
（气味）味甘，性寒，无毒。

草部

主治 大明：治心膈热，胎漏下血，产前后心烦，天行热疾。大渴大狂者，因服金石药而心热者，署治毒箭蛇虫咬伤。

发明 朱震亨：苎根能补阴通滞血。

附方 痰哮咳嗽：苎根煅存性，研末，食生豆腐蘸三五钱，即刻见效。若不行，可取二三片肥猪肉蘸食。

附苎麻叶

气味 味甘，性寒，无毒。

主治 李时珍：金疮伤折血出，瘀血。

发明 李时珍：苎麻叶散血奇效。五月五日收取，与石灰捣成团，晒干收好。遇有金疮折损者，研末敷之，即刻止血，且易结痂。

附方 骤然水泻：用五月五日采的麻叶阴干研末，每次服二钱，用冷水调下。期间不能吃热的东西，只吃冷食。小儿半钱。

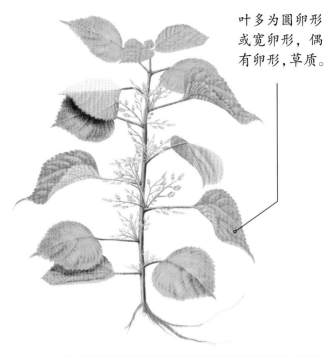

叶多为圆卵形或宽卵形，偶有卵形，草质。

隰草类

苘麻

释名 白麻。

集解 李时珍：苘麻，今之白麻。叶像桐叶大，成团、有尖，六七月开黄花。果实有齿，如半磨形，嫩青发黑。中子状如黄葵子，外形扁黑，茎洁白、轻虚。北方人取皮做成麻。

附 苘麻实

气味 味苦，性平，无毒。

主治 李时珍：治眼翳瘀肉，倒睫。

附 苘麻根

主治 苏颂：古方用它治痢。

附方 一切眼疾：一升苘麻子，研末。把獖猪肝切成片，蘸药末炙熟，再蘸再炙，蘸尽药末，再研成末。每次服一字，陈米饮下，一天服三次。

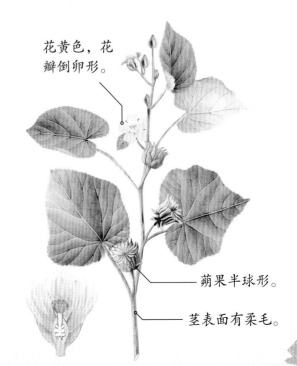

花黄色，花瓣倒卵形。

蒴果半球形。

茎表面有柔毛。

蠡实

释名 荔实、马蔺子、马楝子、马薤。

李时珍:《尔雅》云,莳,马帚也。这就是荔草,据说能做马刷,并因此得名。河南、北方人叫其铁扫帚。

集解《名医别录》:蠡实生在河东川谷,五月采实,阴干。

李时珍:蠡草,长在荒野中,就地丛生,一本二三十茎,苗三四尺高,叶中抽茎,开花结实。

附 蠡实

修治 李时珍:入药前需炒过。用醋拌炒可治疝。

气味 味甘,性平,无毒。

苏颂:山人服用它,说大温,很有效。

主治 苏恭:金疮内出血,痈肿。

李时珍:小腹疝痛,腹内冷积,水痢诸病。

附方 寒疝诸疾:一升马蔺子,每取一把,拌面煮食。服完即愈。

喉痹肿痛:气喘严重。八钱马蔺子,六钱牛蒡子,研末,空腹温酒服方寸匕。

附蠡实花、茎及根、叶

主治《名医别录》:疗喉痹。

李时珍:主痈疽恶疮。

发明 李时珍:北方田野人患胸腹饱胀的人,取马楝花捣凉水饮服,泄数次即可痊愈。

附方 沙石热淋:七枚马蔺花烧,旧笔头二七枚烧,一合粟米炒,研末。每次用酒服三钱,一天服两次。

一切痈疽:发背恶疮。取铁扫帚与松毛、牛膝,一起用水煎服。

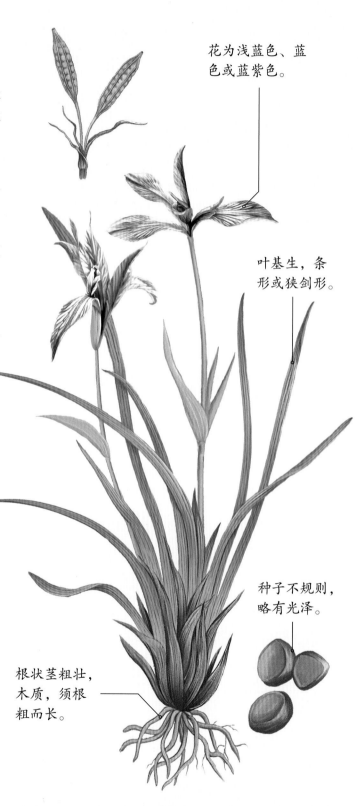

花为浅蓝色、蓝色或蓝紫色。

叶基生,条形或狭剑形。

种子不规则,略有光泽。

根状茎粗壮,木质,须根粗而长。

恶实

释名 鼠粘、牛蒡、大力子、蒡翁菜、便牵牛、蝙蝠刺。

集解 《名医别录》：恶实生于鲁山的平泽。

附 恶实子

修治 雷敩：凡用拣净，拌酒蒸，直待重复出现白霜，用布擦去，焙干捣成粉。

气味 味辛，性平，无毒。

主治 《名医别录》：明目补中，除风伤。

李时珍：消斑疹毒。

发明 李杲：鼠粘子，有四种功效，治风湿瘾疹，去咽喉风热，散诸肿疮疡之毒，利凝滞腰膝之气。

附方 头痛连睛：鼠粘子、石膏等分，为末，茶清调服。

风热浮肿：咽喉闭塞。一合牛蒡子，半生半熟，研末，热酒服一寸匕。

附 恶实根、茎

气味 味苦，性寒，无毒。

主治 甄权：治面目烦闷，四肢不健。通十二经脉，洗五脏恶气。常作菜食，令人身轻。

孟诜：除胀壅。治一切肿毒，祛皮间如有虫行。

发明 苏颂：用根做脯食特别好。茎叶适合煮汁、酿酒服用。冬月里采根，蒸熟曝干再入药。

附方 热攻心烦：把牛蒡根捣汁一升，饭后分两次服用。

一切风疾：牛蒡根一升，配生地黄、枸杞子、牛膝各三升，用袋子装好，泡在三升无灰酒内，每次随意饮用。

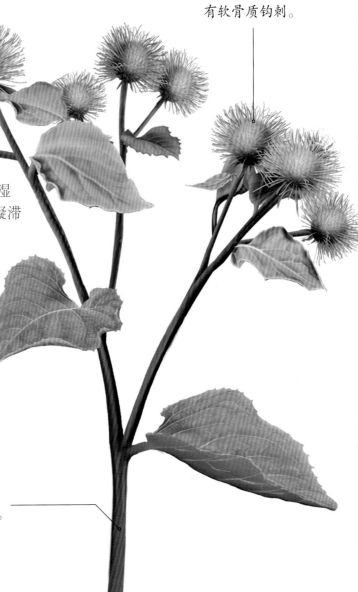

头状花序，顶端有软骨质钩刺。

茎一般紫红或淡紫红色，有条棱。

草部

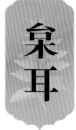

隰草类

枲耳

释名 胡枲、常思、苍耳、卷耳、道人头。

集解 李时珍：周定王的《救荒本草》记载，苍耳，叶色青白，类似于黏糊菜叶。秋天结实，比桑椹子短小且刺多。它的嫩苗炸熟，水浸淘可拌食，饥荒时能救人。它的子，炒去皮，研为面，可以做饼亦可熬成油点灯。

附 枲耳实

修治 大明：炒熟入药，去刺再用，或拌酒蒸过再用。

气味 味甘，性温，有小毒。

主治 甄权：治肝热，明目。
李时珍：炒香泡酒服之，可祛风补益。

附方 大腹水肿：小便不利。苍耳子灰、葶苈末等分。每天两服，一服二钱水下。
眼目昏暗：一升枲耳实，研末，配半升白米煮粥，长期食用。

附 枲耳茎、叶

修治 雷敩：入药前先去心。取黄精，用竹刀切细搅拌，从巳时蒸至亥时，去黄精，阴干再用。

气味 味苦、辛，性微寒，有小毒。

主治 陈藏器：挼叶放在舌下，使涎出，可治眼睛发黄嗜睡。烧灰与腊猪脂调和，封疔肿可出根。煮酒服，可治狂犬咬毒伤。

发明 李时珍：苍耳叶，长时间服用可祛风热，但忌猪肉及风邪，不然就会全身起赤丹。

附方 大风疠疾：嫩苍耳、荷叶等分，研末，每次用温酒服二钱，每日服两次。
一切疔肿：严重者，捣苍耳根叶，与小儿尿绞汁，冷服一升，一天服三次，可除根。
突发恶疮：苍耳、桃皮为屑，放于疮中。
面上黑斑：苍耳叶焙成末，饭后米汤调服一钱，一月痊愈。
赤目生疮：二两苍耳末，一钱乳香，烧烟嗜鼻一钱。
产后诸痢：苍耳叶捣绞汁，日服三四次，每次温服半中盏。

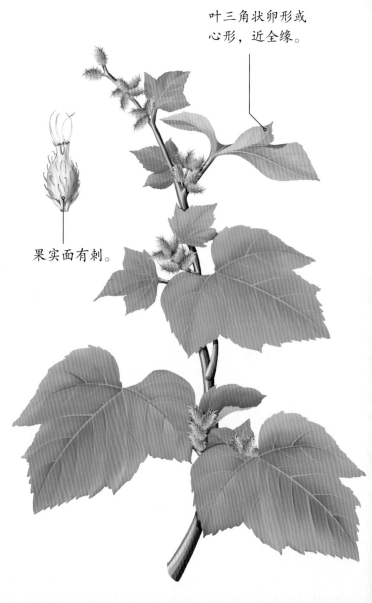

叶三角状卵形或心形，近全缘。

果实面有刺。

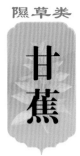

甘蕉

释名 芭蕉、天苴、芭苴。

李时珍：按陆佃《埤雅》描述，蕉叶不落，一叶舒开则一叶焦，所以称之为焦。干物为巴，巴亦焦意。

集解 李时珍：据万震《南州异物志》记载，甘蕉就是芭蕉，草类。看上去如树株，大者有一围多。叶宽一到二尺，长一丈有余。

气味 味甘，性大寒，无毒。

主治 吴瑞：生食可破血，愈合金疮，解酒毒。干者，解肌热烦渴。

李时珍：除小儿客热，压丹石毒。

附 芭蕉根

气味 味甘，性大寒，无毒。

主治 苏恭：捣烂敷肿，除热毒。捣汁服用，可治产后血胀闷。

大明：治天行热狂，烦闷消渴，患痈毒及金石发动，燥热口干，均可绞汁服用。也可治疗头风游风。

附方 一切肿毒：芭蕉根捣烂涂上。

消渴饮水：骨节烦热。生芭蕉根捣汁，随时饮一二合。

产后血胀：捣芭蕉根绞汁，温服二三合。

附 芭蕉叶

主治 李时珍引《太平圣惠方》：肿毒初发，研末，与生姜汁涂抹。

附方 初起肿毒：芭蕉叶、熨斗内烧存性，配入轻粉、加麻油调涂。一日三次，可消可破，不留瘢痕。

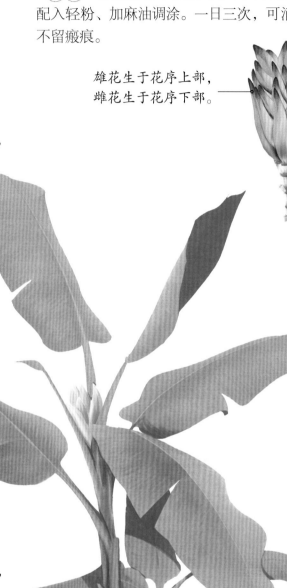

雄花生于花序上部，雌花生于花序下部。

茎直立，植株高。

叶片长圆形，基部圆形或不对称，叶柄粗壮。

草部

225

隰草类

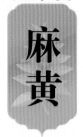

麻黄

释名 龙沙、卑相、卑盐。

集解 李时珍：其根皮色黄赤，长的近一尺。

附 麻黄茎

修治 陶弘景：折去其节、根使用，水煮十余沸，用竹片撇去浮沫。根节能止汗。

气味 味苦，性温，无毒。

李时珍：凡服麻黄药，须避风一日，否则病复作。

主治 大明：通九窍，调血脉，开皮肤毛孔。

李时珍：散赤目肿痛，水肿风肿，产后血滞。

发明 苏颂：张仲景治伤寒，有麻黄汤及葛根汤、大小青龙汤，都用麻黄。

李时珍：麻黄乃肺经的专药，为发散肺经火郁之药。

附方 伤寒黄疸：一把麻黄，去节用绵裹之，配五升酒，煮取半升，顿服取小汗。春季用水煮。

风痹冷痛：去根麻黄五两，二两桂心，共研末，配二升酒，慢火煎如饧。热酒调服一匙，出汗为止。

天行热病：一大两麻黄去节，用四升水煮，去沫，取二升，去渣，放入一匙米、豉，做成稀粥。先用热汤洗浴后，再吃粥，盖厚被发汗，就会痊愈。

附 麻黄根节

气味 味甘，性平，无毒。

主治 陶弘景：止汗，夏月用杂粉扑之。

发明 李时珍：麻黄可发汗，而根节止汗功效甚好。自汗有风湿、伤风、风温、气虚、血虚、脾虚、阴虚、胃热、痰饮、中暑、亡阳、柔痓等证，都可以随证加用。当归六黄汤加麻黄根，治疗盗汗特别快。

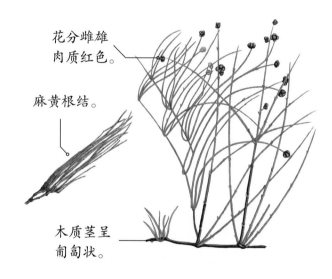

花分雌雄肉质红色。

麻黄根结。

木质茎呈匍匐状。

隰草类

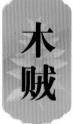

木贼

释名 李时珍：木贼有节，面糙而涩。治木骨，用之搓擦干净光洁，如同木之贼。

集解 李时珍：丛丛直上，二三尺长，形如凫茈苗和粽心草，茎中空有节，比麻黄稍粗，没有枝叶。

附 木贼茎

气味 味甘，性微苦，无毒。

主治 李时珍：解肌，止血止泪，除风湿，疝痛，大肠脱肛。

发明 李时珍：木贼性温，味微甘苦，中空而轻，属阳中之阴，主升、浮。与麻黄形、性相同，因而能发汗解肌，升散火郁风湿，治疗眼目各种血疾。

附方 急喉痹塞：木贼，以牛粪火烧存性，用冷水服一钱，血出即可。

目昏多泪：木贼去节，苍术泔浸，各用一两，研末。每次用茶调服二钱。或制蜜丸服用。

月水不断：炒三钱木贼，一盏水，煎七分，每天温服一次。

误吞铜钱：木贼研末，配鸡子白调服一钱。

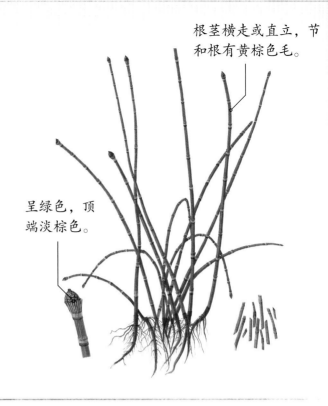

根茎横走或直立，节和根有黄棕色毛。

呈绿色，顶端淡棕色。

附方 破伤出血：嚼烂灯心草，外敷，立刻止血。

衄血不止：一两灯心研末，入一钱丹砂，米饮，每服二钱。

夜不能睡：灯心草煎汤代茶饮。

湿热黄疸：四两灯草根，酒、水各半，入瓶内煮半日，露一夜，温服。

隰草类

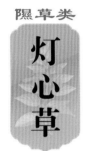

灯心草

释名 虎须草、碧玉草。

集解 李时珍：它与龙须为一类草，但龙须更紧小而瓤实。此草稍粗而瓤虚白。

附 灯心草茎及根

修治 李时珍：灯心很难研，用粳米粉浆染后，晒干研末，入水澄清，漂浮在上面的就是灯心，晒干再用。

气味 味甘，性寒，无毒。

主治 张元素：可泻肺，治阴窍涩而不利，行水，除水肿癃闭。

李时珍：降心火，止血通气，止渴散肿。烧灰加入轻粉、麝香，治疗阴疳。

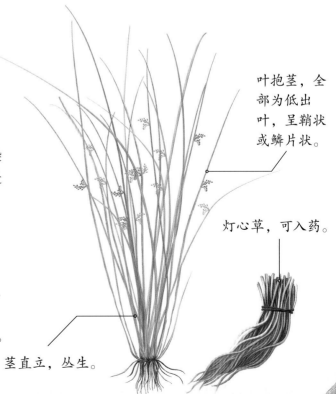

叶抱茎，全部为低出叶，呈鞘状或鳞片状。

灯心草，可入药。

茎直立，丛生。

草部

地黄

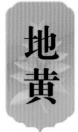

释名 芐、芑、地髓。

李时珍：《尔雅》云，芐，地黄。郭璞云，江东呼为芐。罗愿云，芐以沉下者为贵，故字从下。

附 干地黄

修治 李时珍：《神农本草经》中记录的干地黄是生地黄干燥处理后得来的。其制法是：用一百斤生地黄，挑出六十斤肥大的洗净，晒至皮微皱。把剩下的洗净，放在木臼中捣绞药汁直到干尽，投入酒后再捣，用捣出的汁搅拌之前的六十斤地黄，然后曝晒干或焙干待用。

气味 味甘，性寒，无毒。

雷敩：忌铜铁器，令人肾消并发白，男损营，女损卫。

李时珍：如果用姜汁浸泡生地黄就不泥膈，酒制则不妨胃。鲜地黄大多性寒，干者性凉。

主治 大明：生地黄，能提升心胆之气，强筋壮骨，安魂定魄，惊悸劳伤，心肺虚损，吐血鼻衄，妇人崩中血晕。

附 生地黄

气味 性大寒。

主治 《名医别录》：妇人崩中，出血不止，产后血气上涌导致心闷绝。受伤胎动下血，落胎不坠，跌打损伤腕折，瘀血滞留，鼻衄吐血，皆可捣汁饮用。

发明 甄权：体虚多热者适宜使用生地黄。

李时珍：《神农本草经》所说的干地黄，大多为阴干、晒干或烘干的，故言生用较好。《名医别录》云，生地黄，是新掘鲜者。诸家本草皆指干地黄为熟地黄，虽主治证同，而凉血补血之功稍异，所以今别出熟地黄一条于下。

附 熟地黄

修治 李时珍：近时造法，多选用重可沉于水肥大的生地黄，用好酒和缩砂仁末拌匀，放在柳木甑内，再置于瓦锅内蒸透后，取出晾干，再用砂仁酒拌蒸晾干，如此重复九次。

气味 味甘、微苦，性微温，无毒。

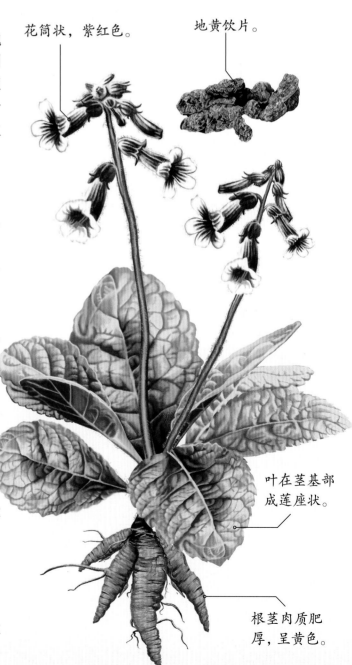

花筒状，紫红色。

地黄饮片。

叶在茎基部成莲座状。

根茎肉质肥厚，呈黄色。

牛膝

释名　牛茎、百倍、山苋菜、对节菜。

李时珍：《神农本草经》称其为百倍，是隐语。意为其滋补力之强，如牛般有力。叶似苋，其节对生，因而也被称为山苋、对节。

集解　李时珍：牛膝称为土牛膝，到处都有，不能食用。北方和四川中部人家栽培的最好。秋收种子，春播种。通常色白且直的牛膝较贵，但去白汁后入药，不如留皮的效力大。嫩苗可以当菜。

附　牛膝根

修治　李时珍：现入药只用泡过酒的牛膝根。若下行当选生品，若滋补得焙干后用，或用酒拌蒸后用。

气味　味苦、酸，性平，无毒。

主治　《神农本草经》：除寒湿痿痹，四肢拘挛，膝痛不可屈伸，逐血气，治伤热发炎溃烂，堕胎。长期服用轻身耐老。

王好古：强壮筋骨，补肝脏风虚。

发明　朱震亨：牛膝有引各药下行的功效，适合筋骨痛风在下部者。土牛膝春夏时宜用其叶，根则秋冬时用，唯叶汁疗效最好。

李时珍：牛膝是足厥阴、少阴之药。功效有二，配酒可补肝、肾；生品能除恶血。治腰膝骨痛、足痿阴消、失溺久疟、伤中少气等证。

附方　口舌生疮：牛膝泡酒煎服或含漱。

金疮疼痛：生牛膝捣烂外敷，即刻止痛。

劳疟积久：一握长大牛膝，生切，用六升水，煮取二升，分三次。清早、未发作、临近发作时各服一次。

妇人血块：土牛膝根，洗净切碎，焙干捣末，酒煎温服，效果极佳。福州人单用牛膝。

牙齿疼痛：牛膝研末含漱。烧灰涂牙间亦可。

附　牛膝茎叶

主治　李时珍：其功效与根相同。可除寒湿痿痹，老疟淋秘，诸疮疡。适合春夏使用。

附方　气湿痹痛：腰膝疼痛。一斤牛膝叶，切碎，加三合米。豉汁中煮粥，与盐酱一起空腹食用。

疟久不愈：一把牛膝茎叶，切碎，泡入三升酒中，令略有酒气服用。不过三剂便好。

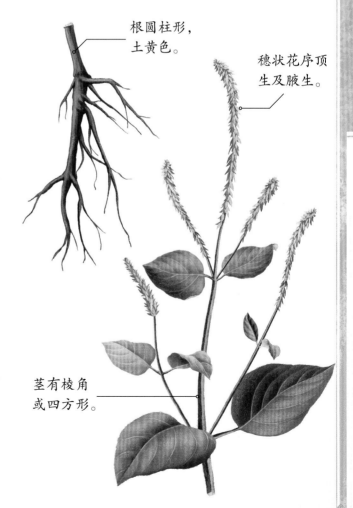

根圆柱形，土黄色。

穗状花序顶生及腋生。

茎有棱角或四方形。

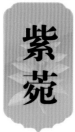

隰草类

紫菀

释名 青菀、紫蒨、返魂草、夜牵牛。

李时珍：其根柔宛呈紫色，所以叫紫菀。许慎《说文解字》作"茈菀"，《斗门方》称其为返魂草。

集解 李时珍：以牢山出产的紫菀最好，沂兖以东均有。有人会用被赤土染过的车前、旋覆根冒充。紫菀是肺病要药。肺本自亡津液，又服走津液药，为害滋甚，不可不慎。

附 紫菀根

修治 雷敩：用其之前要去须，去掉头和土，用东流水洗净，泡入蜜中一宿，天亮时焙干备用。一两紫菀根，配二分蜜。

气味 味苦，性温，无毒。

主治 甄权：补虚下气，劳气虚热。

大明：调中，消痰止渴，润肌肤，添骨髓。

王好古：益肺气，主息贲。

附方 妇人小便：不出。将紫菀研成末，用井华水送服三撮，小便即通。尿血者，服五撮即止。

肺伤咳嗽：五钱紫菀，加一盏水，煎七分，一天三次。

久咳不愈：一两紫菀、一两款冬花、半两百部，捣碎、过筛为末。每次三钱，配三片姜、一个乌梅煎汤。每天两次。效果极好。

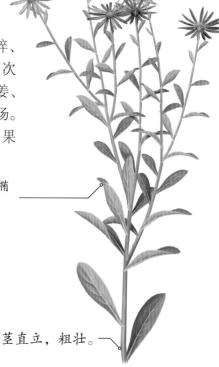

叶长圆状或椭圆状匙形。

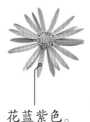

花蓝紫色。

茎直立，粗壮。

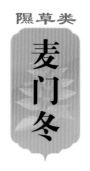

隰草类

麦门冬

释名 禹余粮、忍冬、不死药、阶前草。

集解 李时珍：古人入药只选野生，后世移栽的使用较为普遍。其方法是：四月初采其根，种到肥沃的黑沙地里。每年六月、九月、十一月分别施肥和灌溉。在夏至的头一天挖出根，

洗净晾晒收好。也可以种其籽，但比较慢。

附 麦门冬根

修治 李时珍：凡入汤剂时，必须用滚水浸湿，稍时抽去心，或用瓦焙软，趁热去心。如果制丸、散剂，须用瓦焙热，再自然冷却，反复三四次，这样既不损伤药力，也容易干燥。或用汤浸后捣成膏。用酒浸捣捶，作滋补药用。

气味 味甘，性平，无毒。

主治 陈藏器：去心热，止烦热。祛寒热体劳，下痰饮。

草部

大明：治五劳七伤，安魂定魄，止嗽。治肺痿吐脓，时疾热狂头痛。

发明 李时珍：赵继宗《儒医精要》记载，麦门冬与地黄相使，能使人头发黑，补精髓，通肾气，平喘，润泽肌肤，除各种恶气不洁之疾。如果单用君药无效，是独行无功矣。此方适合火气壮之人使用，气弱胃寒者不宜。

附方 劳气欲绝：一两麦门冬，二两炙甘草，半合粳米，二枚枣，十五片竹叶，二升水，煎汤一升，分三次服之。

衄血不止：五钱麦门冬（去心）、生地黄各五钱，水煎服，立即止血。

乳汁不下：麦门冬去心，焙干研末。每次三钱，酒磨犀角约一钱，温热调下，不过两次见效。

咽喉生疮：脾肺虚热上攻导致者。一两麦门冬，半两黄连，研末，炼成梧桐子大的蜜丸。每次服二十丸，麦门冬煎汤送下。

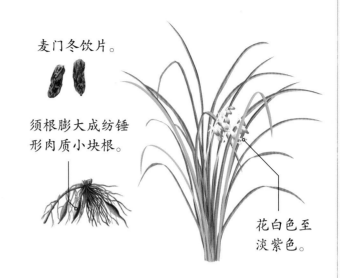

麦门冬饮片。

须根膨大成纺锤形肉质小块根。

花白色至淡紫色。

隰草类
萱草

释名 忘忧、疗愁、丹棘、鹿葱。

集解 李时珍：萱草，五月抽茎开花，六月可开花四朵左右，有红黄紫三种颜色，早开晚落，直到深秋。结三角形果实。又名黄花菜。

附 萱草苗、花

气味 味甘，性凉，无毒。

主治 大明：煮食，治小便赤涩，身体烦热，除酒疸。

李时珍：消食，利湿热。

附 萱草根

主治 寇宗奭：大热衄血，研汁一大盏，配半盏生姜汁，一点点喝下。

李时珍：吹乳，乳痈肿痛，捣碎用酒服，药滓可外敷。

附方 小便不通：萱草根煎水频繁饮用。

全身水肿：鹿葱根叶，晒干研末，加席下尘半钱，饭前米汤送服二钱。

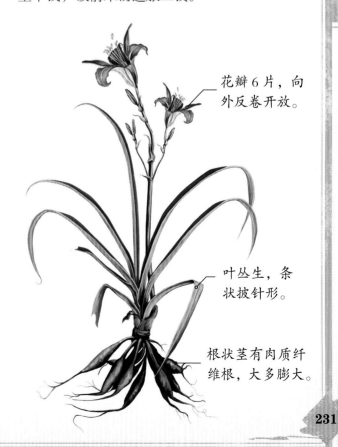

花瓣6片，向外反卷开放。

叶丛生，条状披针形。

根状茎有肉质纤维根，大多膨大。

隰草类
淡竹叶

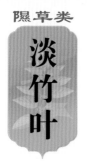

释名 根名碎骨子。

李时珍：竹叶是以象形取名。因其根能堕胎遂取名碎骨。

集解 李时珍：生于田野随处可见。春天长出数寸高的苗，叶绿茎细，就像竹米落地长出的细竹茎叶。一根上有数十根须，与麦门冬一样，须上结子，但更硬，可随时采摘。八、九月抽茎，结小长穗。民间捣其汁液与米一起做酒曲，芳香浓烈。

气味 味甘，性寒，无毒。

主治 李时珍：淡竹叶，去烦热，利小便，清心。其根，能堕胎、催生。

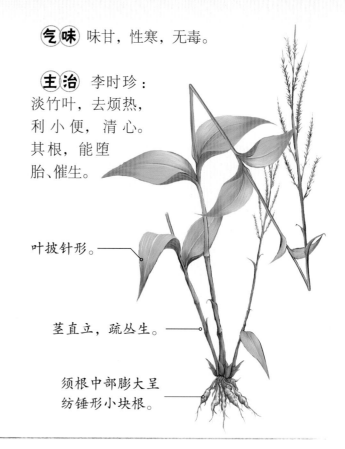

叶披针形。

茎直立，疏丛生。

须根中部膨大呈纺锤形小块根。

隰草类
鸭跖草

释名 鸡舌草、碧竹子、竹鸡草、竹叶菜、蓝姑草。

李时珍：竹叶菜，多生长于平原。三、四月出苗，紫茎竹叶，嫩叶能吃。四、五月开花，形似飞蛾，两叶像翅膀，碧绿色，结如鸟喙一样尖的角，其中有如小豆般大小的实。豆中有状如蚕屎、灰黑有皱的细子。巧匠取其花汁制成颜料作画，或作彩羊皮灯，色碧绿如黛。

附 鸭跖草苗

气味 味苦，性大寒，无毒。

主治 大明：与赤小豆煮食，下水气湿痹，利小便。

李时珍：消喉痹。

附方 喉痹肿痛：鸭跖草取汁点喉。

下痢赤白：鸭跖草煎汤，每日服。

小便不通：一两竹鸡草，一两车前草，捣汁，加少许蜜，空腹时服用。

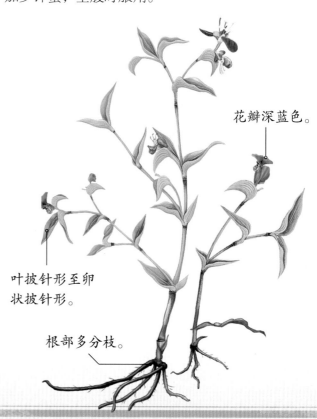

花瓣深蓝色。

叶披针形至卵状披针形。

根部多分枝。

葵

释名 露葵、滑菜。

李时珍：据《尔雅翼》云：葵，即揆。葵凭借自己的"感知"预测太阳的方位，不让自己的根部受其照射。乃智以揆之得名。古人采摘葵要等露水被蒸消以后，所以也称其为露葵。现在的人依其滑利的药性叫它滑菜。

集解 李时珍：葵菜，为常食菜。葵有紫茎、白茎两种，其中白茎为佳。花小叶大，花色紫黄。最小的叫鸭脚葵。葵实如指尖大，皮扁且薄，实内的子像榆荚仁般轻虚。四、五月间种的可以留种子。六、七月种秋葵，八、九月种冬葵，过完年收采。正月又种的是春葵。

附 葵叶

气味 味甘，性寒、滑。无毒。

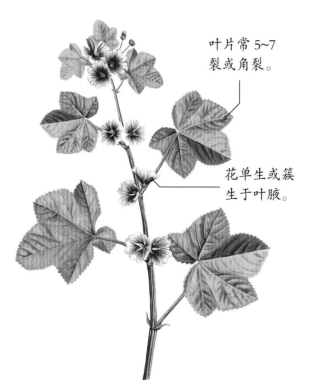

叶片常 5~7 裂或角裂。

花单生或簇生于叶腋。

主治 孙思邈：为脾之菜。宜脾，利胃气，滑大肠。

苏颂：疏导积滞，孕妇吃了，胎滑易生。

发明 张从正：长期患大便涩滞的人，当吃葵菜，能自行通利，因其性滑利，能润养窍道。

李时珍：唐代王焘《外台秘要》描述，天行斑疮，疮头有白浆，是由恶毒邪气引发的。高宗永徽四年，这种疮从西域传入内地。只煮葵菜叶拌蒜齑，吃后就好了。还有《太平圣惠方》记载，小儿发斑，慢慢地喂点生葵菜叶汁，就能消其邪气。

附方 汤火伤疮：将葵菜研末外敷。

附 冬葵子

气味 味甘，性寒、滑。无毒。

主治 陶弘景：消丹石之毒。

李时珍：通大便，消水气，治痢滑胎。

发明 李时珍：葵的气味很薄，因其淡滑属阳，才能利窍通乳，消肿滑胎。葵的根、叶和子功效相同。陈自明《妇人良方》记载，产妇气脉壅塞，乳汁不通，积酿成痈毒，以及经络凝滞，乳房胀痛，可用炒香的葵菜子、缩砂仁等分，研末，再用热酒服二钱。此药可补血养气，通营卫，使津液通行，效果极佳。

附方 痎疟邪热：将阴干的冬葵子研末，酒服二钱。正中午采葵花搓手，也可。

小便血淋：葵子一升，加水三升，煮汁，每天服三次。

倒生口噤：冬葵子炒黄，研末，取二钱匕用酒送服。

伤寒劳复：取葵子二升，梁米一升，煮粥食用。患者出汗即可痊愈。

果扁球形，种子肾形。

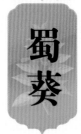

隰草类

蜀葵

释名 戎葵、吴葵。

陈藏器：《尔雅》云，菺，就是戎葵。郭璞注云：今蜀葵。

李时珍：罗愿《尔雅翼》将吴葵写作"胡葵"，说"胡"即"戎"。

集解 李时珍：今人家庭院中种植蜀葵。春初种子，冬月的宿根也能自行长苗，嫩时可当菜吃。其叶与葵菜叶、丝瓜叶类似，但更大且有歧叉。小满过后抽茎，茎秆高五六尺。花像木槿花，但略大，颜色深红、浅红、紫黑色、白色各不相同。有单叶、千叶的差别。古人记述它叶密茎疏，花萼翠绿，花瓣鲜艳，金黄色的花粉，浅红色的花蕊。只有红白两种颜色的可入药。它的果实如指头大，皮薄而扁，果实里的仁与马兜铃仁和芜荑仁类似，极易成活。蜀葵秸秆的皮，能织布捻绳。

附 蜀葵苗

气味 味甘，性微寒，滑。无毒。

孙思邈：不能久服，会让人心智迟钝。被狗咬伤的人吃蜀葵苗，伤口不易愈合。

主治 孙思邈：除客热，利肠胃。

李时珍：做菜吃，能滑窍治淋，润燥易产。

附 蜀葵根茎

主治 陈藏器：治客热，利小便，散脓血恶汁。

发明 寇宗奭：四时采取红色、单叶的蜀葵根，阴干。对带下、排脓血恶物等病症有很好的疗效。

附方 肠胃生痈：治疗内痈败血，腥臭污秽，脐腹冷痛，可用怀忠丹排脓下血，单叶红蜀葵根、白芷各一两，白枯矾、白芍药各五钱，同时研末，熔化黄蜡，与药末调和成梧桐子大小的丸。每天早晨空腹时，用米汤服下二十丸。脓血全部排完后，服十宣散补虚体。

小儿口疮：将赤蜀葵茎炙干，研末，调和蜂蜜，让小孩含在嘴里。

小便尿血：蜀葵茎，搭配无灰酒送服方寸匕，一天服三次。

附 吴葵华

气味 味咸，性寒，无毒。

主治 李时珍：治带下，目中溜火，和血润燥，通窍，利大小肠。

发明 张元素：蜀葵花，阴中之阳。红者治赤带、血燥。白者治白带、气燥。因二者皆有寒滑润利的功效。还有紫葵花，能加入染须发的方药中使用。

附方 横生倒产：将蜀葵花研末，用酒送服方寸匕。

痎疟邪热：白蜀葵花，阴干，研末，冲服。正中午摘花搓手，亦可。

误吞针线：煮蜀葵花汁服用。

妇人带下：脐腹冷疼，面色萎黄，日渐虚弱。取蜀葵花一两，阴干为末，清晨空腹取二钱匕，温酒送服。赤带用红蜀葵，白带用白蜀葵。

附 蜀葵子

气味 味甘，性冷，无毒。

主治 大明：治淋涩，通小肠，催生落胎，疗水肿，治各种疮疥并瘢疵赤靥。

发明 李时珍：杨士瀛《仁斋直指方论》记录，炒过的蜀葵子，配宣毒药中使用效果极好。又有催生方：蜀葵子二钱、滑石三钱，同研末。

草部

取用东流水送服五钱，即下。

附方 **大小便闭**：将白花胡葵子，研末，煮浓汁内服。

　　痈肿无头：蜀葵子研末，用水调外敷。

　　石淋破血：五月五日，收取蜀葵子，炒后研成末。饭前配温酒服一钱，当下石出。

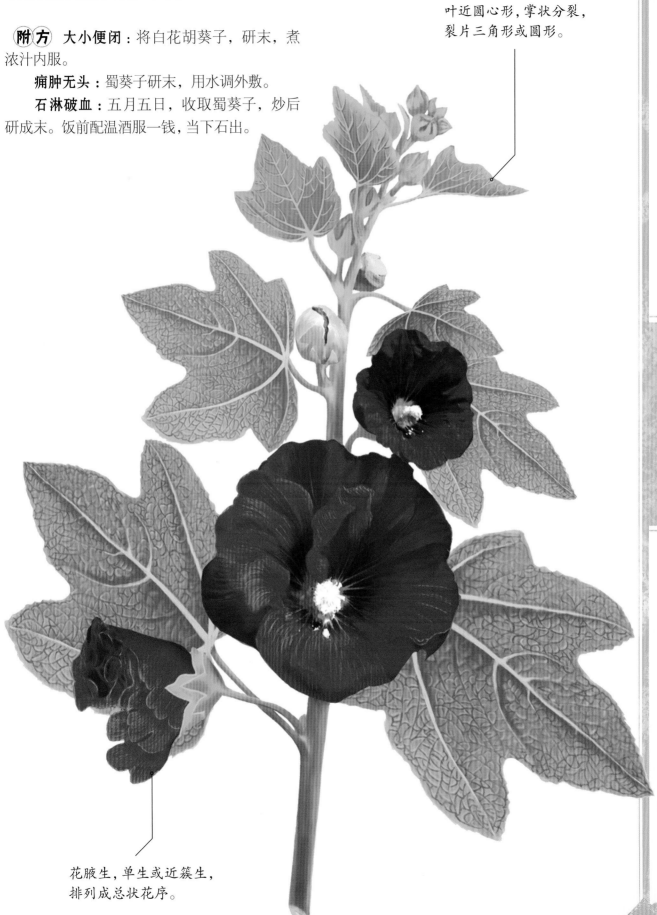

叶近圆心形，掌状分裂，裂片三角形或圆形。

花腋生，单生或近簇生，排列成总状花序。

草部

酸浆

释名 醋浆、苦葴、苦耽、灯笼草、洛神珠。

李时珍：酸浆，以子之味名。苦葴、苦耽，以苗之味名。洛神珠以子之形名。今以《神农本草经》酸浆为一。

集解 韩保昇：酸浆就是苦葴，根像葭芹，白色极苦。

李时珍：龙葵、酸浆，是同一类的不同植物。酸浆、苦蘵，是同一种属的两种。大的是酸浆，小的是苦蘵，此为区别。败酱也叫苦蘵，与此不同。

附 酸浆苗、叶、茎、根

气味 味苦，性寒，无毒。

主治 《神农本草经》：治热烦满，定志益气，利水道。

陶弘景：捣汁服，治黄病，多效。

《唐本草》：治上气咳嗽风热，明目，根、茎、花、实都适用。

发明 朱震亨：灯笼草，味苦能除湿热，质轻可治上焦病，可治发热咳嗽咽痛。灯笼草治热痰咳嗽，佛耳草则治寒痰咳嗽，与片芩清金丸同用，效果更好。

附方 **热咳咽痛**：将灯笼草研成细末，用白汤送服，叫清心丸。同时用醋调和外敷喉部。

灸疮不发：用酸浆叶贴患处。

喉疮作痛：灯笼草炒焦研末，用酒调和，小口慢服。

附 酸浆子

气味 味酸，性平，无毒。

主治 《神农本草经》：治发热烦满，定志益气，利水道。难产食之能催产。

苏颂：吃酸浆子，治黄病，除热。对小儿尤益。

附方 **酸浆实丸**：治三焦肠胃伏热，妇人胎热难产。酸浆实五两，苋实三两，马蔺子二两（炒），大盐（山西解池颗盐）榆白皮二两（炒），柴胡一两，黄芩一两，栝楼根一两，蔄茹一两，共研为末，炼成梧桐子大的蜜丸。每次用木香汤送服三十丸。

叶长卵形至阔卵形或菱状卵形。

花白色，开时直，后向下弯曲。

果实成熟后橙色或火红色。

草部

蜀羊泉

李时珍：《摘玄方》所记，若被蚯蚓气呵，可把蜀羊泉捣烂，加黄丹盒之外敷。

附方 黄疸疾：漆草一把，捣成汁，用酒调服。三到五次，就能痊愈。

释名 羊泉、羊饴、漆姑草。

集解 《名医别录》：蜀羊泉生于蜀郡山谷。

李时珍：漆姑草有二种，一种是苏恭所说的羊泉。一种是陶弘景、陈藏器所说的小草。苏颂所说的老鸦眼睛草，其实是龙葵。黄蜂筑窠，衔漆姑草汁为蒂，用的就是这种草。

气味 味苦，性微寒，无毒。

主治 《神农本草经》：治头秃恶疮热气，疥瘙痂癣虫。

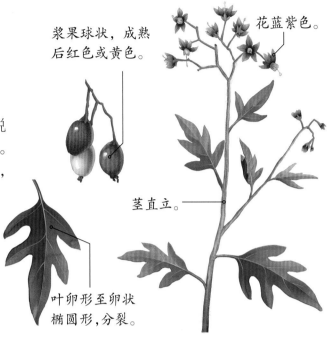

浆果球状，成熟后红色或黄色。

花蓝紫色。

茎直立。

叶卵形至卵状椭圆形，分裂。

鹿蹄草

主治 李时珍：金疮出血，捣汁涂抹。又涂一切蛇虫犬咬毒。

释名 小秦王草、秦王试剑草。

李时珍：因其叶形似鹿蹄，故称鹿蹄。它能愈合刀枪伤，所以叫试剑草。山慈姑虽也叫鹿蹄，但与这种草不同。

集解 李时珍：据《宝藏论》云，鹿蹄草多生于江广平陆和寺院荒地。四川、陕西也有，很少出现在淮河以北地区。苗像堇菜，但叶子很大，背面色紫。春天开紫花。结青果像天茄子一样。能制雌黄、丹砂。

气味 缺。

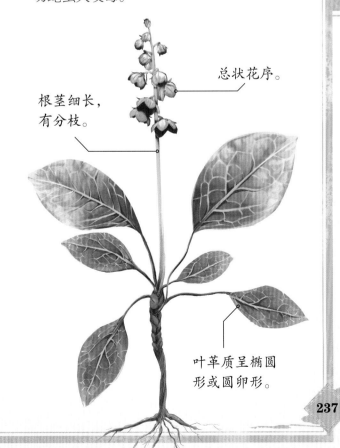

总状花序。

根茎细长，有分枝。

叶革质呈椭圆形或圆卵形。

237

隰草类

败酱

释名 苦菜、苦蘵、泽败、鹿肠、马草。

陶弘景：它的根有陈败豆酱气，所以叫败酱。

李时珍：南方人采其嫩苗，猛火蒸熟做成菜食用。味道稍苦，有陈酱的气味，所以被称为苦菜。与苦荬、龙葵同名。也叫苦蘵，与酸酱同名，但其苗与它们均不同。

集解 李时珍：败酱，生长在各地的原野上，俗称苦菜。乡村人常吃，江东人也采收、储藏。初春生苗，深冬凋落。刚出苗时叶子布地生长，与菘菜叶相似但更狭长，边缘有锯齿，绿色，叶面色深，叶背色浅。夏秋间茎秆柔弱，高二至三尺，一节几寸长。节间长叶，四面伸展像伞一样。枝顶开白色簇状花，像芹花、蛇床子花一样。结小实成簇。根很像柴胡，白紫色。

附 败酱根

修治 雷敩：采取败酱根，要略微槌烂，配甘草叶，拌和后同蒸，从巳时蒸到未时，择去甘草叶，烘干备用。

气味 味苦，性平，无毒。

主治 《名医别录》：除痈肿浮肿结热，风痹不足，产后腹痛。

大明：治血气心腹痛，破癥结，催生落胞，血晕鼻衄吐血，赤白带下，赤眼障膜努肉，聤耳，疮疖疥癣丹毒，排脓补瘘。

发明 李时珍：败酱为手足阳明厥阴经之药。善排脓破血，所以张仲景用其治疗痈疽。古代

妇科方药常用它。败酱是很常见易得的药物，只是后人不太认识，便不知如何使用。

附方 **产后腹痛**：如锥刺。败酱草五两，水四升，煮取两升。每次服二合，一天三次效果很好。

肠痈有脓：薏苡仁附子败酱散，薏苡仁十分，附子二分，配败酱五分，共同捣成末。每次取药方寸匕，水二升，煎取一升，一次喝完，小便能利，即可痊愈。

蠼螋尿疮：用败酱煎汁涂患处，效果好。

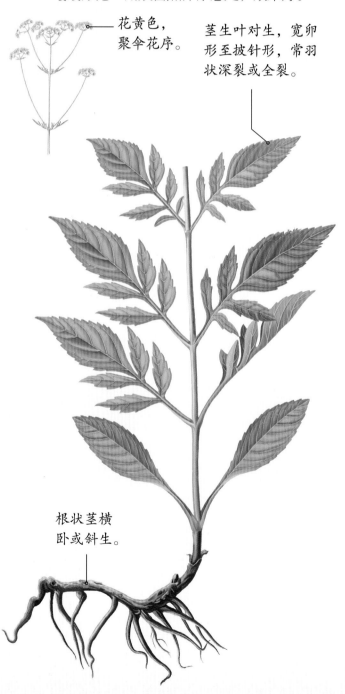

花黄色，聚伞花序。

茎生叶对生，宽卵形至披针形，常羽状深裂或全裂。

根状茎横卧或斜生。

草部

隰草类

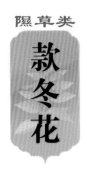

款冬花

释名 款冻、颗冻、氐冬、菟奚、虎须。

集解 《名医别录》：款冬多生于常山山谷和上党河流水域旁。十一月采花，阴干。

陶弘景：最好的款冬花产于黄河以北，其形像尚未舒展的蕣，内部有丝。其次是产于四川北部的宕昌。款冬花在冬季的冰下生长，十二月、正月清晨采集。

修治 雷敩：采得款冬花，必须除去向里卷裹的花蕊壳，以及里实（如栗零壳者），连同枝叶，用甘草水泡一夜，再加入款冬叶浸一夜，晒干去叶用。

气味 味辛，性温，无毒。

主治 《名医别录》：消渴，治呼吸喘息。

大明：润心肺，益五脏，除烦消痰，洗肝明目，及中风等病。

发明 寇宗奭：人病咳嗽很多天，有人让他在无风处点燃款冬花三两，用笔管吸其烟，吸满一口吞下去。如此几天后，果然痊愈。

附方 口中疳疮：款冬花、黄连等分，研细末，加唾液调和成饼。先用蛇床子煎汤漱口，再将药饼敷在溃烂处。不一会儿，药饼就粘固住溃疡面，口疮立消。

痰嗽带血：把款冬花、百合分别蒸熟焙干，等分为末，炼成龙眼大的蜜丸。每晚睡前配姜汤嚼一丸。

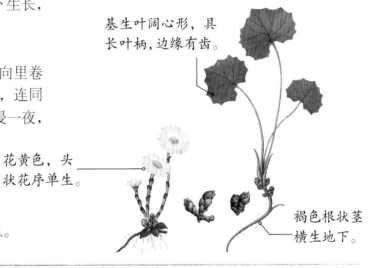

基生叶阔心形，具长叶柄，边缘有齿。

花黄色，头状花序单生。

褐色根状茎横生地下。

隰草类

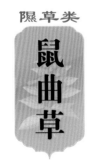

鼠曲草

释名 米曲、鼠耳草、佛耳草、无心草、香茅。

集解 《名医别录》：鼠耳草又名无心草，多生长在田野低洼的地方。叶子厚实，茎秆肥壮。

李时珍：《日华诸家本草》的鼠曲草，即《名医别录》中的鼠耳草。唐、宋各医家不知道二者相同，于是把鼠耳草归入"有名未用"中。

气味 味甘，性平，无毒。

主治 《名医别录》：鼠耳草，除寒痹寒热，止咳。

大明：鼠曲草能调中益气，祛痰止泄，压时气，去热嗽。

李杲：佛耳草，治寒痰咳嗽，除肺中寒气，甚益肺气。

发明 李时珍：《名医别录》云治寒热止咳，李东垣说治疗寒嗽，指的是疾病的表象；日华子说治热嗽，是说病的本因。寒嗽病机，大多是热邪郁结于内，而寒邪覆犯于外。

朱震亨：治疗寒痰咳嗽，宜用佛耳草；热痰咳嗽，宜用灯笼草。

239

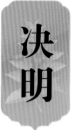

隰草类
决明

释名 李时珍：这是马蹄决明，因其能明目而得名。还有草决明、石决明，功效相同。草决明就是青葙子，也就是陶弘景所说的萋蒿。

集解《名医别录》：决明子十月十日采，百天阴干。

李时珍：决明分两种，一种是马蹄决明，另一种是茳芒决明。

附 决明子

气味 味咸，性平，无毒。

主治《神农本草经》：治青盲，目淫肤，赤白膜，赤目肿痛泪出。久服益精元，轻身。

《名医别录》：疗口唇发青。

朱震亨：益肾气，解蛇毒。

发明 李时珍：王旻《山居录》描述，春天种决明，鲜嫩的叶能做菜吃，阴干的决明花也能吃，但忌泡茶，常喝会患风疾。

附方 补肝明目：取决明子一升，蔓青子二升，配酒五升煮，晒干研末。每次用温水服二钱。日二次。

长年失明：取决明子二升研末，每次饭后用粥汤送服方寸匕。

发背初起：草决明一升捣碎，生甘草一两，水三升煮取一升，分两次服。

青盲雀目：取决明一升，地肤子五两，共研末，用米汤制成梧桐子大的药丸，每次用米汤送服二十至三十丸。

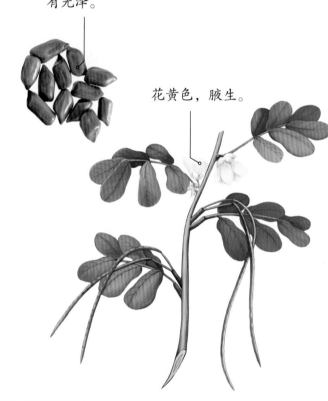

种子呈菱形，有光泽。

花黄色，腋生。

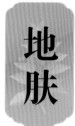

隰草类
地肤

释名 地葵、地麦、落帚、益明、野舌草。

李时珍：地肤、地麦，因其子形似也。称地葵，是因为它的苗味与葵苗相似。又因为它的外形像鸭舌才被称鸭舌草。其子有明目的功效，故称益明。子落则老，茎能做帚，这才有帚名。

集解 陶弘景：现在田地旷野里很常见。它的茎苗能做扫帚。其子微小，配补药的丸或散剂使用。仙经不甚用。

李时珍：地肤嫩苗，能做菜蔬。一棵地肤有几十枝，紧紧地聚在一起向上长，所以待其老时才能做扫帚，耐用。

附　地肤子

气味 味苦，性寒，无毒。

主治 《神农本草经》：清膀胱之热，利小便。补中益精气。久服耳聪目明，身体轻健耐老。

《名医别录》：除皮肤中热气，润泽肌肤，散恶疮疝瘕，强阴。

甄权：治阴卵癫疾，除热风，可做沐浴汤。与阳起石同服，主男子阴痿不起，增补气力。

大明：治客热丹肿。

发明 陈藏器：由虚弱导致的多种疾病。虚而伴有发热的，加用地肤子和甘草。

附方 久疹腰痛：六月、七月采地肤子，晒干研末。用酒送服方寸匕，一天五至六次。

风热赤目：焙地肤子一升，生地黄半斤，取汁调和制成饼，再晒干研末。每天空腹用酒服三钱。

胁下疼痛：将地肤子研末，用酒送服方寸匕。

雷头风肿：不省人事。取落帚子，同生姜均研烂，用热酒冲服，出汗即愈。

肢体疣目：地肤子、白矾等分，加水煎汤频繁清洗患处。

血痢不止：地肤子五两，地榆一两，黄芩一两，都研成末。每次用温水送服方寸匕。

妊娠患淋：热痛酸楚，手足烦疼，地肤子十二两，配水四升，煎取二升半，可以分几次使用。

附　地肤苗叶

气味 味苦，性寒，无毒。

主治 《名医别录》：地肤苗捣汁服，治赤白痢，烧灰亦好。煎水洗眼，治热暗、雀盲、涩痛。

苏颂：治大肠泄泻，和气，涩肠胃，解恶疮毒。

李时珍：治手足烦疼，利小便。地肤煎水，每天服用。

发明 李时珍：据虞抟《医学正传》记载，虞抟的哥哥七十岁时，秋天患淋病，很久也没好，用尽各种方法都没用。后来得到一个方子：捣取自然地肤苗汁，服下即通。

附方 物伤睛陷：胬肉突出。地肤洗去土取二两，捣绞成汁，每次少量点之。冬天则干煮浓汁。

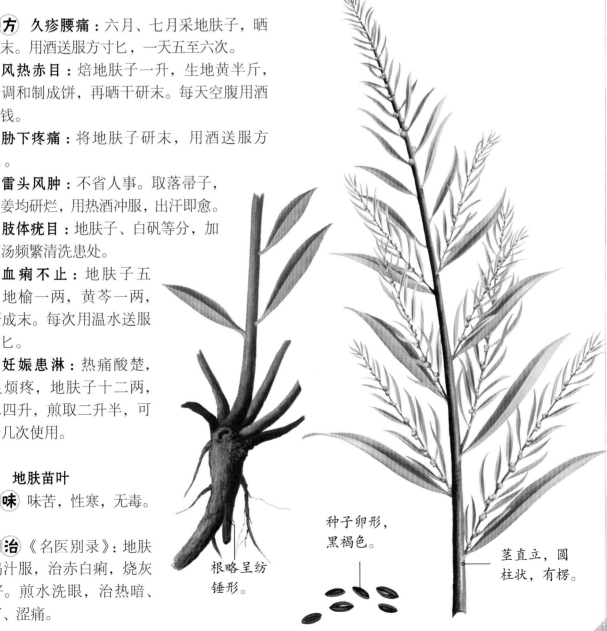

根略呈纺锤形。

种子卵形，黑褐色。

茎直立，圆柱状，有棱。

隰草类

王不留行

释名 禁宫花、剪金花、金盏银台。

李时珍：这种药的特性是走窜而不停留，即便是王命，也不能使它滞留，所以叫王不留行。

集解 《名医别录》：王不留行长在太山山谷。二月、八月采集。

李时珍：大多生长在麦地里。苗能长到一二尺高。三、四月开像铎铃一样的红白色小花。结实如灯笼草。

附　王不留行苗、子

修治 雷敩：采回的王不留行，用水拌湿后从巳时蒸到未时。再用浆水浸泡一夜，捞出烘干备用。

气味 味苦，性平，无毒。

主治 《名医别录》：止心烦鼻衄，痈疽恶疮瘘乳，妇女难产。

甄权：除风毒，通血脉。

张元素：下乳汁。

李时珍：利小便，出竹木刺。

发明 张元素：用王不留行下乳汁，是取其通利血脉的功效。

附方 初起疔肿：把王不留行子研末，用蟾酥制成黍米大的丸。每次用酒送服一丸，出汗即愈。

产妇乳少：由气郁引起的，用涌泉散，取王不留行、炮穿山甲、龙骨、瞿麦穗、麦门冬等分，共研末。每次用热酒调服一钱，再喝猪蹄羹汤，配合木梳梳理乳房，一天三次。

大便后下血：王不留行研末，用水送服一钱。

头风白屑：王不留行、香白芷等分，共研末。撒在头上，一夜后用篦子刮去。

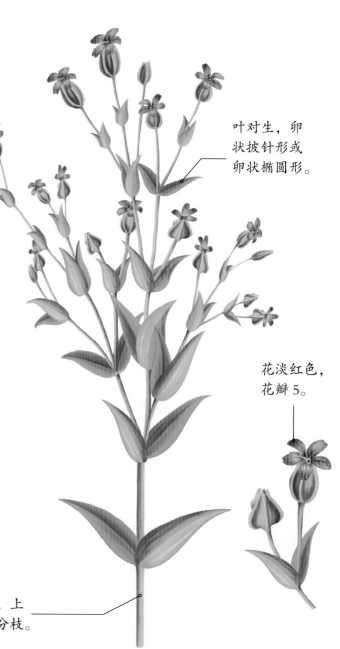

叶对生，卵状披针形或卵状椭圆形。

花淡红色，花瓣5。

茎直立，上部叉状分枝。

草部

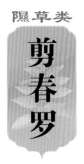

隰草类
剪春罗

释名 剪红罗。

集解 李时珍：剪春罗二月长苗，能达一尺多高。茎秆柔软，叶对生，颜色青绿。夏天开花，花大如钱币，共六瓣，色深红，周围像被细细剪过一样。结实如豆大，内有小子。人们常种它用来观赏。

气味 味甘，性寒，无毒。

主治 李时珍：治绕腰而生的火带疮，将剪采花或叶捣烂，蜜调外敷患处。

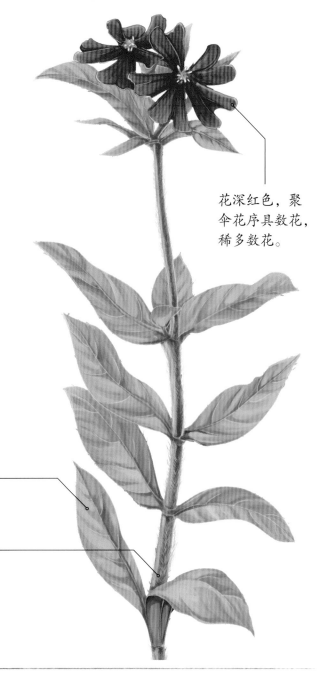

花深红色，聚伞花序具数花，稀多数花。

叶片卵状长圆形或卵状披针形。

茎直立，不分枝或上部分枝。

草部

隰草类
金盏草

释名 杏叶草、长春花。
李时珍：金盏草的花像浅小的杯盏。长春，是因为它的花期较长。

集解 苏颂：杏叶草，又名金盏草。在常州较为常见。
李时珍：金盏草在夏天结实，实在萼内，就像几个蟠屈的尺蠖虫。苏颂说它能化生虫，只是比喻。

气味 味酸，性寒，无毒。

主治 苏颂：肠痔下血久不止。

隰草类

葶苈

释名 丁历、革蒿、大室、大适、狗荠。

集解 《名医别录》：藁城湖沼及田野间常生有葶苈，采实应在立夏之后，阴干。

陶弘景：彭城出产的最好，附近州郡也有。母即公荠。小子，色黄，极苦，用之当熬制。

李时珍：《尔雅》描述，革是葶苈。郭璞注释：葶苈的实和叶与芥的实和叶很像，也叫狗荠。如此狗荠也就是葶苈了。葶苈有甜有苦。

附 葶苈子

修治 雷敩：葶苈需要与糯米拌和，用微火焙烘，等到米熟以后，去掉米，研成末，备用。

气味 味辛，性寒，无毒。

《名医别录》：味苦，性大寒。配酒用效果好。

甄权：味酸，有小毒，入药须炒用。

徐之才：葶苈与榆皮相使，配酒效果更好。恶白僵蚕、石龙芮。

李时珍：宜配大枣使用。

主治 《神农本草经》：癥瘕积聚结气，饮食寒热，破坚逐邪，通利水道。

《名医别录》：下膀胱水，伏留热气，使皮间邪水上出，治面目浮肿，身暴中风热痱瘙痒，利小腹。久服令人虚弱。

《开宝本草》：疗肺壅上气咳嗽，止喘促，除胸中痰饮。

李时珍：通月经。

发明 朱震亨：葶苈属火性急，善逐水。不宜给虚证病人使用。

李时珍：葶苈分甘和苦两种，就像牵牛有黑白，效用有缓急之分。通常味甜的，下泄作用缓慢，泄肺热，不伤胃。味苦的下泄作用很急，泄肺而对胃有损害，因此需配大枣辅用。不过肺中水气膹满的人，必须用味苦的才能治病，注意药量，不可过量和久服。

附方 肺痈喘急：不能躺卧。葶苈大枣泻肺汤：将葶苈炒黄捣末，制成弹子大的蜜丸。每次用大枣二十个，水三升，煎服二升，配葶苈一丸，再煎一升，一次喝尽。对支饮不得息者也有效。

头风疼痛：葶苈子研末，用汤淋汁洗头，洗三四次就能痊愈。

腹胀积聚：葶苈子一升熬，用五升酒泡七天，每天服三合。

肺湿痰喘：炒甜葶苈，研成末，配枣肉制丸服。

月水不通：葶苈一升，研末，蜜丸弹子大。用绢包好，放进下阴二寸深，过一夜换掉，一有汁出，马上停止。

马汗毒气入腹：葶苈子一两，炒熟研末，泡在一升水中服用。取下恶血即可。

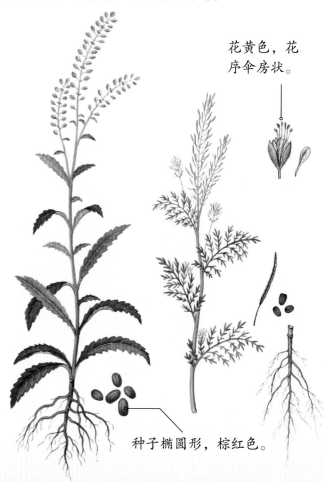

花黄色，花序伞房状。

种子椭圆形，棕红色。

车前

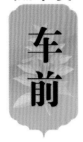

释名 当道、芣苢、马舄、牛遗、蛤蟆衣。

集解 《名医别录》：车前草，出于真定平原、沼泽、丘陵、山路。五月五日采集，阴干。

李时珍：王旻《山居录》云，有一种车前剪苗的食用方法，看来古人常把车前做菜吃。现在亦如此。

附　车前子

修治 李时珍：车前子用前，必得用水淘洗，除掉泥沙，晒干。入汤剂炒过，使用。若是制丸、散剂，需浸酒一夜，蒸熟研烂，做成饼，晒干后再焙研使用。

气味 味甘，性寒，无毒。

主治 《名医别录》：男子伤中，女子淋沥不欲食，养肺强阴益精，令人易孕，明目治赤痛。

萧炳：养肝。

陆玑：妇人难产。

李时珍：导小肠热，止暑湿泻痢。

发明 李时珍：《神仙服食经》云，车前草又名地衣，是雷精所化，服之形化。又传云此药利水道而不动气，水道利则清浊分，而谷藏自止。

附方 久患内障：车前子、干地黄、麦门冬等分，研末，制成梧桐子大的蜜丸，服用。

石淋作痛：车前子二升，装入绢袋，加入八升水，煮得三升，服下，结石很快就能排出。

瘕疝入腹：用车前子末粉扑撒，疗效好。

小便血淋：伴有疼痛。将车前子晒干、研末。用车前叶煎汤，每次调服二钱末。

附　车前草及根

修治 雷敩：凡使，取一窠有九叶，长花蕊，茎长一尺二寸者。除去土，蕊、叶、根连在一起，重一镒，药效最好。叶子锉成细末，摊在新瓦上晒干。不用花蕊、茎秆。

气味 味甘，性寒，无毒。

主治 《名医别录》：金疮，止血衄鼻，瘀血血瘕，下血，小便赤，止烦下气，除小虫。

甄权：叶，主疗泄精，治尿血，补五脏，明眼目，利小便，通五淋。

发明 陶弘景：捣车前叶汁服，治泄精奇效。

寇宗奭：陶弘景说的不对。车前叶味甘性滑，利小便，泄精。有人常将其做菜吃，导致小便失禁，差点误了大事。

附方 赤目疼痛：车前草自然汁，调朴消末，睡前涂在眼胞上，第二天清晨洗掉。若小儿目痛，用车前草汁和竹沥，点眼。

热痢不止：车前叶捣汁一盏，加蜂蜜一合，煎温服用。

金疮出血：将车前叶捣成糊，敷患处。

初生尿涩：车前草捣汁，加蜂蜜少许，灌服。

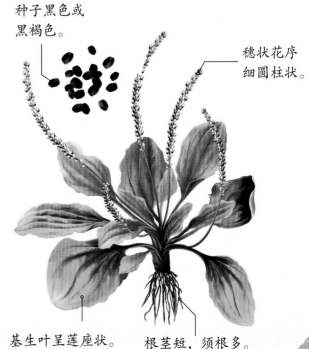

种子黑色或黑褐色。

穗状花序细圆柱状。

基生叶呈莲座状。

根茎短，须根多。

马鞭草

释名 龙牙草、凤颈草。

苏恭：它的穗像鞭鞘，所以叫马鞭。

李时珍：龙牙、凤颈，都按其穗的形状取名。

集解 韩保昇：白色花，七月、八月采苗叶，晒干备用。

李时珍：马鞭草常在低洼地生长。春生苗，方形茎秆。叶子像益母草叶，叶对生。夏秋季开紫色小花，穗像车前穗。子像蓬蒿子略小，细小的根呈白色。

附 马鞭草苗叶

气味 味苦，性微寒，无毒。

主治 大明：治疗妇人血气肚胀，月经不调，通月经。

朱震亨：治金疮，能行血活血。

李时珍：捣成糊，涂抹外敷，用于痈肿蠼螋尿疮，以及男子阴肿。

附方 白癞风疮：马鞭草研末，饭前用荆芥、薄荷汤送服一钱，日服三次。忌用铁器。

酒积下血：马鞭草灰四钱，白芷灰一钱，蒸饼丸梧桐子大。每次用米汤送服五十丸。

发背痈毒：捣马鞭草汁内服，药渣外敷。

大腹水肿：马鞭草、鼠尾草各十斤，一石水，煮取汁液五斗，滤渣，再煮至浓稠，加粉拌和，制成大豆大的丸。开始服二至三丸，后渐加到四至五丸，奇效。

马喉痹风：喉肿连颊者。马鞭草一握，避风，去掉两头，捣汁让病人慢慢吮吸，效果好。

穗状花序顶生和腋生。

茎生叶多数3深裂。

茎四方形。

狗尾草

释名 莠、光明草、阿罗汉草。

李时珍：莠，草秀而不实，所以从秀。因其穗形如狗尾，所以俗名叫狗尾草。它的茎秆能治疗眼痛，所以被方士称为光明草、阿罗汉草。

集解 李时珍：狗尾草多在田野、墙脚生长。其苗叶像粟，但比粟的苗叶小，穗子也与粟的穗相似，开黄白色花，不结实。

附 狗尾草茎

主治 李时珍：疣目，用发贯穿之，即干枯消失。赤眼倒睫，翻转眼睑，用一至二根（狗尾草茎），蘸清水洗去恶血，甚良。

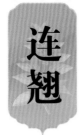

连翘

释名 连、异翘、旱莲子、兰华、三廉。

苏恭：连翘，实像莲作房，翘出众草，所以被称为连翘。

李时珍：据《尔雅》描述，本名为连，又叫异翘，人们因此将其合称为连翘。

集解《名医别录》：连翘产于太山山谷。八月采集，阴干。

苏恭：这种药有两种，一种大翘，一种小翘。大翘生下湿地，作房翘出众草。小翘生山冈原野之上。

气味 味苦，性平，无毒。

主治《名医别录》：除白虫。

甄权：通五淋、利小便，除心家客热。

李杲：散诸经血结气聚，消肿。

朱震亨：泻心火，除脾胃湿热，治中部血证，以连翘作使药。

王好古：治疗耳聋浑浑焞焞。

发明 张元素：连翘功用有三，能泻心经客热，除上焦一切热邪，是疮家的圣药。

李时珍：连翘形如人心，是少阴心经、厥阴包络气分的主药，为治疗十二经疮家圣药，治心火导致的诸痛痒疮疡，兼治手、足少阳和手阳明三经气分之热。

附方 项边马刀：用连翘二斤，瞿麦一斤，大黄三两，甘草半两。每用一两，加一碗半水，煎取七分，饭后温热服。十多天后，灸临泣穴二七壮，治疗六十天后，一定见效。

痔疮肿痛：用连翘煎汤熏洗，而后用刀上飞过的绿矾加麝香贴在患处。

附 连翘茎叶

主治 李时珍：治心肺积热。

附 连翘根

气味 味甘，性寒、平，有小毒。

王好古：味苦，性寒。

主治《神农本草经》：下热气，益阴精，令人容颜色好，明目。久服身轻耐老。

《名医别录》：以作蒸饮酒病人。

李时珍：治疗伤寒郁热欲发黄。

发明《神农本草经》：连翘根生于蒿高平原沼泽。二月、八月采。

陶弘景：方药不用连翘根，因无人识。

附方 痈疽肿毒：取连翘草、连翘根各一升，加一斗六升水，煮取三升汁液，趁热服，以便发汗。

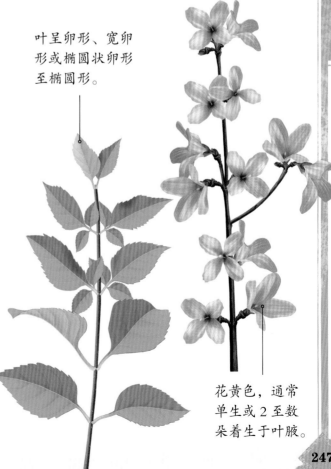

叶呈卵形、宽卵形或椭圆状卵形至椭圆形。

花黄色，通常单生或2至数朵着生于叶腋。

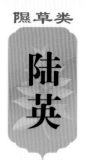

隰草类
陆英

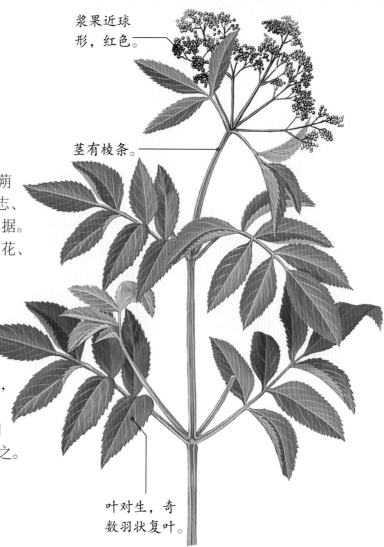

浆果近球形，红色。

茎有棱条。

叶对生，奇数羽状复叶。

集解 李时珍：过去很多医书都将陆英、蒴藋视为同一植物，想必一定有据可依。马志、寇宗奭虽然不认同他们的说法，但没有实据。应该将两者认作同一植物，只是按根、茎、花、叶分别使用，如苏颂所说。

气味 味苦，性寒，无毒。

主治 《神农本草经》：治骨节间诸痹证，四肢酸疼拘挛，膝冷痛，阴痿，气短不足，脚肿。

甄权：能消风毒，治脚气上冲，心烦闷绝，水气虚肿。风瘙皮肌恶痒。煎汤入酒浴之。

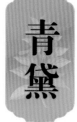

隰草类
青黛

释名 靛花、青蛤粉。

李时珍：黛，用其画眉，故名。灭其眉，以此代之，故称黛。

集解 李时珍：波斯青黛，就是外国的蓝靛花，既然不易得，就用中国的蓝靛花代替。可用青布浸汁代替。

气味 味咸，性寒，无毒。

主治 《开宝本草》：解诸药毒，小儿诸热，惊痫发热，天行头痛寒热，并水研服之。亦磨敷热疮恶肿，金疮下血，蛇犬等毒。

甄权：解小儿疳热，杀虫。

陈藏器：小儿丹热，和水服之。同鸡子白、大黄末，敷疮痈蛇虺螫毒。

朱震亨：泻肝，散五脏郁火，解热，消积食。

李时珍：祛烦热，止吐血咯血，治斑疮阴疮，杀恶虫。

发明 寇宗奭：青黛是从蓝中提炼的。有一位妇女从脐下腹上，下连二阴，遍生湿疮，外形像马爪疮。患处热痒疼痛，流黄汁，大便干涩，小便涩短，饮食减少，身面微肿。有位医生取马齿苋四两，杵烂，加入青黛一两，研匀涂在患处当即止住痛痒。搭配八正散，一天三次，散解邪热。患处反复涂药，治疗二十天痊愈。

附方 豌豆疮毒：取一块枣大的波斯青黛，用水研服。

小儿惊痫：按小儿年龄选适量青黛，用水研化服。

心口热痛：用姜汁调和青黛一钱服。

耳疳流脓：将青黛、黄柏同研末，干涂于患处。

伤寒红斑：取青黛二钱，用水研服。

一切毒虫伤：青黛、雄黄等分，研末，用刚汲取的井水送服二钱。

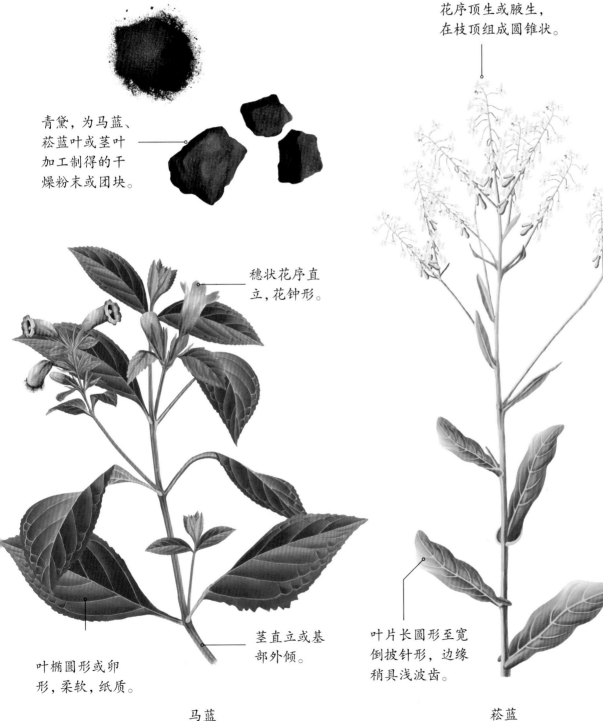

青黛，为马蓝、菘蓝叶或茎叶加工制得的干燥粉末或团块。

穗状花序直立，花钟形。

叶椭圆形或卵形，柔软，纸质。

茎直立或基部外倾。

马蓝

花序顶生或腋生，在枝顶组成圆锥状。

叶片长圆形至宽倒披针形，边缘稍具浅波齿。

菘蓝

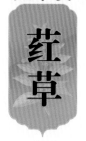

隰草类

荭草

释名 游龙、石龙、天蓼、大蓼。

李时珍：这种蓼长得较大，花亦繁红，所以叫荭，也作鸿。鸿也有大的意思。

集解 《名医别录》：荭草在水边生长，与马蓼相似但更高大。五月可采实。

李时珍：荭草，茎有拇指粗，长毛。叶子大得像商陆叶。花色浅红，成穗。深秋季节果实成熟，外形扁、红黑色，肉色白，味道不太辛辣，炒熟可以吃。

附 荭果实

气味 味咸，性微寒，无毒。

主治 《名医别录》：消渴，益气清热明目。

附方 **癖痞腹胀**：水荭花子一升，三十个独颗蒜去皮研碎，新狗脑一个，皮消四两，混于石臼中，捣烂成泥。摊于患处，盖油纸，用长帛固定。酉时贴药，第二天辰时取掉。无效可多贴二三次。若患处有脓汁流出，不要大惊小怪，在查看病情变化后，可根据病人体质虚实，逐日间隔服用钱氏白饼子、紫霜丸、塌气丸、消积丸，服半月，严重者服一月可痊愈。

瘰疬：不论水荭子数量多少，取一半微炒，一半生用，同研为末。饭后以好酒调服二钱，一天三次。

瘦果近圆形
黑褐色有光。

附 荭草花

主治 李时珍：散血，消积止疼。

附方 **胃脘血气**：取一大撮水荭花，水二盅，煎取一盅服用。

腹中痞积：取水荭花或子一碗，加水三碗，用桑柴微火、猛火交替煎熬，制成膏。按痞块大小摊贴药膏，搭配酒调膏服。忌食荤腥油腻物。

心气疼痛：水荭花研末，取二钱用热酒送服。另方：男病人取酒和水各半，煎服。女病人取醋和水各半，煎服。

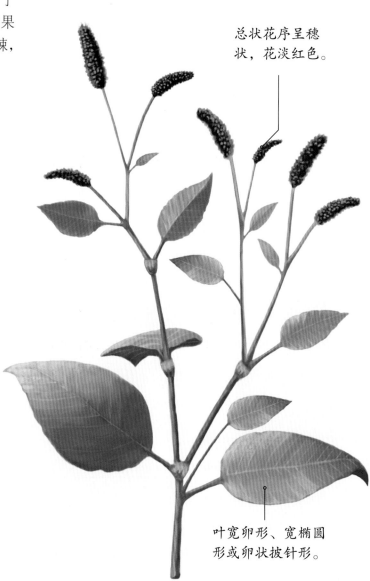

总状花序呈穗状，花淡红色。

叶宽卵形、宽椭圆形或卵状披针形。

草部

隰草类

海根

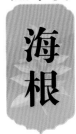

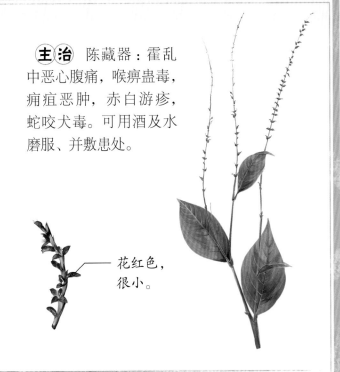

花红色，很小。

主治 陈藏器：霍乱中恶心腹痛，喉痹蛊毒，痈疽恶肿，赤白游疹，蛇咬犬毒。可用酒及水磨服、并敷患处。

集解 陈藏器：会稽海边山谷多有海根。茎色红，叶像马蓼叶，根形如菝葜根略小。北方及西北边地的少数民族，蒸其食用。

附根

气味 味苦，性小温，无毒。

隰草类

三白草

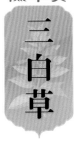

李时珍：根，治脚气风毒胫肿，将其捣碎，配酒服，非常有效。又煎汤，洗去癣疮。

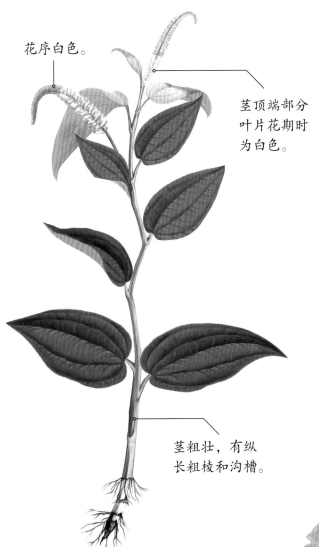

花序白色。

茎顶端部分叶片花期时为白色。

茎粗壮，有纵长粗棱和沟槽。

释名 陶弘景：因为叶子上有三个白点，民间称其为三白草。

集解 韩保昇：三白草出产于襄州。二月或八月采根用。

李时珍：田野、池泽边都有三白草。三月生苗，可长到二至三尺高。茎与蓼茎相似。叶子与章陆和青葙的叶子很像。四月间，它顶端的三个叶面上，三次变成白色，其余的叶子仍然青绿不变。五月开花成穗，结实。根长白软。

气味 味甘、辛，性寒，有小毒。

主治 《唐本草》：治水肿脚气，利大小便，消痰破癖，除积聚，消疔肿。

陈藏器：绞汁服，令人吐逆，除疟疾和胸膈热痰，小儿痞满。

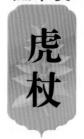

隰草类

虎杖

释名 苦杖、大虫杖、斑杖。

李时珍：杖，言其茎。虎，言其斑。

集解 陶弘景：虎杖，长在田野里，形状像大马蓼，圆形叶子，茎秆带斑纹。

雷敩：凡使，不要错把天蓝和斑袖根当作虎杖使用。这两种药的根、形状、气味都与虎杖相似。

李时珍：虎杖的茎像荭蓼茎，叶圆像杏叶，枝条色黄像柳枝，花形状与菊花相似，颜色如桃花。

附　虎杖根

修治 雷敩：采得虎杖根细锉，包在叶子里放一夜，晒干备用。

气味 性微温。

主治 《名医别录》：通利月经，破留血癥结。

陶弘景：浸酒服，治暴瘕。

陈藏器：骨节间有风邪，以及瘀血，煮汁，作酒服用。

甄权：治大热烦躁，止渴利小便，能伏各种热毒。

大明：治产后血晕，恶血不下，心腹胀满，排脓，治疮疖痈毒，扑损瘀血，破风毒结气。

苏颂：烧灰，贴治一切恶疮。焙研末炼蜜为丸，用陈米汤送服，治疗痔疮便血。

李时珍：研末酒服，治产后瘀血血痛，及坠仆昏闷有效。

发明 李时珍：孙思邈的《千金要方》记载，治女子月经不通，腹内积聚，虚胀肠鸣，四肢

沉重，男子腹内积聚。用虎杖煎，取长在高处的虎杖根，锉取二斛，加水二石五斗，煮取一斗半，滤渣。再加醇酒五升，煎成饧状。每次服一合，痊愈即停。另外许学士《本事方》也有治疗男人妇女各种淋病的方法：将苦杖根洗净，锉取一合，用水五盏，煎取一盏，去掉药渣，放入乳香、麝香少许服用。

附方 气奔怪病：分别取苦杖、人参、青盐、白术、细辛各一两，为一服，用水煎，等喝完药，就痊愈。

时疫流毒：将虎杖根锉碎，煮汁浸泡。

月水不利：虎杖三两，凌霄花一两，没药一两，研成末。每次用热酒调服一钱。

消渴引饮：虎杖烧过、海浮石、乌贼鱼骨、丹砂等分，同研成细末。渴的时候，用麦门冬汤送服二钱，一天服三次。忌酒色鱼面鲊酱生冷。

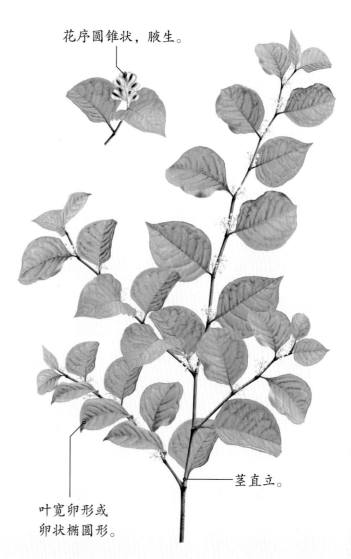

花序圆锥状，腋生。

茎直立。

叶宽卵形或卵状椭圆形。

草部

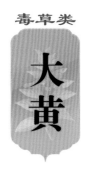

毒草类

大黄

释名 将军、火参、肤如。

李杲：大黄，能推陈致新，如同大将平定祸乱，保卫国家的平静与繁荣一样，所以名为将军。

集解 《名医别录》：河西山谷和陇西常生有大黄。二月、八月采根，用火烘烤干。

李时珍：大黄生长在蜀地大山中的很多地方。茎红叶大，根粗得像碗，药市以大者为枕。一般来讲，陇西庄浪出产的最好。

附 大黄根

修治 陈藏器：凡使用大黄，有蒸的，有生的，也有熟的，不能一律按相同的方法使用。

气味 味苦，性寒，无毒。

李时珍：凡病在气分，及胃寒血虚，并妊娠产后，并勿轻用。

主治 《神农本草经》：下瘀血血闭，除寒热，破癥瘕积聚，消宿食，荡涤肠胃，推陈致新，通利水谷，调中化食，安和五脏。

《名医别录》：平胃下气，除痰实，祛肠间结热，心腹胀满，女子寒血闭胀，小腹痛，诸老血留结。

甄权：通女子经候，利水肿，利大小肠，贴热肿毒，小儿寒热时疾，烦热蚀脓。

张元素：泻一切实热不通，除下焦湿热，消宿食，泻心下痞满。

李时珍：下痢赤白，里急腹痛，治小便淋沥，实热燥结，潮热谵语，黄疸及各种火疮。

发明 李时珍：大黄是足太阴、手足阳明、手

足厥阴五经血分的药。若病在五经血分，均可用大黄。若病在气分，用大黄则是诛伐无过。

附方 小儿诸热：煨熟的大黄一两，黄芩一两，研成末，炼成麻子大的蜜丸。每次用蜜汤服五丸至十丸。加黄连，叫三黄丸。

忽喘闷绝：大黄、人参各取半两，加水二盏，煎取一盏，趁热喝下，可转危为安。

伤寒痞满：取大黄二两，黄连一两，用二升麻沸汤浸一会儿，取汁，分成两次温服。

腹中痞块：大黄十两研为散，加醋三升，蜜两匙合煎，制成梧桐子大的丸。每次用生姜汤服三十丸，以吐利为度。

妇女血瘕：大黄一两，酒二升，煮十沸，一次喝完取利，有效。

湿热眩晕：病势严重。用酒炒大黄，研末。以茶清送服二钱，这是紧急情况下治标的方法。

胃火牙痛：嘴里含一口冰水，根据牙痛的位置，用纸捻蘸取大黄末，放在疼痛侧的鼻孔吸，可立即止疼。

火丹赤肿：遍布全身。把大黄磨水，频繁涂在患处。

草部

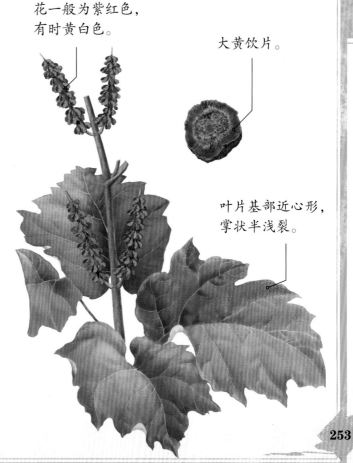

花一般为紫红色，有时黄白色。

大黄饮片。

叶片基部近心形，掌状半浅裂。

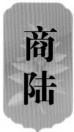

毒草类

商陆

释名 当陆、章柳、白昌、马尾、夜呼。

集解 《名医别录》说：商陆生长于咸阳山谷。像人形的有神效。

苏恭：商陆有红白两色，入药用白色。赤者见鬼神，甚有毒。

韩保昇：商陆随处可见。叶大像牛舌且厚脆。花的颜色与根色相同，都呈红色，也有白花者根白色。二、八月采根，晒干。

李时珍：商陆，古人把它当作一种菜种植，可以种子。根、苗、茎可以蒸着吃，或用灰汁煮食。服用丹砂、乳石的人食之效果较好。其中红色和黄色的有毒，不能吃。

附 商陆根

修治 雷敩：取开白花的商陆根，用铜刀去皮后切成薄片，用东流水泡一天一夜，漉出放在甑中铺一层黑豆叶，再铺一层商陆，从午时蒸到亥时，取出，晒干，锉成细末，备用。没有豆叶，可用豆子代替。

气味 味辛，性平，有毒。

主治 《神农本草经》：治水肿疝瘕痹证，熨除痈肿，杀鬼精物。

《名医别录》：疗胸中邪气，消水肿痿痹。疏五脏，散水气。

甄权：泻十种水病。喉痹不通者，切成薄片，用醋炒，外涂喉部，效果好。

大明：通利大小肠，泻蛊毒，堕胎，�肿毒，敷恶疮。

发明 陶弘景：方家不甚干用。唯疗水肿，将

其生根切片，同生鲤鱼煮成汤服。道家大多制成散剂使用，或者煎酿服。它的实、子入神药。其花效果更好。

李时珍：商陆味苦性寒，沉降下行主行水。功效与大戟、甘遂相同，胃气虚寒的人不能用。

陈嘉谟：古人认为，商陆味酸辛，形态与人相似。是疗贴消肿的灵药。这话说透了商陆的作用。

附方 喉卒攻痛：商陆根切片烤热，隔着布熨敷在患处，药片凉就换掉。

湿气脚软：章柳根切成小豆大的块，煮熟，再与绿豆一起煮饭。每天吃章柳绿豆饭，直到痊愈。

各种毒肿：章陆根加少许盐，捣成泥糊，敷在患处，一天两次换药。

水气肿满：白商陆根去皮，切成豆子大的块，取一大盏，加水三升煮取一升。更以一大

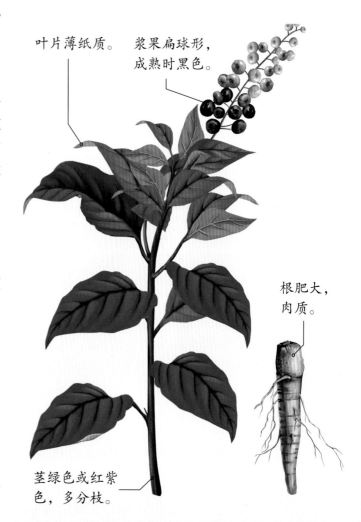

叶片薄纸质。

浆果扁球形，成熟时黑色。

根肥大，肉质。

茎绿色或红紫色，多分枝。

草部

254

盏粟米，同煮成粥。每天空心服，有一定功效。不得杂食。

小儿痘毒： 商陆根与葱白捣成糊，敷在脐上，等出完痘斑，才能痊愈。

耳卒热肿： 把生商陆，削尖放在耳内，日再易。

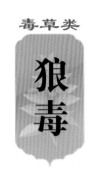

毒草类

狼毒

释名 李时珍：从它的名字就能看出它的毒性很大。

集解 马志：狼毒叶与商陆、大黄叶相似，茎叶上有茸毛，根皮黄，肉白。实重者为良。轻者药效差。

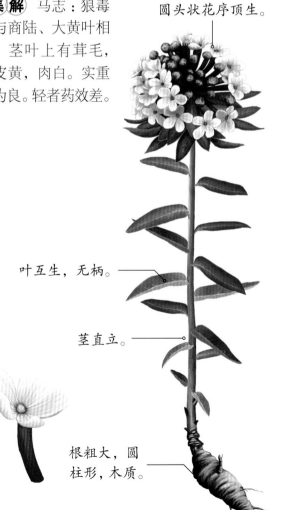

圆头状花序顶生。

叶互生，无柄。

茎直立。

根粗大，圆柱形，木质。

附 商陆花

主治 苏颂：病人神昏胸闷，嗜睡健忘。采商陆花，阴干百天，捣末，每天晚上用水送服方寸匕。

苏颂：狼毒，在陕西各州郡和辽州、石州都有出产。形状正如马志所说。

附 狼毒根

气味 味辛，性平，有大毒。

甄权：味苦、辛，有毒。

徐之才：狼毒与大豆相使。宜用醋炒。与麦句姜相恶。与占斯和密陀僧相畏。

主治 《神农本草经》：治咳逆上气，破积聚饮食，祛寒热水气，恶疮鼠瘘疽蚀，鬼精蛊毒，杀飞鸟走兽。

《名医别录》：治胁下积癖。

甄权：治痰饮癥瘕，也杀鼠。

抱朴子：合野葛纳耳中，治耳聋。

附方 **各种虫病：** 把狼毒捣成末，每服一钱，取少量砂糖和一皂子大饧，以水化开，临睡时空腹送服，第二天早晨就能下虫。

腹中冷痛： 取狼毒三两，附子一两，旋覆花三两，捣成末，蜜丸梧桐子大。每次在饭前用白汤服三丸，一天三次。

九种心痛： 一虫，二蛀，三风，四悸，五食，六饮，七冷，八热，九气。治连年积冷，流注心胸，落马堕车，瘀血中恶等证。九痛丸：狼毒烤香，吴茱萸汤泡，巴豆去心，炒好取霜，炮干姜、人参，各取一两，配上泡去皮的附子三两，都研成末，炼蜜丸梧桐子大。每次空腹用温酒送服一丸。

恶疾风疮： 狼毒、秦艽等分，都研成末。每次用温酒服方寸匕，一天服一至两次。

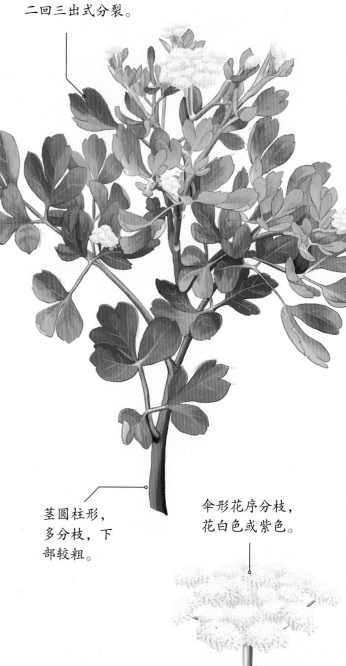

防葵

释名 房苑、梨盖、利茹。

集解 吴普：茎叶与葵相似。二月生根，大如桔梗根，中红白。七月、八月结白色果实。三月采根。

苏颂：今唯出襄阳地区，其他州郡都不曾听说有出产。

李时珍：唐朝时进贡的防葵多来自陇西、成州。苏颂所说，详明可据。

附　防葵根

修治 雷敩：凡使，防葵须将虫蛀的部分去除，用甘草汤浸泡一夜，沥水，晒干。用黄精自然汁一至二升拌匀，放在土器中炒到汁尽备用。

气味 味辛，性寒，无毒。

主治 《神农本草经》：治疝瘕肠泄，膀胱热结，溺不下。咳逆温疟，癫痫惊邪狂走。久服能坚骨髓、益气轻身。

《名医别录》：治五脏气虚，小腹支满胪胀，口干，除肾邪，强志。中火者不可服，令人神志恍惚。

苏恭：长期服用主邪气惊狂。

甄权：治疹癖气块，膀胱宿水，血气聚瘤如碗者皆能消散。治鬼疟，通气机。

发明 李时珍：《神农本草经》将防葵列为上品药，黄帝、岐伯、桐君、雷公、扁鹊、吴普都认为它无毒；只有《名医别录》记载中火者不宜服用。

附方 伤寒动气：防葵一两，木香半两，黄芩半两，柴胡半两。每服半两，用一盏半水，煎取八分，趁热服。

肿满洪大：防葵研末，用温酒送服一刀圭，服到二至三服。若肌肉有收缩跳动之类的感觉就是见效了。

叶片轮廓为阔卵状三角形，一至二回三出式分裂。

茎圆柱形，多分枝，下部较粗。

伞形花序分枝，花白色或紫色。

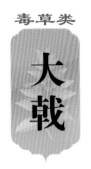

大戟

释名 邛巨、下马仙。

李时珍：其根味辛、苦，戟人咽喉，所以称为大戟。它被俚人称为下马仙，言它利人甚速。

集解 韩保昇：大戟苗与甘遂苗很像，但更高大，叶子有白汁，花色黄。根像细苦参，外皮黄黑，根肉黄白色。五月采苗。二、八月采根。

李时珍：平原和沼泽生有许多大戟。茎秆可以长到二三尺高，中空，折断有白浆。叶子狭长、不圆，在茎梢处密集地向上攒生。

附 大戟根

修治 李时珍：采回的大戟根，用浆水煮软，去骨，晒干备用。

气味 味苦，性寒，有小毒。

主治 《神农本草经》：蛊毒，十二水，腹满积聚急痛，中风皮肤疼痛，吐逆。

《名医别录》：除颈腋痈肿，头痛，发汗，利大小便。

甄权：下恶血癖块，治腹内雷鸣，通调月经，堕胎孕。

苏颂：消瘾疹风疹，风毒脚肿。并煮水，每天趁热淋洗。

发明 成无己：用大戟、甘遂的苦，泄身体内的水，都是肾主水的缘故。

李时珍：痰涎之为物，随气升降，无处不到。痰的本源是水和湿。遇到气和火，凝滞为痰、饮、涎、涕、癖。大戟能泄脏腑的水湿；甘遂能疏经隧的水湿；白芥子能使皮里膜外的痰气消散。善于使用它们，才能收获奇效。

附方 **水气肿胀**：大戟烧存性，研成末。每天空腹时，用酒送服一钱匕。另一方：大戟一两，广木香半两，共研末。天微微亮时用酒送服一钱半。待到便下绿水后，用粥补。忌食咸的东西。

水肿喘急：炒大戟二两，炮干姜半两，研末。每次用姜汤送服三钱。以大小便通利为准。

水肿腹大：取枣一斗，放在锅里，加水浸过，用大戟根苗盖住枣，再扣上瓦盆，煮熟，取出枣随时吃，枣吃完便痊愈。又有一方：大戟、白牵牛、木香等分，研成末，每服一钱。劈开一对猪腰子，把药末撒在猪腰子内，包上湿纸煨熟，空腹食用。

牙齿松动疼痛：在疼处咬住大戟，效果很好。

中风发热：大戟、苦参各四两，加白酢浆水一斗，煮熟擦洗，可止热。

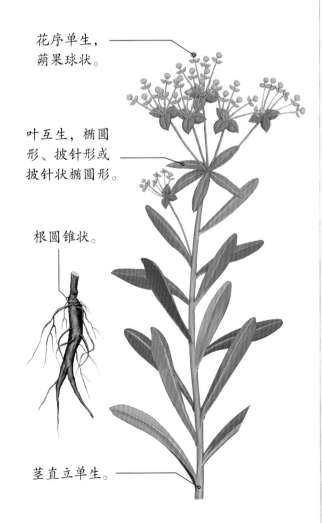

花序单生，蒴果球状。

叶互生，椭圆形、披针形或披针状椭圆形。

根圆锥状。

茎直立单生。

毒草类

泽漆

释名 漆茎、猫儿眼睛草、绿叶绿花草、五凤草。

集解 李时珍：《名医别录》、陶弘景都言泽漆就是大戟苗。日华子又认为泽漆是大戟花，泽漆苗可食用。然大戟苗，却会泄人正气，不能当菜吃。

附 泽漆茎叶

气味 味苦，性微寒，无毒。

主治 《神农本草经》：除皮肤之热，消大腹水气，肢体面目浮肿，男子阴气不足。

《名医别录》：利大小肠，明目轻身。

苏恭：治蛊毒。

发明 李时珍：泽漆与大戟功效相近，都利水。又因为其茎秆有白汁，才把它当作大戟。但是大戟的根苗均有毒泄人气，而泽漆根硬，不能入药用。苗无毒，可当菜吃，益男子阴气。这与大戟有很大区别。

附方 **癣疮有虫**：把晒干的猫儿眼睛草研末，调和香油，搽于患处。

肺咳上气：泽漆三斤，东流水五斗，煮取一斗五升，滤掉渣滓。加入半夏半升，紫参、白前、生姜各五两，甘草、黄芩、人参、桂心各三两，煎取五升。一天服三次，每次服五合。

牙齿疼痛：猫儿眼睛草一握，研烂，用开水泡取汁液，漱口吐涎。

心下伏瘕：泽漆四两，大黄、葶苈熬各三两，捣末过筛，蜜丸梧桐子大。一天服三次，每次服二丸。

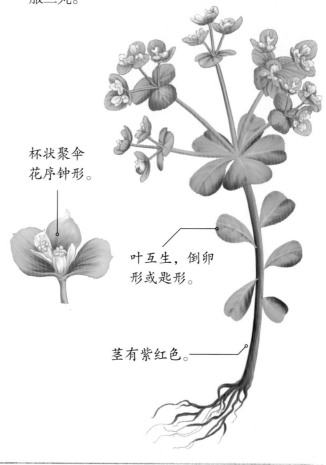

杯状聚伞花序钟形。

叶互生，倒卵形或匙形。

茎有紫红色。

毒草类

甘遂

释名 甘藁、白泽、陵藁、陵泽、甘泽、重泽。

集解 《名医别录》：中山川谷生有甘遂。二月采根、阴干。

吴普：二月、八月采。

苏颂：现在陕西、江东都出产甘遂。苗与泽漆相似，茎和叶短小有汁，根皮色红，肉色白，形似串珠，大如指头。

附 甘遂根

修治 雷敩：采来的甘遂根，要把茎去掉，

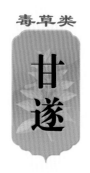

在槐砧上锉细，在生甘草汤、荠苨自然汁二味药中搅浸三天，待水液黑如墨汁取出，滤净汁液，用东流水淘六至七次，直至水清，沥干水，放土器中熬脆备用。

李时珍：现在人为了除它的毒性，大多用面糊裹，煨熟再用。

气味 味苦，性寒，有毒。

主治 《神农本草经》：大腹疝瘕，腹满，面目浮肿，留饮宿食，破癥坚积聚，利水谷道。

《名医别录》：下五水，散膀胱留热，皮中痞，热气肿满。

甄权：能泻十二种水疾，去痰水。

李时珍：泻肾经及隧道水湿。治脚气，阴囊肿坠，痰迷癫痫，噎膈痞塞。

发明 张元素：味苦性寒。苦能下泄，寒可胜热，药力直达水气聚结之处，是泄水的圣药。不过甘遂有毒，不能轻易使用。

李时珍：肾主水，凝则为痰饮，溢则为肿胀。甘遂可以泄肾经中的湿气，这是治痰的根本。不过不能过量，病好就需停止。

附方 **身面洪肿**：甘遂二钱半（生研末），取獖猪肾一枚，切成相连的七小块，把甘遂末撒到猪肾内，包进湿纸中煨熟。一天一服，至四五服，会发觉腹鸣，小便通利，就是生效了。

二便不通：甘遂研成末，加生面糊调敷在脐中和丹田。艾灸三壮，同时服用甘草汤，直到通利。另一方：取太山红皮甘遂末一两，炼蜜和匀，分成四服。一天用一服，也有效。

麻木疼痛：万灵膏，甘遂二两，蓖麻子仁四两，樟脑一两，捣成饼贴在患处，搭配内饮甘草汤。

疝气偏肿：甘遂、茴香等分，研成末，用酒送服二钱。

水肿腹满：炒甘遂二钱二分，黑牵牛一两半，研成末，用水煎，常小口饮之。

消渴引饮：甘遂麸炒半两，黄连一两，研末，蒸饼丸绿豆大，每次用薄荷汤送服二丸。忌食甘草。

耳卒聋闭：把半寸长的甘遂，用绵裹好插到两耳里，再嚼少量甘草，可治愈。

痞证发热：用面包住甘遂，放在浆水中煮十沸，把面去掉，用细糠火炒黄，研成末。大人三钱一服，小儿一钱一服，睡觉时用冷蜜水送服。忌食油腻鱼肉。

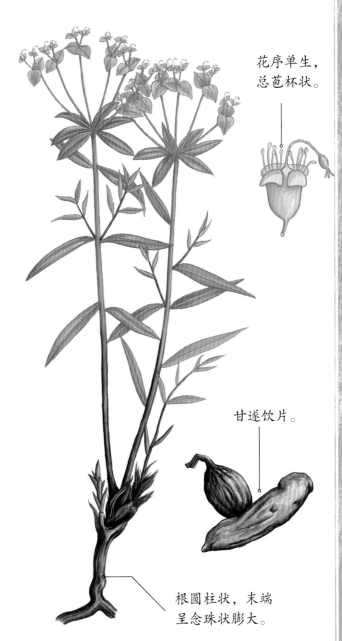

花序单生，总苞杯状。

甘遂饮片。

根圆柱状，末端呈念珠状膨大。

草部

毒草类

续随子

释名 千金子、千两金、菩萨豆、拒冬、联步。

苏颂：叶中出茎，数数相续而生故名。续随子在冬季开始生长，所以叫拒冬。

集解 马志：续随子大多生长在蜀郡，其他地区也有。苗与大戟相似。

李时珍：茎中也有白汁，可结水银。

修治 李时珍：凡用要把外壳去掉，取用白色的仁，包在纸里，压去油，取霜用。

气味 味辛，性温，有毒。

主治 《开宝本草》：妇女血结月闭，瘀血癥瘕疙癖，除蛊毒鬼疰，心腹痛，冷气胀满，利大小肠，下恶滞物。

《蜀本草》：积聚痰饮，饮食不下，呕逆，以及腹内诸疾。

大明：宣一切宿滞，治肺气水气。

发明 苏颂：续随子下水最速。但因为损人有毒，使用不能过量。

李时珍：续随子的茎叶与大戟、泽漆、甘遂的茎叶相似，功效都长于利水。区别在于使用得法，这几种药都是利水的主要药物。

附方 蛇咬肿闷：重台六分，续随子仁七粒，捣筛为散。用酒送服方寸匕。蘸少量药末混合唾液，抹在咬伤处，立即见效。

小便不通：续随子（去皮）一两，铅丹半两，与少量蜂蜜捣成团，密封于瓶中，埋在阴凉处，腊月至春末时取出，研匀，蜜丸梧桐子大。每次用木通汤送服二十至三十丸。或者把丸化开服，效果更好。

黑子疣赘：用刚长熟的续随子涂患处，黑子疣赘能自行脱落。

毒草类

莨菪

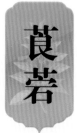

释名 天仙子、横唐、行唐。

李时珍：莨菪，一作"蔄蓎"。如误食其子会变得很狂浪放荡，所以叫莨菪。

集解 陶弘景：莨菪随处都有。子小像五味核。

《名医别录》：莨菪子，长在海滨川谷和雍州。五月采子。

李时珍：张仲景的《金匮要略》描述，菜中有一种水莨菪，叶子光滑且圆，有毒。误食会使人狂乱，或吐血，用甘草汁能解其毒。

附 莨菪子

修治 雷敩：修事莨菪子十两，加头醋一镒煮尽为度。再用黄牛乳汁泡一夜，等第二天如果乳汁变黑，就是真的。晒干，捣末过筛备用。

气味 味苦，性寒，有毒。

主治 《神农本草经》：蛀牙疼痛，肉痹拘急。久服能使人身健行，走及奔马，强志益力。多食让人狂走。

《名医别录》：疗癫狂风痫，颠倒拘挛。

陈藏器：逐风除邪，安神定志，使人耳聪目明。主疝癖。

甄权：把莨菪子炒焦研末，能治冷痢、脱肛、蛀牙疼痛。

草部

260

发明 李时珍：莨菪、云实、防葵、赤商陆这类药都有毒。会使人狂乱，蒙蔽神明，扰乱视听。

附方 恶疮似癞：莨菪子烧研，外敷在患处。

水泻日久：青州干枣十枚，去核，加入莨菪子，填满扎定，烧存性。每天一钱，与粟米汤同服。

卒发癫狂：取莨菪三升（研末），在一升酒内浸泡几天后，除去渣滓，煎煮制成小豆大小的药丸。三丸为一服，一天三服。若觉口面急，头中像有虫爬，额头手脚变红，均为病愈的表现。服到痊愈可恢复神志。

牙齿宣落：把莨菪子研末，裹在绵绸里，用牙咬住，有汁水不要咽。

久痢不止：莨菪丸，莨菪子一升，淘洗时去掉漂浮在水上的。煮到令芽出，晒干，炒至

色黄黑，加入青州大枣一升，去皮核后，加入酽醋二升一起煮，捣成膏，丸梧桐子大。每次于饭前用米汤服二十丸。

风毒咽肿：莨菪子末用水送服两钱匕，效果神奇。

石痈坚硬：可用醋调和莨菪子末，外敷于疮头，能拔出疮根。

风痹厥痛：炒莨菪三钱，大草头乌、甘草各半两，五灵脂一两，均研成末，糊丸梧桐子大。用螺青为衣。男子每次用菖蒲酒送十丸，女子用芜花汤送服。

附 莨菪根

气味 味苦、辛。有毒。

主治 李时珍：治邪疟，疗癣，杀虫。

附方 恶癣有虫：把莨菪根捣烂，与蜂蜜调和，外敷。

疟疾不止：莨菪根烧炭，水服一合。用量以病人身体状况而定。

狂犬咬伤：把莨菪根同盐捣烂，敷在伤处，一天三次。

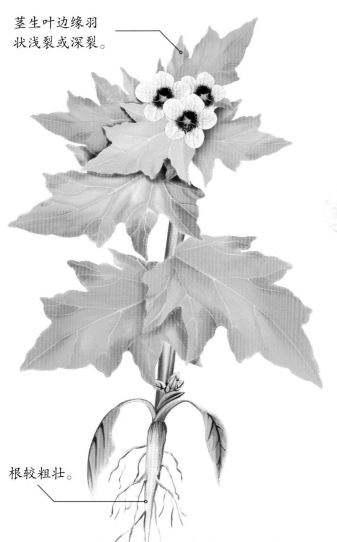

茎生叶边缘羽状浅裂或深裂。

根较粗壮。

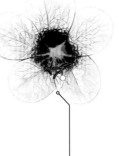

花冠钟状，黄色，有紫堇色脉纹。

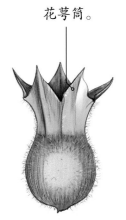

花萼筒。

毒草类

云实

释名 员实、云英、天豆、马豆、羊石子。苗名草云母。

李时珍：员，亦音云。豆以其子的形状取名。羊石，应当作"羊矢"，因其子形状很相似之故。

集解《名医别录》：河间山谷常生有云实。十月采集，晒干。

吴普：其茎略粗高四至五尺，中空。两叶对生很像麻叶。六月开花。八月、九月结实。十月采集。

李时珍：山谷原野有许多这种草，俗名粘刺。

附 云实实

修治 雷敩：采得云实，粗捣一下，相对拌浑颗橡实，蒸一天，挑出云实，晒干。

气味 味辛，性温，无毒。

主治《神农本草经》：治泄痢肠澼，杀虫蛊毒，去邪恶结气，止痛，除寒热。

《名医别录》：治消渴。

苏颂：治疟。

李时珍：治下䨊脓血。

附方 䨊下不止：云实、女萎各一两，桂半两，川乌头二两，同研成末，蜜丸梧桐子大。每次用水服五丸，一天三次。

附 云实花

主治《神农本草经》：治幻觉见鬼怪。多食会让人狂走。常服身体轻健，通神明。

《名医别录》：杀精物，下水。

发明 李时珍：既然云实花会让人产生幻觉，为何说久食可以强身健体呢？这是古书记载的错误。

附 云实根

主治 李时珍：治骨哽和咽喉疼痛。研汁含咽。

毒草类

蓖麻

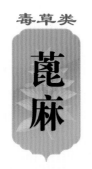

释名 苏颂：叶子像大麻叶，子的形状犹如牛蜱，所以叫蓖麻。

李时珍：蓖，也写作"螕"。螕，是牛虱。其子有麻点，因此被叫作蓖麻。

集解 苏颂：现在各地都产蓖麻。夏天长苗，叶子与萆草叶相似，大且厚。茎节像甘蔗色红，高一丈。秋天开花结实。果壳带刺，与巴豆很像，色青黄斑褐。夏天采茎叶，秋天采实，冬天采根，晒干。

李时珍：蓖麻茎有红，有白，中间空。

附 蓖麻子

修治 雷敩：勿用黑夭赤利子，因为其有毒。蓖麻子在使用时要用盐汤煮半天，去皮取子，研成末备用。

李时珍：制蓖麻油的方法，蓖麻仁五升捣烂，加水一斗煮，边煮边撇沫直到沫尽。滤水，将沫撇起沫尽，煎至点灯不炸、滴入水中不散为度。

气味 味甘、辛，性平，有小毒。

主治 《唐本草》：治水癥。又主疮痒浮肿，尸疰恶气，取油涂。

大明：研末，敷疮痍疥癞。涂手足心，催生。

寇宗奭：治瘰疬。

李时珍：主偏风不遂，口眼㖞斜，失音口噤，头风耳聋，舌胀喉痹，齁喘脚气，肿毒丹瘤，汤火伤，妇女胎衣不下，子肠挺出。还可开通关窍经络，止诸疼，消肿追脓拔毒。

发明 朱震亨：蓖麻属阴，其性善收，能排脓拔毒，是外科的主要药物。能排有形的滞物，所以取胎产胞衣及剩骨胶血。

李时珍：蓖麻仁味甘、辛，有热毒，气、味与巴豆相似，能利人，所以能下水气。

附方 八种头风：去壳的蓖麻子、刚子各取四十九粒。加上雀脑芎一大块，捣如泥糊，制成弹子大的丸，穿起来挂在通风处阴干。使用时，先把好的茶末调成膏，涂在杯子内侧，然后用炭火烧加工好的前药，产生烟气，用杯子盖住。烟尽后，用百沸葱汤冲杯内的茶药服。喝完盖棉被睡觉，发汗时避风。

咽中疮肿：蓖麻子仁一枚，朴消一钱，混合研末，用新汲取的井水送服，连续服二至三服即可。

鼻窒不通：去皮的蓖麻子仁三百粒，去皮核的大枣十五枚，同捣成均匀的药粉，包在绵里再塞入鼻孔。一天一换，使用三十多天就能闻香臭了。

面上雀斑：蓖麻子仁、密陀僧、硫黄各取一钱，研成末，与羊骨髓调匀，每天晚上敷在患处。

小儿丹瘤：去皮蓖麻子五粒，研末，加入一匙面粉，用水调涂特别有效。

汤火灼伤：蓖麻子仁、蛤粉等分，研成膏。烫伤用油调，烧伤用水调，外涂。

齁喘咳嗽：蓖麻子去壳，炒熟，选甜的吃。必须多吃才行。终生不能吃炒豆。

舌上出血：点燃蓖麻子油纸，用烟熏鼻中，可止血。

附 蓖麻叶

气味 有毒。

主治 苏恭：治脚气风肿不仁，熨囟上，止鼻衄。

李时珍：治痰喘咳嗽。

附方 齁喘痰嗽：取有九尖的蓖麻叶三钱，加水飞过的白矾二钱，再把四两猪肉薄批，与药掺和，用荷叶包住，以文武火煨熟。慢慢咀嚼，用白汤送下，叫九仙散。又有一方：经霜的蓖麻叶、经霜的桑叶、蜜炒的御米壳各取一两，研末，蜜丸弹子大。每次用白汤化服一丸，一天一服，名为无忧丸。

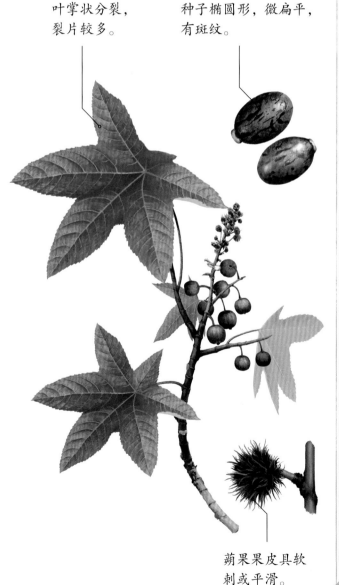

叶掌状分裂，裂片较多。

种子椭圆形，微扁平，有斑纹。

蒴果果皮具软刺或平滑。

常山

释名 恒山、互草、鸡屎草、鸭屎草。

李时珍：恒，意为常。恒山即北岳名，在现在的定州。常山是郡名。常山苗为蜀漆，因功用相同，所以合并在一起。

集解《名医别录》：常山生长在益州山谷和汉中。二月、八月采根，阴干。

陶弘景：宜都、建平都出产常山。实小色黄者，名为鸡骨常山，功用最好。

苏恭：常山多生长在山谷间。茎圆有节，高不过三至四尺。

李含光：常山茎名为蜀漆，八月、九月采集。

修治 雷敩：采挖常山要连根带苗。使用茎叶，用前再去根。将甘草细锉，用水拌湿蒸。临用时去掉甘草，把蜀漆细锉，拌甘草水，再蒸，晒干用。常山，用酒浸一晚，漉出晒干，煮水捣末用。

李时珍：可泡酒蒸熟，或用瓦器炒熟，可令不吐。若用醋制则会使人吐。

附 常山

气味 味苦，性寒，有毒。

主治《神农本草经》：治伤寒寒热，温疟热发鬼毒，胸中痰结吐逆。

《名医别录》：治鬼蛊往来，水胀，鼠瘘。

甄权：诸疟疾，吐痰涎，治项下瘿瘤。

附 蜀漆

气味 味辛，性平，有毒。

主治《神农本草经》：主疟疾和咳逆寒热，腹中癥坚痞结，邪气积聚，蛊毒鬼疰。

《名医别录》：治邪气结聚胸中，吐去之。

甄权：治多时不愈的疟瘴、鬼疟、温疟寒热，下肥气。

张元素：破血，洗去腥，与苦酸同用，可疏导胆经邪气。

发明 苏颂：常山、蜀漆为治疟最重要的药。服用不能过量，会使人吐逆。

李时珍：常山、蜀漆都有劫痰截疟的功效，但是必须在表邪发散和提出阳分后才能起效。用对，有神效，用错时机则会伤人真气。

附方 太阴肺疟：恒山三钱，甘草半钱，秫米三十五粒，加水二盅，煎取一盅，发病当天早晨分三次服用。

温疟热多：常山一钱，小麦三钱，淡竹叶二钱，用水煎。天将明时服用，效果非常好。

截疟诸汤：常山三两，用三升浆水泡一夜，煎取一升，病发前一次服完，取吐。又一方：常山一两，秫米一百粒，水六升，煮取三升，分别在病发前一天晚上、未发病和临发病时服完。又方：酒煮后晒干的常山、知母、贝母、草果分别取一钱半，加水一盅半，煎至半熟，天将明时热服。渣酒浸，临发前服。

小儿惊忤：炒蜀漆二钱，左顾牡蛎一钱二分，以浆水煎服，吐痰便愈。

牡疟独热：蜀漆一钱半，甘草一钱，麻黄、牡蛎粉各二钱，水二盅。先煎麻黄、蜀漆，去沫，再煎得一盅。未发病前温服，涌吐即愈。

胸中痰饮：恒山、甘草各一两，加水五升，煮取一升，滤渣，加蜂蜜二合。温服七合，取吐。不吐，再服。

藜芦

释名 山葱、葱苒、葱葵、丰芦、憨葱、鹿葱。

集解 《名医别录》：藜芦长在太山山谷。三月采根，阴干。

吴普：其叶子大，许多细根连聚生长。

苏颂：藜芦分两种，一种是长在水溪附近砂石上的水藜芦，不能入药用。现人常用的是另一种葱白藜芦，根须少，长在高山上的较好。均州人俗称它为鹿葱。

附 藜芦根

修治 雷敩：采得藜芦要去掉头，用糯米泔水，从巳时煮到未时捞出，晒干备用。

气味 味辛，性寒，有毒。

主治 《神农本草经》：蛊毒咳逆，泄痢肠澼，头疡疥瘙恶疮，杀诸虫毒，去死肌。

《名医别录》：哕逆，鼻中息肉，喉痹不通，马刀烂疮。不入汤用。

寇宗奭：治马疥癣。

发明 苏颂：藜芦服钱匕一字则恶吐人。又用

通顶令人嚏。

李时珍：吐药治疗哕逆病，义在涌吐祛痰积。吐药的功效各不相同：吐疟痰用常山；吐热痰用瓜丁；吐湿痰用乌附尖；吐气痰用莱菔子；吐风痰才用藜芦。

附方 **鼻中息肉**：藜芦三分，雄黄一分，研末拌匀，调蜂蜜点在息肉上。每天上药三次，自然消失。不能点于两侧。

痰疟积疟：藜芦、炙皂荚各取一两，巴豆二十五枚，熬黄，研末，炼成小豆大的蜜丸。每天空腹时服一丸。未发病和临发病时，分别服一丸。期间不要吃饭。

诸风头痛：和州藜芦一茎，晒干后研末。加入少许麝香，吹鼻。另一方，通顶散：藜芦半两，黄连三分，研末取嚏。

中风不省：牙关紧闭。去掉芦头的藜芦一两，用浓煎的防风汤洗后焙干，切碎，炒至色微褐，研末。半钱为一服，小儿减半。用温水灌服，吐出风涎有效，不吐再灌。

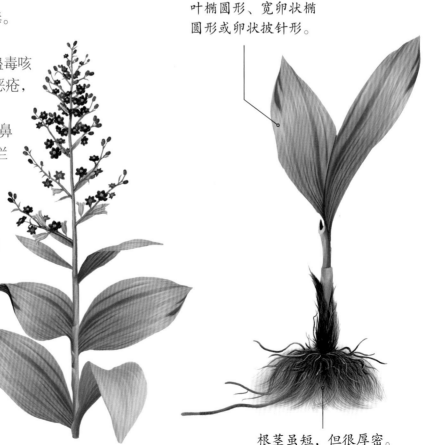

叶椭圆形、宽卵状椭圆形或卵状披针形。

圆锥花序密生，花黑紫色。

根茎虽短，但很厚密。

天雄

释名 白幕。

李时珍：天雄是由种附子而长出或变出的，其形长但不结子，所以叫天雄。其中长而尖的，叫天锥，因为它形状像锥。

集解 《名医别录》：少室山谷出产天雄。二月采根，阴干。

李时珍：天雄分为两类，一种是蜀地人种附子而生出的、或变成形状较长的。另一种是自然生长的草乌头这类植物。据《名医别录》记载，只有长三寸以上的才是天雄。入药必须用蜀地产的、且已经酿制过的。

修治 雷敩：应该炮皱，去掉皮、底、尖，再用。

大明：用时炮去皮，可以制成丸、散剂。汤饮剂连皮生用更好。

李时珍：熟用一法，取天雄十两，用酒泡七天。挖一个土坑，放入半秤烧红的炭火。火灭浇二升醋，醋干后，趁热把天雄倒进坑，盖上一个小盆封一晚再取出，去脐备用。

气味 味辛，性温，有大毒。

主治 《神农本草经》：疗大风，寒湿痹，历节痛，拘挛缓急，破邪气积聚。疗金疮，强筋骨。

《名医别录》：疗头面风来去疼痛，心腹结积，关节重，不能行步，止骨间痛。长阴气，强人心志，力作不倦。又堕胎。

甄权：治风痰冷痹，脚软风毒，止气喘，杀禽虫毒。

大明：诸种风疾气病，喉痹，助阳道，暖肾脏，补腰膝，益精明目，通九窍，利皮肤，调血脉，肢体不遂，下胸膈水，破痃癖癥结，

排脓止痛，续骨消淤血，背脊伛偻，霍乱转筋，能发汗，又止阴汗。

发明 寇宗奭：块大的天雄治风病效果好。

张元素：补上焦的阳虚必用天雄。

朱震亨：天雄、乌头，块大力强，是治下焦病的佐药。

李时珍：乌附、天雄，可用来补下焦命门阳虚，由此也益上焦。

附方 男子失精：炮天雄三两，白术八两，桂枝六两，龙骨三两，均研成散。每次用酒送服半钱。

大风恶癞：三、四月采来天雄和乌头的苗和根，去土，勿用水洗，捣成汁，把小粒黑豆泡汁里一夜，搓去皮，取出晒干，再浸，反复七次。初次吞豆三枚，逐渐增加到六至七枚。禁房事，忌食猪、鱼、鸡、蒜。否则会伤性命。

三建汤：乌头、附子、天雄等分，均炮裂去皮脐，将药物咬咀。四钱药末为一服，水二盏，姜十五片，煎取八分，趁热喝下。

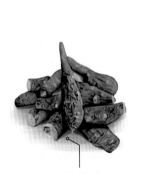

天雄饮片。

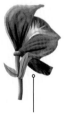

花蓝紫色。

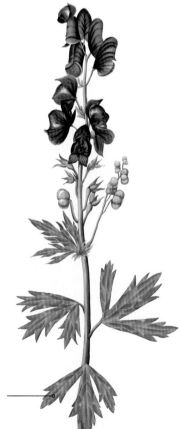

叶互生，纸质或近草质，有分裂。

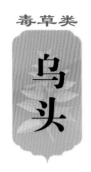

毒草类

乌头

释名 乌喙、草乌头、土附子、奚毒、耿子、毒公、独白草。

李时珍：野生的乌头，被称为草乌头，或称竹节乌头。长江以北出产的叫淮乌头，日华子所谓的土附子就是这种植物。乌喙是指偶尔长两歧的植物，俗名两头尖，其实是同一种植物。

集解 大明：生土附子去皮，捣汁过滤后，晒干取膏，则为射罔。

李时珍：乌头随处都有。根、苗、花、实均与川乌头相同，只不过其为野生。它的根又皱又枯燥，皮黑肉白，这与川乌头不同，其毒性很大。

修治 李时珍：草乌头，可生用，可炮制，亦可与黑大豆同煮，去毒性再使用。

附 乌头

气味 味辛，性温，有大毒。

李时珍：能伏丹砂、砒石。忌食豉汁。畏饧糖、黑豆、冷水，能解乌头毒。

主治《神农本草经》：中风恶风，洗洗出汗，除寒湿痹，破积聚寒热，咳逆上气。

《名医别录》：除胸上冷痰，食不下，心腹冷疾，脐间痛，肩胛疼，不能俯仰，目中痛，不能久视。又堕胎。

甄权：恶风憎寒，冷痰包心，肠腹疞痛，疝癖气块，牙痛。益阳事，强心志。

李时珍：头风喉痹，痈肿疔毒。

附 射罔

气味 味苦，有大毒。

主治《名医别录》：尸疰癥坚，头中风痹痛。

陈藏器：瘘疮疮根，结核瘰疬肿毒，蛇咬。

发明 李时珍：草乌头、射罔，极毒之药。如果不是风顽急疾，不能轻易使用。

附方 阴毒伤寒：生草乌头研末，以葱头蘸末，放入直肠中，名叫提盆散。

破伤风病：草乌头研末，每次用酒送服一至二分，取汗。

腰脚冷痛：乌头三枚，去皮脐，研末，与醋调贴。

喉痹口噤：草乌头、皂荚等分，研末，加麝香少许。用药末揩牙，同时鼻吸，牙齿自然张开。又有一方：草乌头尖、石胆等分，研成末。每次取一钱药粉，用醋煮皂荚汁，把药粉调成稀糊，涂在肿部，流几次涎水，肿毒即消。

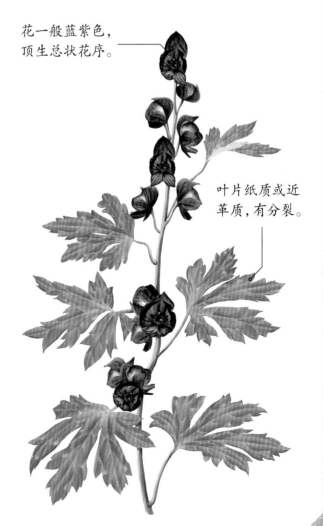

花一般蓝紫色，顶生总状花序。

叶片纸质或近革质，有分裂。

草部

267

中风口㖞：牵正散，白附子、白僵蚕、全蝎等分，生研末。每次用热酒调服二钱。

偏正头风：白附子、白芷、去皮猪牙皂角等分，研末。每次饭后以茶清调服二钱。哪侧疼，向哪侧卧，左右两侧都疼，仰睡。

白附子

集解 《名医别录》：白附子长在蜀郡。三月可采。

李时珍：根与小的草乌头很像，长一寸左右，干的皱纹有节。

气味 味辛、甘，性大温，有小毒。

发明 李时珍：白附子属阳明经药，与附子类似，所以得名，实非附子类。

主治 《名医别录》：心痛血痹，面部的百病。行药势。

大明：中风失音，一切冷风气，面皯瘢疵。

李珣：诸风冷气，脚软无力，疥癣风疮，阴下湿痒，头面痕，可入面脂用。

王好古：补肝风虚。

朱震亨：祛风痰。

附方 小儿吐逆：白附子、藿香等分，研末。每次用米汤送服半钱。

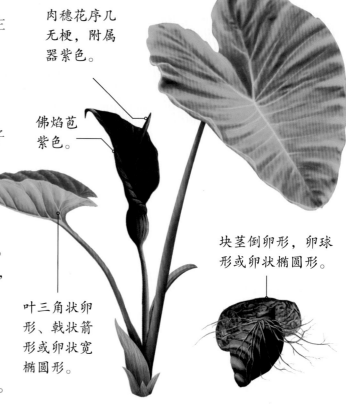

肉穗花序几无梗，附属器紫色。

佛焰苞紫色。

叶三角状卵形、戟状箭形或卵状宽椭圆形。

块茎倒卵形、卵球形或卵状椭圆形。

天南星 虎掌

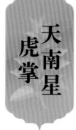

释名 虎膏、鬼蒟蒻。

李时珍：因为它叶子的形状像虎掌而得名。称南星，是因它的根圆而白，形状与南极老寿星形态相近。两者指的是同一药材。

集解 《名医别录》：虎掌长在汉中山谷和冤句。二月、八月采摘，阴干。

修治 李时珍：天南星，一两以上的疗效才好。治疗风痰，可用生品，必须用温汤洗净，再用白矾汤，或者加入皂角汁，浸泡三天三夜，每天换水，晒干备用。熟用则要在黄土地上挖一个深五至六寸的小坑，用炭火烧红，用好酒浇沃。再把南星放在坑内，用瓦盆盖住坑口，封泥过一夜，取出用。急用时，可以用湿纸包，放在热灰火中炮裂。

气味 味苦，性温，有大毒。

主治 《神农本草经》：心痛，寒热结气，积聚伏梁，伤筋痿拘挛，利水道。

《名医别录》：除阴下湿，风眩。

甄权：疝瘕肠痛，伤寒时疾，强阴。

《开宝本草》：治中风麻痹，下气除痰，利胸膈，攻坚积，消痈肿，散血堕胎。

陈藏器：金疮折伤瘀血。

大明：虫蛇咬伤，疥癣恶疮。

张元素：去上焦痰及眩晕。

李杲：破伤风，口噤身强。

王好古：补肝风虚，治痰。

李时珍：治惊痫，口眼㖞斜，喉痹，口舌疮糜，结核，解颅。

发明 李时珍：虎掌、天南星，是手太阴肺经和足太阴脾经之药。味辛而麻，所以能散瘀血治风疾。性温且燥，才能除湿涎。有毒，功效猛，所以能攻积毒，治口㖞舌糜。

附方 小儿痫喑：把天南星包在湿纸里煨，研末。用雄猪胆汁调服二字。

诸风口噤：炮锉天南星，大人三钱，小儿三字，生姜五片，苏叶一钱，加水煎至水量减半，再加入少许的雄猪胆汁，温服。

治痫利痰：煨香的天南星一两，朱砂一钱，研末，配猪心血制丸梧桐子大。每次用防风汤化服一丸。

破伤风疮：取生南星，研成末，用水调和，涂在疮的四周，疮中出水有效。

口眼㖞斜：天南星研成末，用自然姜汁调糊，左歪贴右侧，右歪贴左侧。

温中散滞：消导饮食。炮天南星、炮高良姜各一两，砂仁二钱半，研末，用姜汁糊丸梧桐子大。每次用姜汤送服五十丸。

肠风泻血：天南星石灰炒至色焦黄，研末，配酒糊丸梧桐子大。每次用酒送服二十丸。

喉风喉痹：天南星一个，中间挖空，放白僵蚕七枚，包在纸里煨熟，研末。用姜汁调服一钱。病势重者灌服。方名叫如圣散。

风痰咳嗽：大块天南星一枚，炮裂再研末。一钱一服，三片生姜一盏水，煎取五分，温服。每天早晨、中午、晚上分别服用一服。

吐血不止：天南星一两，锉成如豆大的块，用炉灰淋汁泡一夜，洗焙研末。每次用自然铜磨酒调服一钱。

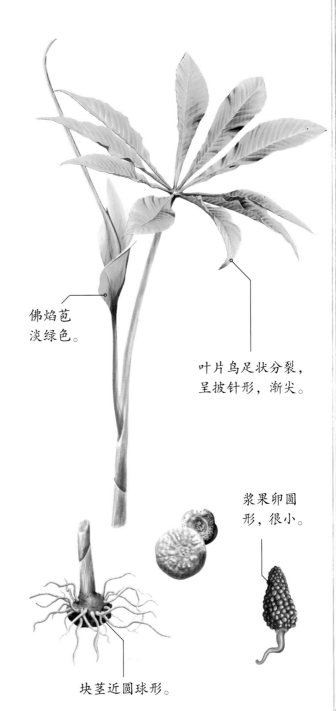

佛焰苞淡绿色。

叶片鸟足状分裂，呈披针形，渐尖。

浆果卵圆形，很小。

块茎近圆球形。

草部

269

毒草类

半夏

释名 守田、水玉、地文、和姑。

李时珍：《礼记·月令》记载，半夏五月出苗，此时正是夏季的一半，所以叫半夏。守田，是按会意取名。水玉，是依据其形取名。

集解 《名医别录》：半夏生长在槐里川谷。五月、八月采根，晒干。

苏颂：半夏处处都有，齐州出产的最好。

修治 李时珍：把半夏皮上的泥垢洗掉，以汤泡七天，每天换汤，然后捞出晾干，切片，拌入姜汁，焙干，入药。或者把半夏研末，加姜汁一起倒进汤中浸、澄三天，滤去涎水，晒干，制成半夏粉，备用。亦可把半夏研成末，调和姜汁，做饼，晒干备用，此名为半夏饼。还可把半夏研末，加入姜汁、白矾汤制成饼，包在楮叶里放入篮内，待其长出黄毛，晒干备用，是为半夏曲。

附 半夏根

气味 味辛、性平，有毒。

主治 《名医别录》：消心腹胸膈痰热结满，咳嗽上气，心下急痛坚痞，时气疫病呕逆，消痈肿，治痿黄，润泽面目，堕胎。

大明：治吐食反胃，霍乱转筋，肠腹寒凉，痰疟。

朱震亨：治眉棱骨痛。

王好古：补肝风虚。

李时珍：除腹胀，目不得暝，白浊梦遗带下。

发明 寇宗奭：现在人们只知道半夏祛痰，不知半夏还益脾，这是因为它能分水的缘故。

赵继宗：朱丹溪说二陈汤能祛除身上的各种痰邪，于是一些医生就用这一方治所有的痰病。半夏是二陈汤中的药材之一，用来治风痰、寒痰、湿痰和食痰均可，但是劳痰、失血诸痰，用二陈汤反会加重病情。

李时珍：脾无留湿不生痰，故脾为生痰之源，肺为贮痰之器。半夏能治痰饮消腹胀，是因为它体滑、味辛性温。可以行湿利窍，通泄大小便。所谓"辛走气，能化液，辛以润之"就是这个意思。

附方 化痰镇心：辰砂半夏丸，半夏一斤，汤泡七次，研末过筛，再用水泡三天，用生绢滤去渣滓，澄清去水，晒干，半夏末一两，加辰砂一钱，用姜汁打糊丸梧桐子大。每次用姜汤送服七十丸。

中焦痰涎：泡七遍的半夏四两，枯矾一两，研末，用姜汁打糊，或者煮枣肉和丸梧桐子大。每次用姜汤送服十五丸。寒痰加丁香五钱。热痰，需加煅寒水石四两。方名玉液丸。

小儿痰热：咳嗽惊悸。半夏、天南星等分，研末，用牛胆汁调和，装在胆囊中，悬挂阴干，蒸饼丸绿豆大。每次用姜汤送服三到五丸。

小结胸痛：小陷胸汤，半夏半升，黄连一两，大栝楼实一个，水六升。先煮栝楼三升，去渣，再放入半夏、黄连，煮得二升，分三次服用。

小儿腹胀：半夏末少许，加酒和丸制粟米大。每次用姜汤送服二丸。不愈，加量。或用火炮研末，用姜汁调贴在脐上，效果也好。

急伤寒病：半夏四钱，生姜七片，酒一盏，煎服。

小儿惊风：生半夏一钱，皂角半钱，都研成末。取少许吹入鼻中，名嚏惊散，即刻苏醒。

失血喘急：半夏捶扁，用姜汁和面包裹，煨黄，研末，米糊丸梧桐子大。每次用白汤送服三十丸。

喉痹肿塞：生半夏末放在鼻内嗅吸，涎水流出则见效。

伏暑引饮：消暑丸，用醋煮的半夏一斤，茯苓、生甘草各半斤，研末，用姜汁、面糊丸梧桐子大。每次用开水送服五十丸。

飞虫入耳：用麻油调和生半夏末，涂耳门处。

打扑瘀痕：半夏末用水调涂在患处，过一晚就消了。

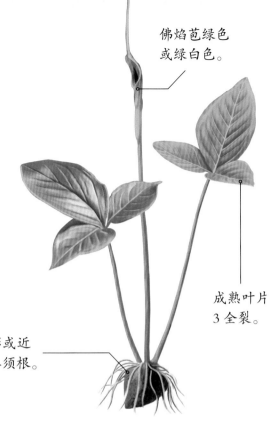

佛焰苞绿色或绿白色。

成熟叶片3全裂。

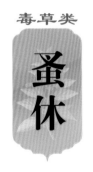

半夏饮片。

块茎圆球形或近圆球形，具须根。

毒草类

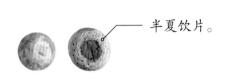

蚤休

释名 蚩休、螫休、紫河车、重台、重楼金线、三层草。

李时珍：治虫蛇毒，得此治之即休，故名螫休。重台、三层，是以其叶形为名。金线重楼，是按其花形起名。紫河车，是根据它的功效而命名。

集解《名医别录》：山阳川谷和冤句生有蚤休。

韩保昇：其叶与鬼臼、牡蒙的叶子相似，年限较长的有二至三层。根与紫参根很像，外皮色黄，肉色白。五月采根，晒干。

李时珍：随处都有重楼金线，多长在深山阴湿之地。

附 蚤休根

气味 味苦、性微寒，有毒。

主治《神农本草经》：惊痫，摇头弄舌，热气在腹中，癫疾，痈疮阴蚀，下三虫，除蛇毒。

《唐本草》：利水。

大明：治胎风手足抽搐，能吐泄瘰疬。

李时珍：治疟疾寒热。

发明 李时珍：蚤休是足厥阴经药。适宜治疗由本经引起的惊痫、疟疾、瘰疬、痈肿。

附方 **慢惊发搐**：蚤休末一钱，栝楼根末二钱，一起放慢火上炒至色焦黄，再研成均匀的细末。每次以麝香薄荷汤饮服一字。

咽喉谷贼：红色的重台、炒川大黄、木鳖子仁、马牙消各半两，泡半夏一分，同研末，蜜丸芡子大。包在绵里，口含。

小儿胎风：蚤休研末，每次用冷水服半钱。

草部

毒草类

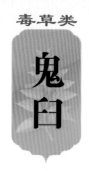

鬼臼

释名 九臼、天臼、鬼药、解毒、爵犀、马目毒公、八角盘、唐婆镜。

李时珍：这种药有毒。因为臼很像马眼，所以叫马目毒公。能解蛊杀毒，所以叫爵犀。又因为它的叶像镜、盘、荷叶，再加上新苗出，旧苗就枯死，所以它有镜、盘、荷、莲、害母等名。

集解 《名医别录》：鬼臼长在九真山谷和冤句。二、八月采根。

陶弘景：鬼臼多在山谷中生长。八月采，阴干。像射干、术辈，又像钩吻。鬼臼分两种：钱塘、近道出产的味甜最胜。会稽、吴兴出产的，大而味苦力劣。

李时珍：鬼臼根与天南星相叠的状态很像，因此卖药的人总把小的当作天南星，大的当鬼臼，这完全是错误的。

附 鬼臼根

气味 味辛，性温，有毒。

主治 《神农本草经》：杀蛊毒，辟恶气逐邪，解百毒。

《名医别录》：解大毒，治咳嗽喉结，风邪烦惑，失魄妄见，去目中肤翳。不入汤。

甄权：治尸痊殟殜，劳疾传尸瘦疾。

李时珍：下死胎。治邪疟痈疽，解蛇毒射工毒。

发明 苏颂：古方治疗五尸鬼痊、各种毒邪，多半会使用鬼臼。现在福州人会在三月采琼田草根、叶，焙干捣末与蜜制丸，来治疗风疾。

附方 黑黄急病：面黑，体黄，不影响进食，脉沉，但如果青脉入口会伤及性命。需先烙口中黑脉、百会、玉泉、绝骨、章门、心俞等穴。然后捣取生鬼臼药液一小盏，内服。如果是干鬼臼，就研末，用水送服。

子死腹中：胞破不生者。鬼臼的数量不限，取色黄者，去毛，研成细末，不过筛，要研成粉状。每次取一钱与一盏无灰酒同煎，煎取八分，一口气喝下。能立即生产，效果如神。

射工中人：寒热发疮。鬼臼叶一把，浸苦酒中，捣取汁液。一次服一升，一天两次。

毒草类

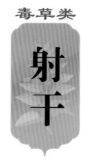

射干

释名 乌扇、乌翣、乌吹、乌蒲、凤翼、紫金牛、黄远。

李时珍：射干的叶呈丛生状，横铺一面如同乌翅和扇，所以有乌扇、乌翣、凤翼、鬼扇、仙人掌等各种名字。它的叶子纵扁平，根如竹和蛮姜，所以俗称扁竹、草姜。

集解 《名医别录》：射干多长在南阳山谷、田野。三月三日采根，阴干。

汪机：考查各家的注释，射干不只一种，有的白花，有的黄花，有的紫花，还有的红花。

李时珍：射干就是现在人们所说的扁竹。今人栽种的大多开紫花名为紫蝴蝶。

附 射干根

修治 雷敩：采来的射干根，要先在米泔水里泡一夜，滤出后与篁竹叶同煮，从午时煮到亥时，晒干备用。

草部

气味 味苦，性平，有毒。

主治 《神农本草经》：咳逆上气，喉痹咽痛。散结气，腹中邪逆，食饮大热。

《名医别录》：疗心脾间老血，咳唾，口臭，散胸中热气。

陶弘景：苦酒摩涂毒肿。

甄权：治疰气，消瘀血，通调月经。

李时珍：降实火，利大肠，治疟母。

发明 李时珍：射干能降火，是古方中治疗喉痹咽痛的主要药物。

附方 **水蛊腹大**：乌扇根捣汁一杯，内服。

喉痹不通：浆水不入。射干一片，含咽汁液，效果好。

伤寒咽闭：肿痛。生射干、猪脂各四两，合煎至微焦，去渣滓。每次少含枣许，有效。

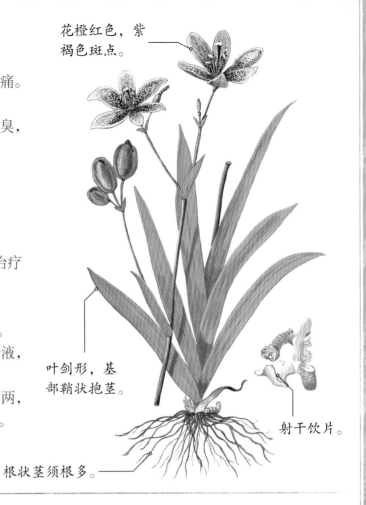

花橙红色，紫褐色斑点。

叶剑形，基部鞘状抱茎。

射干饮片。

根状茎须根多。

毒草类

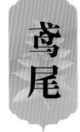

鸢尾

释名 乌园，根名鸢头。

李时珍：以形得名。乌园应该作"乌鸢"。

集解 《名医别录》：鸢尾长在九嶷山谷。五月采。

李时珍：它就是射干的苗，不是其他植物。

气味 味苦，性平，有毒。

主治 《神农本草经》：蛊毒邪气，诸毒，破癥瘕积聚大水，下三虫。

《名医别录》：杀鬼魅，治眩晕。

附方 **飞尸游蛊**：着喉气欲绝者，鸢尾根去皮，放入喉中，在病处摩擦，令其出血为好。

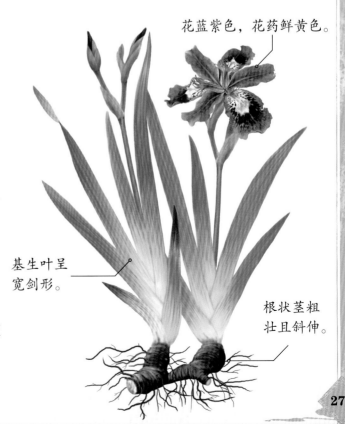

花蓝紫色，花药鲜黄色。

基生叶呈宽剑形。

根状茎粗壮且斜伸。

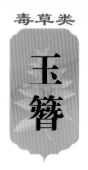

毒草类

玉簪

释名 白鹤仙。

李时珍：以花的形态而命名。

集解 李时珍：各地的人常在庭院中栽种玉簪。二月生苗，丛生，高一尺左右，茎软如白菘茎。它的叶大如手掌，圆而有尖。六、七月抽茎，茎上生小叶。花没开时，像白玉簪插在头上的样子；开放时，微向四周绽开，黄色的花蕊探出，非常香，不结子。

附 玉簪根

气味 味甘、辛，性寒，有毒。

主治 李时珍：捣汁服，能解各种毒，下骨哽，涂痈肿。

附方 解斑蝥毒：玉簪根擂水服，立刻解毒。

乳痈初起：取玉簪花根，用酒调服。药渣可外敷。

下鱼骨哽：玉簪花根、山里红果根，均捣

取自然汁，用竹筒灌入喉中，骨自然下行。期间不能沾到牙齿。

妇人断产：白鹤仙根、白凤仙子各一钱半，紫葳二钱半，辰砂二钱，皆研末，蜜和丸梧桐子大。生产内的三十天，用半盏酒送服。因会伤牙齿，所以不能沾到牙齿。

刮骨取牙：干玉簪根一钱，白砒三分，白硇七分，蓬砂二分，威灵仙三分，草乌头一分半，都研成末。取少量药粉点在疼痛处，牙齿自行脱落。

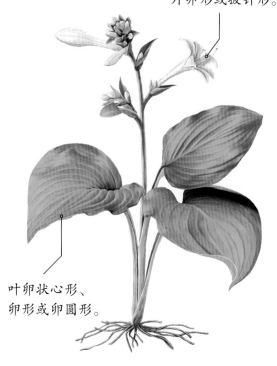

花白色，花的外苞片卵形或披针形。

叶卵状心形、卵形或卵圆形。

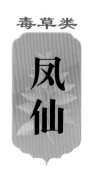

毒草类

凤仙

释名 急性子、旱珍珠、金凤花、小桃红。

李时珍：它的花，由头向尾方向翘起，姿态如凤鸟，所以被叫作凤仙。

集解 李时珍：人们常把凤仙种在庭院中。二月撒子，五月就能再种。

附 凤仙子

气味 味微苦，性温，有小毒。

主治 李时珍：难产，积块噎膈，下骨哽，通窍透骨。

发明 李时珍：凤仙子性急速，能透骨软坚，易损齿，与玉簪根相同，所以服时不要沾到牙齿。

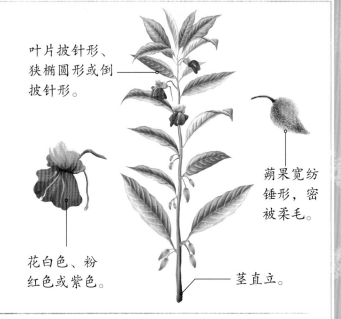

叶片披针形、狭椭圆形或倒披针形。

蒴果宽纺锤形，密被柔毛。

花白色、粉红色或紫色。

茎直立。

附方 咽中骨哽：将死。白凤仙子研水一大呷，从竹筒灌入咽中，硬物立即变软。避开牙齿。或者把凤仙子研成末，吹入患处。

难产催生：凤仙子二钱，研成末。用水送服，避开牙齿。另外，取蓖麻子，捣末，涂足心。

欲取牙齿：把金凤花子研成末，加入少量的砒，点在疼痛的牙根处，即取牙。

毒草类

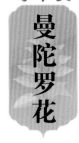

曼陀罗花

释名 风茄儿、山茄子。

李时珍：《法华经》中记录，佛说法时，有漫天的曼陀罗花飘落。另外，道家中有一位手拿曼陀罗花的神仙，名为陀罗星使者。因此后人就把这种花叫作曼陀罗花。

集解 李时珍：北方人总会在自家院子种植曼陀罗。春天生苗，夏天茂盛，八月开白花，九月采实。

附　曼陀罗花、子
气味 味辛，性温，有毒。

主治 李时珍：治诸风疾和寒湿脚气。又主惊痫和脱肛。

发明 李时珍：据说，如果采花人笑着采花酿酒后饮下，就会发笑；如果在采花时跳舞，酿酒饮后，就会跳舞。据尝试，但需要人饮到半醉，并经人诱导才会如此。

附方 大肠脱肛：连壳的曼陀罗子一对，橡实十六枚，锉成末，用水煎三到五沸，加入朴消少许，清洗患处。

面上生疮：曼陀罗花，晒干研末。贴少许在患处。

小儿慢惊：曼陀罗花七朵，重一字，天麻二钱半，全蝎十枚，炮天南星二钱半，丹砂二钱半，乳香二钱半，研成末。每次用薄荷汤服半钱。

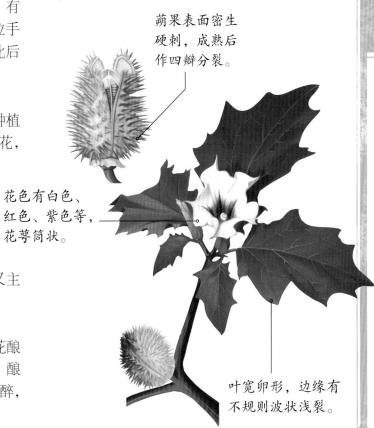

蒴果表面密生硬刺，成熟后作四瓣分裂。

花色有白色、红色、紫色等，花萼筒状。

叶宽卵形，边缘有不规则波状浅裂。

羊踯躅

释名 黄踯躅、黄杜鹃、羊不食草、闹羊花、惊羊花、老虎花、玉枝。

陶弘景：羊吃了它的叶子，就会顿足而死，所以名为羊踯躅。

集解 《名医别录》：羊踯躅大多长在太行山川谷和淮南山区。三月采花，阴干。

李时珍：羊踯躅花五瓣，花蕊花瓣皆为黄色，气味皆恶。

附 羊踯躅花

气味 味辛，性温，有大毒。

主治 《神农本草经》治疗肌肤中贼风疼痛，温疟恶毒诸痹。

《名医别录》：疗邪气鬼痓蛊毒。

发明 李时珍：此药有大毒。《和剂局方》中治疗中风瘫痪的伏虎丹就有羊踯躅，不能多服。

附方 风虫牙痛：羊踯躅一钱，草乌头二钱半，研末，制成豆大的蜡丸。用绵绢包一丸，咬住，追涎。

风痰注痛：羊踯躅花、天南星生品捣碎，制饼，放甑中蒸四五遍，装在稀葛囊中阴干。用时，取出焙干，研成末，蒸饼丸梧桐子大。每次用温酒送服三丸。空腹服，治腰脚骨痛。饭后服，治手臂痛。效果非常好。

痛风走注：黄踯躅根一把，糯米一盏，黑豆半盏，酒、水各一碗煎汤，慢慢饮下。大吐大泄后便愈。

风湿痹痛：羊踯躅花与酒拌和，蒸一炊久，晒干，研末。每次用一合牛奶，二合酒，调服五分。

芫花

释名 杜芫、赤芫、去水、毒鱼。根名黄大戟、蜀桑。

李时珍：芫或作"杬"，不知其义。去水，说的是它的功效。毒鱼，代表它有毒性。大戟言其形状相似。民间因其有恶气，叫它头痛花。

集解 李时珍：顾野王在《玉篇》中说，杬木产于豫章。煎杬木汁，可使果实和鸡蛋贮藏不坏。

《名医别录》：淮源川谷生有芫花。三月三日采花，阴干。

修治 陶弘景：芫花，要用微火煎熬。不能碰到眼睛。

李时珍：芫花保存时间越长越好。用时，以好醋煮十几沸，去醋，以水泡一晚，晒干用。

气味 味辛，性温，有小毒。

主治 《神农本草经》：咳逆上气，喉鸣喘息，咽肿气短，蛊毒鬼疟，疝瘕痈肿。杀虫鱼。

《名医别录》：消胸中痰水，喜唾，水肿，五水在五脏肌肤及腰痛，下寒毒。其根能治疥疮。

甄权：心腹胀满，去水气寒痰，涕唾如胶，

通利血脉，治一切毒风。四肢挛急，不能行步。疗恶疮风痹湿。

李时珍：治水饮痰澼，胁下痛。

发明 李时珍：张仲景用小青龙汤，治疗伤寒太阳证，表不解，心下有水气，发热、咳嗽及干呕。若表已解，头痛出汗，不恶寒，心下有水气，干呕，痛引两胁，以及喘息、咳嗽，则十枣汤主之。破癖须用芫花，行水后便可养胃。

附方 牙痛难忍：芫花研成末，擦牙，痛停后用温水漱口。

水肿支饮，以及癖饮：以十枣汤加大黄、甘草，五物各一两，十枚大枣一起煮，如法服。还有一方：加芒消一两。

久疟结癖，腹胁坚痛：炒芫花二两，朱砂五钱，研末，蜜丸梧桐子大。每次用枣汤送服十丸。

水蛊胀满：芫花、枳壳等分，用醋将芫花煮烂后，再放枳壳，以枳壳煮烂为止，捣丸梧桐子大。每次用白汤送服三十丸。

背腿间痛：把芫花根研末，与米醋调敷患处。没止疼，就用帛束在痛处。此方特别适合患此病的产后妇女。

初起痈肿：芫花研成末，与胶调和，涂在患处。

心痛有虫：醋炒芫花一两，雄黄一钱，研末。每次用温醋汤送服一字。

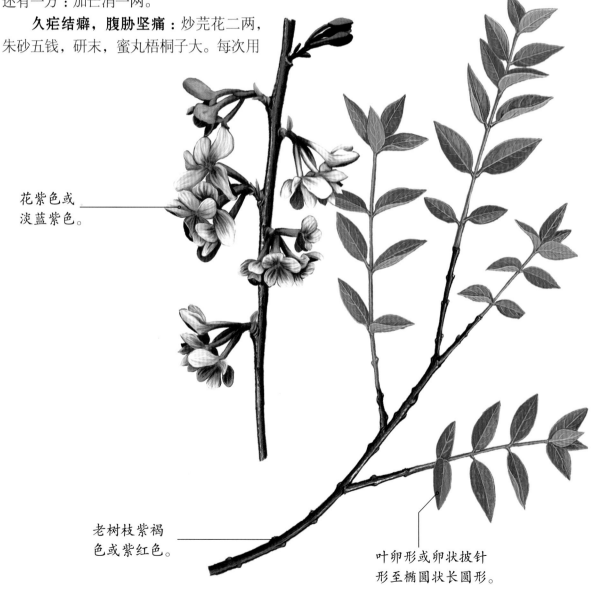

花紫色或淡蓝紫色。

老树枝紫褐色或紫红色。

叶卵形或卵状披针形至椭圆状长圆形。

草部

277

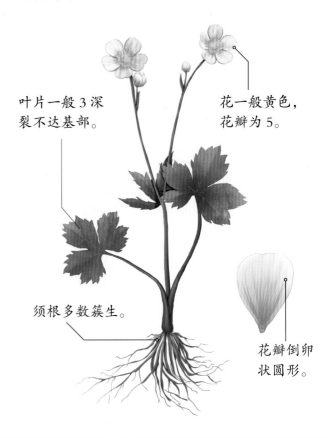

主治 陈藏器：外敷，治恶疮痈肿未溃，并疗疟疾。不可近肉。

花一般黄色，花瓣为5。

叶片一般3深裂不达基部。

须根多数簇生。

花瓣倒卵状圆形。

毒草类

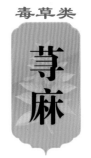

毛茛

释名 毛建草、水茛、毛堇、天灸、猴蒜。

李时珍：茛，即草乌头的苗。其形态与毒性很像草乌头苗，所以称为茛。《肘后备急方》称之为水茛，又名毛建。这是"茛"字音的误传。

集解 李时珍：无论是毛建，还是毛茛，都是今人所说的毛堇。总在低洼潮湿的地方生长。春生苗，高尺余，一枝三叶。四、五月开小黄花，五月结实，如青桑椹。

附 毛茛叶及子

气味 味辛，性温，有毒。

毒草类

荨麻

释名 毛蘮。

李时珍：荨，原本写作"蘮"。杜子美有首"除蘮草诗"讲的就是这种草。

集解 李时珍：川黔各地有许多这种植物。其茎有刺，高二至三尺。叶子有青、紫等色。叶背紫色的入药。其毛刺蜇人。本品有花无实。

气味 味辛、苦。性寒，有大毒。

主治 苏颂：蛇毒，捣涂。

李时珍：初起风疹，以点之。

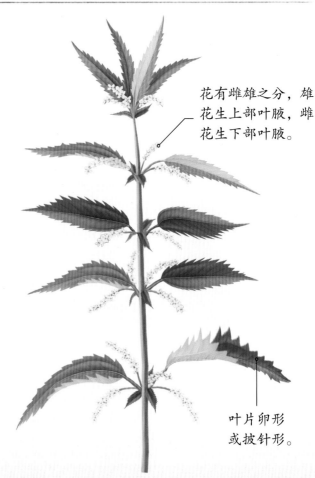

花有雌雄之分，雄花生上部叶腋，雌花生下部叶腋。

叶片卵形或披针形。

草部

毒草类

海芋

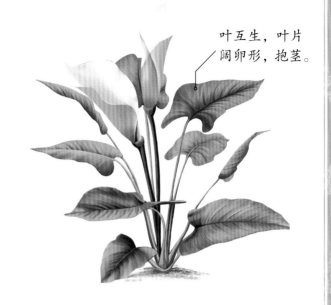

叶互生，叶片
阔卵形，抱茎。

释名 观音莲、羞天草、天荷、隔河仙。

集解 李时珍：海芋生长在蜀中。现在各地都有。春生苗，高四五尺。叶大如芋叶。夏秋开花如莲。根似芋魁。盖野芋之类。

气味 味辛，有大毒。

主治 李时珍：瘴疟毒肿风癞。伏硇砂。

毒草类

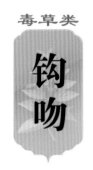

钩吻

释名 野葛、毒根、胡蔓草、断肠草、黄藤。

陶弘景：因为其入口能钩住人的咽喉所以叫其钩吻。

李时珍：虽然叫它野葛，但并不是说它是野生的葛根。或作"冶葛"。

集解 《名医别录》：傅高山谷和会稽东的野外生有钩吻。折断会冒青烟的，叫固活，二月、八月采集。

李时珍：嵇含的《南方草木状》中说，野葛是蔓生植物，叶子与罗勒叶相似。表面光滑肉厚，也叫胡蔓草。

气味 味辛，性温，有大毒。

主治 《神农本草经》：金疮乳痓，中恶风，咳逆上气，水肿，杀鬼疰蛊毒。

《名医别录》：破癥积，除脚膝痹痛，四肢拘挛，恶疮疥虫，毒杀鸟兽。

韩保昇：喉痹咽塞，声音变异。

发明 李时珍：李石在《续博物志》中描述，胡蔓草，原产于两广。欠债的广地人被逼急了，常食此草自尽来诬陷人。

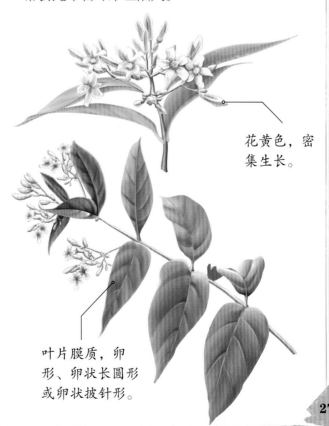

花黄色，密集生长。

叶片膜质，卵形、卵状长圆形或卵状披针形。

草部

279

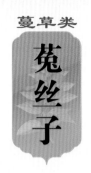

蔓草类

菟丝子

释名 菟缕、菟累、菟芦、菟丘、赤网。

集解《名医别录》：菟丝子长在朝鲜的川泽田野，并在草木上蔓延寄生。九月采实，暴晒干，色黄而细的称为赤网，色浅而大者称为菟累。它们有相同的功效。

李时珍：宁献王的《庚辛玉册》称，火焰草是菟丝子、阳草，在荒园古道中较常见。

附 菟丝子

修治 李时珍：用温水洗掉泥沙后泡入酒中一晚，随即曝干捣碎。没完全捣成粉的，再重复之前的步骤。

气味 味辛、甘，性平，无毒。

主治《名医别录》：主茎中寒，精自出，溺有余沥。强阴养肌，壮筋骨，寒血为积，口苦燥渴。久服轻身明目。

甄权：治男女虚冷，添精益髓，止腰疼膝冷，消渴热中。久服去面黚，容颜好、气色佳。

王好古：补肝脏风虚。

发明 苏颂：抱朴子仙方，一斗菟丝子实泡在一斗酒中，曝晒干，反复浸曝，直到酒尽，捣筛。每天用酒送服二钱。一天两次，可以去腰膝风邪，能明目。长期服用使人年轻，容光焕发。

附方 小便淋沥：菟丝子煮汁服。

阳气虚损：菟丝子、熟地黄等分，研末，酒糊丸梧桐子大。气虚者，每次用人参汤送服五十丸。气逆者，用沉香汤送服。又有一方：二两菟丝子，酒泡十日，用水淘洗，杜仲焙研蜜炙一两，薯蓣末酒煮糊丸梧桐子大。空腹时用酒送下五十丸。

肝伤目暗：三两菟丝子，泡酒三日，曝晒干碾末，加鸡蛋清制成如梧桐子大的丸。空腹温酒送服二十丸。

谷道赤痛：菟丝子炒到黄黑后碾成末，加鸡蛋清调敷在患处。

茎黄色，外表纤细，呈缠绕状，无叶。

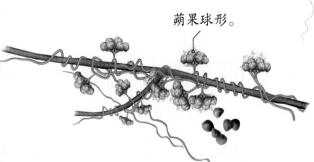

蒴果球形。

草部

280

附 菟丝子苗

气味 味甘、平，无毒。

主治 《神农本草经》：研汁涂面，去面䵟。

陶弘景：把菟丝子苗接碎煎汤，小孩沐浴，治疗夏季热痱。

附方 小儿头疮：菟丝苗煮汤频繁清洗。

目中赤痛：菟丝子捣汁，点眼。

面疮粉刺：菟丝子苗绞汁涂在患处，不出三次即愈。

蔓草类

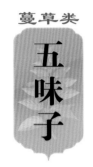

五味子

释名 荎蕏、玄及、会及。

苏恭：五味的皮和肉味甘、酸，核中味辛、苦，且均有咸味，这就是五味的由来。

集解 《名医别录》：五味子长在齐山山谷及代郡地区。八月采实，阴干备用。

李时珍：五味子分南、北。南方产的红色，北方产的黑色。北产五味子滋补效果最好。取其根种下，当年就能生长得很茂盛。

修治 李时珍：熟者入补药，生者入治咳药。

气味 味酸，性温，无毒。

主治 《神农本草经》：益气，治咳喘上气，劳伤羸瘦。补不足，强阴益阴精。

《名医别录》：养五脏，除热邪，生阴中肌。

甄权：治中焦下气，止吐逆，补虚劳，令人体悦泽。

李杲：生津止渴，治泄痢，补元气。

发明 唐慎微：《抱朴子》记载，五味是五行的精华，它的种子有五种味道。淮南公羡门之子服用了十六年，面色像玉女，入水水不沾体，入火火不灼身。

成无己：肺气收敛，急食酸能收肺气，用酸味药补之。芍药、五味子的酸都能敛逆气，使肺气安宁。

附方 阳事不起：一斤新鲜的五味子研成末，用酒送服方寸匕。每天三次，忌食猪、鱼、蒜、醋。一剂就能有力，连服百天以上，能旺盛精力。四季常用功效尽显。

久咳肺胀：二两五味，半两白饧炒过的粟壳，都研成末，配白饧制成如弹子大小的药丸。每次用水煎服一丸。

烂弦风眼：五味子、蔓荆子煎汤，连续多次用其洗眼。

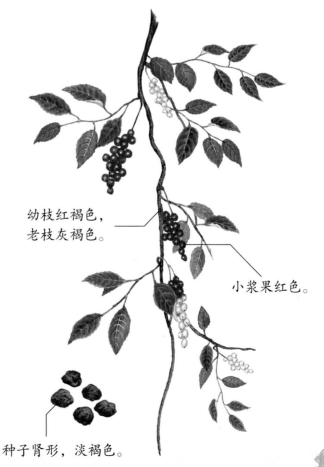

幼枝红褐色，老枝灰褐色。

小浆果红色。

种子肾形，淡褐色。

草部

281

蔓草类

覆盆子

释名 茥、蕻葐、西国草、毕楞伽、大麦莓、插田藨、乌藨子。

李时珍：其果五月成熟，黑红色，故俗称乌藨、大麦莓、插田藨，也可以叫它栽秧藨。

集解 李时珍：四、五月覆盆子成熟，这与《名医别录》记载的五月采摘相吻合。

修治 李时珍：采摘后立刻捣成薄饼状，晒干后密封保存。等用时取出与酒拌匀，蒸熟就行。

气味 味甘，性平，无毒。

主治 《名医别录》：益气轻身，令发不白。

马志：补虚，健阳强阴，润泽肌肤，安和五脏，温中益力，益肝明目。

甄权：补男子肾精虚竭。女子食之可怀孕生子。

寇宗奭：治肺气虚寒。益肾脏，缩小便。

发明 李时珍：覆盆与蓬藟功效相同。覆盆

子比蓬藟成熟早。补益作用与桑椹相同，二者可同用，但不能与树莓混采。

附 覆盆子叶

气味 味微酸、咸。性平，无毒。

主治 李时珍：明目止泪，收湿气。

附方 膁疮溃烂：覆盆子叶捣碎，研末，用酸浆水洗，把末敷在溃破处。每天一次，直至愈合。

牙痛点眼：覆盆子嫩叶捣汁，点在眼目眦三四次，就会有虫随眼泪及眼眵流出。若无新鲜嫩叶，浓煎干叶（即大麦莓）取汁点眼亦可。

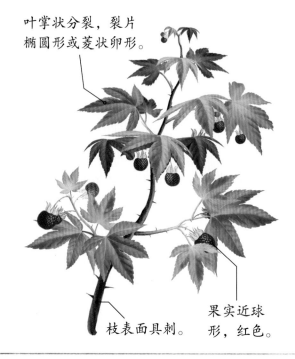

叶掌状分裂，裂片椭圆形或菱状卵形。

枝表面具刺。

果实近球形，红色。

蔓草类

使君子

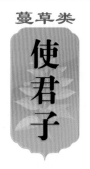

释名 留求子。

李时珍：嵇含《南方草木状》称其为留求子，专治小儿疾病。魏晋时代就开始用这种药，各时期和各地区有不同的名称。

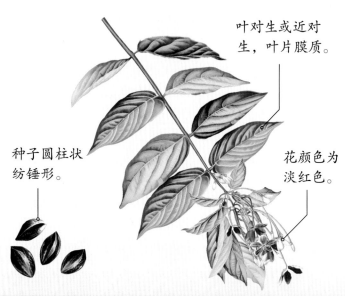

叶对生或近对生，叶片膜质。

种子圆柱状纺锤形。

花颜色为淡红色。

集解 马志：生在交、广等州，两头略尖，有略深的棱瓣，与诃黎勒很像而轻。

气味 味甘，性温，无毒。

主治 《开宝本草》：治小儿五疳证，小便白浊，杀虫，止泄痢。

李时珍：开胃健脾，除虚热，治小儿百病及疮癣。

发明 李时珍：杀虫药通常味辛、苦，只有

使君子和榧子味甘能杀虫。一般大人、小孩患虫病者，只要在每月上旬，选一天早晨空腹，吃几枚使君子仁，或用其壳煎汤服用，第二天就会有死虫随粪便排出。

附方 虫牙疼痛：使君子煎汤，频繁漱口。

小儿蛔痛：使君子仁研末，五更时用米汤调服一钱。

小儿虚肿：一两使君子，去壳，加五钱蜜，炙干后研末。每次用米汤送服一钱。

蔓草类

木鳖子

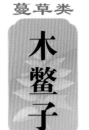

释名 木蟹。

马志：核如鳖、蟹状，所以才以此为名。

集解 马志：出朗州及南中。七、八月可采实。

李时珍：木鳖子的核形扁而多节不平，大似围棋子。其仁色青绿，入药前要先去油。

附 木鳖子仁

气味 味甘，性温，无毒。

主治 《开宝本草》：折伤，消结肿恶疮，止腰痛，生肌，除粉刺䵟黯，妇人乳痈，肛门肿痛。

大明：醋摩，以消肿毒。

李时珍：治疳积痞块，利大肠止泄痢，痔瘤瘰疬。

发明 李时珍：南方人以苗和嫩果为食，相安无事，若与猪肉同煮后即产生了毒性。

附方 水泻不止：木鳖仁、母丁香各取五枚，麝香一分，共研末。用米汤调成膏状，贴在脐上，

然后再敷上药膏。

肺虚久咳：一两木鳖子、一两款冬花均研末。每次取三钱，火烧药末，吸其烟，过一会儿吐出涎沫，再喝茶润喉。重复五六次后，再服用补肺药。

小儿咸鼾：三四个大的木鳖子，磨水后喝下，以雪糕压之，能让患者吐出痰涎。病重者服三次就能见效。

肛门痔痛：三枚木鳖子仁，置于砂盆内捣成泥，加入一碗百沸汤，先趁热熏肛门，再用药水外洗，最后涂少许药在肛门处，一日三次。

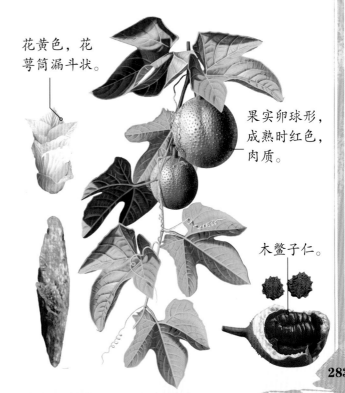

花黄色，花萼筒漏斗状。

果实卵球形，成熟时红色，肉质。

木鳖子仁。

蔓草类

马兜铃

释名 都淋藤、独行根、土青木香、云南根、三百两银药。

李时珍：食用此药的根会让人呕吐、下痢。由于它微有香气，所以被称为独行、木香。岭南人用它治蛊，称它为三百两银药。《肘后备急方》视此药为都淋，是误传。

集解 马志：古河堤及城墙根边多有独行根，平泽丛林随处都有。二月、八月可采其根。

苏颂：马兜铃，春天长苗。它的茎蔓会缠绕在其他树木之上。七、八月能采实，状似铃。阴干备用。其根名云南根，大如小指，似木香。

附 马兜铃实

修治 雷敩：采回的果实要去掉叶和蔓，装在生绢口袋中，再放于东屋屋角边，待其干燥后劈开，去隔膜，把干净的果实微火烘干后备用。

气味 味苦，性寒，无毒。

主治 《开宝本草》：肺热咳嗽，结痰喘促，血痔瘘疮。

甄权：肺气上急，坐息不得，咳逆不止。

张元素：清肺气，补肺，去肺中湿热。

发明 李时珍：马兜铃中空体轻，果实成熟会倒悬开裂，形似人肺，故能入肺。其味苦微辛性寒，寒能清肺热，苦辛能降肺气。钱乙在补肺阿胶散中用此药，能清热降肺气，邪热除，肺自然能安。方中所用的阿胶、糯米，都是补肺的药。入汤药剂量大会催吐，所以崔氏方用此来吐蛊，由此推断其不能补肺。

附方 肺气喘急：二两马兜铃，去壳、隔膜，半两油酥，入碗里拌匀，再用文火炒干，取一两炙甘草研均成末。每次取一钱，加一小杯水煎至六分，含在嘴里，或小口温服。

一切心痛：不论大人小孩、男人女子皆适宜。取一个大马兜铃，在油灯上烧干存性，研末，用温酒送服，即刻见效。

附 独行根

气味 味辛、苦，性寒，有毒。

主治 《唐本草》：诸毒热肿，鬼疰积聚，蛇毒咬伤。

大明：治血气。

李时珍：《外科精义》记载，能利大肠，治头风瘙痒秃疮。

附方 恶蛇所伤：半两青木香，煎服。

肠风漏血：马兜铃藤、谷精草、用乌头炒过的荆三棱等分，水煎，先熏肛门，再洗。

五种蛊毒：支太医一方，一两马兜铃根为末，水煎煮后一次服下，就能吐出蛊毒。未吐尽者再服。或研末，用水调服也有效。

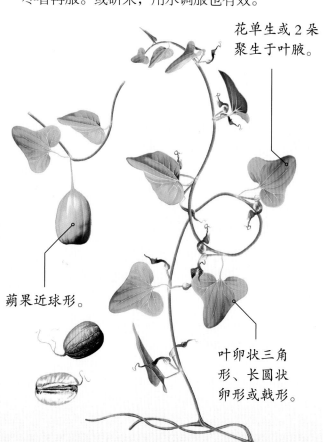

花单生或2朵聚生于叶腋。

蒴果近球形。

叶卵状三角形、长圆状卵形或戟形。

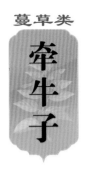

蔓草类

牵牛子

释名 黑丑、草金铃、盆甑草、狗耳草。

陶弘景：此药起始于田野人牵牛谢药，故得其名。

李时珍：现在的人隐去它的真名，称其为黑丑，白色者为白丑，是因为丑属牛。其子形似金铃。其叶形似盆甑、狗耳，故而得名。

集解 李时珍：牵牛分为黑、白两种，黑色多为野生，随处可见。白色多为人家种植。

附 牵牛子

气味 味苦，性寒，有毒。

主治 《名医别录》：下气，治脚满水肿，除风毒，利小便。

甄权：疝瘕气块，利大小便，除虚肿，落胎。

大明：治腰痛，下冷脓，泻蛊毒，治一切气机壅滞。

孟诜：与山茱萸同用，去水病。

李杲：除气分湿热及三焦壅结。

李时珍：逐痰消饮，通大肠气秘风秘。能杀虫。

发明 李时珍：宋代以后，北方人用牵牛子，取得了一定的疗效。到了刘守真与张子和的年代，建议把这种药作为常用的泻下药。李明之极力反对上述说法。正确的说法则是：牵牛子，能治肺中有水气引发的喘满肿胀，下焦郁遏，腰背肿胀，以及大肠风秘、气秘。但是若病在血分，脾胃虚弱而痞满不适，就不能用牵牛子，会伤元气。

附方 一切积气：宿食不消，把黑牵牛头捣末四两，萝卜剜空倒入药末封好，蒸熟后取出，再加一两白豆蔻末，搅匀制成如梧桐子大小的药丸。每次用白水送服一二十丸。

大便不通：牵牛子一半生，一半炒熟，研成末。每次用姜汤送服二钱。大便仍不通者，可再取少量用茶送服。

水肿尿涩：牵牛子研末，每次服方寸匕。以小便利为度。

小儿腹胀：小便赤涩者。生牵牛子研末取一钱，青皮汤空心下。

风毒脚气：牵牛子捣末，与蜜制成如小豆大小的药丸，每次用生姜汤送服五丸，小便通利就停服。生吞亦可。

面上雀斑：黑牵牛子末与鸡蛋清调匀，晚上用其敷脸，白天洗掉。

一切痈疽：发背及无名肿毒。体壮者，可用黑白牵牛子各一合，包布捶碎，加一碗好醋，熬取八分，露天放一晚，次日五更时温服。大便排出脓血为有效。此方名济世散。

草部

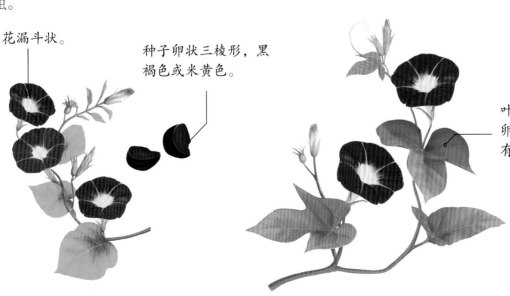

花漏斗状。

种子卵状三棱形，黑褐色或米黄色。

叶圆心形或宽卵状心形，偶有3裂、5裂。

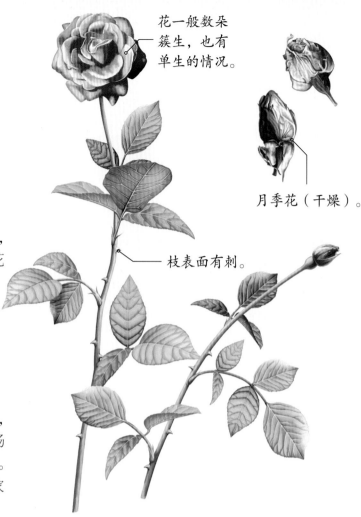

蔓草类

月季花

花一般数朵
簇生，也有
单生的情况。

月季花（干燥）。

枝表面有刺。

释名 月月红、胜春、瘦客、斗雪红。

集解 李时珍：很多地方的人都会栽种此花，属蔷薇类。茎有硬刺色青，叶小花色深红，花瓣多且厚。每月开花，不结子。

气味 味甘，性温，无毒。

主治 李时珍：消肿，活血。外用治肿毒。

附方 瘰疬未破：二钱月季花头，五钱沉香，三钱炒芫花，锉碎，放入大鲫鱼腹中，用鱼肠封固，加一杯酒和水，煮熟后吃下，就能治愈。鲫鱼一定要放在粪池水中游死才有效。这种家传药方救过很多人。

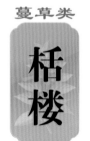

蔓草类

栝楼

释名 果蠃、瓜蒌、天瓜、黄瓜、地楼、泽姑。根名白药、天花粉。

李时珍："蠃"与"蓏"相同。栝楼即果蠃二字音转。许慎认为，木上叫果，地下是蓏，蔓生植物，常依附在其他植物上生长，由此得名。

集解 《名医别录》：弘农川谷和山阴地生有栝楼。根深者最好。长在碱性地中的有毒。二月、八月采根后，暴晒三十日，备用。

李时珍：其根向下长，年久的根能有数尺长。秋后挖的根，饱满有白粉。夏季挖的根，有筋无粉，不能入药用。

附 栝楼实

修治 雷敩：凡使皮、子、茎、根，其效各别。栝，圆黄皮厚蒂小；楼，形长赤皮蒂粗。阴人服楼，阳人服栝。并去壳皮革膜及油。

李时珍：古方中栝楼可以全部入药，后来人们把它的子和瓤分开使用了。

气味 味苦，性寒，无毒。

主治 《名医别录》：治胸痹，悦泽人面。

大明：其子炒用，可补虚劳口干，润心肺，治吐血，肠风泻血，赤白痢。

李时珍：润肺，降火，止咳嗽，涤痰结。止消渴，利咽喉，通大肠，消痈肿疮毒。

发明 李时珍：张仲景曾用栝楼实治疗胸痹痛引心背，咳喘，结胸满痛。这是因为栝楼实味甘寒不伤胃，有降上焦之火，使痰气下降的功效。

附方 热咳不止：浓茶、蜂蜜各一杯，一个熟瓜蒌去皮，用蜜茶水洗去瓤中子，盛在碗里，在饭上蒸，饭熟后取出。时时服用三四匙。

酒痰咳嗽：瓜蒌仁、青黛等分，研末与姜汁、蜂蜜制成丸如芡实子大，每天噙一丸。

肺热痰咳：胸膈堵满，一两半夏煎汤，将一两瓜蒌仁分七次放入半夏汤中，取出焙干研末，用姜汁调成糊再制成如梧桐子大小的药丸。每次食后服用五十丸，饮姜汤送服。

小儿黄疸：青瓜蒌焙干研末。每服一钱，睡前用半杯水，煎至七分，服用。五更泻下黄物，就能痊愈，名为逐黄散。

久痢赤白：一个大熟瓜蒌，煅而存性，出火毒，研末，温酒一次服下。

咳嗽有痰：十个熟瓜蒌，二两明矾，捣碎制成饼状，阴干研末，糊成梧桐子大的药丸。每次用姜汤送服五十至七十丸。

附 栝楼根

修治 天花粉。周定王：秋冬采其根，去皮后切成一寸长，用水泡四五天，每天换水，取出后捣成泥，盛在绢袋中，滤汁澄粉，晒干备用。

气味 味苦，性寒，无毒。

主治 《神农本草经》：消渴身热，烦满大热，补虚安中，续绝伤。

《名医别录》：除肠胃瘤热，八疸身面发黄，口干唇燥气短，止小便多，通月经。

大明：治热狂，通利小肠，消肿毒，乳痈发背，痔瘘疮疖，排脓生肌长肉，消扑损瘀血。

发明 李时珍：瓜蒌根，味甘微苦酸，茎叶味酸能生津，所以才能止渴消燥。微苦而甘能降火且不伤胃。前人只说其味苦性寒，却没有深入了解其中原因。

附方 消渴多饮：三十斤生瓜蒌根，加一石水，煮取一斗半，去药渣，再加五合牛脂，煎到水尽，先喝温酒，再服如鸡子大小的药，每天三次，效果很好。

黑疸危疾：黄疸日久不愈导致肝虚肾衰，身黄不泽、眼青、面额色黑。一斤瓜蒌，捣六合汁，一次服下。服药后小便就能排出黄水，黄水不出者，再服药。

虚热咳嗽：一两天花粉，三钱人参，均研成末。每次用米汤送服一钱。

耳聋未久：三十斤瓜蒌根切细，用水煎煮取汁，像平时酿酒一样，长期服用效果好。

初起痈肿：瓜蒌根，加苦酒煎干后，捣碎筛净，再用苦酒和药，涂在纸上，贴在痈肿处。

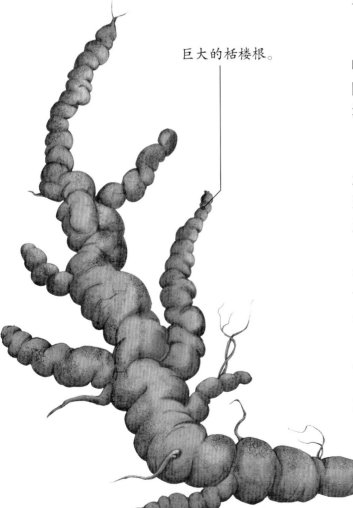

巨大的栝楼根。

草部

蔓草类

葛

释名 鸡齐、鹿藿、黄斤。

李时珍：鹿食九草，葛为其中一种，故名鹿藿。

集解《名医别录》：葛根五月采根，晒干备用。

陶弘景：葛就是葛根，蒸熟后能食用。

李时珍：葛分为野生和家种。

附 葛根

气味 味甘、辛，性平，无毒。

主治《神农本草经》：消渴，身大热，呕吐，诸痹，解诸毒。

《名医别录》：治伤寒中风头痛。解表发汗。治金疮所伤，止胁风痛。

甄权：治天行上气呕逆，开胃下食，解酒毒。

大明：治胸膈烦热发狂，止血痢，通利小肠，排脓破血，敷蛇虫咬伤。

李时珍：散郁火。

发明 李时珍：质轻可去实邪，麻黄和葛根都是去实类药物。

附方 干呕不止：葛根捣汁一升，服后就愈。

妊娠热病：二升葛根汁，分三次服用。

时气头痛：生葛根洗净，捣汁一大盏，加一合豉，煎到六分，去药渣，分次服用。汗出则头痛愈。未出汗者继续服用。

伤筋出血：鲜葛根捣汁服用，或把干葛根煎煮后服用。药渣外敷患处。

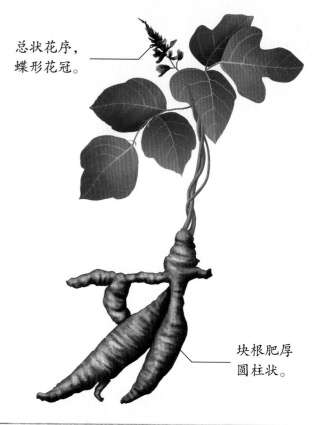

总状花序，蝶形花冠。

块根肥厚圆柱状。

蔓草类

狼跋子黄环

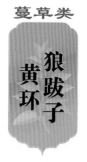

释名 凌泉、大就、就葛。实名狼跋子。

李时珍：此物叶子黄且圆，所以名黄环。跋，就是狼的脚，因为其果实形似，才得名。

集解 吴普：黄环在蜀郡又名生刍。二月长红色的苗，最高能达二尺。茎、叶内有黄白汁，五月果实成熟。三月采根。

李时珍：《范子计然》认为，黄环出产魏郡，黄色者最佳。

附 狼跋子

气味 味苦，性寒，有小毒。

主治《名医别录》：恶疮、蜗疥。

陶弘景：治疥疮，以黄环根蘸苦酒外涂。

草部

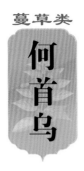

何首乌

释名 交藤、夜合、马肝石、九真藤。

李时珍：汉武帝时期，有一种名为马肝石的药，用了让人发色黑亮，所以后人用何首乌代替了马肝石这个名字。色红者可消肿毒。外科医生叫疮帚、红内消。

集解 李时珍：长在名山、深山中的何首乌，都是体大者，效果最好。

附 何首乌根

修治 李时珍：赤、白两种何首乌各一斤，用竹刀刮去粗皮，在米泔水内泡一晚，切成薄片备用。取三斗黑豆，每次取三升三合三勺黑豆，泡在水里。于砂锅内铺一层黑豆，再铺一层何首乌，以此类推，直到用尽。然后蒸至豆熟，取出去豆，何首乌晒干，再用黑豆继续蒸，如此九蒸九晒，才能使用。

气味 味苦，性微温，涩，无毒。

主治《开宝本草》：治瘰疬、消痈肿。治头面风疮、五痔，止心痛，益血气，黑须发，润面色。久服可强筋骨，益精髓，延年益寿。还能治妇女产后及带下等病症。

大明：久服令人有子，治各种腹脏宿疾，冷气肠风。

王好古：泻肝风。

发明 李时珍：何首乌，是足厥阴、足少阴经之药。赤者入血分，白者入气分。肾主闭藏，肝主疏泄。何首乌根味苦涩、性温。苦能补肾，温能补肝，涩能收精气。所以此药能益肝养血，益肾固精，强筋骨，乌发，是滋补的良药。

附方 皮里作痛：何首乌研末，与姜汁调成膏状涂在痛处，包上帛，热敷痛处。

服食滋补：赤、白何首乌各半斤，去粗皮，阴干备用，在石臼内杵成碎末。每天天亮时，用无灰酒送服二钱药末。

宽筋治损：十斤何首乌，半斤生黑豆，一同煎熟，一斤皂荚烧而存性，十两牵牛子炒取头末，薄荷十两，木香、牛膝各五两，二两炮川乌头，均研成末，用酒糊成如梧桐子大小的药丸。每次用茶汤送服三十丸。

破伤出血：何首乌研末，外敷在患处，即可止血，效果如神。

大风疠疾：一斤个大而有花纹的何首乌，用淘米水泡七天后，九蒸九晒，胡麻四两，九蒸九晒，研成末，每天两次，用酒送服二钱。

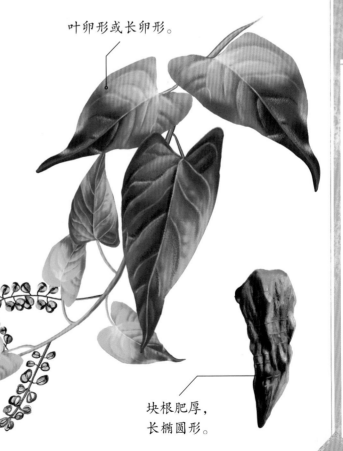

叶卵形或长卵形。

花序圆锥状。

块根肥厚，长椭圆形。

常春藤

释名 土鼓藤、龙鳞薜荔。

陈藏器：小孩摘其藤，打在地上声音像鼓，所以叫土鼓。李邕改其为常春藤。

集解 陈藏器：其生在树木稀疏的地方，绕其他植物上蔓生。叶端尖，果实圆，成熟色碧，如珍珠。

气味 茎叶，味苦。子，味甘。性温，无毒。

主治 陈藏器：风血羸老，腹冷血闭，能强腰脚。

李时珍：《外科精要》记载，其能治各种初起的痈疽肿毒。

附方 衄血不止：常青藤研汁服。

疗疮黑凹：用头发或绳扎住患处，把常春藤捣成汁，调和一盏蜜服下，再用葱和蜜捣烂，外敷在患处四周。

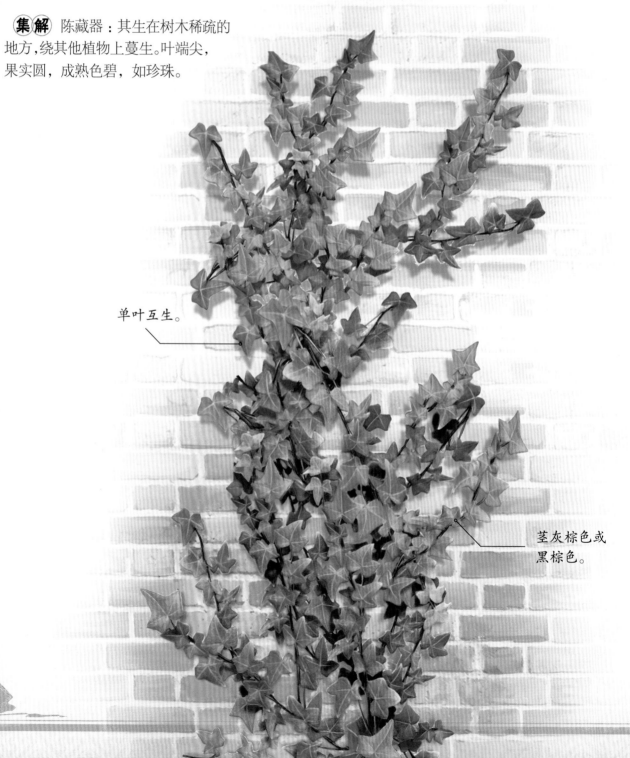

单叶互生。

茎灰棕色或黑棕色。

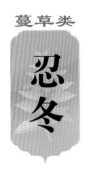

蔓草类

忍冬

释名 金银藤、鸳鸯藤、通灵草、老翁须。

李时珍：其花长瓣垂须，白、黄各占一半。其藤通常向左缠绕，所以有金银、鸳鸯等名称。贵其功效，名为金钗股。

集解《名医别录》：忍冬，十二月采摘，阴干备用。

李时珍：忍冬处处都有。攀于树上蔓生。茎色淡紫，对节生叶，似薛荔叶色青，叶上有绒毛。

气味 味甘，性温，无毒。

主治《名医别录》：寒热身肿。久服轻身延年益寿。

甄权：治腹胀满，止气下癖。

陈藏器：浓煎服，治热毒血痢、水痢。

李时珍：治疗各种风湿气病，肿毒，痈疽疥癣，杨梅疮，散热解毒。

发明 李时珍：忍冬的花、茎和叶功效相同。过去人们常用它治风除胀，解痢逐尸，后人不知这种用法。现在人们常用它消肿散毒治疮伤，为要药，但过去无人提及此功效。所以说，古今药理万变不同，不能一概而论。

附方 忍冬膏：各种肿痛，刀箭外伤、恶疮等。四两金银藤，三钱吸铁石，一斤香油，熬到枯焦去渣，加八两黄丹，熬到滴水不散时外敷。

敷肿拔毒：金银藤大者烧存性、其叶焙干为末，各三钱，大黄焙为末四钱。凡肿毒初发，以水酒调搽四围，留心泄气。

疮久成漏：忍冬草泡酒，每天常饮。

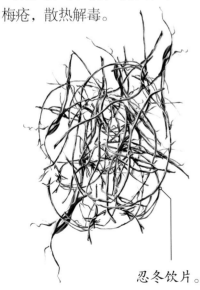

忍冬饮片。

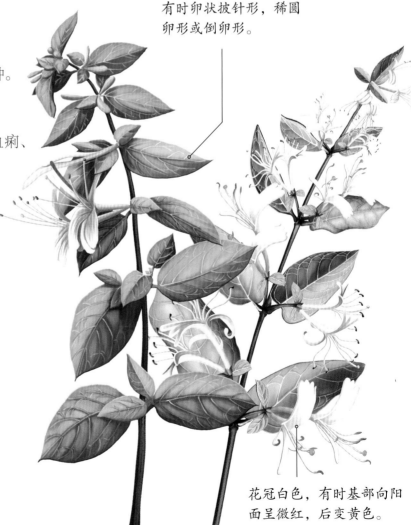

叶卵形至矩圆状卵形，有时卵状披针形，稀圆卵形或倒卵形。

花冠白色，有时基部向阳面呈微红，后变黄色。

草部

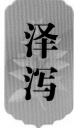

泽泻

释名 水泻、鹄泻、及泻、蕍、芒芋、禹孙。

李时珍：止水患的方法叫作"泻"，如湖泽之水外泻一样。大禹擅于治水，所以把这种药称为禹孙。

集解《名医别录》：汝南的湖泽地带生有泽泻。五月采叶，八月采根，九月可采实，阴干备用。

苏颂：泽泻也生长在山东、河、陕、江、淮一带，其中最好的是汉中的药材。春天长苗，大多长在浅水中。

附 泽泻根

修治 雷敩：不论药材的数量，都需要细锉成粉末，用酒泡一宿，取出后晒干，随时取用。

气味 味甘，性寒，无毒。

主治《神农本草经》：除风寒湿痹，乳难，养五脏，增气力，健壮身体，消水。久服耳聪目明，不饥，延年益寿。

《名医别录》：补虚损五劳，除五脏痞满，起阴气，止遗精消渴淋沥，逐膀胱三焦停水。

甄权：治肾虚精出，治五淋，利膀胱湿热，宣通水道。

大明：治头晕耳鸣，筋骨挛缩，通利小肠，止尿血，主难产，补妇女血海，令人有子。

李时珍：渗湿热，化痰饮，止呕吐泄痢，疝痛脚气。

发明 寇宗奭：凡服泽泻散人，未有不小便多者。小便既多，肾气焉得复实，今人止泄精，多不敢用之。

王好古：小便利，肾气虚，故昏目。

李时珍：泽泻性平，味甘淡，淡可渗湿泄浊，此药气味皆薄，所以用它利水泄下。脾胃湿热，就会有头昏、目花、耳鸣的症状。泽泻渗利，除脾胃湿热，使脾胃能发挥正常作用，自然头爽目清。所以泽泻有滋养五脏，增益气力，治头晕目眩，使耳聪目明的功效。

附方 肾脏风疮：泽泻、皂荚用水煮烂，焙干研末，加蜜制成如梧桐子大小的药丸。空腹时，用温酒送服十五丸至二十丸。

冒暑霍乱：有小便不利、头晕饮水多症状者用三白散。三钱泽泻、三钱白术、三钱白茯苓，加一盏水，五片姜，十茎灯心，煎至八分，温服。

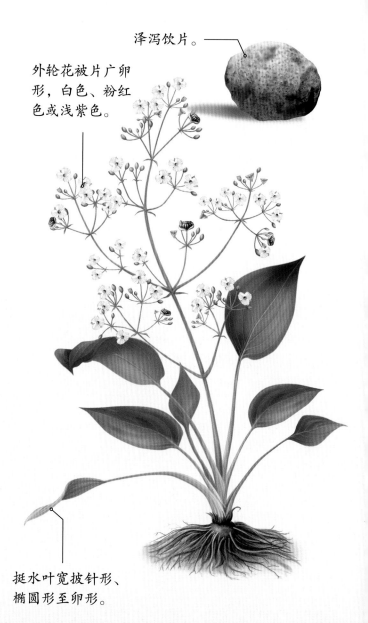

泽泻饮片。

外轮花被片广卵形，白色、粉红色或浅紫色。

挺水叶宽披针形、椭圆形至卵形。

草部

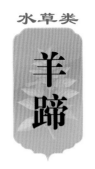

羊蹄

释名 蓄、秃菜、败毒菜、牛舌菜、羊蹄大黄、鬼目。

李时珍：因其根形似羊蹄而得名。又名牛舌，则是根据叶的形状。能治疗秃疮，所以命名为秃菜。

集解 李时珍：此物大多生于水边和潮湿的地方。叶约一尺长，形似牛舌。入夏起苔，开花结子，花与叶色同。

附 羊蹄根

气味 味苦，性寒，无毒。

主治 《神农本草经》：治头秃疥疮瘙痒。除热，治女子阴蚀。

《名医别录》：治浸淫疽痔，能杀虫。

苏恭：疗蛊毒。

大明：治癣，杀各种虫。用醋磨外敷，治肿毒。

寇宗奭：治疗产后风秘。

发明 苏颂：新采的羊蹄根，用醋磨后，涂在皮癣处，见效很快。也能制丸服用。采来的根不限多少，捣碎绞一大升汁，加半升白蜜，同熬成稠饧，再加六两防风末，搜和令可丸，丸如梧桐子大。用酒煎栝楼、甘草服二三十丸，每天二至三次。

附方 癣久不瘥：把羊蹄根捣烂绞汁，加入轻粉少许，调成膏状，涂在患处。三五次就能痊愈。

大便卒结：一两羊蹄根，一大盏水，煎取六分，温服。

附 羊蹄叶

气味 味甘，性滑、寒。无毒。

主治 大明：治小儿疳虫，能杀胡夷鱼、鲑鱼、檀胡鱼的毒性。大量服用，能滑大肠。

孟诜：做菜食用能止痒。不宜多吃，会令人下气。

李时珍：连根蒸烂，吃一碗，能治痔疮便血，效果好。

附方 悬壅舌肿：可用羊蹄草煮汁，热时含于喉间，凉后吐出。

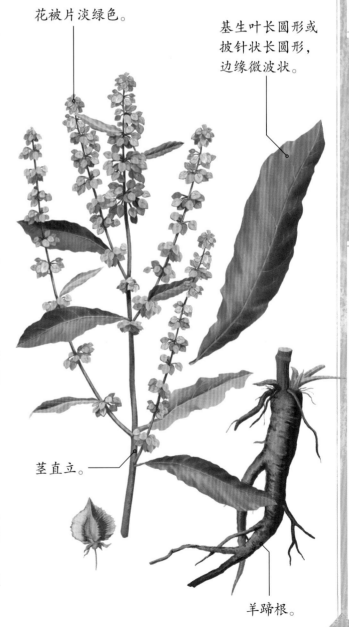

花被片淡绿色。

基生叶长圆形或披针状长圆形，边缘微波状。

茎直立。

羊蹄根。

水草类

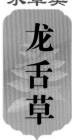

龙舌草

集解 李时珍：南方的池泽湖泊中生有龙舌草。叶子形似大叶菘菜和茼苣叶。在水底扎根，抽茎长出水面，开花色白。根如胡萝卜。捣汁会使鹅蛋鸭蛋变软。医家用其煮丹、煅白矾、制三黄。

气味 味甘、咸。性寒，无毒。

主治 李时珍：治痈疽，汤火烫伤，捣烂外涂。

附方 乳痈肿毒：龙舌草、忍冬藤研碎，用蜜调和敷在患处。

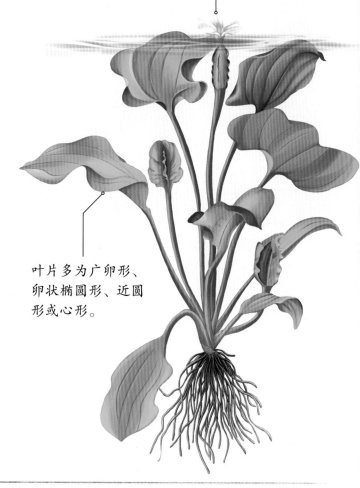

花瓣白色、淡紫色或浅蓝色。

叶片多为广卵形、卵状椭圆形、近圆形或心形。

水草类

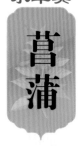

菖蒲

释名 昌阳、尧韭、水剑草。

李时珍：菖蒲，是比较茂盛的蒲类植物，所以叫菖蒲。《吕氏春秋》记载：菖在冬至后五十七天开始生长。菖是百草中最先生长者，随后才开始耕作。又《典术》云，尧时天降精于庭为韭，感百阴之气为菖蒲。所以有菖蒲、尧韭之称。

集解 李时珍：菖蒲大约有五种，在池塘湖泽地带生长的，是泥菖蒲，也是白菖；在溪涧

水中生长的是水菖蒲，也是溪荪；在水中的石块之间生长的是石菖蒲。在人家砂石中载养一年的，也叫石菖蒲；还有一种名为钱蒲。除了两种石菖蒲，其余的都不能入药。

附 菖蒲根

修治 雷敩：石上生长的菖蒲根，根条嫩黄，质密且硬，根节稠密，一寸长九个节的，才是真正的药材。采来要用铜刀刮去一层黄黑色的硬节皮，用嫩桑条拌匀蒸熟，暴晒使干，锉粉备用。

李时珍：服食药用须按照上法炮制。长期服用，去毛微炒就好。

气味 味辛，性温，无毒。

主治 《神农本草经》：风寒湿痹，咳逆上气，

能开心窍，补五脏，通九窍，明耳目，出声音，治耳聋痈疮。温肠胃，止小便。久服能轻身延年，益心智。

《名医别录》：四肢湿痹，不能屈伸，小儿温疟，积热不退可浴汤。

甄权：治耳鸣头风头痛、泪下，杀诸虫恶疮疥疮瘙痒。

王好古：治心积伏梁。

李时珍：中恶卒死，客忤癫痫，下血崩中，安胎漏，散痈肿。捣汁服，可解巴豆、大戟之毒。

发明 李时珍：明朝开国之初，太祖高皇帝常嚼菖蒲再喝水。周颠仙疑惑问之，皇帝说菖蒲防腹痛。高皇的御制碑中也有此事的记录。菖蒲气温味辛，是手少阴、足厥阴之药。心气不足者食用，虚可补其母。肝苦急，以辛味补之，就是这个道理。

附方 健忘益智：把七月七日采的菖蒲制成粉末，用酒送服方寸匕。能使人饮酒不醉。久服能耳聪目明。忌用铁器。

除各种恶：把菖蒲切碎泡于酒中，端午当天饮服。或加雄黄少许。

霍乱胀痛：生菖蒲锉碎取四两，加水捣成汁，分四次温服。

突发耳聋：一寸菖蒲根，一粒去心巴豆，同捣烂，制成七粒药丸。用绵裹一丸，塞进耳道。每天一换。将巴豆换成蓖麻仁亦可。

肺损吐血：九节菖蒲末、白面等分。每次用新汲取的水送服三钱。一天一次。

草部

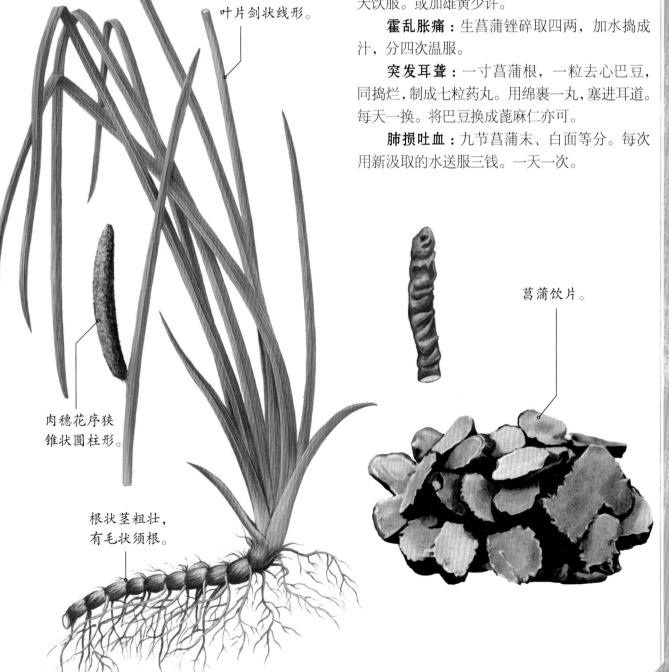

叶片剑状线形。

肉穗花序狭锥状圆柱形。

根状茎粗壮，有毛状须根。

菖蒲饮片。

香蒲　蒲黄

释名　甘蒲、醮石。花上黄粉名蒲黄。

苏恭：香蒲就是甘蒲。春天生长，能做腌菜，也能蒸食。山南人称其为香蒲，以菖蒲为臭蒲。其花就是蒲黄。

集解　李时珍：蒲在水边一丛一丛的生长，比莞略扁，虽有硬脊但也柔软。二、三月为苗期，取其嫩根，水冲泡过作成鲊，放一晚就能吃。蒸、炸、晒干磨粉做饼均可。

附　蒲蒻

释名　蒲蒻又叫蒲笋、蒲儿根。

气味　味甘，性平，无毒。

主治　《神农本草经》：五脏心下邪气，口烂口臭。能坚固牙齿，聪耳明目。久服能轻身抗衰老。

宁原：去热燥，利小便。

汪颖：生食，止消渴。

《饮膳正要》：补中益气，和血脉。

李时珍：治妊娠期妇女劳热烦躁，或胎动下血。

附　蒲黄

修治　大明：生蒲黄，能破血消肿。炒蒲黄，能补血止血。

气味　味甘，性平，无毒。

主治　《神农本草经》：治心腹膀胱寒热，利小便，消瘀止血。久服能轻身补气，延年益寿。

甄权：治血痢，鼻衄吐血，尿血泻血。利水道，通经脉，止妇女崩中下血。

大明：治妇女带下，月经不调，血气心腹痛。治妊娠出血坠胎，血晕血癥，儿枕急痛。跌损血瘀，排脓，治疔疮游风肿毒，下乳汁。

李时珍：活血凉血，止心腹间诸痛。

发明　李时珍：蒲黄，是手足厥阴经血分药，能治血症和各种痛症。生品行血，熟品止血。与五灵脂同用，能治各种心腹疼痛。

附方　关节疼痛：八两蒲黄，一两熟附子，为末。每次用凉水送服一钱，一日一次。

肺热衄血：一钱蒲黄，一钱青黛，用新水冲服。或不用青黛，加入等份油发灰，用生地黄汁调匀送服。

产妇催生：蒲黄、地龙（洗净，焙干）、陈橘皮等分，为末。临用时各取一钱，用新汲水送服，能立刻生产。此方经常亲自应用，效果很好。

治耳中出血：把蒲黄炒至色黑，研末，掺入。

草部

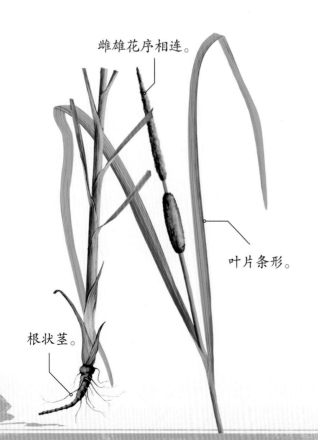

雌雄花序相连。

叶片条形。

根状茎。

水草类

水萍

释名 水花、水白、水苏、水廉。

集解 《名医别录》：湖泊池泽中都生有水萍。三月采集，太阳下晒干备用。

李时珍：水萍就是小浮萍，入药用。

修治 李时珍：七月份采紫背浮萍，拣干净。用竹筛摊开晾晒，下面放一盆水从下照射，这样容易晒干。

气味 味辛，性寒，无毒。

主治 大明：治热毒，风热，热狂，燔肿毒，汤火伤，风疹。

陈藏器：治水肿，利小便。为膏，敷面黔。

李时珍：风湿麻痹，脚气，跌打损伤，目赤翳膜，口舌生疮，吐血衄血，癜风丹毒。

发明 李时珍：浮萍性轻浮，入肺经，达皮肤，可发扬邪汗。据说宋代东京在开掘河道时，挖出一块刻着梵文诗的石碑，无人能懂。林灵素逐字翻译，才知这是一个治疗中风的方子，名为祛风丹。即把紫色浮萍晒干，研成细末，炼成如弹子大小的蜜丸。每次用豆淋酒送服一丸。治半身瘫痪，三十六种风，偏正头风，口眼㖞斜，癫风脚气，跌打损伤，以及怀孕时受的伤。吃过百丸，就能成为全人。后来，人们把这一方改名为紫萍一粒丹。

附方 小便不利：浮萍晒干，研成末。一天两次，各服方寸匕。

吐血不止：半两焙干的紫背浮萍，二钱半炙黄芪，研成粉。每次用姜、蜂蜜调水送一钱。

风热瘾疹：把蒸过的浮萍，放在火上焙干。用酒煮牛蒡子晒干再炒，两药各一两，均研为细末。每次用薄荷汤送服一二钱，一天两次。

少年面疱：每天用浮萍擦脸，再少量饮用浮萍汁。

叶状体表面绿色。

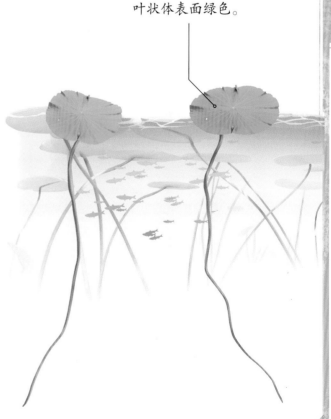

悬浮或漂浮在水面上。

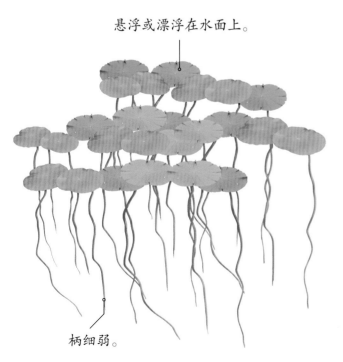

柄细弱。

草部

297

水草类

萍蓬草

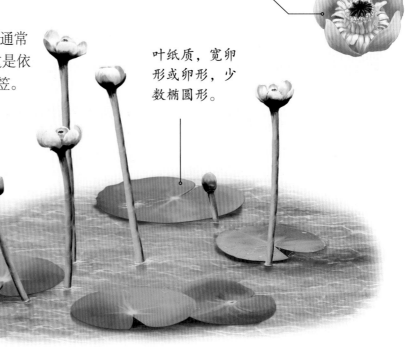

花萼片黄色。

叶纸质，宽卵形或卵形，少数椭圆形。

释名 水粟、水栗子。

李时珍：其子像粟，形似蓬子，通常人们称之为水粟包，又名水栗子。这是依据它根的味道而定的。也有人叫它水笠。

集解 李时珍：三月，水粟长出水面。茎如手指粗，叶像荇菜一样较大。初出时像荷叶。六、七月开黄花，结出像角黍一样的果实，内有细小的种子一包，如罂粟籽。

附 萍蓬子

气味 味甘，性平、涩，无毒。

主治 李时珍：助脾厚肠，令人有饱腹感。

水草类

海藻

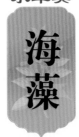

释名 落首、海萝。

集解《名医别录》：东海的水边、湖泽地带，都有海藻。七月七日采收，晒干备用。

李时珍：在临海的各地，都能采到海藻，也称为海菜，于是立名目，在各处销售。

修治 李时珍：洗去咸味，火上烘干使用。

气味 味苦、咸。性寒，无毒。

主治《神农本草经》：瘿瘤结气，散颈下硬核痛，痈肿癥瘕坚气，腹中上下雷鸣，下十二种水肿。

《名医别录》：治皮间积聚，瘤气结热。利小便。

甄权：治气急心下满，疝气下坠，疼痛卵肿。消腹中肠鸣，辟邪。

发明 李时珍：海藻，味咸能润下通便，寒能泄热利水，因此能除瘿瘤、结核以及男子外阴肿块。亦能除浮肿、脚气、留饮痰气之湿热，使湿热之邪自小便排出。

附方 海藻酒：治瘿气。一斤海藻，用绢袋装盛，泡入二升清酒，春夏季泡二天，秋冬季泡三天。一天三次，每次两合。服完药酒后再泡制。剩下药渣晒干研末，每次服方寸匕，一天三次。

蛇盘瘰疬：用荞麦面炒海藻，炒白僵蚕，两药等分为末。用白梅泡汤和丸梧桐子大。每次用米汤送服六十丸，可泄出毒气。

瘿气初起：一两海藻，二两黄连，制成细末。随时舔咽。服药前必须忌食一切厚味之品。

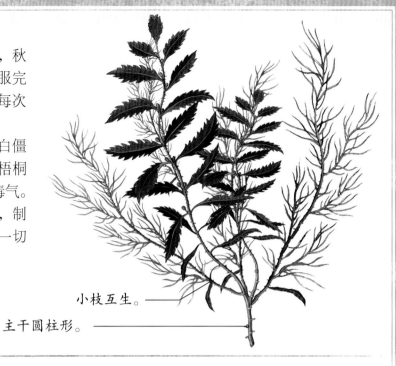

小枝互生。

主干圆柱形。

水草类

昆布

释名 纶布。

李时珍：《吴普本草》记载，纶布又名昆布。即《尔雅》中提到的纶布似纶。东海有像古代青丝绶带的海藻，就是昆布。

集解 李时珍：登、莱等地出产的昆布，能搓成如绳一般的条状。闽、浙一带出产的，叶大如菜。但凡是海中性味相近的各种菜，主疗功效也极为相近。即使略有不同，差别也不大。

修治 雷敩：每一斤昆布，都要配十个大小不一的瓯簟，一起锉细，用东流水从巳时煮至亥时，去除咸味，再晒干或焙干，随时取用。

气味 味咸，性寒、滑，无毒。

主治 《名医别录》：治十二种水肿，瘿瘤聚结气，瘘疮。

孙思邈：破积聚。

陈藏器：治痕疝肿胀。

甄权：通利水道，消面部浮肿。治恶疮鼠瘘。

发明 李杲：味咸能软坚，所以只有此药能治疗瘿坚如石的病患，与海藻功效相同。

附方 **瘿气结核**：一两昆布，洗漂除咸味，晒干后制成散剂。每次用时，把一钱昆布裹在绵中，浸入好醋中，然后绵含于口中，把汁液吞下，味尽更换。

项下肿大：昆布、海藻等分，研细末，制成如杏核大小蜜丸。随时含服，咽下汁液。

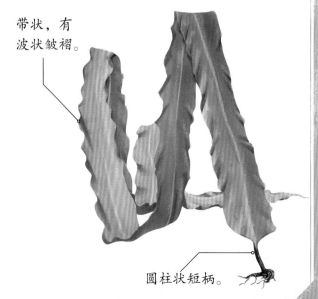

带状，有波状皱褶。

圆柱状短柄。

水草类

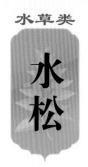

水松

主治 陶弘景：治疗溪毒。
陈藏器：去水肿，能催生。

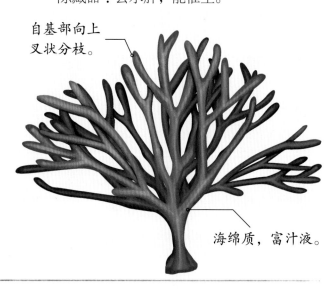

自基部向上
叉状分枝。

海绵质，富汁液。

集解 陶弘景：水松形状与松相似。
苏颂：南海及交趾一带出产，生在海水中。

气味 味甘、咸。性寒，无毒。

石草类

石斛

释名 石蓫、金钗、禁生、林兰、杜兰。
李时珍：石斛药名的含义未详。它的茎形似金钗的尾部，在古代就有金钗石斛的名称。

集解 李时珍：石斛在石头上丛生。其根纠结缠绕，干后则白而软。其茎叶生时是青色的，干枯后就变成黄色。开红色花，节上长有根须。若把根须折下，在砂石或盆等容器中栽种，或置于屋檐下，频繁浇水，可以活好多年，称它为"千年润"。石斛茎短而中心偏实，木斛茎长而中间偏虚，这就是它们之间的区别。

修治 雷敩：凡使用石斛时，都要先去掉根头，用酒浸泡一晚，漉出晒干，用酥拌蒸，从巳时蒸到酉时，取出后再用小火慢慢焙干。作为补药用很有效。

气味 味甘，性平，无毒。

主治 《神农本草经》：治伤中，除痹下气，能补五脏虚劳羸瘦，强阴益精。久服用能厚养肠胃。
《名医别录》：补内绝不足，平胃气，长肌肉，能逐皮肤邪热痱气，治脚膝疼冷痹弱。安定神志，除心惊胆怯，轻身延年。

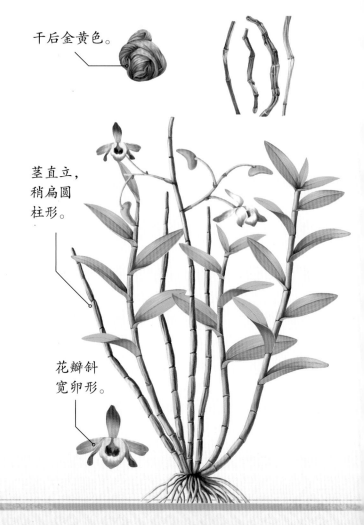

干后金黄色。

茎直立，
稍扁圆
柱形。

花瓣斜
宽卵形。

甄权：益气除热，健阳。治男子腰脚软，补肾益力。逐皮肌风痹，骨中久冷。

李时珍：能治发热自汗，痈疽排脓内塞。

发明 李时珍：石斛气平，味甘、淡、微咸，是阴中之阳，性降，是足太阴脾、足少阴肾经之药物。深师云：阴囊潮湿且精少，小便余沥不尽者，宜加用石斛。又一法：每次用石斛二钱加一片生姜，水煎后代茶饮，能清肺补脾。

附方 飞虫入耳：取几条石斛去根，形成筒子状，把一头慢慢插入耳中，周围用蜡封闭，另一头用火烧，烧尽为止。若熏右耳，则虫从左耳出，未见效就再做一次。

睫毛倒入：川石斛、川芎䓖等分，研末，含口水，随左右嗤鼻，一天两次。

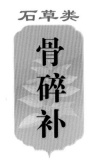

石草类

骨碎补

释名 猴姜、胡孙姜、石毛姜、石庵蔄。

李时珍：庵蔄，治外伤骨折及皮肉破损出血的主要药物，这与骨碎补的功效相同，所以骨碎补又名庵蔄。

集解 大明：骨碎补，是树上的寄生植物，根像姜但比它细长。

李时珍：骨碎补，根是扁而长的，略与姜形似。其叶子边缘有不规则的浅波状齿，与贯众的叶子相似。说像庵蔄和石韦叶的都是错误的。

修治 雷敩：凡采其根，以铜刀刮去黄红色的毛，然后切细，用蜂蜜拌润，放入甄中蒸一日，晒干后备用。要是急用，可以只焙干，不蒸。

气味 味苦，性温，无毒。

主治《开宝本草》：破血止血。

甄权：治骨中毒气，风血疼痛，五劳六极，手不能收，上热下冷等病症。

大明：治恶疮，蚀烂肉，杀虫。

李时珍：治耳鸣，肾虚久泄，牙疼。

发明 苏颂：骨碎补入妇人血气药。四川一带的医生，用它治筋骨闪折损伤，取其根捣碎过筛，与煮熟的黄米粥调和，裹在伤处，效果很好。

附方 耳鸣耳闭：骨碎补削成细条，以火炮制后，趁热时塞入耳中。

虚气攻牙：二两骨碎补，用铜刀细锉，用瓦锅慢火炒黑，研末。常擦牙齿，过一会儿吐出或咽下。不仅可治牙痛，还能坚骨固牙，使牙齿坚固不落。

病后落发：取骨碎补和野蔷薇嫩枝煎汁，在落发处刷擦其汁。

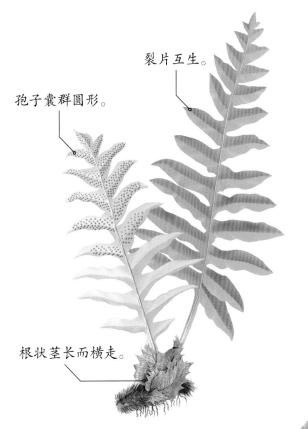

裂片互生。

孢子囊群圆形。

根状茎长而横走。

石韦

释名 石鞭、石皮、石兰。

李时珍：柔软的皮革叫作"韦"，"鞭"就是皮革的意思。

集解 《名医别录》：在华阴山谷石上生有石韦。长在听不到人声和水声地方的质量更好。每年二月份采叶，阴干备用。

李时珍：石韦大多生长在阴暗的山崖险峰处。其叶能达近尺长、寸余宽，像皮革般柔韧，叶背面有黄毛。

修治 《名医别录》：凡用石韦，在使用前都要除掉黄毛，不然黄毛易混入药中，会导致咳嗽，不易治疗。

气味 味苦，性平，无毒。

主治 《神农本草经》：劳热邪气，五癃闭不通，利小便水道。

《名医别录》：下气止烦，通利膀胱，安五脏，补五劳，去恶风，益精气。

大明：治小便淋沥或遗尿。

苏颂：炒末，用冷酒调服，治发背。

李时珍：治崩漏金疮，清肺气。

附方 崩中漏下：把石韦碾末。每次用温酒调服三钱，效果好。

小便淋痛：石韦、滑石等分，共研末，每次饮服刀圭，神效。

气热咳嗽：石韦、槟榔等分，均为末，用姜汤送服二钱。

叶上面灰绿色，多光滑无毛，下面淡棕色或砖红色。

横走根状茎。

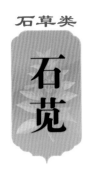

石苋

集解 苏颂：石苋长在筠州，大多附生在河岸沙石上。春长苗。其茎色青、约一尺余高。叶如水柳，但略短。八、九月份采集。

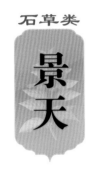

景天

释名 慎火、戒火、救火、据火、护火、辟火、火母。

陶弘景：景天，是众多药名中最好听的。人们喜欢在盆中栽种，或在屋顶种植。据说能辟火，这才有了慎火的名字，方药很少用它。

集解 《名医别录》：太山川谷之中多有景天。每年四月四日、七月七日采集，阴干备用。

李时珍：人们多在石山上种植这种植物。二月生苗。叶淡绿色。夏开白花，结实如连翘而小。

气味 味苦，性平，无毒。

主治 《神农本草经》：大热火疮，身烦热，邪恶气。

《名医别录》：诸蛊毒痂疕，寒热风痹，及诸不足。

陶弘景：治金疮止血。煎水给小儿洗浴，能去烦热惊气。

甄权：风疹恶痒，小儿丹毒及发热。

气味 味辛、苦，有小毒。

主治 苏颂：与甘草煎服，主鼽齁哮喘，又能吐风涎。

附 石垂

主治 苏颂：石垂，大多长在福州的山中。三月开花，四月采子。生用其子为末，制成丸服用，能治蛊毒。

大明：热狂眼赤，头痛寒热游风，妇人带下。

附方 小儿中风：汗出中风、发热，手足不屈。半两干慎火草、麻黄、丹参、白术各二钱半，均研为末。每次用浆水调服半钱。三四岁小儿服一钱。

眼生花翳：涩痛难开。把景天捣汁，每天点眼三五次。

热毒丹疮：慎火草捣汁，早晚擦患处一二十遍。

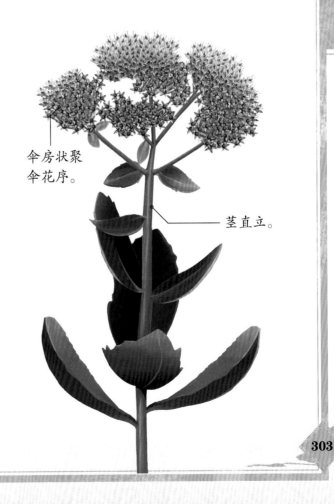

伞房状聚伞花序。

茎直立。

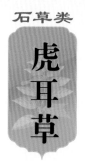

石草类

虎耳草

释名 石荷叶。

集解 李时珍：虎耳草生长在阴暗潮湿的地方，人们也在石山上栽种。虎耳草茎有细毛，约五六寸高，一茎一叶，如荷盖状，所以被称为石荷叶。叶大如钱，形如虎耳，故名。

气味 味微苦、辛，性寒，有小毒。

主治 李时珍：擂酒，治瘟疫。生用，使人吐利。熟用，则止吐利。捣汁滴耳，治聤耳。治痔疮肿毒，阴干，烧烟桶中熏之。

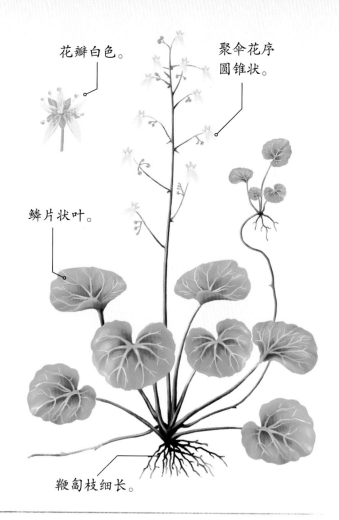

花瓣白色。

聚伞花序圆锥状。

鳞片状叶。

鞭匐枝细长。

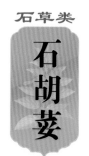

石草类

石胡荽

释名 鹅不食草、天胡荽、野园荽、鸡肠草。

集解 李时珍：石胡荽，是一种长在石缝及阴暗潮湿处的小草。约二三寸高，冬天生苗，茎细叶小，如嫩胡荽。因气味辛熏，连鹅都不愿吃。

气味 味辛，性寒，无毒。

主治 肖炳：通鼻气，利九窍，吐风痰。
陈藏器：去目翳，揉塞鼻中，翳膜自落。

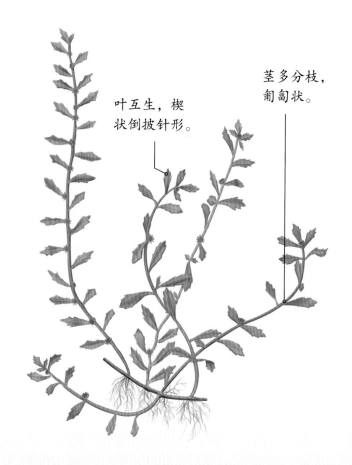

叶互生，楔状倒披针形。

茎多分枝，匍匐状。

孟诜：治痔病。

李时珍：解毒，明目，散目赤肿云翳，耳聋头痛脑酸，治痰疟齁䶎，鼻窒不通，塞鼻瘜自落，散疮肿。

（发明）李时珍：石胡荽气温而升，味辛能散，能上达头脑。能内达肺经而治齁䶎痰疟，散疮肿。是去翳膜的神药。

（附方）嚏鼻去翳：碧云散晒干的鹅不食草二钱，青黛、川芎各一钱，都研成细末。含一口水，每次取米粒大小的药末，嗅入鼻内，流泪即止。

湿毒胫疮：夏月采集长在砖缝中的野园荽，晒干为末。每次取药末五钱，汞粉五分，用桐油调做隔纸膏，周围缝定。先用茶水洗净患处，再敷膏药，有黄水流出才好，五六天就能痊愈。

石草类

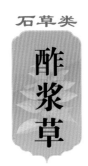

酢浆草

（释名）酸浆、三叶酸、三角酸、醋母、雀林草。

（集解）李时珍：酢浆草，遍地丛生，极易繁衍。每一枝上有三叶，一叶为二片，到晚上二片叶子贴合。四月份开黄色小花，结小角，约一二分长，内有细小的籽。酢浆草冬天不凋零。

（气味）味酸，性寒，无毒。

（主治）《唐本草》：杀小虫，治恶疮病瘘，捣敷。解热渴，食之。

李时珍：治小便诸淋，赤白带下。汤洗痔疮，治脱肛。捣涂，治火蛇蝎伤。

苏颂：治妇人血结。

（附方）赤白带下：三叶酸草阴干，为末。空腹时用温酒送服三钱匕。

小便血淋：酢浆草捣成汁，煎五苓散服。

牙齿肿痛：一把酸浆草洗净，四十九粒川椒去目，皆捣烂，用绢片裹成如筷子粗细，再切成豆粒大小。每次取一块塞在痛处。

诸淋赤痛：把洗净的三叶酸浆草，研取一合自然汁，与一合酒和匀。空腹温服，马上见效。

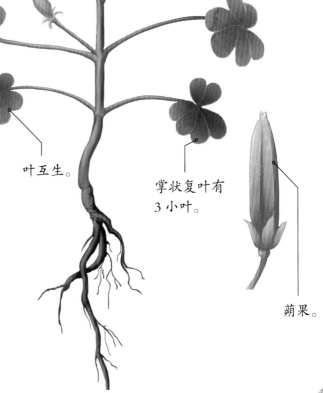

花瓣黄色，长圆状倒卵形。

叶互生。

掌状复叶有3小叶。

蒴果。

草部

305

苔类

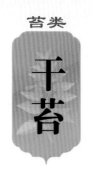

干苔

集解 李时珍：干苔，就是海苔。有人把它晒干制成脯。

气味 味咸，性寒，无毒。

陶弘景：柔苔寒，干苔热。

孟诜：多食苔脯，会发疮疥。使人萎黄少血色。

吴瑞：不适合饮嗽的人食用。

主治 陶弘景：治瘿瘤结气。

孟诜：疗痔杀虫，止霍乱呕吐。

陈藏器：除心腹烦闷。

大明：下各种丹石，解诸种药毒。能杀蚛虫。

吴瑞：消茶积。

李时珍：吹鼻，止鼻衄。外敷，治手背肿痛。

发明 李时珍：洪迈的《夷坚志》曾记录过，有一座河南的寺，众多僧侣都患上了瘿疾。有洛阳的僧侣与他们同屋，每天吃饭时会食一些苔脯，几个月后，河南的这些僧侣都恢复正常了，这才知道海中物能治瘿疾。

苔类

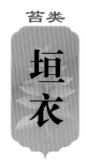

垣衣

释名 垣嬴、天韭、鼠韭、昔邪。

集解 《名医别录》：垣衣生古垣墙上，或屋上生长。三月三日采集，阴干备用。

李时珍：垣衣就是长在砖墙、城垣上的苔衣。长在屋瓦上的，叫屋游。

气味 味酸，性冷，无毒。

主治 《名医别录》：治黄疸心烦，咳逆血气，暴热在肠胃，暴风口噤，金疮内塞，酒浸垣衣服用。久服补中益气，强肌肉，润肤色。

李时珍：垣衣捣汁，止衄血。烧灰调油外敷，治汤火伤。

苔类

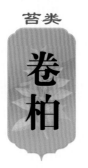

卷柏

释名 万岁、长生不死草、豹足、求股、交时。

李时珍：卷柏、豹足，因其形象命名。万岁、长生，是因为其耐久。

集解 《名医别录》：卷柏，多在山谷石间生长。五月、七月采集，阴干备用。

修治 李时珍：凡用，卷柏在用前都要用盐水煮半日，再用井水煮半日，晒干焙后备用。

气味 味辛，性温，无毒。

主治 《神农本草经》：五脏邪气，女子阴中寒热疼痛，癥瘕经闭不孕。久服身轻，肌润。

《名医别录》：止咳逆，治脱肛，散淋结。治中风头眩及痿蹶。强阴益精，泽润肌肤。

甄权：通月经，治尸疰鬼疰腹痛。

大明：镇心，除面皯头风，暖水脏。生用破血，炙用止血。

附方 **远年下血：**卷柏、地榆焙干等分，每次取一两，用一碗水煎煮数十沸，通口服。

大肠下血：卷柏、侧柏、棕榈等分，烧存性为末。每次用酒送服三钱。也可用饭与药末制丸服。

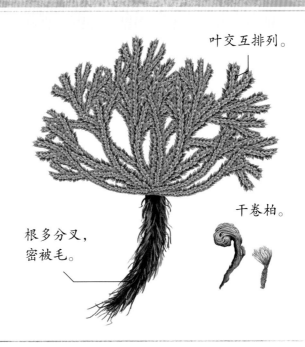

叶交互排列。

干卷柏。

根多分叉，密被毛。

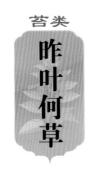

苔类

昨叶何草

释名 瓦松、瓦花、向天草、赤者名铁脚婆罗门草、天王铁塔草。

苏颂：瓦松，如松子作层，故名。

集解 马志：昨叶何草，随处可见。在年久的瓦屋上常见。六、七月采苗，晒干备用。

气味 味酸，性平，无毒。

李时珍：按《庚辛玉册》云：向天草即瓦松，阴草也。叶背有白毛，有大毒。不可不知。

主治 《唐本草》：止血。治口中干痛，水谷血痢。

马志：生眉发。

苏颂：通女子经络。

李时珍：治大肠下血。涂治诸疮不敛。

附方 **唇裂生疮：**瓦花、生姜和少量的盐，捣烂，涂敷在患处。

染乌髭发：一斤半干瓦松、二斤生麻油，同煎令焦，取出研末。再浸入生麻油中，涂于髭发上，非常有效。

小便沙淋：把瓦松（即屋上无根草）浓煎汤，趁热熏洗小腹，不出两个时辰小便即通。

牙龈肿痛：瓦花、白矾等分，水煎。取汁漱口，马上见效。

汤火灼伤：把生瓦松、生柏叶捣烂，敷于患处。若是干瓦松、干柏叶，皆研为末，敷在患处。

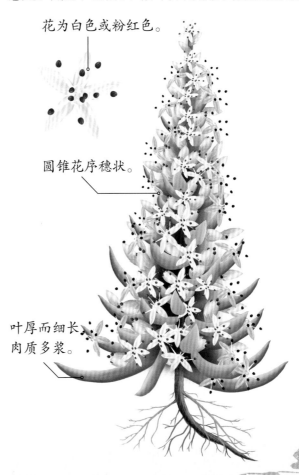

花为白色或粉红色。

圆锥花序穗状。

叶厚而细长肉质多浆。

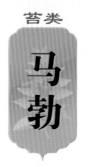

苔类

马勃

释名 马疕、灰菰、牛屎菰。

集解 寇宗奭：马勃多在潮湿的土地和腐木上生长。夏秋季采大的如斗、小的如杓。唐人韩退之所讲的牛溲、马勃，俱兼收并蓄。

修治 李时珍：凡使用马勃前，要张开生布，把它放在上面摩擦，下面用盘承接，取末用。

气味 味辛，性平，无毒。

主治《名医别录》：治恶疮马疥。
　　陶弘景：外敷治各种疮。
　　寇宗奭：马勃去膜，蜂蜜拌揉，用少量水调服，治喉痹咽疼。
　　李时珍：清肺散血，解热毒。

发明 李时珍：马勃轻虚，是上焦肺经的药，能消肺热。治咳嗽、喉痹、衄血、失音等疾病。李东垣医治大头病、咽喉不利的普济消毒饮中也用马勃。

附方 **妊娠吐衄**：浓米饮送服半钱马勃末。
　　久嗽不止：马勃为末，与蜜制成梧桐子大药丸。每次用白汤送服二十丸，即愈。
　　斑疮入眼：五钱马勃、五钱蛇皮，十四个皂角子，皆为末，放入罐内，用盐泥封固，烧存性，再碾末。每次用温酒送服一钱。
　　咽喉肿痛：一分马勃，一条蛇蜕皮，烧，研成极细的粉末。用绵裹一钱，含在咽中。立刻见效。
　　积热吐血：马勃为末，与砂糖制成如弹子大的药丸。每次用冷水化下半丸。

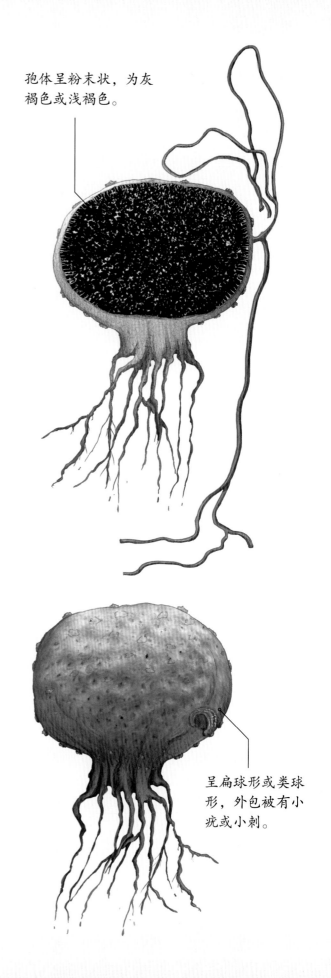

孢体呈粉末状，为灰褐色或浅褐色。

呈扁球形或类球形，外包被有小疣或小刺。

草部